10.ª edición

NEUROANATOMÍA CLÍNICA
TEXTO Y ATLAS

Estructuras, secciones, sistemas y síndromes

10.ª edición

NEUROANATOMÍA CLÍNICA
TEXTO Y ATLAS

Estructuras, secciones, sistemas y síndromes

Duane E. Haines, PhD, FAAAS, FAAA

Professor, Department of Neurobiology, and Professor, Department of Neurobiology and Anatomy, Wake Forest School of Medicine, Winston-Salem, North Carolina
Y
Professor Emeritus, Department of Neurobiology and Anatomical Sciences and Professor, Departments of Neurology and of Neurosurgery, University of Mississippi Medical Center, Jackson, Mississippi

Colaboraciones especiales de:

Mary Alissa Willis, MD
Assistant Professor
Cleveland Clinic Lerner College of Medicine of Case Western Reserve University Cleveland, Ohio

H. Wayne Lambert, PhD
Director of Anatomy Division
West Virginia University School of Medicine
Morgantown, West Virginia

Ilustradores: W. K. Cunningham, BA, MSMI y M.P. Schenk, BS, MSMI, CMI, FAMI
Elaboración de gráficos en computadora: C. P. Runyan, BS
Fotógrafos: G. W. Armstrong, RBP; R. W. Gray, BA

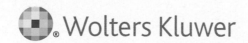

. Wolters Kluwer

Philadelphia • Baltimore • New York • London
Buenos Aires • Hong Kong • Sydney • Tokyo

Av. Carrilet, 3, 9.ª planta, Edificio D
Ciutat de la Justícia
08902 L'Hospitalet de Llobregat
Barcelona (España)
Tel.: 93 344 47 18
Fax: 93 344 47 16
Correo electrónico: consultas@wolterskluwer.com

Revisión científica
Dr. Antonio Soto Paulino
Profesor de Anatomía y Neuroanatomía
Facultad de Medicina, Universidad Nacional Autónoma de México (UNAM)

Traducción:
M.C. en Investigación Médica Gabriel González Loyola

Dirección editorial: Carlos Mendoza
Editora de desarrollo: Cristina Segura Flores
Gerente de mercadotecnia: Simon Kears
Cuidado de la edición: Yanai González Núñez
Maquetación: ZasaDesign / Alberto Sandoval
Adaptación de portada: Jesús Mendoza
Impresión: C&C Offset-China / Impreso en China

Prefacio
a la décima edición

La primera edición de este libro se caracterizó por varios atributos únicos, uno de los cuales era el énfasis particular en la información clínica, las correlaciones, la terminología y la integración de conceptos neuroanatómicos con conceptos clínicos. Cabe argumentar que los conceptos morfológicos no se aprenden o comprenden como un fin en sí, sino que se aprenden como fundamento de la comprensión del paciente con alguna afectación. Tales principios rectores se han honrado en todas las ediciones subsecuentes.

La 10.ª edición conserva y amplía el enfoque de privilegiar la relevancia clínica. El contenido clínico se revisó e incrementó en todos los capítulos. El capítulo 9 se ha divido en dos: Parte I (Síndromes de hernia cerebral y de los discos vertebrales) y Parte II (Síndromes representativos de accidente cerebrovascular). Esto enfatiza todavía más la aplicación clínica de conceptos de ciencia básica.

En esta nueva edición de *Neuroanatomía clínica. Texto y atlas* se mantiene el compromiso de: 1) proporcionar una sólida base anatómica para integrar conceptos neurobiológicos y clínicos; 2) introducir texto nuevo, IRM, TC e ilustraciones que hacen énfasis en información y conceptos propios del contexto clínico; 3) utilizar terminología clínica y de ciencia básica contemporánea en su contexto apropiado, y 4) hacer énfasis en información, conceptos e imágenes de neurociencia que constituyen de manera colectiva una perspectiva amplia y con orientación clínica de la neurobiología de sistemas. Además, la revisión de páginas existentes, la adición de nuevas páginas y la división del capítulo 9 en una parte de hernias y otra de accidentes cerebrovasculares hizo que aumentara la cantidad de IRM, angio-RM, TC, angio-TC y angiografías de más de 370 a más de 430; esto representa un aumento significativo de los ejemplos de importancia clínica. La comprensión de la neurobiología de sistemas es un elemento en absoluto esencial en el diagnóstico exitoso del paciente con afectación neurológica.

Muchos comentarios, sugerencias, percepciones e ideas de mis colegas, estudiantes de medicina, residentes y estudiantes de posgrado se han incluido en las modificaciones en esta nueva edición; agradezco mucho su franqueza. Aunque se han realizado correcciones o cambios pequeños en casi todas las páginas, las mejoras importantes y la nueva información introducidas en esta 10.ª edición de *Neuroanatomía clínica. Texto y atlas*, son:

Primero, toda la información clínica a lo largo del atlas aparece con un filtro azul claro. Esto: 1) facilita mucho la identificación de cualquier comentario, o ejemplo, clínico en todas las páginas; 2) no merma los conceptos clínicos al comprimirlos en pequeños cuadros de resumen; 3) mantiene todas las correlaciones y la información clínicas en su contexto neuroanatómico apropiado, y 4) pone de relieve la cantidad global —y la relevancia— de la información clínica presentada en este atlas. Este enfoque permite al lector pasar de un punto básico a un punto clínico o viceversa, sin interrumpir el flujo de información ni la necesidad de ir a una página diferente. Lo anterior permite acelerar sobremanera el proceso de aprendizaje.

Segundo, todas las imágenes nuevas del cerebro o de la anatomía de la médula espinal y los dibujos nuevos en los capítulos 2 y 3 se prepararon con el mayor cuidado, para que guardaran absoluta congruencia con las imágenes disponibles. Se ha realizado un esfuerzo especial para presentar imágenes de color de la mejor calidad posible.

Tercero, la hernia cerebral es omnipresente en los casos de traumatismo craneoencefálico y del cuello, en particular cuando hay un aumento de la presión intracraneal. Los surcos y las cisternas pueden obliterarse, y el cerebro puede ser empujado de un compartimento a otro. Una hernia puede ser asintomática o, más probablemente, puede traducirse en déficits que permiten inferir la región cerebral concreta lesionada. Los síndromes de hernia tienen correlaciones anatómicas elegantes; en la mayoría de estos casos, existe una estrecha correlación entre las estructuras cerebrales lesionadas y los déficits experimentados por el paciente. El accidente cerebrovascular puede compartir atributos con los síndromes de hernia: comienzo repentino, necesidad de atención médica inmediata y, en situaciones específicas, la probabilidad de supervivencia puede ser remota. En reconocimiento de tales características se agregó una parte nueva al capítulo 9 sobre síndromes de accidente cerebrovascular y algunas de sus ramificaciones; introduce una variedad de lesiones vasculares, sus correlaciones con territorios vasculares y déficits básicos.

Cuarto, en el capítulo 6 se revisaron los dibujos de línea de cortes teñidos de la médula espinal y el tronco encefálico, se corrigieron las leyendas, se aumentó el espacio sobre la placa y se actualizó la codificación de colores. Además, se agregó un corte transversal nuevo para ilustrar que el núcleo del nervio troclear, la decusación del pedúnculo cerebeloso superior, la sustancia negra y el pie del pedúnculo cerebral son rasgos típicos en un corte transversal del tronco encefálico a nivel del colículo inferior.

Quinto, los dos dibujos de línea que ilustran los componentes funcionales de la médula espinal y núcleos del tronco encefálico que aparecen previamente en el comienzo del capítulo 8 se revisaron, volvieron a colorear y ahora aparecen como las dos páginas introductorias del capítulo 6. El esquema de color utilizado aquí, ahora revisado y con los cambios de color correspondientes en los mismos núcleos en los dibujos de línea, ha demostrado ser de gran utilidad y se mantiene en esta 10.ª edición. Además, los dibujos de línea en la página opuesta al corte teñido en la porción del prosencéfalo de este capítulo (figs. 6-31 a 6-40) se reelaboraron y prepararon en colores que complementan el corte teñido. La sustancia blanca (haces de fibras, vías, etc.) aparece en color negro no intenso, y la sustancia gris (núcleos, cuerpos celulares, etc.) en marrón claro. Esto acelerará en gran medida el aprendizaje y la correlación entre el corte teñido y la ilustración artística de la página opuesta.

Sexto, se han realizado muchos otros cambios pequeños en todo el libro; comprenden la modificación o corrección de leyendas, la adición o reubicación de TC e IRM (normales y anormales) para conseguir una mejor correlación, claridad de la información clínica y neuroanatómica, resaltar una mejor correlación entre la estructura y la función, el uso de las negritas para los términos clave, al tiempo que se mantienen las *cursivas* para resaltar puntos importantes e integrar partes de información que surgen de la experiencia educativa inicial y que sin duda dinamizan la oportunidad de aprender.

Otras dos cuestiones recibieron especial atención en esta nueva edición. *Primero*, el tema de si había que utilizar o no los epónimos en su forma posesiva. Para parafrasear a uno de mis colegas clínicos: "Parkinson no murió a causa de su propia enfermedad (la denominada enfermedad de 'Parkinson'); murió a causa de un accidente cerebrovascular. No era su enfermedad personal". Existen raras excepciones; por ejemplo, la enfermedad de Lou Gehrig, pero la observación es oportuna. McKusick (1998a,b) también ha presentado argumentos convincentes a favor del uso de la forma no posesiva de los epónimos. Sin embargo, se reconoce que hay opiniones discrepantes sobre esta cuestión —como en la discusión sobre el sexo de los ángeles—. Las consultas con mis colegas de neurología y neurocirugía, el estilo adoptado por el *Dorland's Illustrated Medical Dictionary* (2012) y el *Stedman's Medical Dictionary* (2006), una revisión de algunos de los textos de neurología más completos (p. ej., Rowland y Pedley, 2010; Ropper y Samuels, 2009), y las normas establecidas en el *Council of Biology Editors Manual for Authors, Editors, and Publishers* (1994) y el *American Medical Association's Manual of Style* (2007) indican claramente una preferencia abrumadora por la forma no posesiva. Al constatar que muchos lectores de este libro recibirán formación clínica, se consideró apropiado fomentar un enfoque contemporáneo. Por consiguiente, se utiliza la forma no posesiva de los epónimos.

El *segundo* tema hace referencia al uso de la terminología anatómica más actualizada. Con la publicación de *Terminología Anatómica* (1998), disponemos de una nueva lista internacional oficial de términos anatómicos de neuroanatomía. Esta nueva publicación, que ha sido adoptada por la International Federation of Associations of Anatomists, sustituye a *todas* las listas de terminología anteriores. Se ha hecho todo lo posible para incorporar cualquier término nuevo o modificado aplicable a este libro. Además, la modificación bien razonada de la terminología de Edinger-Westphal que refleja sus características funcionales también se ha adaptado para este atlas (Kozicz et al., 2011). El complejo de Edinger-Westphal está compuesto por un núcleo preganglionar de Edinger-Westphal (NuPgEW) que se proyecta especialmente al ganglio ciliar y un núcleo de proyección central de Edinger-Westphal (NuPCEW) que se proyecta a distintos destinos, entre ellos la médula espinal, los núcleos espinales del nervio trigémino, cuneiforme, grácil, del nervio facial, olivar inferior y parabraquial, y a la formación reticular, pero que no se proyecta al ganglio ciliar.

Finalmente, la compaginación de la 10.ª edición se ha modificado ligeramente para incluir cambios que han supuesto un aumento de la integración, la introducción de nuevas correlaciones e imágenes clínicas significativas, y la reubicación de algunas imágenes para mejorar las oportunidades de aprendizaje y el flujo global de información, y para incluir nuevas páginas y un capítulo nuevo sobre síndromes de hernia. En esta versión impresa se incluyen preguntas y respuestas. Todas las preguntas y respuestas se han revisado y actualizado para ayudar al lector a practicar su nivel de comprensión y competencia.

Duane E. Haines
Winston-Salem, North Carolina

LECTURAS RECOMENDADAS

Council of Biology Editions Style Manual Committee. *Scientific Style and Format—The CBE Manual for Authors, Editors, and Publishers.* 6th ed. Cambridge: Cambridge University Press; 1994.

Dorland's Illustrated Medical Dictionary. 32nd ed. Philadelphia, PA: Saunders/Elsevier; 2012.

Federative Committee on Anatomical Terminology. *Terminologia Anatomica: International Anatomical Terminology.* New York: Thieme; 1998.

Iverson C, Christiansen S, Flanagin A, et al. *American Medical Association Manual of Style—A Guide for Authors and Editors.* 10th ed. New York: Oxford University Press; 2007.

Kozicz T, Bittencourt JC, May PJ, et al. The Edinger-Westphal nucleus: a historical, structural, and functional perspective on a dichotomous terminology. *J Comp Neurol.* 2011;519(8):1413–1434.

McKusick VA. On the naming of clinical disorders, with particular reference to eponyms. *Medicine (Baltimore).* 1998a;77(1):1-2.

McKusick VA. *Mendelian Inheritance in Man: A Catalog of Human Genes and Genetic Disorders.* 12th ed. Baltimore, MD: The Johns Hopkins University Press; 1998b.

Ropper AH, Samuels MA. *Adams and Victor's Principles of Neurology.* 9th ed. New York: McGraw-Hill Companies, Inc.; 2009.

Rowland LP, Pedley TA. *Merritt's Neurology.* 12th ed. Baltimore, MD: Lippincott Williams & Wilkins; 2010.

Stedman's Medical Dictionary. 28th ed. Philadelphia, PA: Lippincott Williams & Wilkins; 2006.

Agradecimientos

Mis colegas de ciencia básica del Departamento de Neurobiología y Anatomía (Dr. Michael Lehman, Chair) y mis colegas clínicos del Departamento de Neurología (Dr. Alex Auchus, Chair) y del Departamento de Neurocirugía (Dr. H. Louis Harkey, Chair), todos ellos del University of Mississippi Medical Center, han tenido la gentileza de ofrecer sugerencias y comentarios, tanto grandes como pequeños, sobre las revisiones para ediciones previas.

Merecen mi agradecimiento especial cuatro colegas por su importante ayuda con la 10.ª edición. Primero, los Dres. M. Alissa Willis y H. Wayne Lambert leyeron todos los capítulos con atención especial sobre la información clínica, los ejemplos, los comentarios y la terminología. En segundo lugar, los Dres. Jian Chen (Neurology, Mississippi) y Quang Vu (Neurology, Wake Forest) fueron absolutamente esenciales para ayudarme a localizar imágenes clínicas tanto normales como con lesiones particulares para ilustrar un punto. Agradezco mucho la cooperación de todos ellos; hicieron un trabajo maravilloso.

Las modificaciones de esta 10.ª edición se centran en mejorar la integración de los conceptos de ciencia básica con las realidades de sus aplicaciones clínicas y ofrecen varias innovaciones que hacen que el aprendizaje de los conceptos de ciencia básica y clínicos, y la transición entre ellos, sean más fáciles, más fluidos y sin interrupciones. El código de colores de toda la información clínica a lo largo del texto, la adición de nueva información y ejemplos clínicamente relevantes, y la actualización de los conceptos y términos anatómicos y clínicos contemporáneos son sólo algunos ejemplos.

Mi gratitud a las siguientes personas por sus aportaciones a ediciones recientes: Dres. Bishnu Sapkota y David Sinclair; Dres. Robert McGuire y William McCluskey; Dres. Louis Harkey y Andy Parent; Dr. Alan Sinning, Mr. Ken Sullivan y el estudiante de posgrado Martin O. Bohlen; los estudiantes de medicina Kelly Brister y Jarrett R. Morgan; Dr. Tim McCowan; Dr. Jonathan Wisco (UCLA); Dres. Amy Jones y Bridgett Jones, y Dres. Kim Simpson y Jim Lynch.

Los revisores externos encargados por Wolters Kluwer fueron los siguientes profesores: Dr. James D. Foster, Dr. Eustathia L. Giannaris, Dr. Joerg R. Leheste, Dr. Mary A. Matteliano, Dr. Todd A. Nolan, Dr. Omid B. Rahimi, y los siguientes estudiantes: John Brandt, Rachel Krieger, Avani Patal, Ronald Sahyouni, Farooq Usmani y Haley Zlomke. Su tiempo, energía y aportes representaron un beneficio esencial para esta nueva edición.

Las modificaciones, grandes y pequeñas, de los dibujos artísticos existentes y la identificación de estructuras en los esquemas, así como la generación de muchas representaciones nuevas, tablas y compilación de láminas, fueron principalmente obra del Sr. Walter (Kyle) Cunningham (ilustrador médico) y el Sr. Michael Schenk. El Sr. Chuck Runyan (fotógrafo biomédico), el Sr. Bill Armstrong (gerente de fotografía Biomédica) y el Sr. Robert W. Gray (fotógrafo biomédico) fotografiaron muestras de cerebro y médula espinal nuevas. Estoy enormemente agradecido por el tiempo, la energía, la dedicación y el profesionalismo de estas personas para crear las mejores imágenes, fotografías, obras de arte y láminas terminadas posibles para este libro. El Sr. Cunningham hizo todo lo posible para hacer un trabajo absolutamente excepcional con el fin de cumplir y superar una y otra vez las expectativas del autor. ¡Gracias, Kyle!

A lo largo de los años, he recibido numerosos comentarios útiles de muchos colegas, amigos y estudiantes (que ahora son profesores o profesionales de la medicina o la odontología). Vuelvo a mencionarlos aquí porque sus anteriores sugerencias siguen influyendo en este libro: Dres. A. Agmon, A. Alqueza, B. Anderson, C. Anderson, R. Baisden, S. Baldwin, R. Borke, J. Brandt, P. A. Brewer, A. S. Bristol, Patricia Brown, Paul Brown, A. Butler, T. Castro, B. Chronister, C. Constantinidis, A. Craig, J. L. Culberson, P. DeVasto, V. Devisetty, E. Dietrichs, L. Ehrlichman, J. Evans, E.M. Fallon, B. Falls, C. Forehand, J. D, Foster, R. Frederickson, G. C. Gaik, E. Garcis-Rill, E. L. Giannaris, G. Grunwald, B. Hallas, T. Imig, J. King, J. A. Kmiec, R. Krieger, P. S. Lacy, A. Lamperti, J. R. Leheste, G. R. Leichnetz, E. Levine, R. C. S. Lin, J. C. Lynch, T. McGraw-Ferguson, G. F. Martin, M. A. Matteliano, A. Miam, G. A. Mihailoff, M. V. Mishra, B. G. Mollon, T.A. Nolan, R. L. Norman, R. E. Papka, A. Patel, A. N. Perry, K. Peusner, C. Phelps, B. Puder, O. B. Rahimi, H. J. Ralston, J. Rho, L. T. Robertson, D. Rosene, A. Rosenquist, I. Ross, R. Sahyouni, J. D. Schlag, M. Schwartz, J. Scott, V. Seybold, L. Simmons, K. L. Simpson, A. Singh, D. Smith, S. Stensaas, C. Stefan, D. G. Thielemann, M. Thomadaki, S. Thomas, M. Tomblyn, J. A. Tucker, D. Tolbert, F. Usmani, F. Walberg, S. Walkley, M. Woodruff, M. Wyss, R. Yezierski, H. Zlomke y A. Y. Zubkov. Agradezco mucho sus comentarios y sugerencias. Los cortes teñidos utilizados en este atlas proceden de la colección docente del Departamento de Neurobiología y Anatomía de la West Virginia University School of Medicine. El autor, que formó parte del cuerpo docente de la WVU entre 1973 y 1985, expresa su agradecimiento a Bruce Palmer. Esta décima edición no hubiera sido posible sin el interés y el apoyo de la editorial Lippincott Williams & Wilkins. Expreso gratitud a mis editores, Crystal Taylor (Senior Acquisitions Editor), Amy Millholen (Development Editor), John Larkin (Editorial Coordinator), Michael McMahon (Marketing Manager), Barton Dudlick (Production Project Manager), Amanda Ingold (Editorial Assistant), y especialmente a Kelly Horvath (Freelance Development Editor) por su aliento, interés continuo y confianza en este proyecto. Kelly fue absolutamente una clave esencial en el proceso y aprecio mucho su arduo trabajo y maravillosa colaboración. Su intervención me ha dado la oportunidad de realizar las mejoras que aquí se ven.

Por último, pero desde luego no por eso menos importante, quiero expresar un agradecimiento especial a mi esposa Gretchen. Para realizar los cambios significativos de esta edición fue necesario prestar atención a muchos y múltiples detalles. Revisó el texto cuidadosamente y de manera crítica, escuchó con paciencia más neurobiología de la que jamás habría imaginado y me explicó normas de gramática y puntuación que yo no estaba seguro de que existieran. También le encantaba discutir sobre las formas singular y plural de los términos latinos. Me complace dedicar esta décima edición a Gretchen.

Tabla de contenido

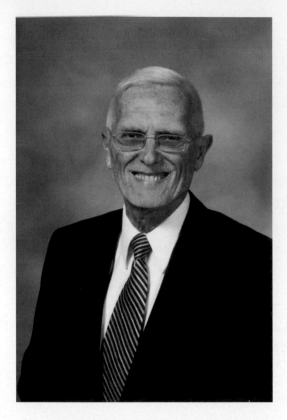

Duane E. Haines, PhD

Galardonado con el 2008 Henry Gray/Elsevier Distinguished Educator Award de The American Association of Anatomists.

Nombrado como Fellow of the American Association of Anatomists y Fellow of the American Association for the Advancement of Science.

Galardonado con el 2010 Alpha Omega Alpha Robert J. Glaser Distinguished Teacher Award de AOA y The Association of American Medical Colleges.

Neuroanatomy Consultant for Stedman's Medical Dictionary y Dorland's Illustrated Medical Dictionary.

Co-galardonado, International Society for the History of Neuroscience, 2017 Outstanding Articles Award, Journal of the History of the Neurosciences.

Capítulo 1

Introducción y guía del lector

Esta nueva edición de *Neuroanatomía clínica. Texto y atlas* mantiene el énfasis en la anatomía cerebral en un formato clínicamente relevante, el cual consiste en: 1) correlacionar la anatomía del sistema nervioso central (SNC) con imágenes de resonancia magnética (IRM) y tomografía computarizada (TC) de principio a fin; 2) introducir numerosos términos, frases y ejemplos clínicos en su contexto apropiado; 3) destacar la anatomía cerebrovascular con muchos ejemplos clínicos; 4) hacer hincapié en los territorios vasculares internos por todo el SNC y los miles de déficits que surgen como resultado de las lesiones vasculares, y 5) presentar un tratamiento exhaustivo de la neurobiología de sistemas que integra las conexiones, la irrigación y las deficiencias del neuroeje a todos los niveles.

En la presente edición se resalta la información clínica completa en una pantalla de color azul claro, de manera que: 1) facilita la identificación de toda la información clínica; 2) no reduce los conceptos clínicos a cuadros de resumen; 3) mantiene todas las correlaciones clínicas e información en su contexto apropiado, y 4) resalta la cantidad –y la relevancia– de la información clínica presentada. Este enfoque permite al lector pasar de un punto básico a uno clínico o viceversa, sin interrumpir el flujo de la información.

El atlas mantiene un interés en procurar la oportunidad de ver, estudiar y comprender la anatomía del SNC bajo las **perspectivas anatómica** y **clínica**. El estilo de la presentación y el énfasis en la aplicación clínica acelera el aprendizaje y comprensión que serán de suma utilidad en el entorno clínico. Dicho enfoque permite aprender conceptos en un contexto que puede transferirse y aplicarse en la experiencia clínica. Una perspectiva privilegiada de la presente edición es mantener el hincapié en la integración de la ciencia básica con la aplicación clínica.

Se reconoce que alrededor de 50% de los sucesos intracraneales que resultan de déficits neurológicos son de carácter vascular, en sentido amplio, la anatomía vascular, los territorios de distribución y las pautas y variaciones vasculares de éstos se tratan con un nivel de detalle apropiado. Asimismo, en el capítulo 9 se ha agregado una sección nueva sobre Accidente cerebrovascular. Dichos tópicos vasculares y sus correlaciones clínicas se discuten e ilustran con angiografía por tomografía computarizada (angio-TC) y angiografía mediante resonancia magnética (angio-RM) y flebografía mediante resonancia magnética (flebo-RM) *en todos los capítulos*. El reconocimiento de las pautas vasculares, los territorios y las variaciones es fundamental para lograr un diagnóstico exitoso.

Un conocimiento y una comprensión minuciosos de los sistemas, de los reflejos, de las vías, de su irrigación y de los resultados de lesiones de los mismos son esenciales para el diagnóstico del paciente con afectación neurológica. Para decirlo de manera sencilla, las deficiencias observadas en muchos pacientes que se presentan con algún deterioro neurológico *son un reflejo directo del daño a los sistemas funcionales* que llevan información de la periferia a objetivos en el tronco encefálico y el prosencéfalo o señales generadas en el centro que transmiten información que afecta la actividad motora. Es esencial tener un conocimiento completo de la neurobiología de los sistemas (vías sensitivas y motoras, reflejos espinales y del tronco encefálico). La comprensión simultánea de la apariencia y de las relaciones de las regiones encefálicas en la IRM y la TC es una parte integral del esfuerzo diagnóstico. Los sistemas atraviesan regiones; no es posible alcanzar la competitividad en uno, pero no en otro. En esta nueva edición el número de imágenes (TC, angio-TC, IRM, angio-RM, flebo-RM, angiografías y flebografías) aumentó de 372 a 433. La mayor parte de las 61 imágenes nuevas

se localiza en los capítulos 2, 8, 9 y 10. Su uso en un entorno educativo contemporáneo es en absoluto esencial en la preparación del lector para que enfrente la realidad del ejercicio clínico. En este contexto, el lector no estudiará la anatomía macroscópica o cortes teñidos del encéfalo, sino que confiará casi en exclusiva en las TC, IRM o variaciones de ellas. El objetivo es proveer al estudiante de las bases del conocimiento y destrezas necesarias para su mejor desempeño en el entorno clínico.

Imágenes cerebrales (TC e IRM)

Las imágenes del cerebro *in vivo* constituyen ahora un método común de abordaje del paciente con alteraciones neurológicas. Con esto en mente, es apropiado hacer algunos comentarios sobre dichas técnicas imagenológicas y lo que suele verse, o se visualiza mejor, en cada caso. Para detalles, se recomienda consultar diversas fuentes; por ejemplo, Buxton,[1] Grossman,[2] Harnsberger et al.,[3] Lee et al.[4] u Osborn et al.[5]

Tomografía computarizada (TC)

En la TC el paciente se hace pasar entre una fuente de rayos X y una serie de detectores. La densidad del tejido se mide por los efectos de los rayos X sobre los átomos dentro del tejido conforme los rayos X pasan por éste. Los elementos de número atómico más alto tienen una capacidad mayor de atenuar (detener) los rayos X, en tanto los de número atómico más pequeño son menos capaces de atenuarlos. Las diversas intensidades de atenuación se expresan informáticamente en números (unidades Hounsfield o números de TC). Al hueso se le asigna el valor de +1 000, y es blanco, mientras al aire se le asigna un valor de –1 000 y aparece negro. En ese sentido, una lesión o defecto en una TC que es **hiperdensa** tiende hacia la apariencia del hueso, es decir, tiene apariencia más blanca. Por ejemplo, la hemorragia subaracnoidea aguda en la TC es **hiperdensa** en relación con el cerebro circundante; es más blanca que el cerebro y tiende más a la apariencia del hueso (fig. 1-1). Una lesión en la TC que es **hipodensa** tiende más a la apariencia del aire o del líquido cerebroespinal (LCE); es más negra que el cerebro circundante (fig. 1-2). En este ejemplo el territorio de la arteria cerebral media es *hipodenso* (fig. 1-2). En la TC el término **isodenso** se refiere a una condición en la cual la lesión y el cerebro circundante tienen texturas, sombras, o ambas, de color gris que son en esencia las mismas. **Iso-** en griego significa *igual*: "densidad igual". La sangre extravascular, un tumor expandido, la grasa, el cerebro (sustancias gris y blanca) y el LCE muestran una tonalidad que va del blanco al negro. En la tabla 1-1 se muestra un resumen general de las intensidades blanca a negra observadas en tejidos seleccionados en la TC.

Las ventajas de la TC son: 1) se realiza con rapidez, lo cual tiene importancia especial en traumatología; 2) muestra con claridad hemorragias agudas y subagudas en los espacios meníngeo y encefálico; 3) tiene utilidad especial en niños con traumatismo; 4) muestra el hueso (y las fracturas craneales) con claridad, y 5) es menos costosa que la IRM. Sus desventajas son: 1) no muestra con claridad los infartos o la isquemia agudos o subagudos ni el edema cerebral; 2) no establece diferencia nítida de la sustancia blanca respecto de la gris dentro del cerebro como se consigue con la IRM, y 3) expone al paciente a radiación ionizante.

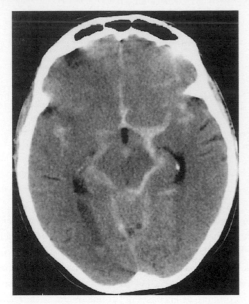

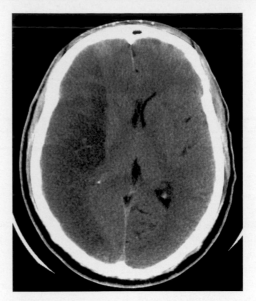

1-1 TC en el plano axial de un paciente con hemorragia subaracnoidea. El hueso es blanco, la hemorragia aguda (blanca) delimita el espacio subaracnoideo, el encéfalo es gris y el LCE de los ventrículos tercero y lateral es negro.

1-2 TC axial que muestra un área hipodensa en el territorio de la arteria cerebral media en el lado derecho del paciente. Es indicadora de una lesión en esta región, la cual causaría déficits de consideración.

Imagen de resonancia magnética (IRM)

Los tejidos corporales contienen cantidades elevadas de protones (hidrógeno). Los protones tienen un núcleo positivo, una cubierta de partículas negativas (electrones) y polos norte y sur; actúan como barras magnéticas rotatorias diminutas. En condiciones normales, dichos átomos están dispuestos de manera aleatoria en relación con los demás debido al cambio constante del campo magnético producido por los electrones. La IRM utiliza esta característica de los protones para generar imágenes del cerebro y del cuerpo.

Cuando se envían ráfagas pequeñas de ondas de radio hacia el imán que rodea al paciente, se dice que hay pulso de radiofrecuencia (PR). La potencia de este pulso puede variar. Cuando la frecuencia del PR coincide con la frecuencia del protón en rotación, el protón absorbe la energía de la onda de radio (resonancia). El efecto es doble. En primer lugar, los efectos magnéticos de algunos protones se anulan; en segundo, los efectos magnéticos y niveles de energía en otros aumenta. Cuando el PR se detiene, los protones relajados liberan energía (un "eco") que se recibe por una bobina y se transforma informáticamente en una imagen de esa parte del cuerpo.

Los dos tipos principales de imágenes de la IRM (en IRM/T1 e IRM/T2) se relacionan con el efecto del PR sobre los protones y sus reacciones (relajación) cuando se detiene el pulso de radiofrecuencia. En general, dichos protones anulados recuperan poco a poco su fuerza magnética original. La imagen lograda a partir de esta constante de tiempo se denomina T1 (fig. 1-3). Por el contrario, aquellos protones que alcanzaron un nivel energético más alto (no anulados) pierden su energía con más rapidez conforme

restablecen su estado original; la imagen lograda a partir de esta constante de tiempo es T2 (fig. 1-4). La obtención de una imagen ponderada en T1, en comparación con una ponderada en T2, se basa en una variación de los tiempos utilizados para recibir el "eco" de los protones relajados.

Los términos **hiperintenso**, **hipointenso** e **isointenso** se aplican a las IRM ponderadas en T1 y T2. En T1, **hiperintenso** es una desviación hacia el aspecto de la grasa, la cual es blanca en el paciente normal; en T1 una lesión hiperintensa es más blanca que el cerebro circundante (fig. 1-5 A; tabla 1-2). Un meningioma y las áreas edematosas que le rodean son **hiperintensos**: más blancos que el cerebro circundante (fig. 1-5A). En T2, **hiperintenso** es una desviación hacia el aspecto del LCE, el cual también es blanco en un individuo normal (fig. 1-4); en T2 una condición hiperintensa es también más blanca que el cerebro circundante (tabla 1-2). **Hipointenso**, tanto en T1 como en T2, es una desviación hacia el aspecto del aire o del hueso en el paciente normal; es una desviación hacia un tono más negro que el encéfalo circundante. En este ejemplo hay áreas **hipointensas** (**flechas**) adyacentes a los ventrículos laterales de las regiones frontal y occipital (fig. 1-5B). El término **isointenso** se refiere a una situación en la cual una lesión y el encéfalo circundante tienen sombras de gris, texturas o ambas, que son de manera predominante las mismas. En este ejemplo de un tumor hipofisario en una IRM en T1, el color y textura tumorales son en esencia los mismos que los que rodean al encéfalo; es **isointensa** (fig. 1-5C). El prefijo **iso-** en griego significa *igual*: "intensidad igual".

Tabla 1-1 El encéfalo y las estructuras relacionadas en una TC

ESTRUCTURA/LÍQUIDO/ESPACIO	ESCALA DE GRISES
Hueso, hemorragia aguda	Muy blanco
Tumor realzado	Muy blanco
Hemorragia subaguda	Gris claro
Músculo	Gris claro
Sustancia gris	Gris claro
Sustancia blanca	Gris intermedio
Líquido cerebroespinal	Gris intermedio a negro
Aire, grasa	Muy negro

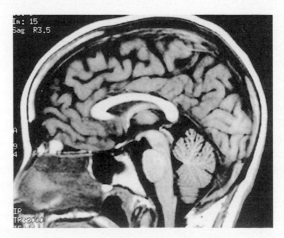

1-3 IRM sagital ponderada en T1. El encéfalo aparece gris y el LCE negro.

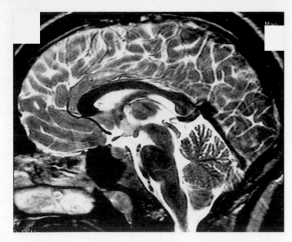

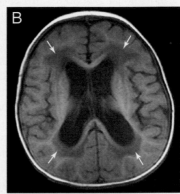

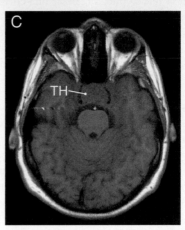

1-4 IRM sagital ponderada en T2. El encéfalo aparece gris, los vasos sanguíneos con frecuencia tienen apariencia negra y el LCE se ve blanco.

En la tabla 1-2 se resumen las intensidades blanca a negra observadas en IRM ponderadas en T1 en comparación con las ponderadas en T2. Debe subrayarse que en la práctica clínica es usual ver algunas variaciones en estas dos IRM generales.

Las ventajas de la IRM son: 1) puede manipularse para visualizar una variedad amplia de anomalías o situaciones anómalas del encéfalo, y 2) puede mostrar con mucho detalle al encéfalo en estados normales y anómalos. Sus desventajas son: 1) no muestra las hemorragias subaracnoideas aguda o subaguda, ni la de la sustancia del encéfalo; 2) requiere mucho más tiempo y, por lo tanto, carece de utilidad en situaciones urgentes o en algunos traumatismos; 3) en términos comparativos es más costosa que la TC, y 4) su ejecución resulta en extremo ruidosa, de manera que algunos niños requieren ser sedados. En seguida se describen con brevedad las características sobresalientes de cada capítulo.

1-5 IRM axiales que muestran una lesión hiperintensa, meningioma y edema (**A**), áreas hipointensas en la sustancia blanca del hemisferio (**B, flechas**) y un tumor hipofisario (TH) que aparece isointenso (**C**).

CAPÍTULO 2

Este capítulo presenta: 1) la anatomía macroscópica de la médula espinal y sus arterias; 2) la morfología externa del encéfalo desde todos los ángulos, incluida la corteza insular, acompañada por imágenes de IRM y dibujos de las pautas vasculares desde las mismas perspectivas. Todas las imágenes encefálicas macroscópicas se muestran en color, se incluyeron dos imágenes nuevas sin eliminar ninguna y se conserva el énfasis en la terminología clínica, como la que se utiliza en los segmentos de la vasculatura cerebral (A_1-A_5, M_1-M_4 y P_1-P_4). En el capítulo se presentan dibujos de línea acompañados de TC centrados en las variaciones vasculares que tienen consecuencias clínicas.

CAPÍTULO 3

Este capítulo se centra en: 1) las relaciones de los nervios craneales, 2) sus salidas del tronco encefálico, 3) su aspecto en IRM representativas y 4) ejemplos de deficiencias de los nervios craneales observadas en casos de lesiones del tronco encefálico. Se agregó una imagen nueva para enfatizar la disposición de las salidas de los nervios craneales y sus relaciones con columnas celulares funcionales. También se revisó con detalle la referencia cruzada a otras secciones o páginas del atlas donde se encuentra información adicional de los nervios craneales.

CAPÍTULO 4

La estructura de las meninges y su aspecto en la IRM o la TC están condicionados por una variedad de sucesos importantes, que incluyen las infecciones (meningitis), los traumatismos, los episodios vasculares (hemorragias epidural, subdural, subaracnoidea) y los tumores (meningiomas). En este capítulo se muestran ejemplos de todos ellos. Además, constituyen un elemento central en casos de elevación de la presión intracraneal y la hernia resultante. El tamaño, la forma y las relaciones del sistema ventricular tienen correlación clara con la distribución de sangre intraventricular y los tumores del plexo coroideo; en este capítulo se ilustran y describen todos.

Tabla 1-2 El encéfalo y las estructuras relacionadas en una IRM

NORMAL	T1	T2
Hueso	Muy negro	Muy negro
Aire	Muy negro	Muy negro
Músculo	Gris oscuro	Gris oscuro
Sustancia blanca	Gris claro	Gris oscuro
Sustancia gris	Gris oscuro	Gris claro
Grasa	Blanco	Gris
Líquido cerebroespinal	Muy negro	Muy blanco
ANORMAL	T1	T2
Edema	Gris oscuro	Gris claro a blanco
Tumor	Variable	Variable
Tumor realzado	Blanco	(Se realiza con poca frecuencia)
Infarto agudo	Gris oscuro	Gris claro a blanco
Infarto subagudo	Gris oscuro	Gris claro a blanco
Isquemia aguda	Gris oscuro	Gris claro a blanco
Isquemia subaguda	Gris oscuro	Gris claro a blanco

CAPÍTULO 5

La morfología general del prosencéfalo y el tronco encefálico se mantiene en dos secciones del capítulo 5. La parte I consta de cortes e IRM cerebrales en plano frontal; la parte II está compuesta por cortes e IRM en plano axial. Los cortes encefálicos frontal y axial de este capítulo se prepararon y orientaron de manera que los lados derecho/izquierdo (D/I) de la IRM se correlacionan de manera exacta con los lados D/I correspondientes del corte encefálico. Los dibujos de la orientación (izquierda superior) ilustran la dirección, y por lo tanto el sentido lateral, de la vista de los cortes respectivos.

Las IRM se reorganizaron y en varios casos se insertaron tomas nuevas, para mantener la notable correlación estrecha entre estructuras identificadas en el corte encefálico y las mismas estructuras observadas en las IRM correspondientes. La IRM y el corte encefálico se muestran en la misma página para que se pueda realizar una correlación al instante. Dado que los cortes encefálicos en la necropsia o en sesiones clínicas de anatomía patológica se visualizan como muestras no teñidas, aquí se prefiere presentar este material en un formato que establezca el paralelismo más cercano con lo que se observa en dichas situaciones clínicas.

CAPÍTULO 6

En los años transcurridos desde la edición previa este capítulo fue objeto de mejoras y actualizaciones numerosas encaminadas a atender sugerencias y a mejorar su valor y relevancia didácticos. Incluye: 1) revisión de los componentes funcionales para mostrar una visión actualizada; 2) movilización de las representaciones longitudinales de estos núcleos hacia páginas donde tienen mayor relevancia; 3) revisión del código de color de la vista longitudinal y reconstrucción artística del corte transversal para compararlos de manera constante en el transcurso del capítulo (figs. 1-6 y 6-3 A, B); 4) se agregan la reconstrucción artística y cortes teñidos nuevos para aclarar puntos anatómicos o problemas de confusión posibles, y 5)

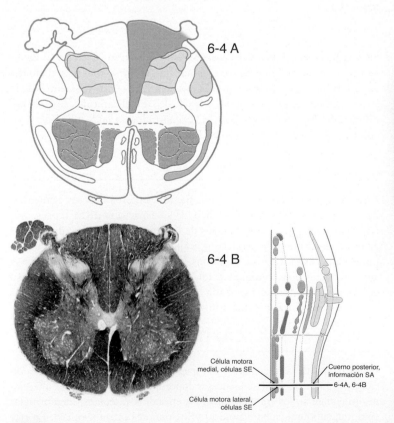

6-4 A

6-4 B

Célula motora
medial, células SE

Célula motora lateral,
células SE

Cuerno posterior,
información SA

6-4A, 6-4B

1-6 Un corte teñido de la porción lumbar (inferior) de la médula espinal y vista general de las columnas celulares de la médula espinal y del tronco encefálico que muestra el nivel del corte y del dibujo de línea en la página opuesta. Por comodidad, los ejemplos 6-4A y 6-4B se redujeron aquí para que ocuparan una sola columna.

lo más importante, se pone énfasis en la facilidad con la que la **orientación anatómica** puede cambiarse a la orientación clínica (fig. 1-7). El conocimiento de las estructuras cerebrales externas e internas y de la médula espinal en una **orientación clínica** es esencial para el diagnóstico exitoso y correcto, así como para planear un tratamiento dirigido. Se conserva como un elemento esencial del aprendizaje/proceso de revisión el énfasis en las cisternas, sus ubicaciones, nombres, relaciones y contenidos (arterias, venas, estructuras, nervios craneales) (figs. 1-7 y 1-8).

De manera adicional, en esta nueva edición se destacan las innovaciones que se introdujeron en las ediciones recientes. Primero, la capacidad de dar la vuelta a una imagen de una **orientación anatómica** a una **orientación clínica** coloca todo en la imagen (dibujo de línea o corte teñido) en un formato clínico: 1) las imágenes coinciden de manera exacta con la IRM o la TC correspondientes; 2) la imagen tiene lados derecho e izquierdo, y 3) la topografía de todos los tractos y núcleos en las imágenes rotadas coincide con las vistas de la TC y la IRM. Todas las imágenes del capítulo 6 que pueden rotarse o colocarse en una **orientación clínica** están identificadas por el símbolo que se muestra a continuación, y que aparece abajo a la izquierda de la imagen.

Orientación clínica

Imagen 〽 **uǝƃɐɯl**

En línea

Segundo, en todo el capítulo se resalta el valor inherente de la visualización de la anatomía cerebral y los dibujos de línea en una orientación clínica, en particular en relación con la somatotopía, la irrigación y los territorios vasculares, los ejemplos clínicos y la IRM o la TC, muchas de

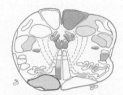

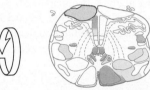

Orientación anatómica   Orientación clínica

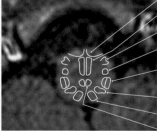

Pi
LM
NuOIP
SAL
TrEspTri +
NuEspTri
NuCun
NuGr
NuNrHi

IRM, imagen ponderada en T1   IRM, imagen ponderada en T2

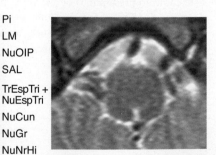

Cisternografía por TC

1-7 Un ejemplo del tronco encefálico que muestra las orientaciones anatómica y clínica en alrededor de un tercio inferior a la médula oblongada y su correspondiente IRM ponderada en T1 (con las leyendas en las estructuras de importancia especial), IRM ponderada en T2 y cisternografía de TC. En el capítulo 6 las abreviaturas se explican en la leyenda completa en la página opuesta. Para ejemplos y detalles adicionales del tronco encefálico y de la médula espinal, véase el capítulo 6.

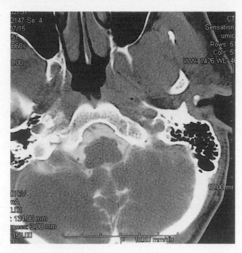

1-8 TC de un paciente después de inyectarle líquido de contraste radioopaco en la cisterna lumbar. En el ejemplo, a nivel de la médula oblongada (una cisternografía), las estructuras neurales se observan grises y el espacio subaracnoideo claro.

las cuales se caracterizan en la misma página como dibujos de línea o cortes teñidos. Tercero, se revisaron las claves de color con el fin de reflejar la paleta de color modificada para los núcleos sensitivos y motores de la médula espinal y el tronco encefálico. Cuarto, la continuidad de la **orientación anatómica** a la **orientación clínica** se ilustra de nueva cuenta en una serie de dibujos de línea e IRM y TC sobre páginas de numeración impar que muestran los niveles de la médula espinal y el tronco encefálico (fig. 1-7). Esta edición nueva mantiene la utilización de cisternografías con TC como parte integral de la experiencia del aprendizaje (fig. 1-8).

Las actualizaciones introducidas al capítulo están diseñadas para potenciar su valor educativo, ayudar al lector novel del libro a convertirse en experto del tema, modificar las líneas guía mal orientadas y moldear de nueva cuenta un par de dibujos de línea para mejorar su relevancia clínica. Tres cambios de significado particular proporcionan mejoras notables. Primero, los dibujos de línea de las figuras 6-31A a la 6-40A se revisaron a fondo y prepararon en color para emparejarlos lo más posible con el corte teñido de la página de enfrente. Éste representa un cambio principal en el capítulo, que impulsará significativamente el aprendizaje e integración de las estructuras internas del encéfalo. Segundo, la página de la representación artística se revisó para dejar mayor espacio utilizable. Tercero, este espacio adicional permitió la revisión de cada descripción de la figura para incluir información clínica adicional y la correlación anatómica relevante para esta sección particular del encéfalo/médula espinal. El énfasis al respecto, en todos los capítulos, es mostrar la morfología del SNC en un formato que resulte de mayor utilidad y relevancia de lo que el lector verá en el ejercicio clínico.

CAPÍTULO 7

La disposición de las páginas en este capítulo se mantiene en esencia igual que en las ediciones anteriores: las imágenes de color axiales del encéfalo y la correspondiente IRM axial se localizan en las páginas pares, y las imágenes de color sagitales del encéfalo y la correspondiente IRM sagital se localizan en las páginas impares. La línea roja gruesa en las imágenes axiales (números impares de las figs. 7-1 a 7-9) indican el plano del corte de la imagen sagital de la página opuesta; de igual manera, la línea roja gruesa en las imágenes sagitales (números pares de las figs. 7-2 a 7-10) indican el plano del corte de la imagen axial en la página opuesta. Las correlaciones entre cortes teñidos y entre estructuras en la IRM pueden realizarse con facilidad.

La capacidad de comparar planos de cortes diferentes (corte teñido e IRM) en páginas opuestas permite al lector elaborar una vista tridimensional de una variedad de estructuras internas en imágenes que suelen estar disponibles en la práctica clínica. Sin embargo, dichas imágenes

también pueden verse como una serie axial (todas las páginas pares) o una serie sagital (todas las páginas impares). La flexibilidad educacional es inherente a dichos acomodos.

CAPÍTULO 8

En este capítulo se ilustra una variedad amplia de tractos/vías del SNC con relevancia clínica en las **orientaciones anatómica y clínica** que incluye 15 ilustraciones de vías de los reflejos medulares y del tronco encefálico que pueden probarse durante una exploración neurológica completa y contiene en sentido estricto docenas de correlaciones o ejemplos clínicos. Las siguientes características mejoran la comprensión del lector sobre conceptos que tienen relevancia directa para el diagnóstico del paciente con alguna afectación. *Primero*, inclusión de vías completas en un formato de atlas que permite el aprendizaje de conceptos de relevancia clínica en una variedad amplia de circunstancias educativas. *Segundo*, las vías que son más importantes para desarrollar habilidades diagnósticas están presentes en las **orientaciones anatómicas y clínicas** que muestran: 1) su origen, alcance, curso y terminación; 2) la **lateralidad**, un concepto clínico *de gran importancia*; 3) **posición** a través del eje neural y su decusación, si es el caso; 4) la **somatotopía** dentro de los tractos, y 5) la **irrigación** en todos los niveles. *Tercero*, se incluye un resumen breve de las sustancias neuroactivas principales relacionadas con muchas vías, resulten en excitación (+) o inhibición (–) en sus sitios receptores, y déficits que se puedan correlacionar con la pérdida de neurotransmisores particulares. *Cuarto*, todo dibujo de las vías va acompañado de correlaciones clínicas; describen los déficits, lesiones, terminología clínica y lateralidad de los déficits en diferentes niveles de la vía. En total, los dibujos del capítulo proporcionan una cantidad máxima de información con relevancia clínica, cada uno en una ilustración única de seguimiento fácil.

En este capítulo las ilustraciones presentadas en **orientación clínica** se intercalan de inmediato y complementan las vías correspondientes que se presentan en **orientación anatómica** (figs. 1-9 y 1-10). Tales ilustraciones clínicas se sobreponen con las IRM, se centran en los nervios craneales y tractos largos que tienen importancia especial para el diagnóstico del paciente con alguna neuropatía. Este enfoque reconoce que, en algunas

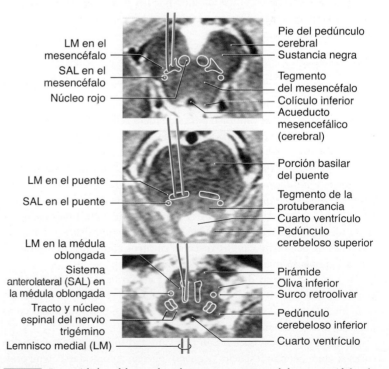

1-9 La médula oblongada, el puente y partes del mesencéfalo de la vía del cordón posterior-lemnisco medial (véase la fig. 8-3A para una muestra de la vía completa) sobrepuestos en la IRM y dispuestos en *orientación clínica*. Por comodidad, el ejemplo de la figura 8-3A se redujo aquí para que ocupara una sola columna.

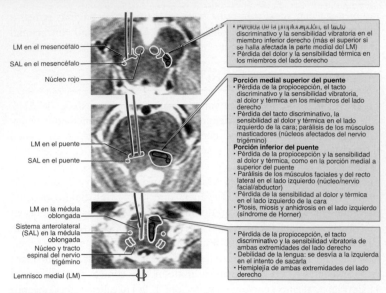

LM en el mesencéfalo
SAL en el mesencéfalo
Núcleo rojo

- Pérdida de la propiocepción, el tacto discriminativo y la sensibilidad vibratoria en el miembro inferior derecho (más el superior si se halla afectada la parte medial del LM)
- Pérdida del dolor y la sensibilidad térmica en los miembros del lado derecho

Porción medial superior del puente
- Pérdida de la propiocepción, el tacto discriminativo y la sensibilidad vibratoria, al dolor y térmica en los miembros del lado derecho
- Pérdida del tacto discriminativo, la sensibilidad al dolor y térmica en el lado izquierdo de la cara; parálisis de los músculos masticatorios (núcleos afectados del nervio trigémino)

LM en el puente
SAL en el puente

Porción inferior del puente
- Pérdida de la propiocepción y la sensibilidad al dolor y térmica, como en la porción medial a superior del puente
- Parálisis de los músculos faciales y del recto lateral en el lado izquierdo (núcleo/nervio facial/abductor)
- Pérdida de la sensibilidad al dolor y térmica en el lado izquierdo de la cara
- Ptosis, miosis y anhidrosis en el lado izquierdo (síndrome de Horner)

LM en la médula oblongada
Sistema anterolateral (SAL) en la médula oblongada
Núcleo y tracto espinal del nervio trigémino
Lemnisco medial (LM)

- Pérdida de la propiocepción, el tacto discriminativo y la sensibilidad vibratoria de ambas extremidades del lado derecho
- Debilidad de la lengua: se desvía a la izquierda en el intento de sacarla
- Hemiplejía de ambas extremidades del lado derecho

1-10 La médula oblongada, el puente y partes del mesencéfalo de la vía del cordón posterior-lemnisco medial (véase la fig. 8-3B para una muestra de la vía completa) sobrepuestos en la IRM y dispuestos en *orientación clínica*, con lesiones y déficits correspondientes a niveles representativos. Por comodidad, el ejemplo de la figura 8-3B se redujo aquí para que ocupara una sola columna.

circunstancias clínicas, las vías se consideran desde el punto de vista anatómico, en tanto que en otras se da énfasis a la **orientación clínica**; el atlas comprende ambos enfoques. Es fundamental enfatizar que al ver la IRM o la TC de un paciente afectado por lesión o enfermedad neurológica, *toda la anatomía cerebral interna y todos los tractos, incluida su somatotopía, se observan en una **orientación clínica**. Es en absoluto esencial que el lector reconozca y comprenda esta realidad clínica.*

Dado que no es posible anticipar *todas* las vías posibles en un curso de neurobiología determinado, este capítulo es flexible. La última figura de cada sección es un dibujo en blanco que tiene el mismo formato de las figuras que le preceden. Tales dibujos pueden utilizarse para aprender, para revisar y para practicar, en un contexto educativo y como base para las preguntas de los exámenes.

CAPÍTULO 9

En el capítulo se da prioridad a los conceptos clínicos. En esta edición, el título del capítulo 9 se modificó para que fuera reflejo de su tratamiento extendido de un abanico más amplio de casos y ejemplos clínicos; el título revisado es *Síndromes clínicos del sistema nervioso central*. Además, se ha organizado en dos partes, la *parte I, Síndromes de hernias cerebrales y de discos de la columna*, y la *parte II, Síndromes de accidente cerebrovascular representativos*. Esto amplía de manera significativa la información clínica y sigue la sugerencia de incluir más ejemplos de accidente cerebrovascular, pero en un contexto congruente. Además de imágenes de accidente cerebrovascular en otros capítulos, el capítulo 9 revisado tiene 36 imágenes nuevas centradas en él.

En reconocimiento de que las hernias cerebrales comparten rasgos generales con las hernias discales intervertebrales, se incluyen síndromes de la médula espinal selectos para proporcionar un panorama más completo de este fenómeno general.

La cavidad craneal cuenta con una cantidad limitada de espacio; los sucesos que ocupan espacio pequeño pueden acomodarse temporalmente, en tanto que los sucesos amplios y de duración corta no se toleran. Todo lo que afecte esta disponibilidad de espacio limitada puede resultar en presión intracraneal (PIC) elevada y en una cascada de episodios que desembocan en hernia cerebral de un lugar/compartimento a otro, que

suelen denominarse *síndromes de hernia*. Una hernia puede ser silenciosa o puede resultar en déficits repentinos catastróficos en potencia; en algunos casos, y si no se tratan, en minutos puede presentarse la muerte.

La PIC elevada puede identificarse por borramiento de los surcos o cisternas o por una alteración de las estructuras cerebrales sutiles, en particular en una TC isodensa, como en el caso de un tumor edematoso. Una vez que se determina el indicio de la PIC, se pone en marcha un tratamiento para prevenir el deterioro clínico adicional. La hemorragia intracraneal puede resultar de traumatismo (lo común), rotura de aneurisma, sangrado por malformación arteriovenosa (MAV) y muchas otras causas.

CAPÍTULO 10

Este capítulo contiene una serie de angiografías (fases arterial y venosa), imágenes de angio-RM y de flebo-RM. Se agregaron 14 imágenes nuevas que muestran una variedad de lesiones vasculares correlacionadas con pautas vasculares normales. Las angiografías se muestran en proyecciones lateral y anteroposterior —algunas como vistas estándar con las correspondientes imágenes de substracción digital—. Las tecnologías angio-RM y flebo-RM son métodos no invasivos que permiten visualizar arterias (angio-RM) y venas y senos venosos (flebo-RM). Sin embargo, hay muchas situaciones en las cuales tanto arterias como venas se ven con uno u otro método. El empleo de la angio-RM de la flebo-RM es frecuente y constituyen herramientas diagnósticas importantes.

CAPÍTULO 11

Las preguntas y sus respuestas correspondientes de este capítulo reconocen que los exámenes son una parte fundamental del proceso educativo; tales elementos deben preparar, lo más razonablemente posible, al estudiante para necesidades futuras y expectativas. Muchas preguntas se prepararon como viñetas de pacientes y al estilo de las del USMLE (*United States Medical Licensing Examination*) de nivel 1 (respuesta válida única), que subraya los siguientes aspectos: 1) las correlaciones anatómicas y clínicas; 2) la aplicación de conceptos de neurobiología básicos a la práctica clínica; 3) la integración de la neurobiología regional, la neurobiología de sistemas, las pautas neurovasculares y los procesos patológicos, y 4) los mapas topográficos del interior de los sistemas motor y sensorial.

Aunque en general las preguntas se agruparon por capítulos, pueden plantear información de más de un capítulo, de manera que reflejan la realidad de muchos exámenes importantes. Se proporcionan las respuestas correctas; las incorrectas se explican. En este capítulo se aporta una muestra de preguntas y respuestas. Aunque las preguntas no son exhaustivas, representan una variedad amplia de los temas de relevancia clínica.

BIBLIOGRAFÍA

1. Buxton RB. *Introduction to Functional Magnetic Resonance Imaging, Principles and Techniques*. 1st ed. Cambridge, UK: Cambridge University Press; 2002.
2. Grossman CB. *Magnetic Resonance Imaging and Computed Tomography of the Head and Spine*. 2nd ed. Baltimore, MD: Williams & Wilkins; 1996.
3. Harnsberger HR. Suprahyoid and infrahyoid neck. En: Harnsberger HR, Osborn AG, Macdonald AJ, et al., eds. *Diagnostic and Surgical Imaging Anatomy: Brain, Head & Neck, Spine*. Salt Lake City, UT: Amirsys Publishing Inc; 2011.
4. Lee SH, Rao KCVG, Zimmerman RA. *Cranial MRI and CT*. 4th ed. New York: McGraw-Hill Health Professions Division; 1999.
5. Osborn AG, Salzman KL, Barkovich AJ, et al. *Diagnostic Imaging: Brain*. 2nd ed. Salt Lake City, UT: Amirsys Publishing Inc; 2010.

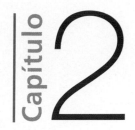

Capítulo 2

Morfología externa del sistema nervioso central

El sistema nervioso central (SNC) del adulto consta de **prosencéfalo** (**telencéfalo** y **diencéfalo**), **tronco encefálico** (**mesencéfalo**, **metencéfalo** y **mielencéfalo**), **cerebelo** y **médula espinal**. El cerebelo no es parte del tronco encefálico, pero es una **estructura suprasegmentaria** que se encuentra dentro de la fosa craneal posterior y superior al eje longitudinal del tronco encefálico. En términos generales, las lesiones en una región específica del SNC pueden resultar en deficiencias que son únicas de tal región, en deficiencias que pueden reflejar daño a los tractos o vías que viajan a dicha región o una combinación de ellos. Las divisiones del SNC, estructuras representativas localizadas en su interior y los nervios craneales (NC) relacionados con cada una se resumen enseguida.

COMPARTIMIENTOS

La cavidad craneal está forrada por las meninges; de las porciones internas (duramadre + aracnoides) se forman las **reflexiones durales**. Tales reflexiones grandes, como la falce cerebral (hoz del cerebro), separan al hemisferio cerebral derecho del izquierdo, y como el **tentorio del cerebelo**, separan los dos hemisferios cerebrales (los cuales se encuentran en posición **supratentorial**) del tronco encefálico y del cerebelo (los cuales se localizan en posición **infratentorial**). El contenido de los **compartimientos supratentoriales** derecho e izquierdo se continúa con el contenido del **compartimiento infratentorial** único a través del mesencéfalo, el cual ocupa la incisura del tentorio. Los aumentos de la **presión intracraneal** (**PIC**) al interior de un compartimiento supratentorial pueden dar como resultado hernia de estructuras del SNC a través de la línea media, inferiormente o ambos de la incisura del tentorio. De manera similar, la **PIC** elevada en el compartimiento infratentorial puede resultar en hernia ascendente por la incisura tentorial o hernia inferior por el foramen magno (véase cap. 9).

VASOS SANGUÍNEOS PRINCIPALES

La irrigación de la médula espinal proviene de la **arteria espinal anterior**, una rama de la **arteria vertebral**, y de las **arterias espinales posteriores**, que suelen originarse de las **arterias cerebelosas posteroinferiores**. Se complementa mediante las **arterias segmentarias** (arterias cervical, intercostal posterior y lumbar). Las ramas de las arterias segmentarias son las **arterias radiculares anterior** y **posterior**, que se encuentran a nivel de cada raíz espinal, y las **arterias medulares espinales anterior** y **posterior**, que se encuentran en los niveles 6-18 espinales o más superiores; sus números varían. Las arterias radiculares sirven a cada conjunto de raíces espinales y al correspondiente ganglio de la raíz posterior (*hay arterias radiculares en cada nivel espinal*), de manera que las arterias medulares espinales son sobre todo un apoyo complementario a las arterias espinales anterior y posterior y al **vaso coronario arterial** (*las arterias medulares espinales no se encuentran en cada nivel espinal*). La **arteria de Adamkiewicz**, una arteria medular espinal anterior en especial grande, surge de los niveles torácico inferior o lumbar superior (por lo general T8-L2, aproximadamente de 80 a 85%) y es más frecuente (a partir de 75%) observarla en el lado izquierdo.

La irrigación al encéfalo proviene de las dos **arterias carótidas internas** y de las dos **arterias vertebrales**, las últimas convergen para formar la **arteria basilar**. A la primera suele denominársele **sistema carotídeo interno** y a la última **sistema vertebrobasilar**. Ambos sistemas se conectan entre sí mediante las **arterias comunicantes posteriores**. Cada arteria carótida interna se divide en **arterias cerebrales media** (segmentos M_1-M_4) y **cerebral anterior** (segmentos A_1-A_5), las cuales por lo general irrigan a estructuras superficiales y profundas en las regiones lateral y medial del hemisferio, respectivamente. Las dos arterias vertebrales se anastomosan para formar la **arteria basilar**; la basilar se bifurca para formar las **arterias cerebrales posteriores** (P_1-P_4); las ramas mediales de la arteria cerebral posterior irrigan en primer lugar al tálamo y el mesencéfalo anterior, sus ramas laterales sirven a las cortezas temporal y occipital.

Divisiones del SNC, estructuras representativas y nervios craneales (NC) relacionados

Prosencéfalo

Telencéfalo: corteza cerebral, lóbulos, giros (circunvoluciones), surcos, sustancia blanca subcortical, cápsula interna, núcleos basales, NC I

Diencéfalo: varias divisiones del tálamo dorsal, hipotálamo, subtálamo, epitálamo, metatálamo, NC II

Tronco encefálico

Mesencéfalo: cerebro medio, techo, tegmento, pie peduncular, sustancia negra, núcleo rojo, NC III, IV

Metencéfalo: puente, áreas basilar y tegmentaria, pedúnculos cerebelosos, NC V

Mielencéfalo: médula oblongada, pirámide, oliva, pedúnculo cerebeloso inferior; NC IX, X, XII; NC VI, VII y VIII, que se consideran los nervios de la unión entre el puente y la médula oblongada (unión pontomedular); la raíz espinal del XI emerge de los niveles cervicales C1-C5/6 de la médula espinal, ingresa por el foramen magno, y se une a la raíz craneal de la médula oblongada, junto con los NC IX y X para salir de la cavidad craneal por el foramen yugular

Cerebelo

Lóbulos anterior, posterior, floculonodular; pedúnculos cerebelosos, corteza, núcleos

Médula espinal

Raíces anterior y posterior, ganglios de la raíz posterior, intumescencia cervical y lumbosacro, sustancia blanca y gris, láminas de Rexed, cuernos (astas) anterior y posterior

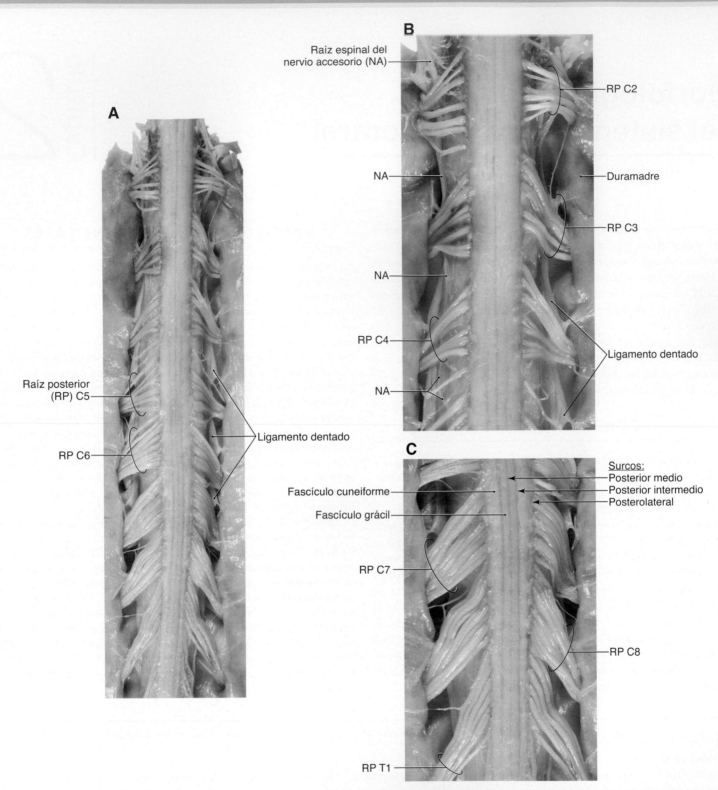

A

Raíz espinal del
nervio accesorio (NA)

B

RP C2

NA

NA

Duramadre

RP C3

Raíz posterior
(RP) C5

RP C4

RP C6

NA

Ligamento dentado

Ligamento dentado

C

Surcos:
Posterior medio
Posterior intermedio
Posterolateral

Fascículo cuneiforme

Fascículo grácil

RP C7

RP C8

RP T1

2-1 Vista general de un ángulo posterior de la médula espinal desde C2-T1 (**A**) y detalles de la misma muestra en los niveles C2-C4 y C7-T1 (**B, C**).

Los **ligamentos dentados** fijan la médula espinal dentro del saco dural; son láminas de tejido pial que se extienden lateralmente para insertarse en la aracnoides en la superficie interna de la duramadre. La raíz espinal del **nervio accesorio** (**NC XI**) emerge de los niveles cervicales C1-C5/6 de la médula y asciende en sentido anterior entre las raíces anteriores y posteriores (**B**). La superficie posterior de la médula muestra con claridad estructuras y surcos característicos del sistema de columnas posteriores, la ubicación de **surco posterolateral**, el cual aparece bien delineado, y el punto de ingreso de las raíces **posteriores** (**sensitivas, dorsales**) (**C**).

Las **arterias medulares espinales posterior** y **anterior** acompañan sus raíces respectivas (fig. 2-3 en la página opuesta) y las **arterias radiculares** irrigan sus raíces respectivas. La **arteria espinal posterior** se encuentra

en posición medial del punto de ingreso de la raíz posterior y la **arteria espinal anterior** se encuentra dentro de la fisura media anterior (fig. 2-3 en la página opuesta).

Las lesiones de las raíces del nervio espinal resulta en **radiculopatía** y es causa de lo que se denomina **ciática**. Las causas más frecuentes son **enfermedad/hernia del disco intervertebral**, **espondilosis** y deficiencias motoras, sensitivas o ambas, que se correlacionan con el nivel afectado. Los síntomas principales son *irradiación del dolor hacia una raíz o de distribución dermatómica*, *debilidad*, **hiporreflexia, parestesia**, o todos a la vez, de los músculos inervados por la raíz afectada. Los discos afectados con más frecuencia en los niveles cervical (C) y lumbar (L) son C6-C7 (65-70%), C5-C6 (16-20%), L4-L5 (40-45%) y L5-S1 (40-45%). Los problemas con discos de la porción torácica son tan poco frecuentes, que están muy por debajo de 1% de todas las hernias de disco. En el capítulo 9 se proporciona información adicional sobre hernias discales.

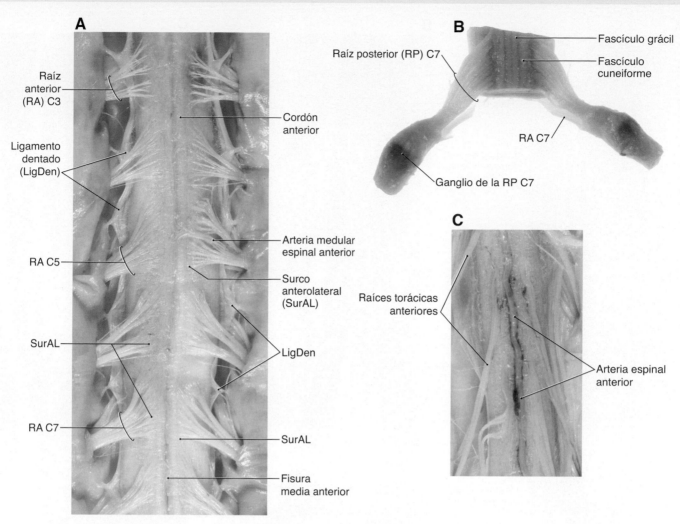

A

Raíz anterior (RA) C3

Ligamento dentado (LigDen)

RA C5

SurAL

RA C7

Cordón anterior

Arteria medular espinal anterior

Surco anterolateral (SurAL)

LigDen

SurAL

Fisura media anterior

B

Raíz posterior (RP) C7

Fascículo grácil

Fascículo cuneiforme

RA C7

Ganglio de la RP C7

C

Raíces torácicas anteriores

Arteria espinal anterior

2-2 Cara anterior de la médula espinal de C3-C7 (**A**), en la que el segmento C7 muestra las **raíces posterior** y **anterior** y el **ganglio espinal de la raíz posterior** (**B**), y una cara de la superficie anterior en los niveles torácicos que muestran la **arteria espinal anterior** y el tamaño en extremo pequeño de las raíces torácicas (**C**). El surco anterolateral, sitio de emergencia de las **raíces anteriores** (**motoras**), tiene aspecto irregular (**A**).

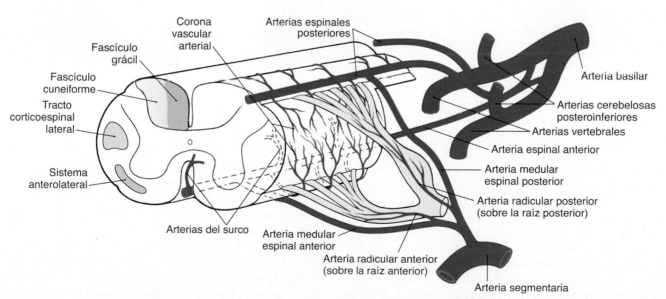

Corona vascular arterial

Arterias espinales posteriores

Fascículo grácil

Fascículo cuneiforme

Tracto corticoespinal lateral

Arteria basilar

Arterias cerebelosas posteroinferiores

Arterias vertebrales

Arteria espinal anterior

Arteria medular espinal posterior

Sistema anterolateral

Arteria radicular posterior (sobre la raíz posterior)

Arterias del surco

Arteria medular espinal anterior

Arteria radicular anterior (sobre la raíz anterior)

Arteria segmentaria

2-3 Representación semiesquemática que muestra el origen y ubicación general de las arterias principales que irrigan la médula espinal. Las **arterias radiculares anterior y posterior** tienen su origen en cada nivel medular e irrigan sus respectivas raíces y ganglios. Las **arterias medulares espinales anterior y posterior** (también denominadas **arterias nutricias medulares** o **arterias medulares segmentarias**) se originan en niveles intermitentes, no en cada nivel; su función es irrigar la médula espinal. La **arteria de Adamkiewicz** es un vaso medular espinal de tamaño inusualmente grande que suele tener su origen a la izquierda en los niveles torácico inferior o lumbar superior (T9-L2, en aproximadamente 85% de los casos). La **corona vascular arterial** es un plexo anastomótico difuso que cubre la superficie de la médula.

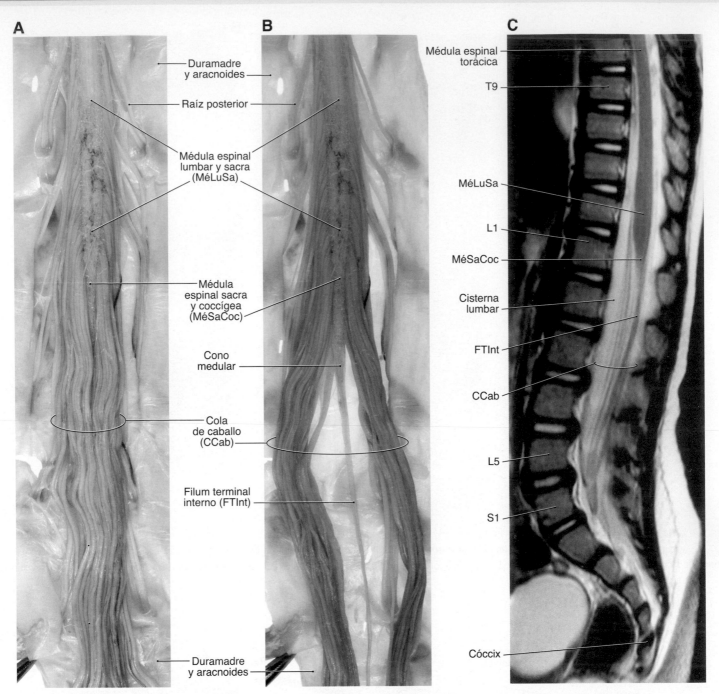

A

Duramadre y aracnoides

Raíz posterior

Médula espinal lumbar y sacra (MéLuSa)

Médula espinal sacra y coccígea (MéSaCoc)

Cono medular

Cola de caballo (CCab)

Filum terminal interno (FTInt)

Duramadre y aracnoides

B

C

Médula espinal torácica

T9

MéLuSa

L1

MéSaCoc

Cisterna lumbar

FTInt

CCab

L5

S1

Cóccix

2-4 Vistas generales posteriores (**A**, **B**) e IRM sagital (**C**, ponderada en T2) de los **segmentos torácico inferior, lumbar, sacro y coccígeo de la médula espinal** y de la **cola de caballo**.

La duramadre y la aracnoides se encuentran retraídas en **A** y **B**. La **cola de caballo** se muestra *in situ* en **A**, y en **B** las raíces nerviosas de la cola de caballo se dispersaron a los lados para mostrar el **cono medular** y el **filum terminal interno**. Esta última estructura también se denomina **porción pial del filum terminal**. Las figuras 6-3 y 6-4 son vistas de cortes transversales de la cola de caballo.

En la IRM sagital (**C**), las porciones inferiores de la médula, el filum terminal interno y la cola de caballo pueden apreciarse con claridad. Asimismo, se observan sin ambigüedades los **discos intervertebrales y los cuerpos de las vértebras**. La **cisterna lumbar** es una parte ensanchada del **espacio subaracnoideo**, inferior al menor límite de la médula espinal. El espacio contiene las **raíces anterior y posterior** de la parte inferior de la médula espinal que de manera conjunta forman la cola de caballo. El filum terminal interno también baja del cono medular a través de la cisterna lumbar para unirse a la superficie interna del saco dural. El **saco dural** termina casi a nivel de la vértebra S2 y está unido

al cóccix mediante el **filum terminal externo** (véase también la fig. 4-1). Para extraer una muestra de **líquido cerebroespinal** de la **cisterna lumbar** se realiza una **punción lumbar** mediante inserción de una aguja de calibre grueso (18-22 G) entre las vértebras L4 y L5 (de preferencia) o entre L3 y L4. Esta muestra puede utilizarse para valorar presencia de **infección, inflamación, tumor maligno** o **presión intracraneal elevada**.

En los casos en que una hernia de disco (con mayor frecuencia a nivel de L4-L5) invada la cola de caballo, o en los que un tumor, traumatismo u otras afecciones dañen tales raíces nerviosas, es posible presenciar un **síndrome de cola de caballo**. Los síntomas suelen ser bilaterales y pueden incluir: 1) **debilidad** significativa (un resultado posible es la **paraplejía**) e **hiporreflexia** o **arreflexia** de la extremidad inferior; 2) **anestesia en silla de montar** (muy común), la cual se presenta como deficiencias sensitivas de los glúteos, caras medial y posterior de los muslos, de los genitales, del ano y del periné; 3) **retención urinaria** (muy común) o **incontinencia, disminución del tono del esfínter** e **incontinencia fecal**, y 4) **disminución de la función sexual** (puede aparecer después si no se trata la causa). Aunque la pérdida de la sensibilidad es frecuente, dichos pacientes pueden o no experimentar dolor lumbar o **ciática**.

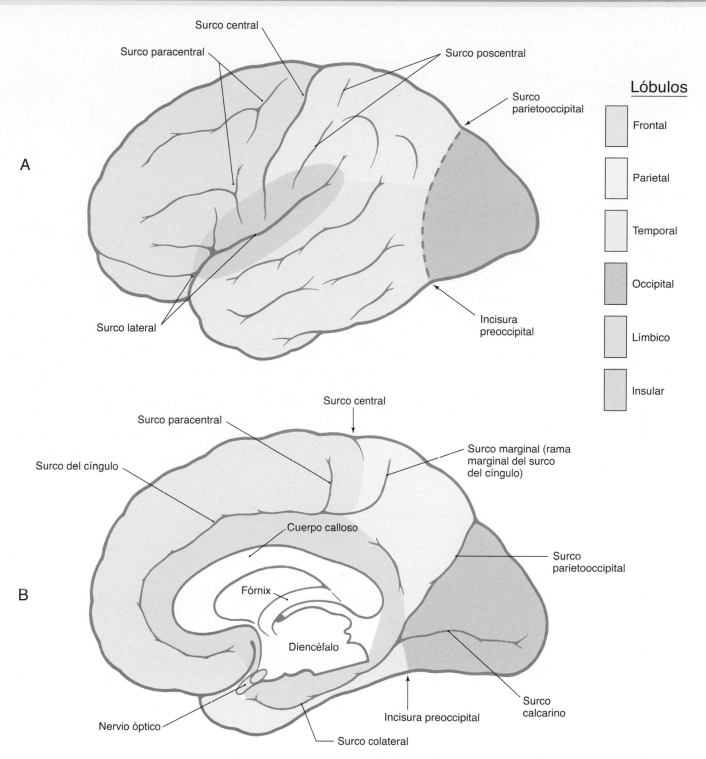

Lóbulos

- Frontal
- Parietal
- Temporal
- Occipital
- Límbico
- Insular

2-5 Vistas lateral (**A**) y medial (**B**) del hemisferio cerebral que muestran los límites utilizados para dividir la corteza en sus lóbulos principales.

En la cara lateral, el **surco central** (**cisura de Rolando**) separa los lóbulos **frontal** y **parietal**. El **surco lateral** (**cisura de Silvio**) forma el límite entre el lóbulo **temporal** inferiormente y entre los lóbulos **frontal** y **parietal** superiormente. El **lóbulo occipital** se localiza en posición posterior a una línea arbitraria que se traza entre la terminación del **surco parietooccipital** y la **incisura preoccipital**. Una línea horizontal que se dibuja del extremo superior de la **fisura lateral** al borde anterior del lóbulo occipital representa el límite entre los lóbulos parietal y temporal. El **lóbulo de la ínsula**, que suele denominarse **corteza insular** (véanse también las figs. 2-40 y 2-41), se localiza dentro del surco lateral en el área general sombreada con gris (**A**). Esta parte de la corteza está conformada por los **giros largos** y **cortos** separados entre sí por el **surco central de la ínsula** (véase fig. 2-40). La ínsula, en su conjunto, se separa de las porciones adyacentes de los opérculos frontal, parietal y temporal mediante el **surco circular**, de allí que la ínsula se designe como un lóbulo. Este surco en general se localiza en la circunferencia del área gris (**A**).

En la cara medial, el **surco del cíngulo** separa las porciones mediales de los lóbulos frontal y parietal del **lóbulo límbico**. Una continuación imaginaria del surco central se cruza con el surco del cíngulo y forma el borde entre los lóbulos frontal y parietal. El **surco parietooccipital** y una continuación arbitraria de esta línea hacia la **incisura preoccipital** separan los lóbulos parietal, límbico y temporal del lóbulo occipital.

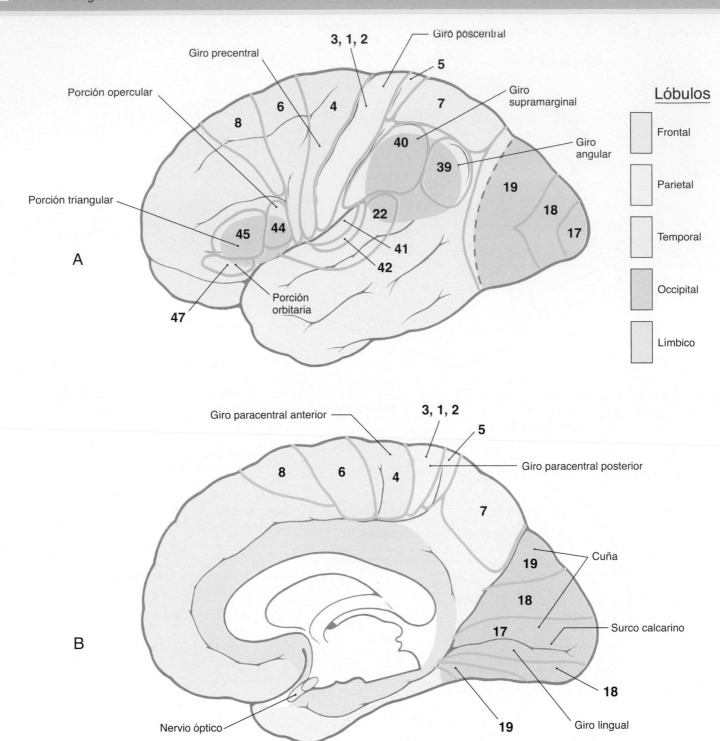

A

Giro precentral

Porción opercular

Porción triangular

3, 1, 2

Giro poscentral

5

6 4

8

7

Giro supramarginal

Giro angular

40

39

19

18

45 44

22

41

42

17

47

Porción orbitaria

Lóbulos

Frontal

Parietal

Temporal

Occipital

Límbico

B

Giro paracentral anterior

3, 1, 2

5

8 6 4

Giro paracentral posterior

7

19

Cuña

18

Surco calcarino

17

18

Nervio óptico

19

Giro lingual

2-6 Vistas lateral (**A**) y medial (**B**) del hemisferio cerebral que muestran las **áreas de Brodmann** descritas con mayor frecuencia.

En general, el **área 4** comprende la **corteza somatomotora** primaria, las **áreas 3, 1** y **2** la **corteza somatosensorial** primaria, y el **área 17** la **corteza visual** primaria. El **área 41** es la corteza auditiva primaria y la porción del **área 6** en la parte posterior del giro frontal medio en general se reconoce en los seres humanos como el **campo visual frontal**.

A la **corteza somatomotora** la conforman los **giros precentral** *más* el **paracentral anterior**; la **representación total del cuerpo** se extiende de un giro al interior del otro. El término **giro precentral** *no* debe equipararse con el término **corteza somatomotora**, sin reserva, ya que se excluiría al miembro inferior. El mismo razonamiento es válido para el término **corteza somatosensorial** en relación con los **giros poscentral** y **paracentral posterior**.

El giro frontal inferior tiene tres porciones: **opercular, triangular** y **orbitaria**. Una lesión que se localiza sobre todo en las **áreas 44** y **45** (sombreadas) dará origen a lo que se conoce como **afasia de Broca**, también llamada **afasia motora, expresiva** o **no fluida**. También a veces

se considera una **apraxia**. Tales pacientes no presentan parálisis del aparato vocal, sino grandes dificultades para convertir las ideas en palabras con significado. Tienen dificultad importante para producir palabras en un tono y una secuencia significativos. Pueden presentar **mutismo** o dificultad discursiva que consiste en pocas palabras aisladas y conocidas o frases cortas con omisión de palabras (habla telegráfica). Los pacientes están al tanto de sus deficiencias.

El lóbulo parietal inferior consta de los giros **supramarginal** (**área 40**) y **angular** (**área 39**). Las lesiones en esta área de la corteza general (sombreada), que en ocasiones se extienden al interior del **área 22**, causarán lo que se denomina **afasia de Wernicke**, también nombrada en ocasiones **afasia sensitiva, receptiva** o **fluida**. Las palabras pueden tener significado, tono y fuerza apropiados, pero secuencia correcta deficiente; por lo tanto, las oraciones tienen poco o ningún significado. Los pacientes con **afasia sensitiva** hablan con libertad y sin titubeos, pero lo que dicen tiene poco sentido porque utilizan palabras inapropiadas en lugares inapropiados de las oraciones (**parafasia**, o en ocasiones denominada **ensalada de palabras**). Tales pacientes pueden no estar conscientes de sus deficiencias.

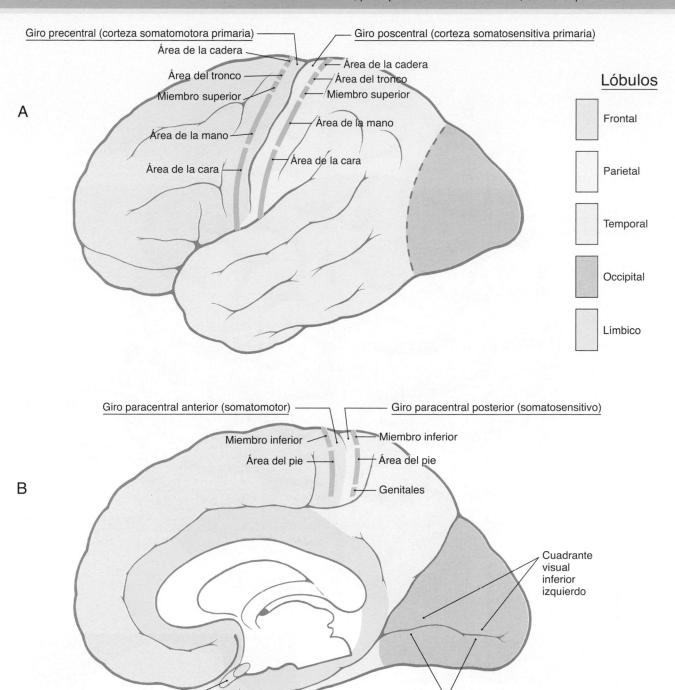

Lóbulos

- Frontal
- Parietal
- Temporal
- Occipital
- Límbico

2-7 Vistas lateral (**A**) y medial (**B**) del hemisferio cerebral que muestran la **organización somatotópica** general de las **cortezas somatomotora y somatosensitiva primarias**.

La extremidad inferior y las áreas del pie se localizan en las caras mediales del hemisferio en los **giros paracentral anterior (motor)** y **paracentral posterior (sensitivo)**. Las porciones restantes del cuerpo se extienden del margen del hemisferio sobre la convexidad al surco lateral en los **giros precentral** y **poscentral**. Tiene utilidad particular el empleo de la terminología apropiada para especificar tales regiones estructurales y funcionales de la corteza cerebral.

Una manera fácil de recordar la somatotopía de tales áreas corticales importantes es dividir los giros precentral y poscentral por lo general en tercios: un tercio lateral que representa el área de la cara, un tercio medio que representa el miembro superior y la mano con énfasis particular en ésta, y un tercio medial que representa el tronco

y la cadera. El resto de la representación corporal, el miembro inferior y el pie, está en la cara medial del hemisferio en los **giros paracentrales anterior** (motor) y **posterior** (sensitivo). Las lesiones de la corteza somatomotora dan como resultado deficiencias motoras en la porción contralateral del cuerpo, en tanto las lesiones de la corteza somatosensitiva dan como resultado pérdida de la percepción sensitiva de la porción contralateral del cuerpo. La superficie medial del hemisferio derecho (**B**) ilustra la posición de las porciones izquierdas del campo visual. El **cuadrante visual inferior** se localiza en la **corteza visual primaria** superior del **surco calcarino**, en tanto que el **cuadrante visual superior** se encuentra en la corteza inferior del surco calcarino. Las lesiones de las estructuras visuales posteriores al quiasma óptico pueden resultar en una **hemianopsia homónima contralateral** (sea **izquierda** o **derecha** según el lado de la lesión) o pueden presentarse en otras situaciones, por ejemplo, una **cuadrantanopsia**.

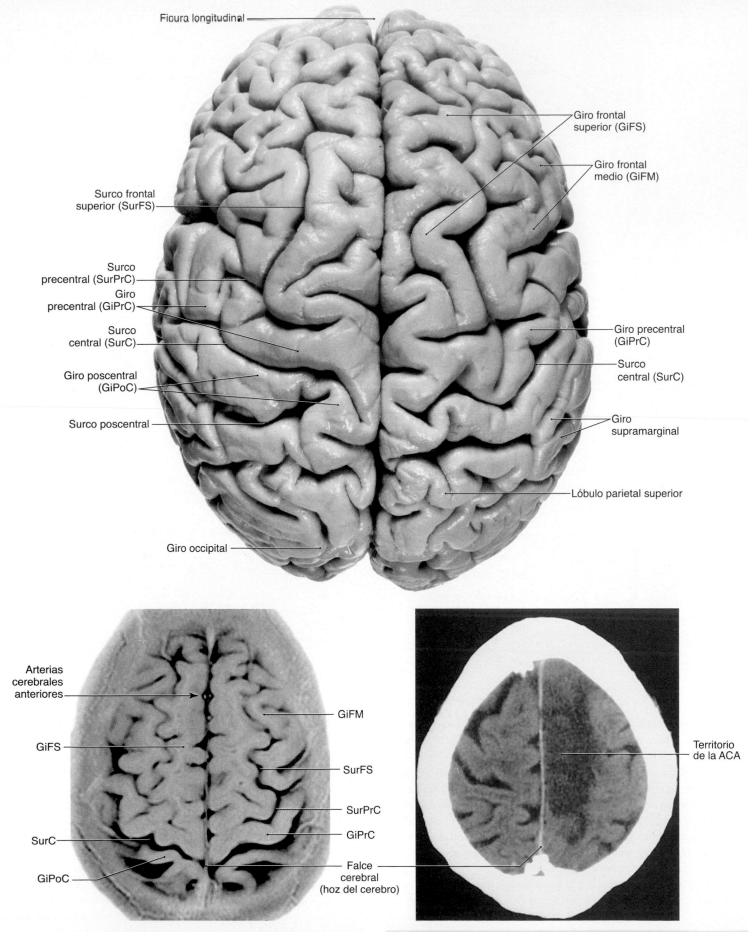

Fiaura longitudinal

Giro frontal superior (GiFS)

Giro frontal medio (GiFM)

Surco frontal superior (SurFS)

Surco precentral (SurPrC)

Giro precentral (GiPrC)

Surco central (SurC)

Giro precentral (GiPrC)

Surco central (SurC)

Giro poscentral (GiPoC)

Surco poscentral

Giro supramarginal

Lóbulo parietal superior

Giro occipital

Arterias cerebrales anteriores

GiFM

GiFS

SurFS

SurPrC

GiPrC

SurC

Falce cerebral (hoz del cerebro)

GiPoC

Territorio de la ACA

2-8 Vista superior (dorsal) de los hemisferios cerebrales que muestra los giros y surcos principales y una IRM [recuperación inversa por inversión (inferior a la izquierda)] y una TC (inferior a la derecha) que identifican estructuras desde la misma perspectiva. Nótese el área del infarto que representa el territorio de la arteria cerebral anterior (**ACA**). El área infartada incluye las áreas corticales de la extremidad inferior, la cadera y, posiblemente, la porción inferior del tronco; debido a que la lesión se localiza en el hemisferio izquierdo, las deficiencias aparecen en el lado derecho del paciente.

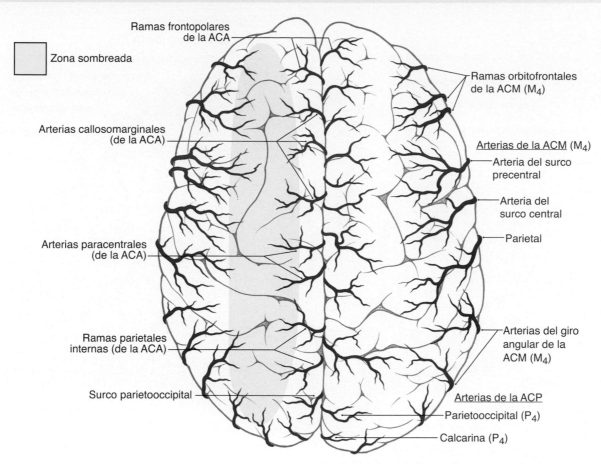

Zona sombreada

Ramas frontopolares de la ACA

Ramas orbitofrontales de la ACM (M₄)

Arterias callosomarginales (de la ACA)

Arterias de la ACM (M₄)

Arteria del surco precentral

Arteria del surco central

Parietal

Arterias paracentrales (de la ACA)

Ramas parietales internas (de la ACA)

Arterias del giro angular de la ACM (M₄)

Surco parietooccipital

Arterias de la ACP

Parietooccipital (P₄)

Calcarina (P₄)

2-9 Vista superior (dorsal) de los hemisferios cerebrales que muestra la ubicación y las pautas de ramificación generales de las arterias terminales (distales) de las **arterias cerebrales anterior (ACA), media (ACM)** y **posterior (ACP)**. Compárese la distribución de las ramificaciones de la ACA con el área infartada en la figura 2-8. La **zona sombreada** representa la sobreposición de los territorios terminales de la **ACM** (en sentido lateral) y la **ACA** (en sentido medial).

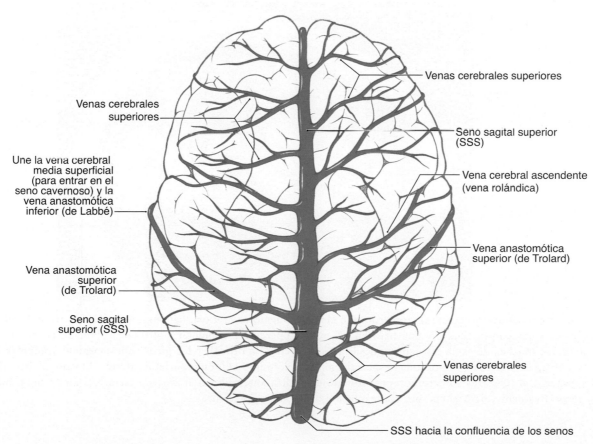

Venas cerebrales superiores

Venas cerebrales superiores

Seno sagital superior (SSS)

Une la vena cerebral media superficial (para entrar en el seno cavernoso) y la vena anastomótica inferior (de Labbé)

Vena cerebral ascendente (vena rolándica)

Vena anastomótica superior (de Trolard)

Vena anastomótica superior (de Trolard)

Seno sagital superior (SSS)

Venas cerebrales superiores

SSS hacia la confluencia de los senos

2-10 Vista superior (dorsal) de los hemisferios cerebrales que muestra la localización del **seno sagital superior (SSS)** y las ubicaciones y pautas de ramificación generales de las **venas**. El SSS es un sitio frecuente (aproximadamente 70%) de **trombosis venosa dural**. Véanse las figuras 10-4 y 10-5 para angiografías comparables (fase venosa) del seno sagital superior.

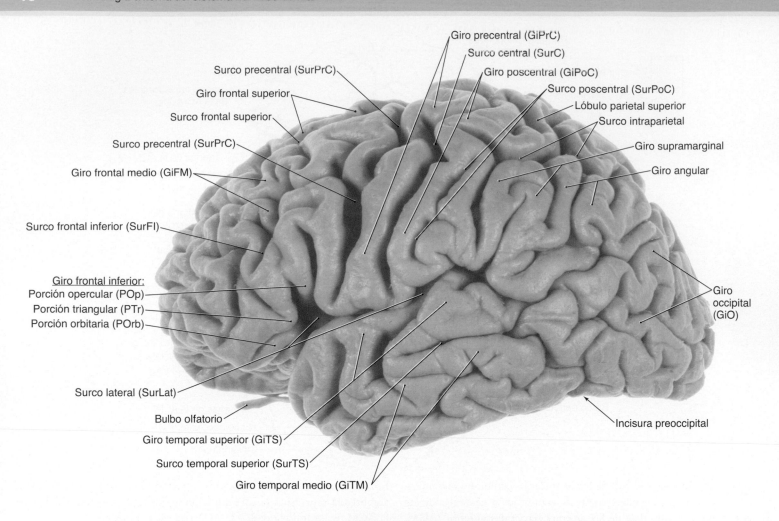

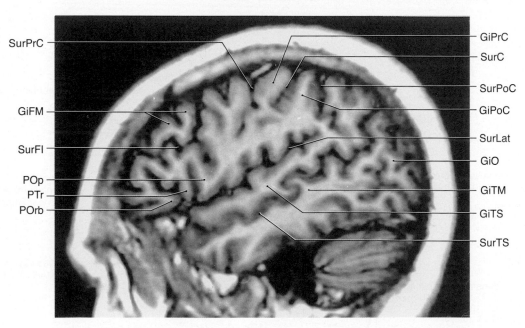

2-11 Vista lateral del hemisferio cerebral izquierdo que muestra los giros y surcos principales y una IRM en T1 en la cual pueden identificarse muchas de estas estructuras desde la misma perspectiva. Las áreas corticales de importancia especial son los **giros precentral** y **poscentral** (**cortezas somatomotora** y **somatosensorial** primarias, respectivamente, para el cuerpo, con exclusión del miembro inferior), las porciones del **giro frontal inferior** (**porciones opercular, triangular** y **orbitaria,** llamada en ocasiones **circunvolución de Broca**), y los **giros supramarginal** y **angular** que forman en conjunto el **lóbulo parietal inferior.** El **campo visual frontal** se localiza ante todo en el área posterior del giro frontal medio adyacente al giro precentral.

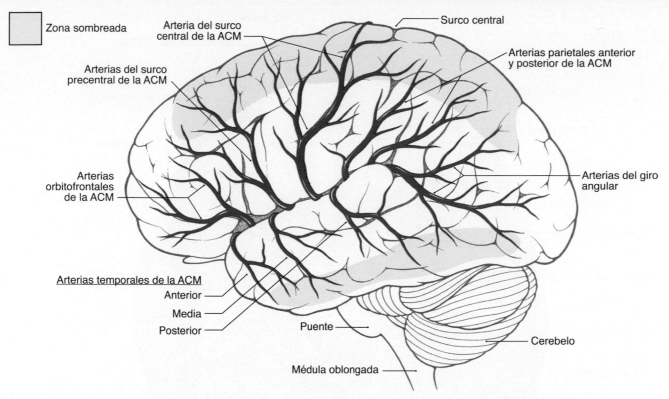

Zona sombreada

Arteria del surco central de la ACM

Arterias del surco precentral de la ACM

Arterias orbitofrontales de la ACM

Arterias temporales de la ACM
Anterior
Media
Posterior

Puente

Médula oblongada

Surco central

Arterias parietales anterior y posterior de la ACM

Arterias del giro angular

Cerebelo

2-12 Vista lateral del hemisferio cerebral izquierdo que muestra el tipo de ramificación de la **arteria cerebral media** (**ACM**), que comienza su ramificación en las profundidades del surco lateral (**como segmentos M$_2$ y M$_3$**); dichas ramas, cuando se ven en la superficie del hemisferio, representan el **segmento M$_4$**. Las arterias terminales (distales) de la **ACM** (superiores) forman una **zona sombreada** con la **ACA** terminal y otras arterias terminales (distales) de la **ACM** forman una zona de comparación (inferior) con la **ACP**. Las ramificaciones individuales del segmento M$_4$ general suelen llamarse de acuerdo con su relación con los giros, los surcos o su posición en el lóbulo. Las ramas terminales de las **arterias cerebrales posterior** e **inferior** transitan sobre los bordes de los lóbulos temporal y occipital, y los lóbulos parietal y frontal, respectivamente (véase fig. 2-9). Para una angiografía de las arterias cerebrales media y anterior véase la figura 10-1.

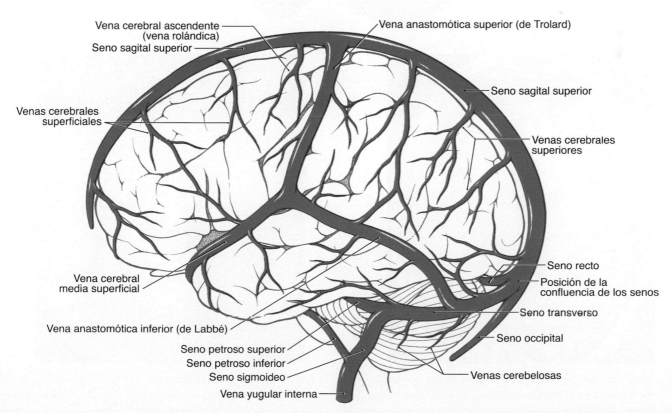

Vena cerebral ascendente (vena rolándica)
Seno sagital superior

Venas cerebrales superficiales

Vena cerebral media superficial

Vena anastomótica inferior (de Labbé)

Seno petroso superior
Seno petroso inferior
Seno sigmoideo
Vena yugular interna

Vena anastomótica superior (de Trolard)

Seno sagital superior

Venas cerebrales superiores

Seno recto
Posición de la confluencia de los senos
Seno transverso
Seno occipital
Venas cerebelosas

2-13 Vista lateral del hemisferio cerebral izquierdo en la que se aprecian las ubicaciones de los **senos** y las localizaciones y tipos generales de las **venas** superficiales. También se muestra la comunicación entre venas y senos o entre senos. Para una angiografía y flebo-RM de los senos y venas superficiales pueden consultarse las figuras 10-2 y 10-11. Es frecuente ver trombosis de senos en los **senos sagital superior**, **transverso** o ambos (aproximadamente 70% en cada uno) aunque no se observan tanto en las **venas superficiales** de la corteza, y es poco frecuente encontrarlas en los senos **sagital inferior** o **cavernoso**.

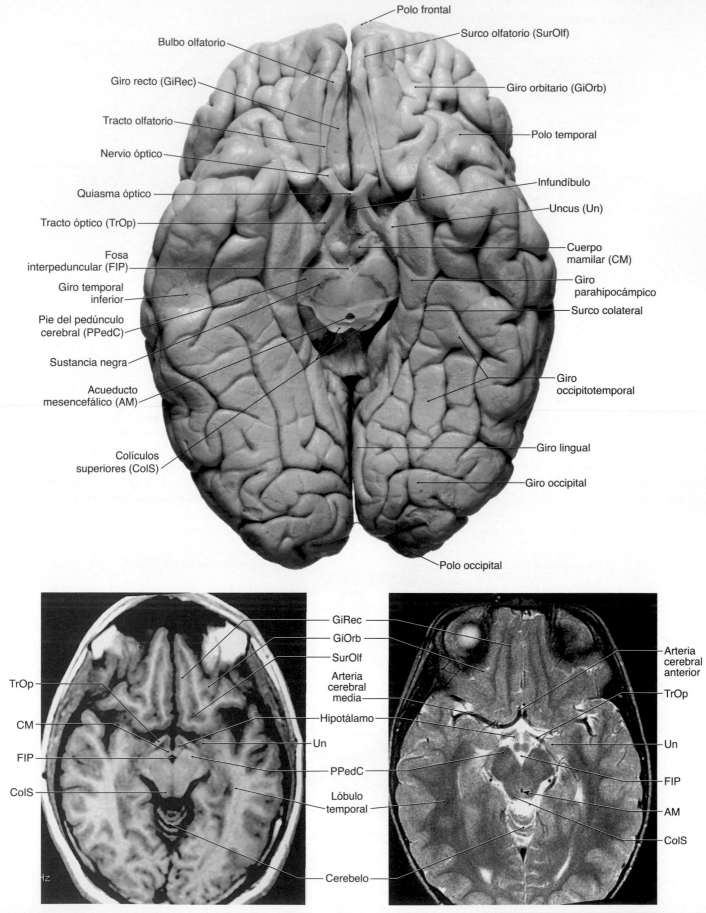

Polo frontal
Surco olfatorio (SurOlf)
Bulbo olfatorio
Giro recto (GiRec)
Giro orbitario (GiOrb)
Tracto olfatorio
Polo temporal
Nervio óptico
Infundíbulo
Quiasma óptico
Uncus (Un)
Tracto óptico (TrOp)
Cuerpo mamilar (CM)
Fosa interpeduncular (FIP)
Giro parahipocámpico
Giro temporal inferior
Surco colateral
Pie del pedúnculo cerebral (PPedC)
Sustancia negra
Giro occipitotemporal
Acueducto mesencefálico (AM)
Colículos superiores (ColS)
Giro lingual
Giro occipital
Polo occipital

GiRec
GiOrb
SurOlf
Arteria cerebral media
TrOp
Hipotálamo
CM
Un
FIP
PPedC
ColS
Lóbulo temporal
Cerebelo

Arteria cerebral anterior
TrOp
Un
FIP
AM
ColS

2-14 Vista inferior (ventral) de los **hemisferios cerebrales** y el **diencéfalo** con el tronco encefálico al mesencéfalo extraído y dos IRM (recuperación por inversión —izquierda inferior; ponderada en T2 —derecha inferior) en que se aprecian muchas estructuras desde la misma perspectiva. Pueden verse las relaciones del mesencéfalo con estructuras circundantes (**cerebelo**, cara medial del **lóbulo temporal**, **uncus** [en relación con la **hernia tentorial**] e **hipotálamo** y **tracto** óptico) y con las cisternas.

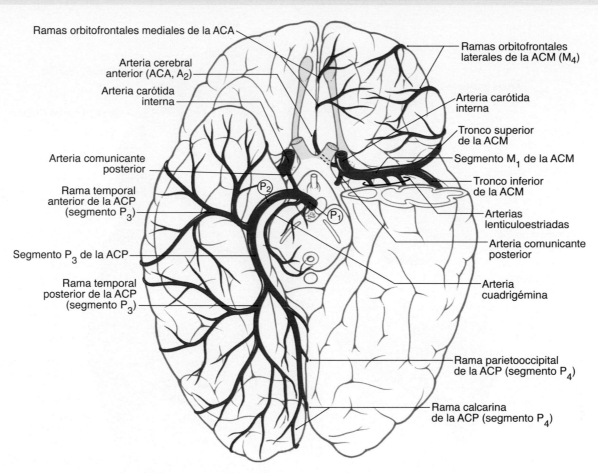

Ramas orbitofrontales mediales de la ACA

Arteria cerebral anterior (ACA, A₂)

Arteria carótida interna

Arteria comunicante posterior

Rama temporal anterior de la ACP (segmento P₃)

Segmento P₃ de la ACP

Rama temporal posterior de la ACP (segmento P₃)

P₂

P₁

Ramas orbitofrontales laterales de la ACM (M₄)

Arteria carótida interna

Tronco superior de la ACM

Segmento M₁ de la ACM

Tronco inferior de la ACM

Arterias lenticuloestriadas

Arteria comunicante posterior

Arteria cuadrigémina

Rama parietooccipital de la ACP (segmento P₄)

Rama calcarina de la ACP (segmento P₄)

2-15 Vista inferior (ventral) del hemisferio cerebral, con supresión del tronco encefálico al mesencéfalo, en que se aprecian los segmentos P₁-P₄ de la **arteria cerebral posterior** (**ACP**), una porción pequeña de la arteria cerebral anterior y la ramificación inicial del **segmento M₁** de la arteria cerebral media hacia los **troncos superior** e **inferior**. En la figura 2-42 se muestra la correlación entre los troncos superior e inferior de la ACM y los segmentos M₂-M₄.

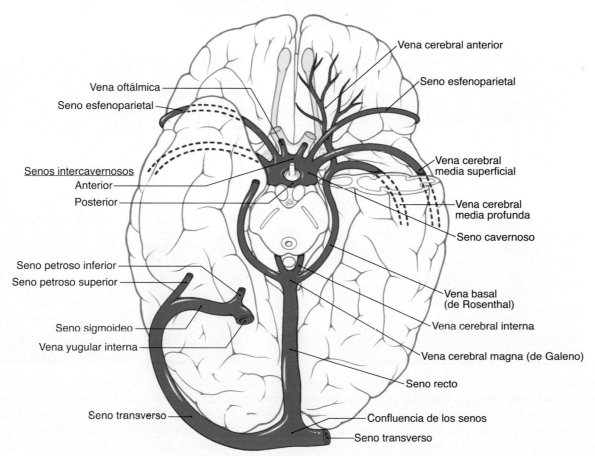

Vena oftálmica

Seno esfenoparietal

Senos intercavernosos
Anterior
Posterior

Seno petroso inferior

Seno petroso superior

Seno sigmoideo

Vena yugular interna

Seno transverso

Vena cerebral anterior

Seno esfenoparietal

Vena cerebral media superficial

Vena cerebral media profunda

Seno cavernoso

Vena basal (de Rosenthal)

Vena cerebral interna

Vena cerebral magna (de Galeno)

Seno recto

Confluencia de los senos

Seno transverso

2-16 Vista inferior (ventral) del hemisferio cerebral, con supresión del tronco encefálico, en que se aprecian las relaciones de los senos principales y la **vena cerebral anterior**, la **vena cerebral media profunda** y la **vena cerebral media superficial**. El capítulo 10 contiene vistas comparables de tales venas y senos. Las trombosis venosas durales se encuentran con poca frecuencia en los **senos cavernosos** y no es frecuente localizarlas en **senos rectos** y **venas cerebrales internas**.

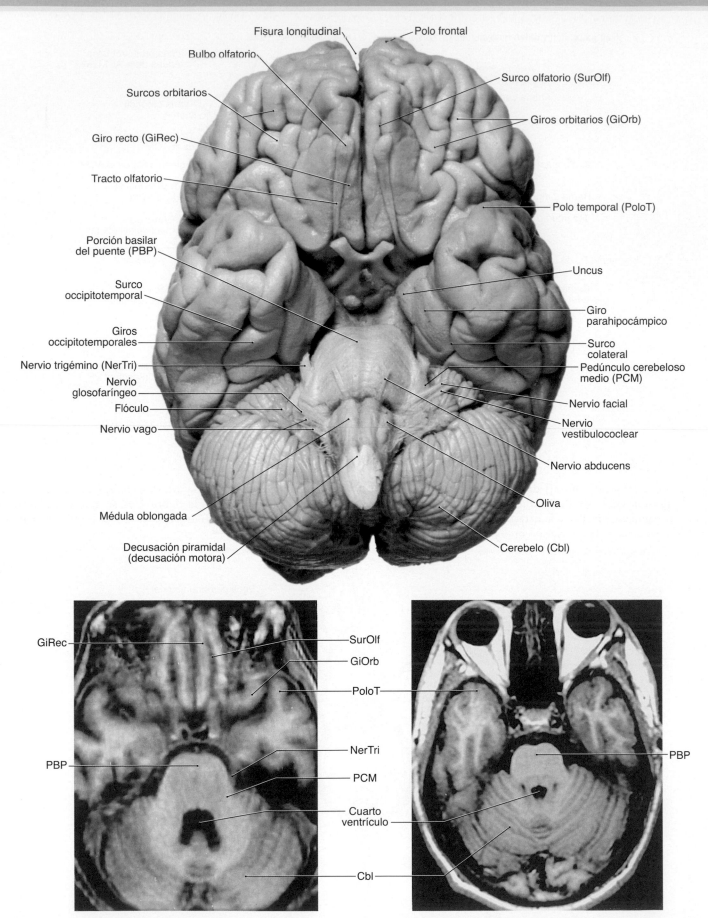

Fisura longitudinal
Bulbo olfatorio
Surcos orbitarios
Giro recto (GiRec)
Tracto olfatorio
Porción basilar del puente (PBP)
Surco occipitotemporal
Giros occipitotemporales
Nervio trigémino (NerTri)
Nervio glosofaríngeo
Flóculo
Nervio vago
Médula oblongada
Decusación piramidal (decusación motora)

Polo frontal
Surco olfatorio (SurOlf)
Giros orbitarios (GiOrb)
Polo temporal (PoloT)
Uncus
Giro parahipocámpico
Surco colateral
Pedúnculo cerebeloso medio (PCM)
Nervio facial
Nervio vestibulococlear
Nervio abducens
Oliva
Cerebelo (Cbl)

GiRec
PBP

SurOlf
GiOrb
PoloT
NerTri
PCM
Cuarto ventrículo
Cbl

PBP

2-17   Vista inferior (ventral) de los **hemisferios cerebrales**, el **diencéfalo**, el **tronco encefálico** y el **cerebelo**, y dos IRM (ambas son imágenes ponderadas en T1) que muestran estructuras desde la misma perspectiva. Pueden apreciarse diferencias sutiles de los tamaños del **cuarto ventrículo**. El espacio mayor de la línea media que se observa en la IRM derecha es representativo del plano axial ligeramente inferior a través del puente cuando se compara con la IRM izquierda, la cual representa un plano ligeramente más superior. Lo que parecen ser dos agujeros en uno u otro lado del cuarto ventrículo (IRM derecha) es en realidad una depresión pequeña (un saco o **foramen ciego**) entre los **pedúnculos cerebelosos superiores** y los **pedúnculos cerebelosos medios**. En la figura 2-31 hay una vista desde la misma perspectiva.

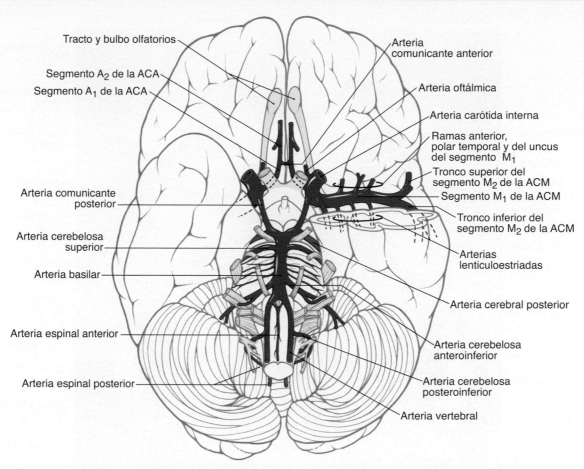

Tracto y bulbo olfatorios

Segmento A₂ de la ACA

Segmento A₁ de la ACA

Arteria comunicante posterior

Arteria cerebelosa superior

Arteria basilar

Arteria espinal anterior

Arteria espinal posterior

Arteria comunicante anterior

Arteria oftálmica

Arteria carótida interna

Ramas anterior, polar temporal y del uncus del segmento M₁

Tronco superior del segmento M₂ de la ACM

Segmento M₁ de la ACM

Tronco inferior del segmento M₂ de la ACM

Arterias lenticuloestriadas

Arteria cerebral posterior

Arteria cerebelosa anteroinferior

Arteria cerebelosa posteroinferior

Arteria vertebral

2-18 Vista inferior (ventral) de los **hemisferios cerebrales**, el **diencéfalo**, el **tronco encefálico** y el **cerebelo**, en que se aprecian las pautas arteriales creadas por los **sistemas de la carótida interna y vertebrobasilar**. Observe que las estructuras arteriales forman el **círculo**

arterial cerebral (de Willis). En la figura 2-21 se muestran detalles del círculo arterial cerebral y de la configuración arterial vertebrobasilar; las figuras 10-9 y 10-10 presentan IRM comparativas del círculo arterial cerebral y sus ramas principales.

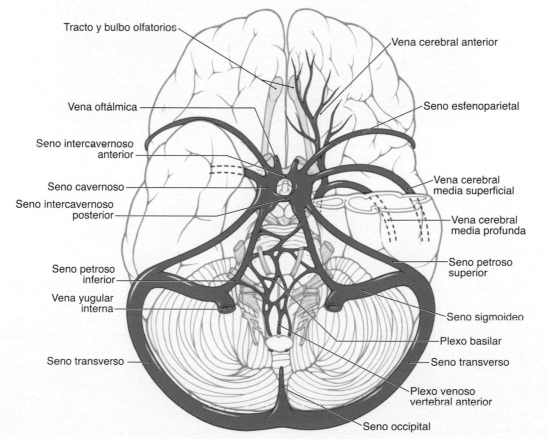

Tracto y bulbo olfatorios

Vena oftálmica

Seno intercavernoso anterior

Seno cavernoso

Seno intercavernoso posterior

Seno petroso inferior

Vena yugular interna

Seno transverso

Vena cerebral anterior

Seno esfenoparietal

Vena cerebral media superficial

Vena cerebral media profunda

Seno petroso superior

Seno sigmoideo

Plexo basilar

Seno transverso

Plexo venoso vertebral anterior

Seno occipital

2-19 Vista inferior (ventral) de los **hemisferios cerebrales**, el **diencéfalo**, el **tronco encefálico** y el **cerebelo** en que se aprecian las ubicaciones y relaciones de los **senos** y **venas principales**. No es frecuente encontrar trombosis venosas en los **senos petrosos** ni en los **senos cavernosos**.

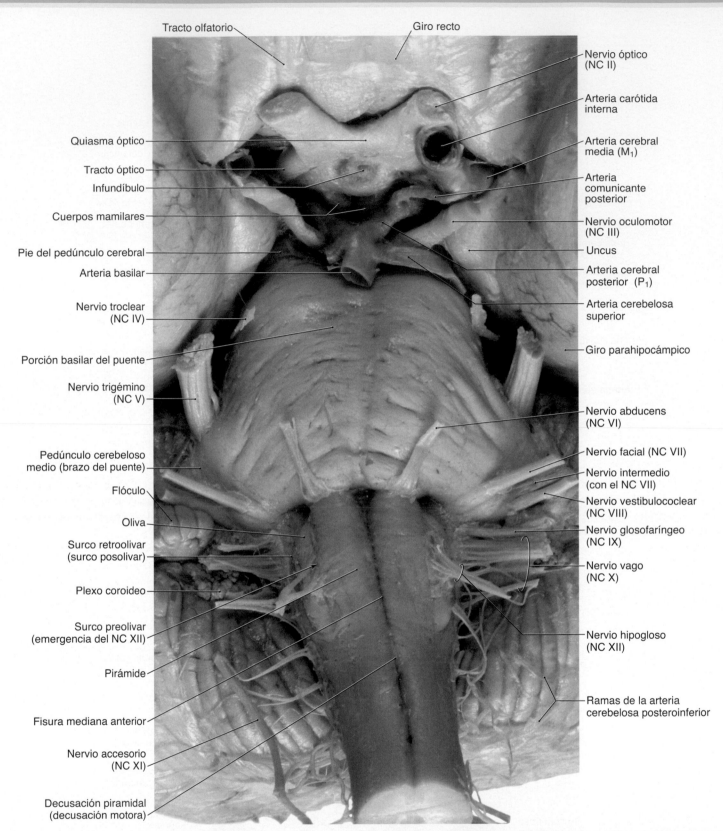

Tracto olfatorio

Giro recto

Nervio óptico (NC II)

Arteria carótida interna

Quiasma óptico

Arteria cerebral media (M₁)

Tracto óptico

Infundíbulo

Arteria comunicante posterior

Cuerpos mamilares

Nervio oculomotor (NC III)

Pie del pedúnculo cerebral

Uncus

Arteria basilar

Arteria cerebral posterior (P₁)

Nervio troclear (NC IV)

Arteria cerebelosa superior

Porción basilar del puente

Giro parahipocámpico

Nervio trigémino (NC V)

Nervio abducens (NC VI)

Pedúnculo cerebeloso medio (brazo del puente)

Nervio facial (NC VII)

Flóculo

Nervio intermedio (con el NC VII)

Oliva

Nervio vestibulococlear (NC VIII)

Surco retroolivar (surco posolivar)

Nervio glosofaríngeo (NC IX)

Plexo coroideo

Nervio vago (NC X)

Surco preolivar (emergencia del NC XII)

Pirámide

Nervio hipogloso (NC XII)

Fisura mediana anterior

Ramas de la arteria cerebelosa posteroinferior

Nervio accesorio (NC XI)

Decusación piramidal (decusación motora)

2-20 Vista detallada de la cara anterior (ventral) del **diencéfalo** y el **tronco encefálico** que muestra énfasis especial en los puntos de emergencia e ingreso de los nervios craneales (NC II-XII) y las relaciones generales del **nervio óptico**, el **quiasma** y el **tracto**.

Se advierte una relación importante: *el nervio oculomotor emerge entre las arterias cerebelosa superior y cerebral posterior (segmento P₁ de la ACP)*. Este sitio tiene susceptibilidad particular al daño por **aneurismas que nacen en la bifurcación basilar** o en la **arteria comunicante posterior/intersección de la ACP**. Los aneurismas de la **punta basilar** son los más frecuentes de los encontrados dentro del sistema vertebrobasilar y comprenden aproximadamente 5% de todos los aneurismas

intracraneales. Tales lesiones pueden dar origen a deficiencias (individuales o combinadas) características de una lesión del NC III; por ejemplo, **pupila dilatada, pérdida de gran parte del movimiento ocular y diplopía**. Otras relaciones importantes también incluyen los nervios craneales de la unión pontomedular (VI, VII, VIII) y los nervios craneales relacionados con el ángulo **pontocerebeloso** (VII, VIII, IX, X). En esta vista, es fácil observar que los nervios craneales VI-XII ocupan un área compacta en la cara inferior del puente y la porción lateral de la médula oblongada. Las lesiones en estas áreas pueden resultar en varias deficiencias de los nervios craneales, del tracto largo y adicionales potenciales.

Vasos

Estructuras

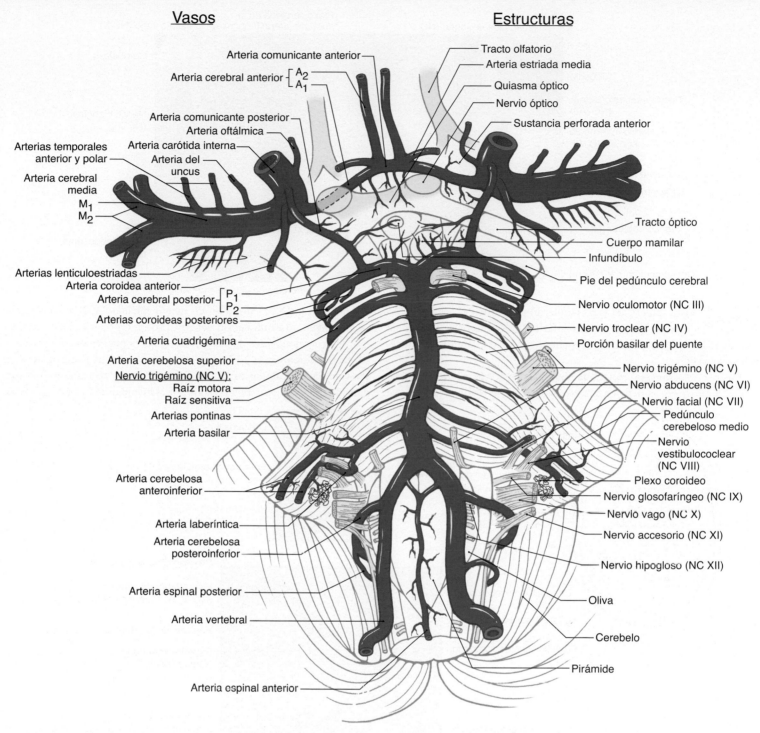

Arteria comunicante anterior

Arteria cerebral anterior [A₂ / A₁]

Arteria comunicante posterior
Arteria oftálmica
Arterias temporales anterior y polar
Arteria carótida interna
Arteria del uncus
Arteria cerebral media M₁ M₂

Arterias lenticuloestriadas
Arteria coroidea anterior
Arteria cerebral posterior [P₁ / P₂]
Arterias coroideas posteriores
Arteria cuadrigémina
Arteria cerebelosa superior
Nervio trigémino (NC V): Raíz motora / Raíz sensitiva
Arterias pontinas
Arteria basilar

Arteria cerebelosa anteroinferior

Arteria laberíntica
Arteria cerebelosa posteroinferior

Arteria espinal posterior

Arteria vertebral

Arteria espinal anterior

Tracto olfatorio
Arteria estriada media
Quiasma óptico
Nervio óptico
Sustancia perforada anterior

Tracto óptico
Cuerpo mamilar
Infundíbulo
Pie del pedúnculo cerebral
Nervio oculomotor (NC III)
Nervio troclear (NC IV)
Porción basilar del puente
Nervio trigémino (NC V)
Nervio abducens (NC VI)
Nervio facial (NC VII)
Pedúnculo cerebeloso medio
Nervio vestibulococlear (NC VIII)
Plexo coroideo
Nervio glosofaríngeo (NC IX)
Nervio vago (NC X)
Nervio accesorio (NC XI)
Nervio hipogloso (NC XII)
Oliva
Cerebelo
Pirámide

2-21 Vista anterior (ventral) del tronco encefálico en que se aprecia la relación de estructuras cerebrales y nervios craneales con las arterias que forman el **sistema vertebrobasilar** y el **círculo arterial cerebral (de Willis)**.

La **arteria espinal posterior** suele originarse en la **arteria cerebelosa posteroinferior** (izquierda, aproximadamente 75% de los casos), pero puede tener origen en la **arteria vertebral** (derecha, aproximadamente 25% de los individuos). Aunque la **arteria laberíntica** en ocasiones se ramifica de la basilar (derecha, aproximadamente 15% de las veces), con mayor frecuencia tiene su origen en la arteria **cerebelosa anteroinferior** (izquierda, aproximadamente 85% de los casos).

Muchos vasos que tienen origen ventral rodean el tronco encefálico para irrigar estructuras dorsales; pueden clasificarse en general como **vasos circunferenciales**. La **arteria cerebral anterior** consta de los segmentos **A₁** (entre la bifurcación de la carótida interna y la

arteria comunicante anterior) y **A₂-A₅**, los cuales son distales a la **arteria comunicante anterior**. En posición lateral a la **bifurcación de la carótida interna** se encuentra el **segmento M₁** de la arteria cerebral media (ACM), que suele dividirse en **troncos superior** e **inferior** que continúan como **segmentos** (ramas) **M₂** sobre la corteza insular. Las **ramas M₃** de la ACM son las que se encuentran en la superficie interna de los opérculos, y las **ramas M₄** están sobre la cara lateral del hemisferio.

Entre la **bifurcación basilar** y la **arteria comunicante posterior** está el **segmento P₁** de la arteria cerebral posterior; **P₂** se localiza entre la rama comunicadora posterior y las primeras ramas temporales, y **P₃-P₄** se encuentran distales a este segmento. Las figuras 10-9, 10-10 y 10-12 contienen angio-RM comparativas del círculo arterial cerebral y del sistema vertebrobasilar. La figura 4-10 representa la irrigación sanguínea del plexo coroideo.

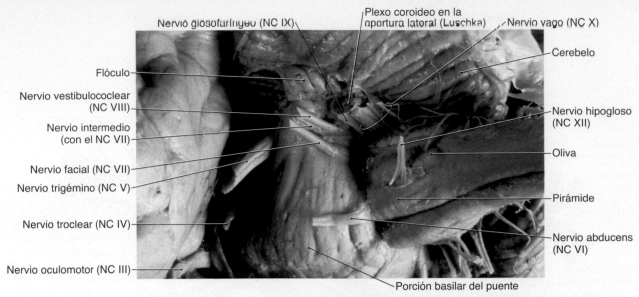

Nervio glosofaríngeo (NC IX)

Plexo coroideo en la apertura lateral (Luschka)

Nervio vago (NC X)

Flóculo

Cerebelo

Nervio vestibulococlear (NC VIII)

Nervio intermedio (con el NC VII)

Nervio hipogloso (NC XII)

Nervio facial (NC VII)

Nervio trigémino (NC V)

Oliva

Nervio troclear (NC IV)

Pirámide

Nervio oculomotor (NC III)

Nervio abducens (NC VI)

Porción basilar del puente

2-22 Vista lateral del lado izquierdo del tronco encefálico donde convergen las caras inferiores del cerebelo, la médula oblongada y el puente; esta área suele denominarse **ángulo pontocerebeloso (APC)**.

Los nervios craneales (NC) relacionados con el APC en orden decreciente, a partir de las deficiencias vistas después de lesiones/tumores en el APC, son los NC VII y VIII; en menor medida IX, X y XI. Aunque técnicamente no es un nervio del APC, sobre todo en lesiones grandes (por lo general mayores de 2.0 cm) en esta área pueden extenderse anteriormente y abarcar el NC V con deficiencias sensitivas apropiadas. El **schwannoma vestibular** es la lesión del APC más frecuente (aproximadamente 80-90%), seguida de lejos por el **meningioma** con casi 5-10%.

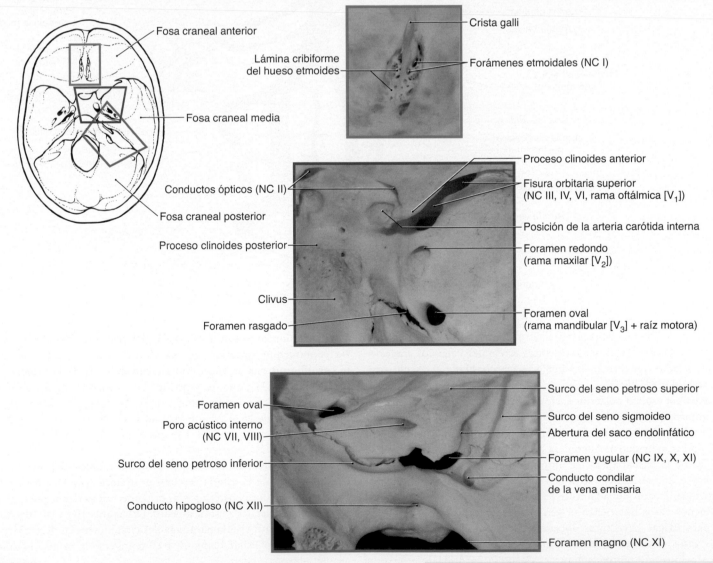

Fosa craneal anterior

Crista galli

Lámina cribiforme del hueso etmoides

Forámenes etmoidales (NC I)

Fosa craneal media

Conductos ópticos (NC II)

Proceso clinoides anterior

Fosa craneal posterior

Fisura orbitaria superior (NC III, IV, VI, rama oftálmica [V₁])

Proceso clinoides posterior

Posición de la arteria carótida interna

Foramen redondo (rama maxilar [V₂])

Clivus

Foramen rasgado

Foramen oval (rama mandibular [V₃] + raíz motora)

Foramen oval

Surco del seno petroso superior

Poro acústico interno (NC VII, VIII)

Surco del seno sigmoideo

Abertura del saco endolinfático

Surco del seno petroso inferior

Foramen yugular (NC IX, X, XI)

Conducto condilar de la vena emisaria

Conducto hipogloso (NC XII)

Foramen magno (NC XI)

2-23 Vistas de las caras internas del cráneo con énfasis particular en los forámenes que dan paso a los nervios craneales.

Los recuadros de colores en el dibujo de la base del cráneo se correlacionan con cada una de las vistas detalladas. Correlacione los nervios craneales de acuerdo a como se observan en la figura 2-22 (arriba) con sus respectivos forámenes. Los ejemplos de lesiones que por lo general se relacionan con el contenido de los forámenes incluyen **tumores del foramen yugular** (sobre todo los NC IX, X y XI) y el **schwannoma vestibular** (sobre todo los NC VII y VIII). Los **meningiomas** de la base del cráneo no son frecuentes y pueden abarcar numerosos nervios craneales en combinaciones diferentes.

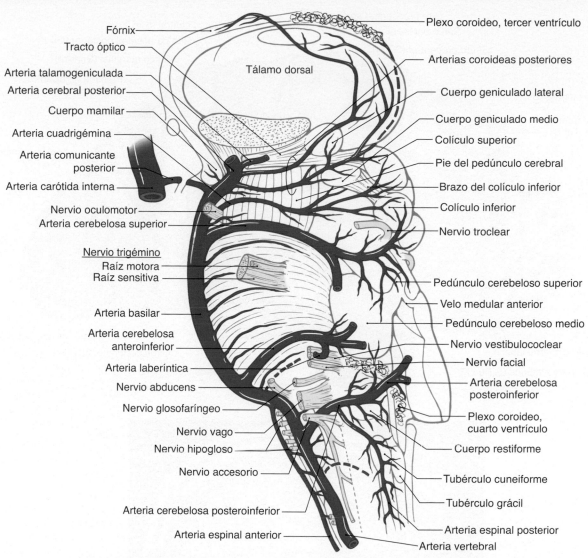

Fórnix

Tracto óptico

Arteria talamogeniculada

Arteria cerebral posterior

Cuerpo mamilar

Arteria cuadrigémina

Arteria comunicante posterior

Arteria carótida interna

Nervio oculomotor

Arteria cerebelosa superior

Nervio trigémino
Raíz motora
Raíz sensitiva

Arteria basilar

Arteria cerebelosa anteroinferior

Arteria laberíntica

Nervio abducens

Nervio glosofaríngeo

Nervio vago

Nervio hipogloso

Nervio accesorio

Arteria cerebelosa posteroinferior

Arteria espinal anterior

Plexo coroideo, tercer ventrículo

Tálamo dorsal

Arterias coroideas posteriores

Cuerpo geniculado lateral

Cuerpo geniculado medio

Colículo superior

Pie del pedúnculo cerebral

Brazo del colículo inferior

Colículo inferior

Nervio troclear

Pedúnculo cerebeloso superior

Velo medular anterior

Pedúnculo cerebeloso medio

Nervio vestibulococlear

Nervio facial

Arteria cerebelosa posteroinferior

Plexo coroideo, cuarto ventrículo

Cuerpo restiforme

Tubérculo cuneiforme

Tubérculo grácil

Arteria espinal posterior

Arteria vertebral

2-24   Vista lateral de la cara izquierda del **tronco encefálico** y del **tálamo** en que puede apreciarse la relación de estructuras y nervios craneales con las arterias. Las arterias que irrigan estructuras posteriores (en general conocidas como **arterias circunferenciales**) se originan en los vasos principales localizados en posición anterior y el arco que rodea al tronco encefálico y al prosencéfalo. Las posiciones aproximadas de las **arterias espinal posterior** y **laberíntica**, cuando surgen de las **arterias vertebral y basilar**, respectivamente, se muestran como líneas discontinuas. Compárense con la figura 2-22 de la página opuesta. En la figura 10-7 se muestran angiografías comparativas del **sistema vertebrobasilar**. En la figura 4-10 se presenta otra vista del flujo de sangre hacia el plexo coroideo del tercer y cuarto ventrículos.

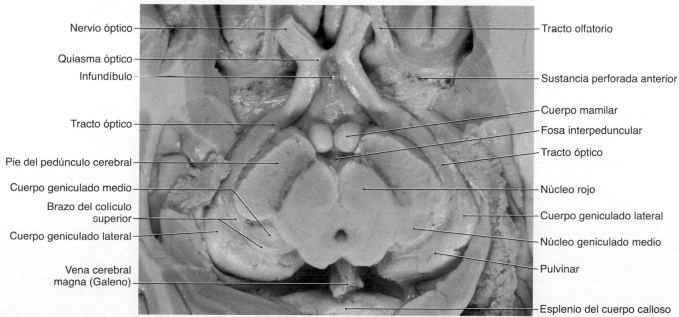

Nervio óptico

Quiasma óptico

Infundíbulo

Tracto óptico

Pie del pedúnculo cerebral

Cuerpo geniculado medio

Brazo del colículo superior

Cuerpo geniculado lateral

Vena cerebral magna (Galeno)

Tracto olfatorio

Sustancia perforada anterior

Cuerpo mamilar

Fosa interpeduncular

Tracto óptico

Núcleo rojo

Cuerpo geniculado lateral

Núcleo geniculado medio

Pulvinar

Esplenio del cuerpo calloso

2-25   Vista inferior (ventral) del diencéfalo y un corte transversal del mesencéfalo a nivel de la **unión mesencefalodiencefálica**.
Pueden observarse las estructuras del hipotálamo, aquellas relacionadas con el nervio craneal II y la relación estrecha del **tracto óptico** con el **pie peduncular** y el **cuerpo geniculado** lateral. También es posible apreciar la posición característica del brazo del colículo superior respecto al cuerpo/núcleo geniculado medial. Las deficiencias del **síndrome de la arteria coroidea anterior** incluyen **hemiplejía contralateral** (lesión del pie peduncular) y una **hemianopsia contralateral** (lesión del tracto óptico).

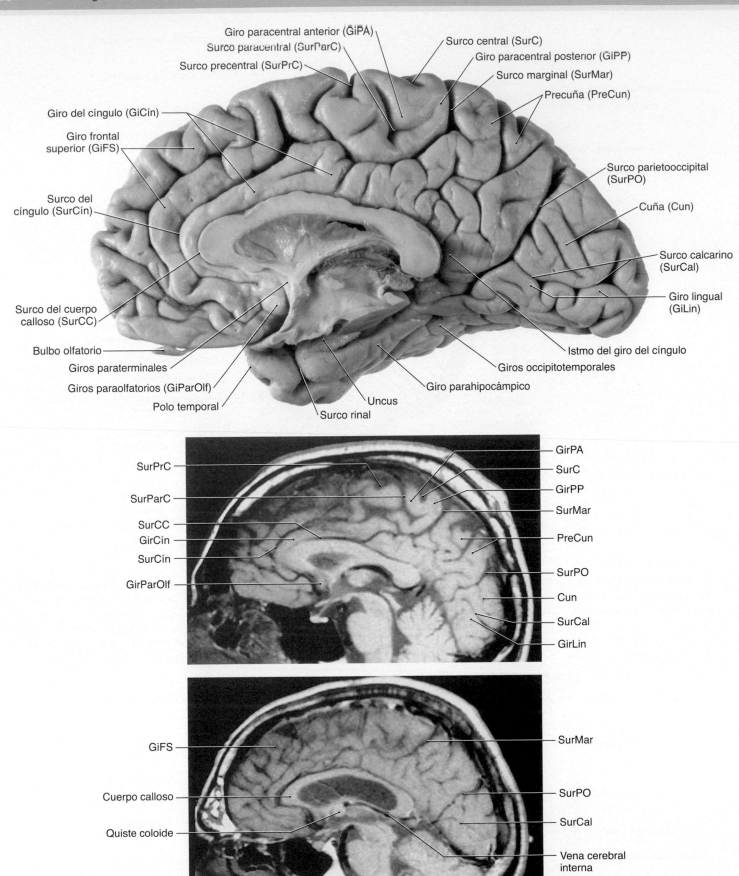

Giro paracentral anterior (GiPA)
Surco paracentral (SurParC)
Surco precentral (SurPrC)
Surco central (SurC)
Giro paracentral posterior (GiPP)
Surco marginal (SurMar)
Precuña (PreCun)
Giro del cíngulo (GiCín)
Giro frontal superior (GiFS)
Surco parietooccipital (SurPO)
Cuña (Cun)
Surco del cíngulo (SurCín)
Surco calcarino (SurCal)
Surco del cuerpo calloso (SurCC)
Giro lingual (GiLin)
Bulbo olfatorio
Giros paraterminales
Istmo del giro del cíngulo
Giros paraolfatorios (GiParOlf)
Giros occipitotemporales
Giro parahipocámpico
Polo temporal
Uncus
Surco rinal

SurPrC
GirPA
SurC
SurParC
GirPP
SurCC
SurMar
GirCín
SurCín
PreCun
GirParOlf
SurPO
Cun
SurCal
GirLin

GiFS
SurMar
Cuerpo calloso
SurPO
Quiste coloide
SurCal
Vena cerebral interna

2-26 Vista mediosagital del **hemisferio cerebral derecho** y el **diencéfalo**, con supresión del tronco encefálico, en que se aprecian los giros y surcos principales y dos IRM (ambas ponderadas en T1) que muestran dichas estructuras desde el mismo ángulo. La IRM inferior corresponde a un paciente con un **quiste coloideo** en el foramen interventricular. Al compararla con la IRM superior, es posible apreciar el **ventrículo lateral dilatado** con el **adelgazamiento del cuerpo calloso** consiguiente.

Un **quiste coloideo** (**tumor coloide, quiste neuroepitelial**) es una masa que suele descubrirse en la edad adulta, cuando hay afectación del flujo del LCE por los forámenes interventriculares (**hidrocefalia obstructiva**). Tales lesiones son muy poco frecuentes (< 1% de las lesiones intracraneales); tienen crecimiento lento; se vuelven un problema clínico cuando su diámetro se acerca a 1.5 cm o lo rebasa, y suelen localizarse en las porciones anteriores del tercer ventrículo, sobre todo a nivel del foramen intraventricular. El paciente puede presentarse con **cefalea** (indicio de aumento de la presión intracraneal), **marcha inestable, debilidad de los miembros inferiores, anormalidades visuales** o **somatosensitivas**, o **cambios de la personalidad** o **confusión**. El tratamiento por lo general es la extracción quirúrgica; en casos selectos puede recomendarse derivación.

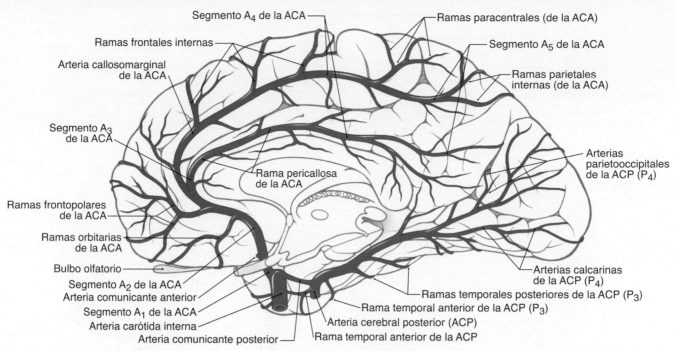

Segmento A₄ de la ACA
Ramas frontales internas
Arteria callosomarginal de la ACA
Segmento A₃ de la ACA
Rama pericallosa de la ACA
Ramas frontopolares de la ACA
Ramas orbitarias de la ACA
Bulbo olfatorio
Segmento A₂ de la ACA
Arteria comunicante anterior
Segmento A₁ de la ACA
Arteria carótida interna
Arteria comunicante posterior

Ramas paracentrales (de la ACA)
Segmento A₅ de la ACA
Ramas parietales internas (de la ACA)
Arterias parietooccipitales de la ACP (P₄)
Arterias calcarinas de la ACP (P₄)
Ramas temporales posteriores de la ACP (P₃)
Rama temporal anterior de la ACP (P₃)
Arteria cerebral posterior (ACP)
Rama temporal anterior de la ACP

2-27 Vista mediosagital del **hemisferio cerebral** derecho y del **diencéfalo** que muestra las ubicaciones y pautas de ramificación de las **arterias cerebrales anterior** (ACA) y **posterior** (ACP). Las posiciones de los giros y surcos pueden extrapolarse con facilidad a partir de la figura 2-26 (página opuesta). Las ramas terminales de la **arteria cerebral anterior** (principalmente A₄ y A₅) se arquean de forma lateral sobre el extremo del hemisferio para irrigar las regiones mediales de los lóbulos frontal y parietal, y la misma relación se mantiene para los lóbulos occipital y temporal por las ramificaciones de la **arteria cerebral posterior**. La ACA se conforma de los segmentos A₁ (precomunicante), A₂ (infracallosa), A₃ (precallosa) y A₄ + A₅ (supracallosa + poscallosa). En las figuras 10-1 y 10-7 se muestran angiografías comparativas de las arterias cerebrales anterior y posterior. Las uniones de los territorios terminales de las arterias grandes, y en algunos casos las más pequeñas, se llaman **zonas marginales**. La insuficiencia vascular en una zona marginal particular resulta en deficiencias típicas.

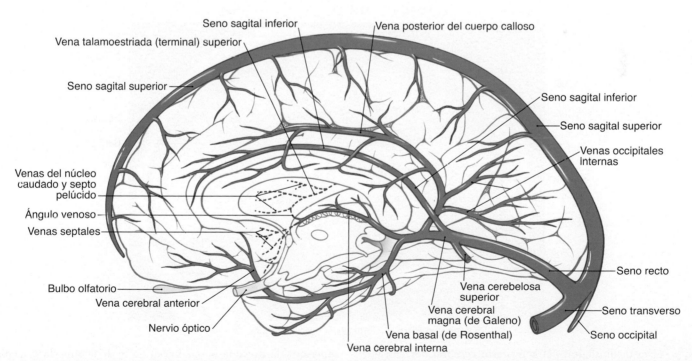

Seno sagital inferior
Vena talamoestriada (terminal) superior
Seno sagital superior
Venas del núcleo caudado y septo pelúcido
Ángulo venoso
Venas septales
Bulbo olfatorio
Vena cerebral anterior
Nervio óptico

Vena posterior del cuerpo calloso
Seno sagital inferior
Seno sagital superior
Venas occipitales internas
Seno recto
Vena cerebelosa superior
Vena cerebral magna (de Galeno)
Seno transverso
Seno occipital
Vena basal (de Rosenthal)
Vena cerebral interna

2-28 Vista mediosagital del **hemisferio cerebral** derecho y del **diencéfalo** en que se aprecian las ubicaciones y relaciones de los senos y las ubicaciones y las pautas de ramificación generales de las venas. La continuación de la **vena talamoestriada superior** (también llamada **vena terminal** por su proximidad con la **estría terminal**) con la **vena cerebral interna** es el ángulo venoso. Esta marca venosa señala la ubicación del **foramen interventricular** (de Monro) del cual el **plexo coroideo** se extiende en sentido lateral hacia el interior de los terceros ventrículos. Rara vez se observan **trombosis venosas durales** en el seno sagital inferior, la vena cerebral interna o sus tributarias. En las figuras 10-2 y 10-11 se muestran angiografías comparativas (fase venosa) y flebo-RM que muestran venas y senos.

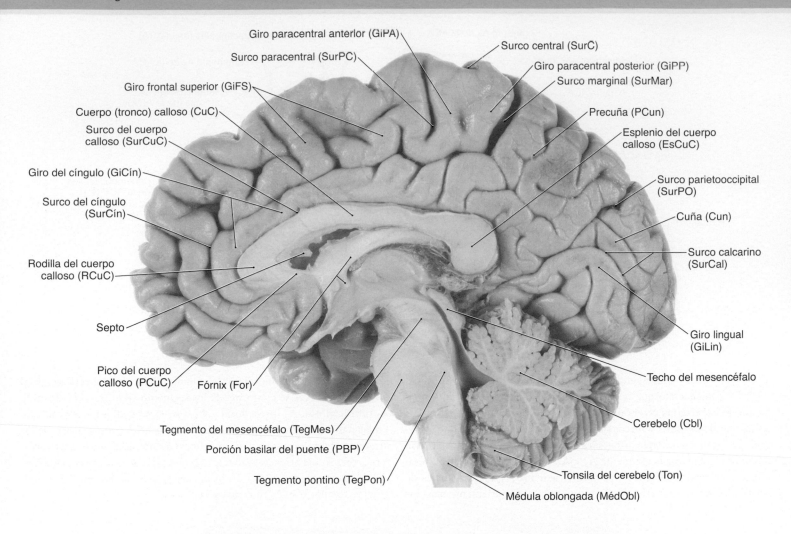

Giro paracentral anterlor (GiPA)
Surco paracentral (SurPC)
Surco central (SurC)
Giro paracentral posterior (GiPP)
Surco marginal (SurMar)
Giro frontal superior (GiFS)
Cuerpo (tronco) calloso (CuC)
Precuña (PCun)
Surco del cuerpo calloso (SurCuC)
Esplenio del cuerpo calloso (EsCuC)
Giro del cíngulo (GiCín)
Surco parietooccipital (SurPO)
Surco del cíngulo (SurCín)
Cuña (Cun)
Surco calcarino (SurCal)
Rodilla del cuerpo calloso (RCuC)
Septo
Giro lingual (GiLin)
Pico del cuerpo calloso (PCuC)
Fórnix (For)
Techo del mesencéfalo
Tegmento del mesencéfalo (TegMes)
Cerebelo (Cbl)
Porción basilar del puente (PBP)
Tegmento pontino (TegPon)
Tonsila del cerebelo (Ton)
Médula oblongada (MédObl)

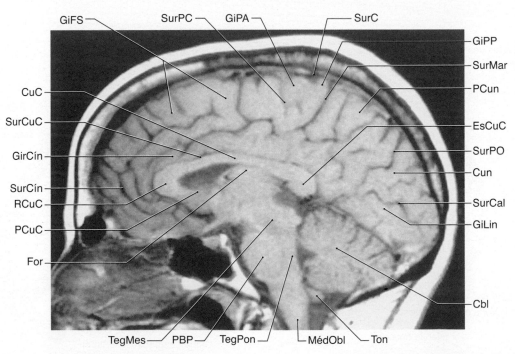

GiFS   SurPC   GiPA   SurC
GiPP
SurMar
CuC   PCun
SurCuC   EsCuC
GirCín   SurPO
SurCín   Cun
RCuC   SurCal
PCuC   GiLin
For
Cbl
TegMes   PBP   TegPon   MédObl   Ton

2-29   Vista mediosagital del **hemisferio cerebral** derecho y del **diencéfalo** con el tronco encefálico y el cerebelo *in situ*. La IRM (imagen ponderada en T1) muestra muchas estructuras cerebrales desde el mismo ángulo. Las relaciones corticales importantes en esta toma incluyen los **surcos del cíngulo, parietooccipital y calcarino**; la **corteza visual primaria** se encuentra en cualquier elevación del surco calcarino. El **giro del cíngulo**, la **cara medial del giro frontal superior** y la **precuña** ocupan gran parte de la superficie medial del hemisferio. Puede observarse que el **extremo medial del surco central** está superior al esplenio del cuerpo calloso, lo cual ilustra con claridad que las cortezas **primarias somatomotora (giro paracentral anterior)** y **somatosensitiva (giro paracentral posterior)** para el miembro inferior se localizan en posición algo posterior en la cara medial del hemisferio.

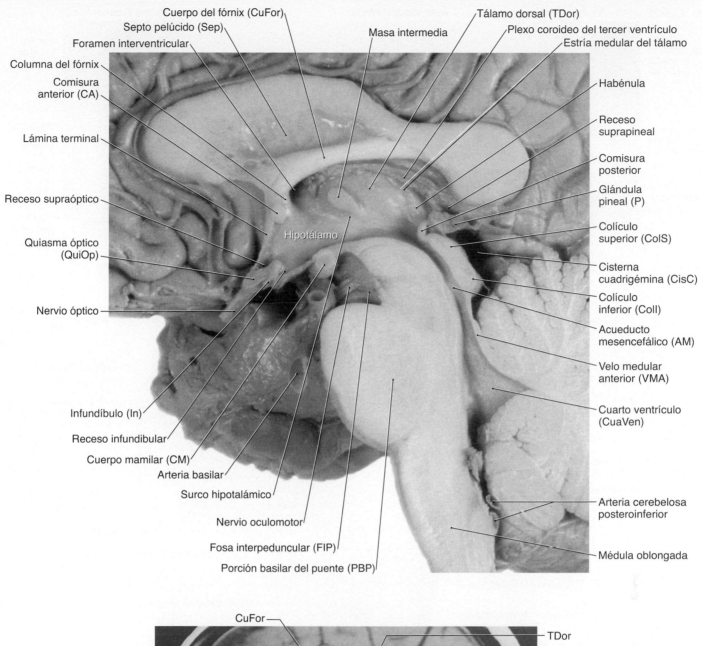

Cuerpo del fórnix (CuFor)
Septo pelúcido (Sep)
Foramen interventricular
Columna del fórnix
Comisura anterior (CA)
Lámina terminal
Receso supraóptico
Quiasma óptico (QuiOp)
Nervio óptico
Infundíbulo (In)
Receso infundibular
Cuerpo mamilar (CM)
Arteria basilar
Surco hipotalámico
Nervio oculomotor
Fosa interpeduncular (FIP)
Porción basilar del puente (PBP)

Masa intermedia
Hipotálamo

Tálamo dorsal (TDor)
Plexo coroideo del tercer ventrículo
Estría medular del tálamo
Habénula
Receso suprapineal
Comisura posterior
Glándula pineal (P)
Colículo superior (ColS)
Cisterna cuadrigémina (CisC)
Colículo inferior (ColI)
Acueducto mesencefálico (AM)
Velo medular anterior (VMA)
Cuarto ventrículo (CuaVen)
Arteria cerebelosa posteroinferior
Médula oblongada

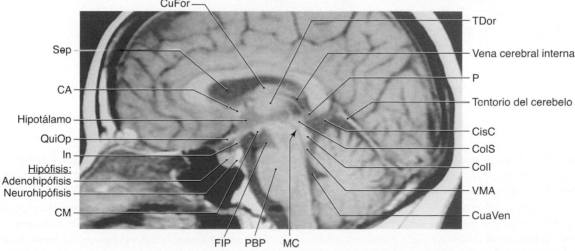

CuFor
Sep
CA
Hipotálamo
QuiOp
In
Hipófisis:
Adenohipófisis
Neurohipófisis
CM
FIP   PBP   MC

TDor
Vena cerebral interna
P
Tentorio del cerebelo
CisC
ColS
ColI
VMA
CuaVen

2-30 Vista mediosagital del **hemisferio cerebral** derecho y del **diencéfalo** con el tronco encefálico *in situ* que destaca detalles en principio relacionados con el diencéfalo y el **tercer ventrículo**.

La IRM (imagen ponderada en T1) muestra estas estructuras cerebrales desde el mismo ángulo. Pueden advertirse los pliegues del tercer ventrículo cerca del **hipotálamo**, la posición de la **lámina terminal**, las relaciones de la **fosa interpeduncular** y las posiciones generales del sistema ventricular y las cisternas en el plano sagital medio. Tales relaciones son importantes para entender las imágenes de pacientes con **hemorragia subaracnoidea** (p. ej., véase fig. 4-7) y muchas otras condiciones clínicas.

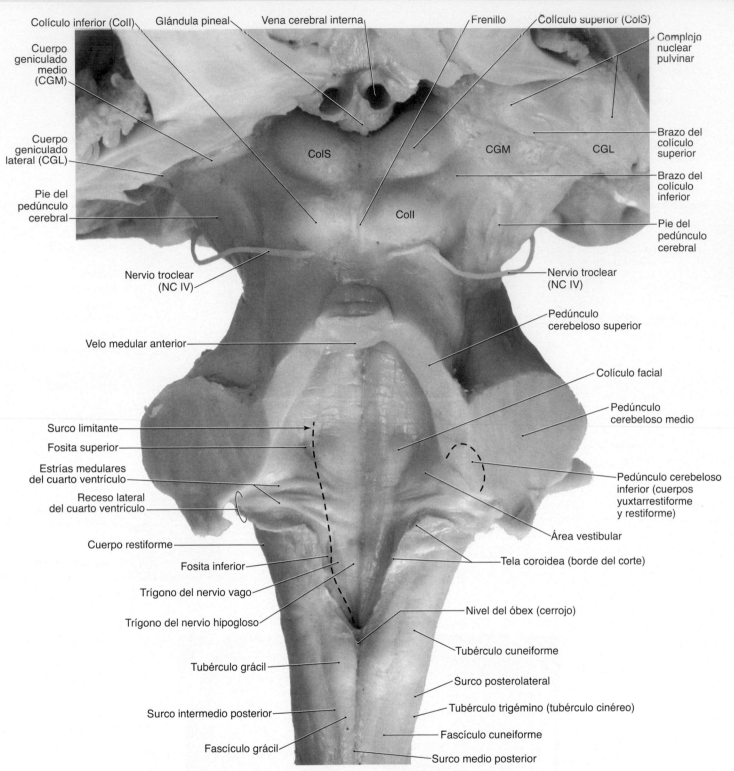

Colículo inferior (ColI)   Glándula pineal   Vena cerebral interna   Frenillo   Colículo superior (ColS)

Cuerpo geniculado medio (CGM)

Cuerpo geniculado lateral (CGL)

Pie del pedúnculo cerebral

Nervio troclear (NC IV)

Velo medular anterior

Surco limitante

Fosita superior

Estrías medulares del cuarto ventrículo

Receso lateral del cuarto ventrículo

Cuerpo restiforme

Fosita inferior

Trígono del nervio vago

Trígono del nervio hipogloso

Tubérculo grácil

Surco intermedio posterior

Fascículo grácil

Complejo nuclear pulvinar

Brazo del colículo superior

Brazo del colículo inferior

Pie del pedúnculo cerebral

Nervio troclear (NC IV)

Pedúnculo cerebeloso superior

Colículo facial

Pedúnculo cerebeloso medio

Pedúnculo cerebeloso inferior (cuerpos yuxtarrestiforme y restiforme)

Área vestibular

Tela coroidea (borde del corte)

Nivel del óbex (cerrojo)

Tubérculo cuneiforme

Surco posterolateral

Tubérculo trigémino (tubérculo cinéreo)

Fascículo cuneiforme

Surco medio posterior

ColS   CGM   CGL   ColI

2-31   Detalle de la vista posterior (dorsal) del **tronco encefálico,** sin mostrar el cerebelo, que proporciona un panorama claro de la **fosa romboidea** (piso del **cuarto ventrículo**) y de las partes contiguas de la porción inferior del **diencéfalo.** La línea discontinua de la izquierda representa la posición del **surco limitante,** y el área del **pedúnculo cerebeloso inferior** está delineada por el trazo discontinuo de la derecha. Esta estructura se compone por los **cuerpos restiforme** y **yuxtarrestiforme,** el último contiene fibras (**vestibulocerebelosa** y **cerebelosavestibular**) que interconectan el área vestibular en el piso lateral del cuarto ventrículo y estructuras cerebelosas (corteza y núcleos). El primero contiene fibras aferentes cerebelosas (**espinocerebelosa posterior, reticulocerebelosa, olivocerebelosa** y otras). El **tubérculo cinéreo**

también se denomina **tubérculo trigémino** (**tubérculo trigeminal**) debido a que es la representación superficial del **tracto trigeminal espinal** y su **núcleo** subyacente en la cara lateral de la médula oblongada que se encuentra exactamente inferior al nivel del óbex (**cerrojo**) (véase fig. 2-32). El **colículo facial** se forma por el **núcleo abducens** subyacente y la **rodilla interna del nervio facial,** el **trígono del nervio hipogloso** por el **núcleo del nervio hipogloso** subyacente y el **trígono del nervio vago** por el **núcleo motor posterior del nervio vago.** Los tumores que ocupan el cuarto ventrículo, la radiación, los procedimientos quirúrgicos dirigidos a dichas áreas o las lesiones desmielinizadoras en tales ubicaciones pueden ser causa de signos/síntomas que reflejan lesión a los núcleos, tractos formadores de tales elevaciones, o ambos a la vez. Véase la figura 2-34.

Vasos

Estructuras

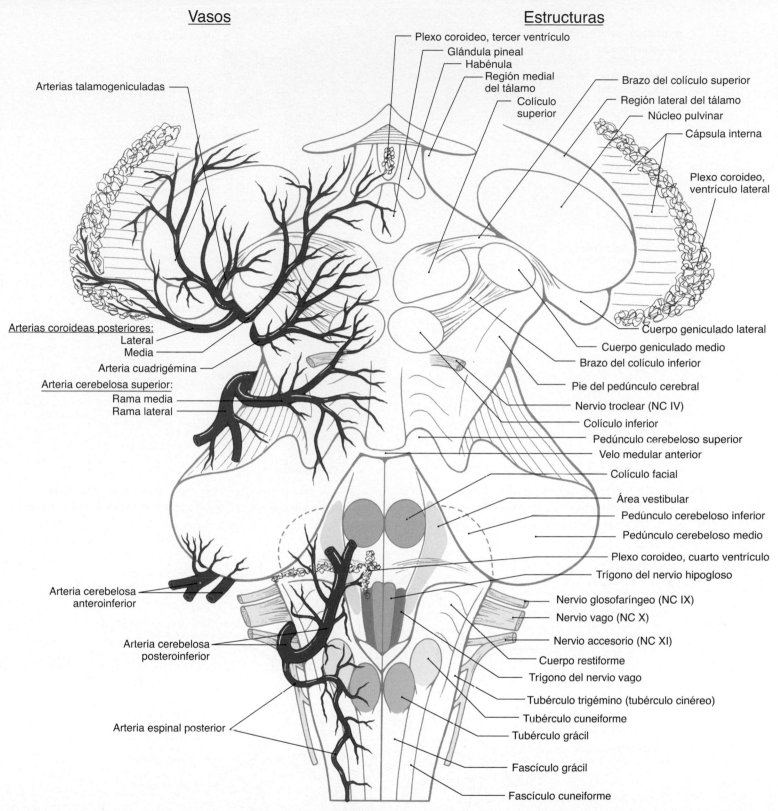

Plexo coroideo, tercer ventrículo

Glándula pineal

Habénula

Región medial del tálamo

Colículo superior

Arterias talamogeniculadas

Brazo del colículo superior

Región lateral del tálamo

Núcleo pulvinar

Cápsula interna

Plexo coroideo, ventrículo lateral

Arterias coroideas posteriores:
Lateral
Media

Arteria cuadrigémina

Arteria cerebelosa superior:
Rama media
Rama lateral

Cuerpo geniculado lateral

Cuerpo geniculado medio

Brazo del colículo inferior

Pie del pedúnculo cerebral

Nervio troclear (NC IV)

Colículo inferior

Pedúnculo cerebeloso superior

Velo medular anterior

Colículo facial

Área vestibular

Pedúnculo cerebeloso inferior

Pedúnculo cerebeloso medio

Plexo coroideo, cuarto ventrículo

Trígono del nervio hipogloso

Arteria cerebelosa anteroinferior

Nervio glosofaríngeo (NC IX)

Nervio vago (NC X)

Nervio accesorio (NC XI)

Cuerpo restiforme

Arteria cerebelosa posteroinferior

Trígono del nervio vago

Tubérculo trigémino (tubérculo cinéreo)

Tubérculo cuneiforme

Tubérculo grácil

Arteria espinal posterior

Fascículo grácil

Fascículo cuneiforme

2-32 Vista posterior (dorsal) del **tronco encefálico** y del **diencéfalo inferior** en que se aprecia la relación de estructuras y algunos de los nervios craneales con las arterias. Los vasos de la proyección se originaron en la cara anterior y se dispusieron alrededor del tronco encefálico para adquirir sus posiciones dorsales. En este sentido, dichos vasos, **todos con nombres específicos de uso amplio reconocido,** pueden denominarse **vasos circunferenciales.** Además de irrigar la médula oblongada, las ramificaciones de la **arteria cerebelosa posteroinferior** también

abastecen a la corteza cerebelosa medial y posterior, y al **plexo coroideo** del cuarto ventrículo. El **tubérculo cinéreo** también se denomina **tubérculo del nervio trigémino.** En la figura 4-10 se proporciona una perspectiva adicional del abastecimiento de sangre al plexo coroideo del tercero y cuarto ventrículos. En la cara posterior de la médula oblongada al **óbex,** los **tubérculos grácil** y **cuneiforme** son las posiciones de sus núcleos correspondientes, los cuales constituyen los cuerpos celulares de segundo orden en la vía columna posterior-lemnisco medial.

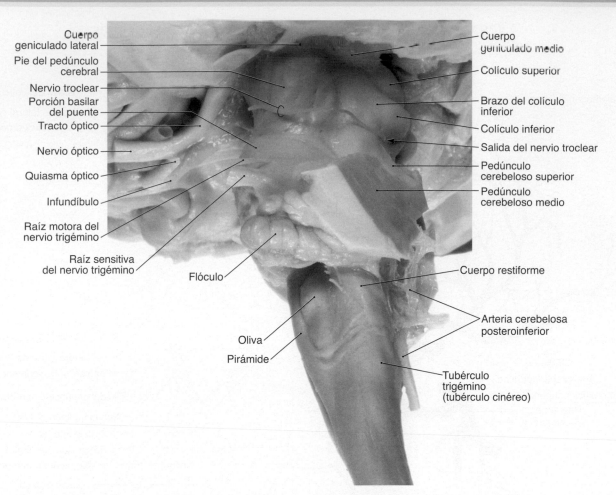

Cuerpo geniculado lateral
Pie del pedúnculo cerebral
Nervio troclear
Porción basilar del puente
Tracto óptico
Nervio óptico
Quiasma óptico
Infundíbulo
Raíz motora del nervio trigémino
Raíz sensitiva del nervio trigémino
Flóculo
Oliva
Pirámide

Cuerpo geniculado medio
Colículo superior
Brazo del colículo inferior
Colículo inferior
Salida del nervio troclear
Pedúnculo cerebeloso superior
Pedúnculo cerebeloso medio
Cuerpo restiforme
Arteria cerebelosa posteroinferior
Tubérculo trigémino (tubérculo cinéreo)

2-33 Vista lateral de la cara izquierda del **tronco encefálico** en que se resaltan estructuras de localización posterior, lateral y anterior. Pueden apreciarse varias estructuras y nervios craneales, vistos desde esta perspectiva en la cual no aparecen el cerebelo y porciones del lóbulo temporal. Compárese con la figura 2-35 de la página opuesta.

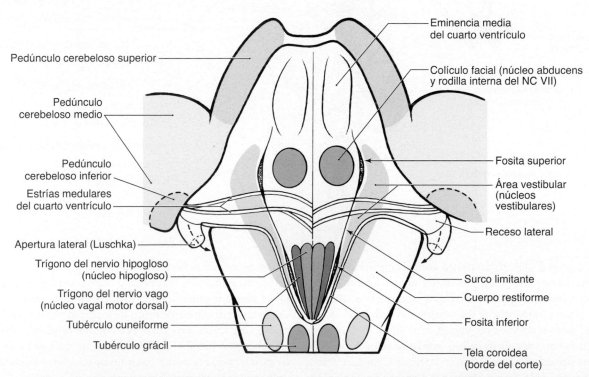

Pedúnculo cerebeloso superior
Pedúnculo cerebeloso medio
Pedúnculo cerebeloso inferior
Estrías medulares del cuarto ventrículo
Apertura lateral (Luschka)
Trígono del nervio hipogloso (núcleo hipogloso)
Trígono del nervio vago (núcleo vagal motor dorsal)
Tubérculo cuneiforme
Tubérculo grácil

Eminencia media del cuarto ventrículo
Colículo facial (núcleo abducens y rodilla interna del NC VII)
Fosita superior
Área vestibular (núcleos vestibulares)
Receso lateral
Surco limitante
Cuerpo restiforme
Fosita inferior
Tela coroidea (borde del corte)

2-34 Piso del cuarto ventrículo (**fosa romboidal**) y estructuras adyacentes inmediatas. Los signos y síntomas de lesiones en este ventrículo pueden presentarse como deficiencias que representan lesión al colículo facial (6.º núcleo, rodilla interna del nervio craneal VII), **trígono del nervio hipogloso** (12.º núcleo), o del **núcleo vestibular** y tal vez **coclear**, o pueden ser más generales, como el **síndrome del área postrema**, que refleja lesión a centros de la médula oblongada y del puente, así como a tractos largos ascendentes/descendentes. Un ejemplo de **efecto global** sería el **síndrome del área postrema** según se ve en la **neuromielitis óptica**. La identificación con colores de todas las estructuras, distintos a los de los pedúnculos cerebelosos, es compatible con la utilizada en los núcleos del tronco encefálico en el capítulo 6. Véanse las figuras 2-31 y 2-32.

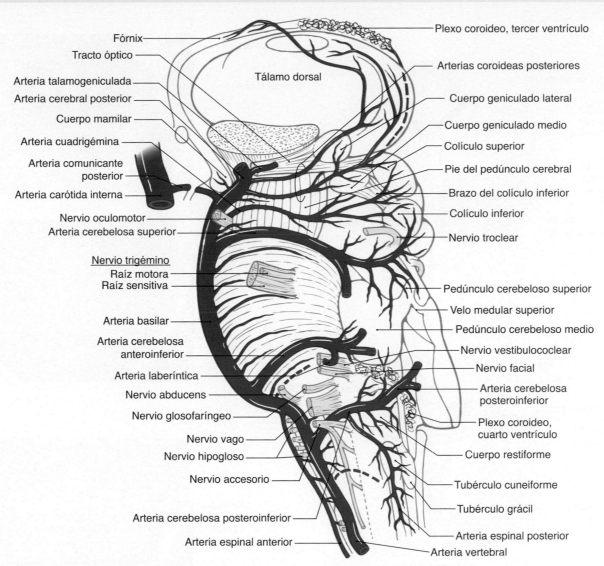

Fórnix
Tracto óptico
Arteria talamogeniculada
Arteria cerebral posterior
Cuerpo mamilar
Arteria cuadrigémina
Arteria comunicante posterior
Arteria carótida interna
Nervio oculomotor
Arteria cerebelosa superior

Nervio trigémino
Raíz motora
Raíz sensitiva

Arteria basilar
Arteria cerebelosa anteroinferior
Arteria laberíntica
Nervio abducens
Nervio glosofaríngeo
Nervio vago
Nervio hipogloso
Nervio accesorio

Arteria cerebelosa posteroinferior
Arteria espinal anterior

Plexo coroideo, tercer ventrículo
Arterias coroideas posteriores
Tálamo dorsal
Cuerpo geniculado lateral
Cuerpo geniculado medio
Colículo superior
Pie del pedúnculo cerebral
Brazo del colículo inferior
Colículo inferior
Nervio troclear

Pedúnculo cerebeloso superior
Velo medular superior
Pedúnculo cerebeloso medio
Nervio vestibulococlear
Nervio facial
Arteria cerebelosa posteroinferior
Plexo coroideo, cuarto ventrículo
Cuerpo restiforme
Tubérculo cuneiforme
Tubérculo grácil
Arteria espinal posterior
Arteria vertebral

2-35 Vista lateral del **tronco encefálico** y del **tálamo**, que muestra la relación de estructuras y nervios craneales con las arterias. Las posiciones aproximadas de las **arterias laberíntica** y **espinal posterior**, cuando se originan de las **arterias basilar** y **vertebral**, respectivamente, se representan como líneas discontinuas. Las arterias que irrigan estructuras posteriores/dorsales se originan en los segmentos vertebral, basilar e inicial de las **arterias cerebrales posteriores** y se arquean alrededor del tronco encefálico, o tálamo inferior, para entrar a sus objetivos. Desde esta perspectiva puede advertirse la naturaleza compacta de los nervios craneales en la unión pontomedular, al igual que de las caras lateral y anterior de la médula oblongada (nervios craneales VI-XII). Compárese con la figura 2-33 de la página opuesta.

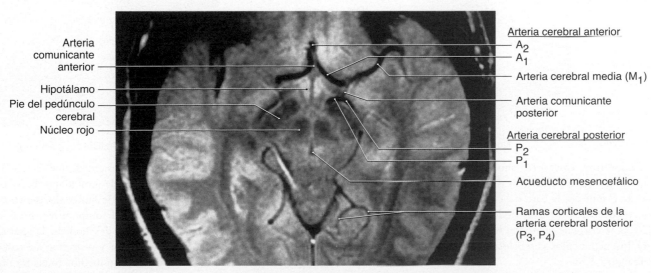

Arteria comunicante anterior
Hipotálamo
Pie del pedúnculo cerebral
Núcleo rojo

Arteria cerebral anterior
A_2
A_1
Arteria cerebral media (M_1)
Arteria comunicante posterior
Arteria cerebral posterior
P_2
P_1
Acueducto mesencefálico
Ramas corticales de la arteria cerebral posterior (P_3, P_4)

2-36 Una IRM axial a través de las regiones basales del **hemisferio** y del **mesencéfalo** que muestra varios vasos principales que forman parte del **círculo arterial cerebral** (**de Willis**). Compárese con la figura 2-21. Las figuras 10-9 y 10-10 muestran angio-RM comparativas del círculo arterial cerebral.

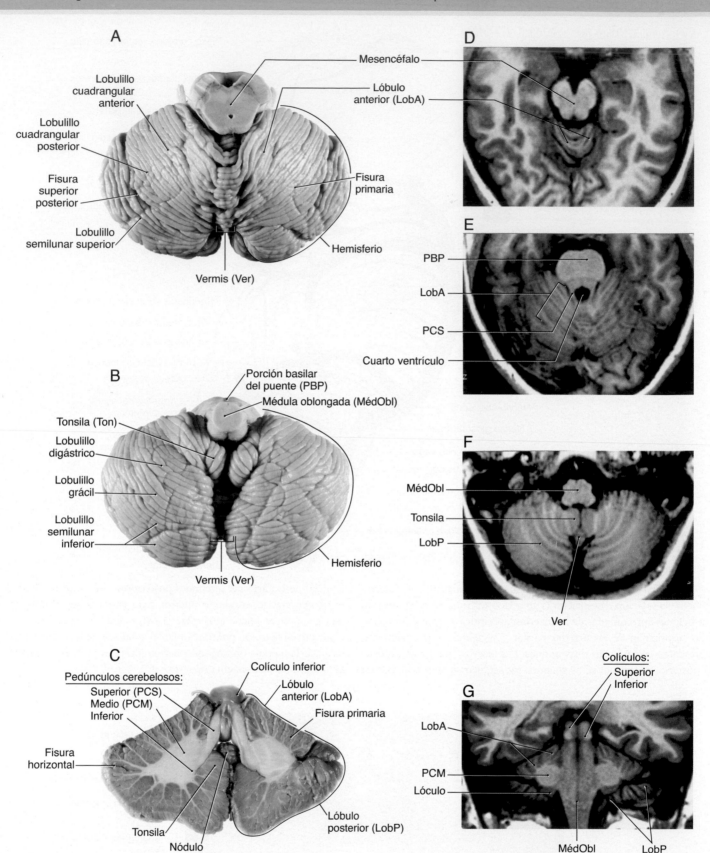

Perspectivas rostral (**A**, superficie superior), caudal (**B**, superficie inferior) e inferior (**C**, cara inferior) del **cerebelo**.

El ángulo de **C** muestra la cara del cerebelo que se continúa al interior del tronco encefálico a través de los **pedúnculos cerebelosos**. Las tomas en **C** y **G** se correlacionan con la superficie superior del tronco encefálico (y los pedúnculos cerebelosos medio y superior) como se muestra en la figura 2-31.

Obsérvese que la vista superior del cerebelo (**A**) se correlaciona de manera estrecha con estructuras cerebelosas vistas en las IRM axiales de niveles comparativos (**D, E**). Las estructuras que se ven en la superficie inferior del cerebelo, como la **tonsila** (amígdala) (**F, B**), una estructura importante en casos de hernias de la amígdala, tienen correlación cercana con una IRM axial de un nivel comparativo. En **C** y **G** puede apreciarse la apariencia de los márgenes del cerebelo, la apariencia general y la posición de los lóbulos anterior y posterior, así como la naturaleza evidente del **pedúnculo cerebeloso** medio. Todas las imágenes de IRM son vistas axiales ponderadas en T1.

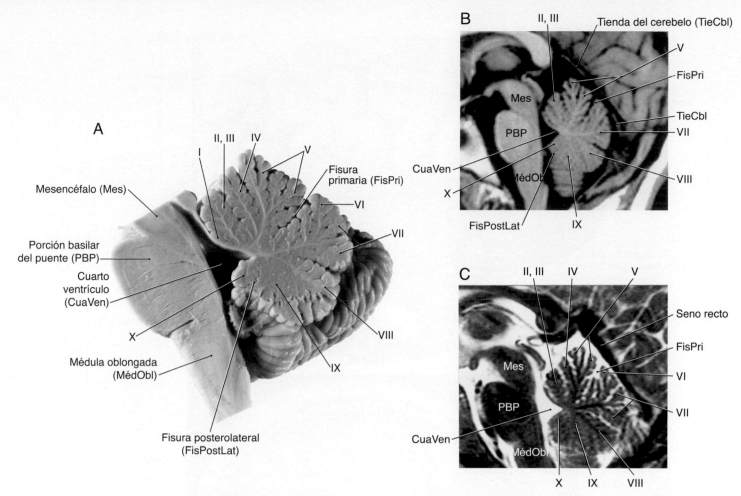

B

II, III — Tienda del cerebelo (TieCbl)

V

FisPri

Mes

TieCbl

PBP

VII

CuaVen

X — MédObl — VIII

FisPostLat — IX

A

II, III — IV — V

I

Mesencéfalo (Mes)

Fisura primaria (FisPri)

VI

Porción basilar del puente (PBP)

VII

Cuarto ventrículo (CuaVen)

X — VIII

Médula oblongada (MédObl)

IX

Fisura posterolateral (FisPostLat)

C

II, III — IV — V

Seno recto

Mes

FisPri

VI

PBP

VII

CuaVen

MédObl

X — IX — VIII

2-38 Vista mediosagital del **cerebelo** (**A**) que muestra sus relaciones con el **mesencéfalo**, el **puente** y la **médula oblongada**.
Esta vista sagital del cerebelo (**A-C**) también ilustra las dos fisuras principales (**posterolateral**, la primera que aparece; **primaria**, la segunda que aparece), los tres lóbulos principales (**anterior, posterior** y **floculonodular**) y las porciones del vermis de los lobulillos I a X. La identificación de tales lobulillos sigue el método de Larsell.

Los lobulillos I a V son porciones del vermis del **lóbulo anterior;** los lobulillos VI a IX son las porciones del vermis del **lóbulo posterior,** y el lobulillo X (el nódulo) es la porción del vermis del **lóbulo floculonodular.** Los hemisferios de los correspondientes lobulillos del vermis están precedidos por una "H" (HII a HX; el lobulillo I no tiene un hemisferio). Adviértanse las semejanzas notables entre la muestra macroscópica (**A**) y una vista mediosagital del cerebelo en una IRM ponderada en T1 (**B**) y en T2 (**C**).

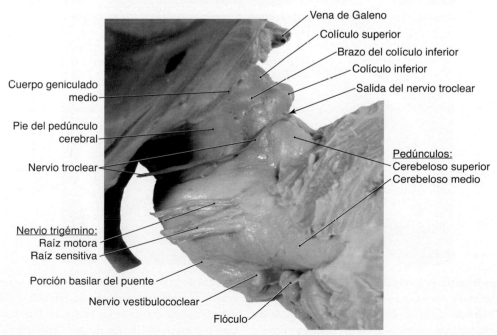

Vena de Galeno

Colículo superior

Brazo del colículo inferior

Colículo inferior

Cuerpo geniculado medio

Salida del nervio troclear

Pie del pedúnculo cerebral

Nervio troclear

Pedúnculos:
Cerebeloso superior
Cerebeloso medio

Nervio trigémino:
Raíz motora
Raíz sensitiva

Porción basilar del puente

Nervio vestibulococlear

Flóculo

2-39 Vista lateral del tronco encefálico que muestra los **colículos superior** e **inferior**, la **salida del nervio troclear** y la cara lateral del **pie peduncular**. La emergencia del **nervio trigémino** (raíces motora y sensitiva) distingue la interfaz de la **porción basilar del puente** (anterior a la emergencia) con el **pedúnculo cerebeloso medio** (posterior a la emergencia).

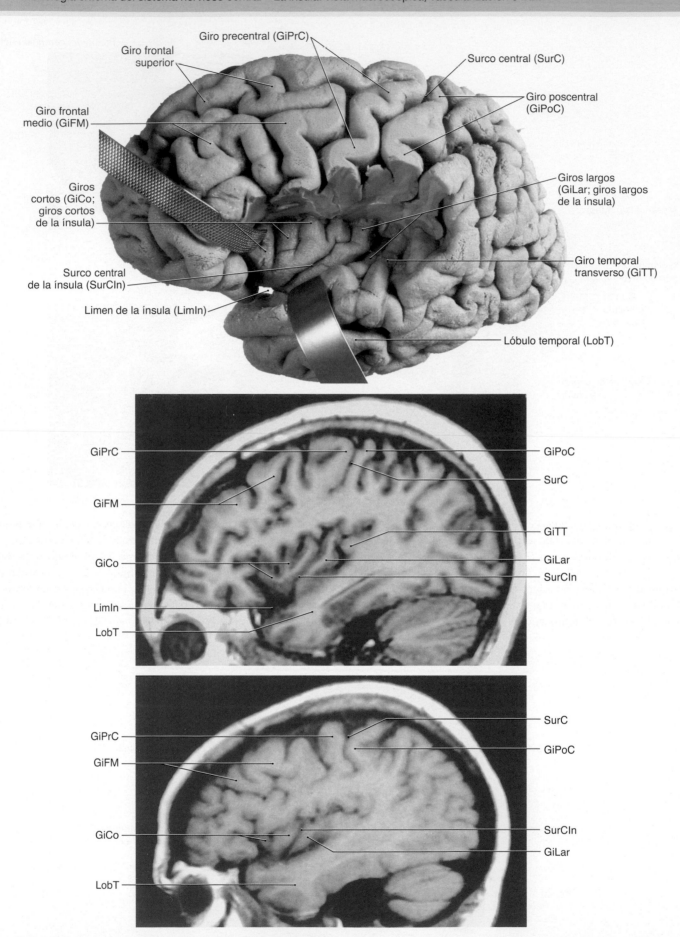

2-40 Vista lateral del **hemisferio cerebral** izquierdo sin los **opércu-los frontal** y **parietal** y con el **opérculo temporal** retraído hacia inferior para exponer el **lóbulo de la** ínsula. Las características de las estructuras de la **corteza insular** (que incluyen los **giros largos** y **cortos**), el **surco de la ínsula** y el **surco circular de la ínsula** (no visible aquí) y las áreas adyacentes inmediatas, se ven con claridad en las dos IRM en el plano sagital a través de las porciones laterales del hemisferio (recuperación por inversión, arriba; imagen ponderada en T1, abajo).

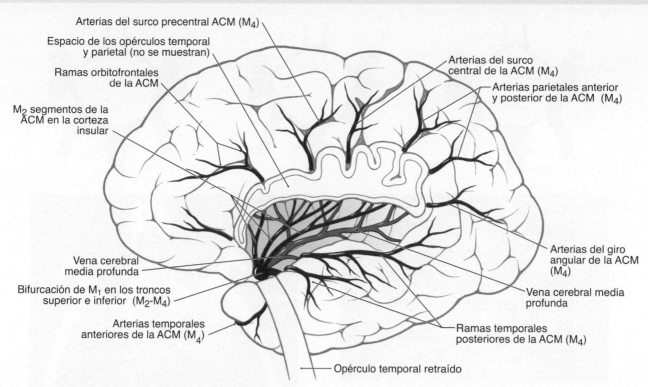

Arterias del surco precentral ACM (M₄)

Espacio de los opérculos temporal
y parietal (no se muestran)

Ramas orbitofrontales
de la ACM

M₂ segmentos de la
ACM en la corteza
insular

Arterias del surco
central de la ACM (M₄)

Arterias parietales anterior
y posterior de la ACM (M₄)

Vena cerebral
media profunda

Bifurcación de M₁ en los troncos
superior e inferior (M₂-M₄)

Arterias temporales
anteriores de la ACM (M₄)

Arterias del giro
angular de la ACM
(M₄)

Vena cerebral media
profunda

Ramas temporales
posteriores de la ACM (M₄)

Opérculo temporal retraído

2-41 Vista lateral del **hemisferio cerebral** izquierdo en que se aprecia la configuración de la **arteria cerebral media (ACM)** conforme se ramifica de los **segmentos M₁** (esfenoidal) **a M₂** (insular) que pasan superiores a la **corteza (lóbulo) insular.** Asimismo, se muestran las ramas **M₄** (corticales) en la superficie de la corteza (luego de salir del surco lateral). La **vena cerebral media profunda** se encuentra en la superficie de la ínsula. Compárese esta visión de la vascularización de la ínsula con la anatomía de la misma perspectiva de la figura 2-40 en la página opuesta.

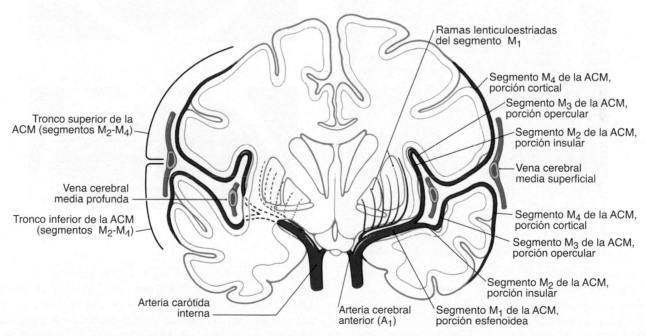

Ramas lenticuloestriadas
del segmento M₁

Tronco superior de la
ACM (segmentos M₂-M₄)

Vena cerebral
media profunda

Tronco inferior de la ACM
(segmentos M₂-M₄)

Arteria carótida
interna

Segmento M₄ de la ACM,
porción cortical

Segmento M₃ de la ACM,
porción opercular

Segmento M₂ de la ACM,
porción insular

Vena cerebral
media superficial

Segmento M₄ de la ACM,
porción cortical

Segmento M₃ de la ACM,
porción opercular

Segmento M₂ de la ACM,
porción insular

Arteria cerebral
anterior (A₁)

Segmento M₁ de la ACM,
porción esfenoidea

2-42 Representación de un corte coronal semiesquemática de los hemisferios cerebrales que muestra las arterias y venas principales relacionadas con la **corteza insular.**

La **arteria carótida interna** se ramifica en **arterias cerebrales anterior y media (ACM)**. El primer segmento de la ACM (**M₁, porción esfenoidal**) pasa al lado y se separa en los troncos superior e inferior en el **limen de la ínsula** (entrada a la corteza insular). En general, las ramas terminales del tronco superior van hacia superior y al final irrigan la corteza superior del **surco lateral (de Silvio)** y las ramas terminales del tronco inferior van hacia inferior para irrigar la corteza inferior al surco lateral. En su trayecto, estas respectivas ramas forman los segmentos **M₂ (porción insular** de la ACM), **M₃ (porción opercular** de la ACM) y **M₄ (porción cortical** de la ACM), según se muestra aquí.

La **vena cerebral media profunda** recibe ramas pequeñas del área de la ínsula y se une con la **vena cerebral anterior** para formar la **vena basal** (véanse figs. 2-16 y 2-19). La **vena cerebral media superficial** recoge sangre de la cara lateral del hemisferio y drena hacia el **seno cavernoso** (véanse también las figs. 2-13, 2-16 y 2-19).

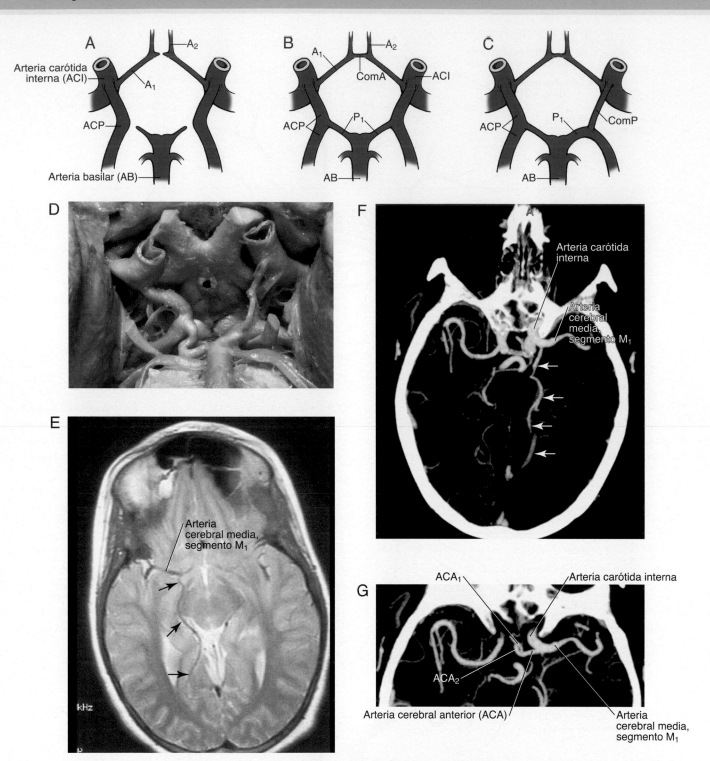

A
Arteria carótida interna (ACI)
A₂
A₁
ACP
Arteria basilar (AB)

B
A₁
A₂
ComA
ACI
ACP
P₁
AB

C
P₁
ACP
ComP
AB

D

E
Arteria cerebral media, segmento M₁
kHz

F
Arteria carótida interna
Arteria cerebral media, segmento M₁

G
ACA₁
Arteria carótida interna
ACA₂
Arteria cerebral anterior (ACA)
Arteria cerebral media, segmento M₁

2-43 Al inicio del desarrollo, la **arteria cerebral posterior** (**ACP**) se origina de la **arteria carótida interna** (**A**).

En esta etapa, el **círculo arterial cerebral** (**de Willis**) no está completo. Los brotes vasculares de la arteria basilar crecen para encontrarse con las ACP y desde las **arterias cerebrales anteriores** (**ACA**) para unirse en la línea media donde formarán la **arteria comunicante anterior** (**ComA**). La conexión inicial entre la arteria basilar y la ACP es pequeña (**B**); ésta se convertirá en el **segmento P₁** del adulto. Conforme avanza el desarrollo, el segmento P₁, pequeño al inicio, aumenta su diámetro (para formar la conexión principal entre la ACP basilar y terminal, P₁ del adulto) y la porción grande al inicio de la ACP, entre la arteria carótida interna y la unión entre ACP y P₁, reduce su diámetro (para formar la **arteria comunicante posterior** [**ComP**] del adulto, **C**).

En 22 a 25% de los adultos, el territorio irrigado por la ACP es perfundido sobre todo por la arteria carótida interna. Lo anterior se debe a que la pauta fetal de la ACP que se origina de la carótida interna persiste en el adulto. Es lo que se denomina **ACP fetal** o **ACP fetal persistente**. En la muestra se presentan ejemplos de una **ACP fetal** (**D**, ACP fetal en la parte derecha del paciente, pauta normal en la parte izquierda del paciente) al igual que en la IRM (**E**, flechas) y la angiografía por TC (**F**, flechas). Adviértase que en la IRM ponderada en T2 (**E**, axial), la ACP se puede seguir con facilidad desde la carótida interna al lóbulo occipital (flechas) sin indicios de conexión importante alguna al segmento P₁.

En el adulto pueden coexistir una ACP fetal y otras pautas vasculares que se desvían de la normalidad. En las imágenes axiales en **F** y **G** (angio-TC), está presente una **ACP fetal** en la parte izquierda del paciente (**F**, flechas) y en el mismo paciente, un tronco único de la arteria carótida interna izquierda (**G**) da origen a ambas arterias cerebrales anteriores, derecha e izquierda (**ACA₁** se convierte en la ACA derecha; **ACA₂** en ACA izquierda). Es una **ACA ácigos** (impar).

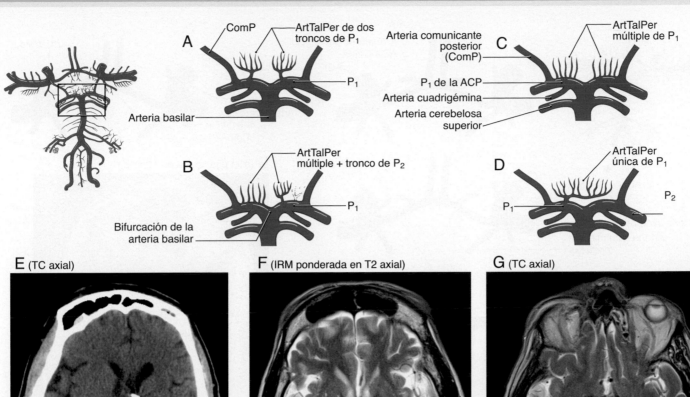

ComP — ArtTalPer de dos troncos de P₁

A

Arteria basilar

Arteria comunicante posterior (ComP) — ArtTalPer múltiple de P₁

C

P₁ de la ACP
Arteria cuadrigémina
Arteria cerebelosa superior

B ArtTalPer múltiple + tronco de P₂
Bifurcación de la arteria basilar
P₁

D ArtTalPer única de P₁
P₁
P₂

E (TC axial)

F (IRM ponderada en T2 axial)

G (TC axial)

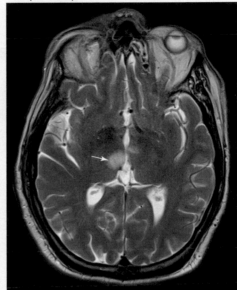

H (IRM ponderada en T2 axial)

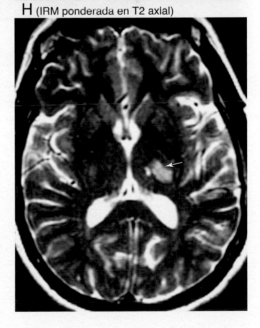

2-44 Las **arterias talamoperforantes (ArtTalPer)** se originan en el **segmento P₁** de la **arteria cerebral posterior (ACP)**, la porción de la ACP entre la bifurcación de la arteria basilar y la unión de la arteria comunicante posterior con la ACP.

Este vaso irriga sobre todo las áreas anterior y medial del tálamo, que son las estaciones sinápticas importantes del sistema de activación reticular ascendente que influye en la activación cortical.

La pauta más frecuente de origen de los **vasos talamoperforantes** (aproximadamente 42% de los casos) es un tronco arterial único a cada lado que se ramifica para irrigar al tálamo en dicho lado (**A**). Uno o dos troncos vasculares únicos en un segmento P₁ con ramificaciones múltiples que surgen del segmento P₁ opuesto (**B**) se observan en alrededor de 26% de los casos, y ramificaciones pequeñas múltiples de cada P₁ (**C**) constituyen la pauta de casi 20% de los casos.

La configuración menos observada, pero posiblemente la más problemática, es la de la **arteria talamoperforante** con un tallo vascular impar (a veces denominado **arteria de Percheron**) que se origina de un segmento P₁ y se ramifica para irrigar ambos tálamos (**D**); esto se observa en casi 8% de los casos. La lesión u oclusión de este tronco impar, o de un tallo cuando hay sólo uno a cada lado, puede afectar de manera adversa la activación cortical, la conciencia y contribuir a un estado de somnolencia, estupor o coma (**E a G**) debido a una interrupción de las vías de activación cortical. En el paciente **E** (flechas), un tronco único (**D**) quedó atrapado de manera inadvertida durante la cirugía de un aneurisma, lo cual resultó en lesiones bilaterales (hipodensidades en el tálamo anterior en la TC). El paciente **F** (flechas) tuvo accidente cerebrovascular bilateral en el territorio de las **talamoperforantes** (hiperintensidades en T2, de causa desconocida); ambos pacientes, E y F, entraron en coma después del episodio. Un accidente cerebrovascular sobre todo unilateral en este mismo territorio arterial (**G**, hiperintensidad en T2 señalado con la flecha) resultó en un paciente letárgico, consciente o no, y con dificultad para mantenerse en vigilia, pero no en coma. En **H**, el episodio hemorrágico se encuentra en el territorio de la **arteria talamogeniculada**, una rama de P₂. Este vaso irriga las porciones terminales y lateral del tálamo, incluidas las porciones de los **núcleos geniculados medial y lateral**, y los **núcleos ventrales posterolateral y posteromedial**. Las deficiencias del paciente reflejan grados variables de lesión a diversas combinaciones de tales núcleos talámicos.

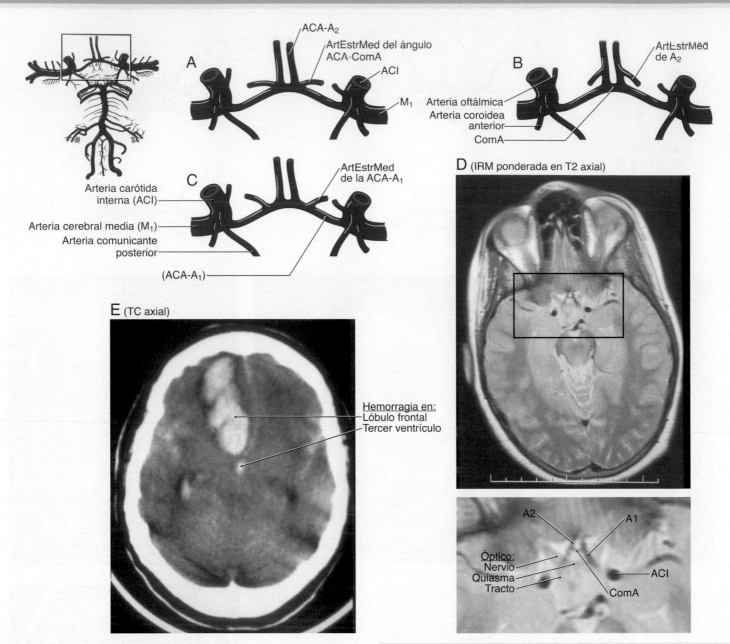

A

ACA-A₂
ArtEstrMed del ángulo
ACA-ComA
ACI
M₁

B

ArtEstrMed
de A₂
Arteria oftálmica
Arteria coroidea
anterior
ComA

C

Arteria carótida
interna (ACI)
Arteria cerebral media (M₁)
Arteria comunicante
posterior
(ACA-A₁)
ArtEstrMed
de la ACA-A₁

D (IRM ponderada en T2 axial)

E (TC axial)

Hemorragia en:
Lóbulo frontal
Tercer ventrículo

A2   A1
Óptico:
Nervio
Quiasma   ACI
Tracto   ComA

2-45   La **arteria estriada medial** (**ArtEstrMed**), también conocida como **arteria de Heubner**, se origina de la **arteria cerebral anterior** (**ACA**) cerca de su unión con la **arteria comunicante anterior** (**ComA**).

Este cruzamiento a menudo se denomina "**ángulo ACA-ComA**" (**A**, **D**). Las estructuras características encontradas en esta área, además de los vasos, son el nervio, el quiasma y el tracto ópticos, los giros adyacentes del lóbulo frontal, las cisternas subaracnoideas (quiasmática, de la lámina terminal, interpeduncular) y la lámina terminal (que separa las cisternas del tercer ventrículo) (**D**).

La **arteria estriada medial** suele tener su origen en la cara lateral de la ACA. Una muestra grande de cerebros de cadáveres (200) y procedimientos quirúrgicos (375) reveló que alrededor de 42% surge del "ángulo" (**A**), cerca de 26% del segmento A₂ proximal (**B**) y menos de 3% del segmento A₁ distal (**C**). Al reconocer que el origen de la arteria estriada medial en la ACA puede variar, conviene recordar que este vaso suele surgir en el ángulo, o precisamente en un punto distal a él. Las pautas vasculares en esta región tienen elevada variabilidad e incluyen la ácigos (impar) o tres segmentos A₂, ambas ACA que surgen de un lado (fig. 2-43 G), una ComA duplicada o fenestrada y orígenes asimétricos esporádicos de sus ramas.

Los aneurismas en esta zona pueden tener su origen en la cara medial del "ángulo" o en las ramas de la ComA. Cuando un aneurisma en esta ubicación se rompe, la sangre extravasada puede acumularse en las cisternas subaracnoideas del área inmediata, dirigirse al lóbulo frontal o entrar al tercer ventrículo y al sistema ventricular, mediante una lesión a la lámina terminal (**E**).

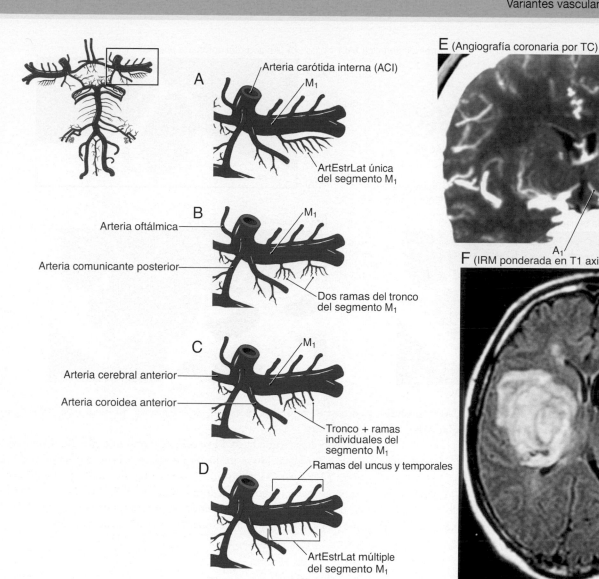

E (Angiografía coronaria por TC)

A

Arteria carótida interna (ACI)

M_1

ArtEstrLat única del segmento M_1

B

M_1

Arteria oftálmica

Arteria comunicante posterior

Dos ramas del tronco del segmento M_1

C

M_1

Arteria cerebral anterior

Arteria coroidea anterior

Tronco + ramas individuales del segmento M_1

D

Ramas del uncus y temporales

ArtEstrLat múltiple del segmento M_1

A_1 M_1 ArtEstrLat

F (IRM ponderada en T1 axial)

G (TC axial que muestra un accidente cerebrovascular de la porción distal de la ACM)

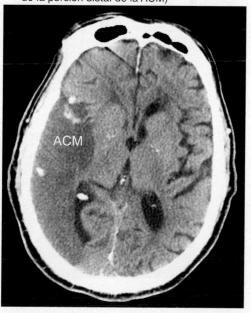

ACM

2-46 Las **arterias estriadas laterales** (ArtEstrLat) suelen denominarse **arterias lenticuloestriadas**; se originan en el **segmento M_1** de la **arteria cerebral media** de acuerdo con tres pautas generales.

Alrededor de 40% se origina como tronco único y luego se ramifica en numerosos vasos que penetran al hemisferio a través la sustancia perforada anterior para irrigar gran parte del núcleo lenticular y estructuras adyacentes; por ejemplo, la cápsula interna (**A, E**). En aproximadamente 30% de los casos, estos vasos se originan como dos troncos que se dividen en numerosas ramas penetrantes (**B**); una variante de este fenómeno es un tronco con varias ramas M_1 directas (**C**). En un número similar de casos (cercano a 30%), los vasos lenticuloestriados se originan como una serie de numerosas arteriolas directamente del segmento M_1 (**D, E**).

La hemorragia de las **arterias lenticuloestriadas** dentro del hemisferio, en el supuesto de que no haya oclusión del vaso M_1 originario, sino sólo una lesión de sus ramas, genera una lesión dentro del hemisferio con preservación del suministro de sangre (M_1 es permeable) a la corteza cerebral más distal (**F**). En contraste, la obstrucción del vaso originario, por ejemplo, del **segmento M_1**, puede propiciar infarto de todos los territorios irrigados por este vaso distales a la obstrucción que abarca los núcleos basales, porciones de la cápsula interna y toda la corteza distal. En el caso de obstrucciones más distales en la ACM, sólo las regiones corticales cerebrales que reflejan los territorios en tales vasos específicos (**G**) se infartan. Las deficiencias se correlacionan con el lecho vascular privado de sangre arterial, en este ejemplo es sobre todo M_4.

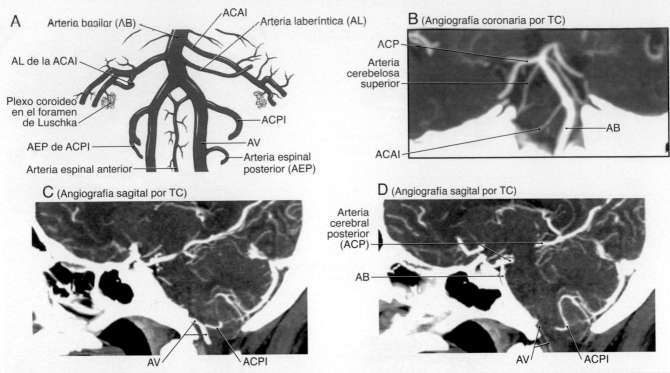

A   Arteria basilar (AB)   ACAI   Arteria laberíntica (AL)
AL de la ACAI
Plexo coroideo en el foramen de Luschka
AEP de ACPI
Arteria espinal anterior
ACPI
AV
Arteria espinal posterior (AEP)

B (Angiografía coronaria por TC)
ACP
Arteria cerebelosa superior
AB
ACAI

C (Angiografía sagital por TC)
AV   ACPI

D (Angiografía sagital por TC)
Arteria cerebral posterior (ACP)
AB
AV   ACPI

2-47 Las **arterias cerebelosas anteroinferiores (ACAI)** y **postero-inferior (ACPI)** se originan en las **arterias basilar (AB)** y **vertebral (AV)**, respectivamente (**A**).

La **ACAI** se origina cerca del tercio inferior de la arteria basilar en aproximadamente 75% de los pacientes (**A, B**). En 50 a 60% de las personas es una rama basilar única en cada lado, dos ramas en 20% y tres ramas en 20%. La **arteria laberíntica**, que es un suministro importante de sangre al oído interno, se origina en la ACAI

en casi 85% de las veces y en la basilar en alrededor de 15% de los individuos.

Es frecuente que la **ACPI** se origine como una rama única en cada arteria vertebral (90% de los casos) pero está duplicada 6% de las veces (**A, C, D: C** y **D** son dos planos sagitales diferentes del mismo paciente para mostrar la continuidad de la ACPI). En 75% de los casos, la **arteria espinal posterior** es una ramificación de la ACPI; es una rama vertebral en aproximadamente 25% de las veces.

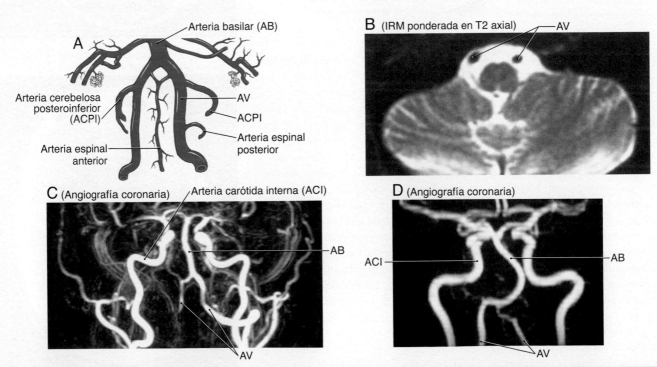

A   Arteria basilar (AB)
Arteria cerebelosa posteroinferior (ACPI)
AV
ACPI
Arteria espinal anterior
Arteria espinal posterior

B (IRM ponderada en T2 axial)   AV

C (Angiografía coronaria)   Arteria carótida interna (ACI)
AB
AV

D (Angiografía coronaria)
ACI
AB
AV

2-48 Las **arterias vertebrales (AV)** por lo general son de la misma longitud en alrededor de 25 a 30% de los casos, o una puede ser más grande que la otra (**A, B**). Por ejemplo, la vertebral izquierda puede ser un poco mayor en 43% de las veces (**C**) y la vertebral derecha en alrededor de 33% de los casos (**D**). En una minoría,

una u otra arterias vertebrales puede ser hipoplástica (cerca de 4 a 6%; véase también fig. 10-12). En menos de 1% de los casos, la arteria vertebral puede convertirse en la **ACPI** en un lado; la otra se convierte en la basilar. Llega a suceder que una de estas variaciones coexista con una segunda variación.

Nervios craneales

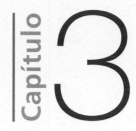

El sistema nervioso central (**SNC**) del adulto consta de cerebro anterior o **prosencéfalo** (telencéfalo y diencéfalo), tronco encefálico (mesencéfalo, metencéfalo y mielencéfalo), cerebelo y médula espinal. El cerebelo no es parte del tronco encefálico, pero es una **estructura suprasegmentaria** ubicada dentro de la fosa posterior, pero superior al eje largo del tronco encefálico. En términos generales, las lesiones en una región específica del SNC pueden dar como resultado déficits que son únicos de tal región, déficits que pueden reflejar daño a tractos o vías que transcurren por la región aludida, o una combinación de ellos. A continuación, se presenta un resumen de las divisiones del SNC, las estructuras representativas ubicadas dentro y los nervios craneales (NC) relacionados con cada una.

COMPARTIMENTOS

La cavidad craneal está rodeada por las meninges; son las porciones internas (duramadre + aracnoides) de las cuales se forman las **reflexiones durales**. Tales reflexiones grandes, como la **falce cerebral** (**hoz del cerebro**), separan el hemisferio cerebral derecho del izquierdo, y la **tienda** (**tentorio**) **del cerebelo**, separa los dos hemisferios cerebrales (los cuales se localizan en posición **supratentorial**) del tronco encefálico y del cerebelo (los cuales se localizan en posición **infratentorial**). El contenido de los **compartimentos supratentoriales** derecho e izquierdo se continúa con el del **compartimento infratentorial** único a través del mesencéfalo, que ocupa la **incisura del tentorio**. Los incrementos de la **presión intracraneal** (**PIC**) en el interior de un compartimento supratentorial pueden causar hernia de estructuras del SNC en la línea media, en dirección inferior por la incisura del tentorio o ambas. De forma similar, el aumento de la PIC en el compartimento infratentorial puede ser causa de hernia superior a través de la incisura del tentorio o inferior a través del foramen magno (véase cap. 9).

VASOS SANGUÍNEOS PRINCIPALES

La irrigación sanguínea de la médula espinal se origina en la **arteria espinal anterior**, una rama de la **arteria vertebral**, y en las **arterias espinales posteriores** que suelen ramificarse de las **arterias cerebelosas posteroinferiores**. Ésta se complementa con las **arterias segmentarias** (arterias cervical, intercostal posterior y lumbar). Las ramas de las arterias segmentarias son las **arterias radiculares anterior** y **posterior**, que se encuentran en cada nivel de la raíz espinal, y las **arterias medulares espinales anterior** y **posterior**, que se encuentran alrededor de los niveles espinales 6 a 18 o superior; sus números varían. Las arterias radiculares irrigan a cada conjunto de raíces espinales y al ganglio de la raíz posterior correspondiente (*hay arterias radiculares en cada nivel espinal*), en tanto que las arterias medulares espinales son principalmente una irrigación complementaria de las arterias espinales anterior y posterior y de los **vasos coronarios arteriales** (*las arterias medulares espinales no se encuentran en cada nivel espinal*). La **arteria de Adamkiewicz**, una arteria medular espinal anterior en especial grande, se origina en los niveles torácico inferior o lumbar superior (en general T8-L2, aproximadamente 80-85%) y con mayor frecuencia (arriba de 75%) se observa en el lado izquierdo.

El riego sanguíneo del cerebro proviene de las dos **arterias carótidas internas** y las dos **arterias vertebrales**; las últimas se unen para formar la **arteria basilar**. Las primeras suelen denominarse **sistema carotídeo interno** y las segundas **sistema vertebrobasilar**. Ambos sistemas se conectan entre sí mediante las **arterias comunicantes posteriores**. Cada arteria carótida interna se divide en **arterias cerebrales media** (segmentos M_1-M_4) y **anterior** (segmentos A_1-A_5), las cuales en general irrigan estructuras superficiales y profundas en las regiones lateral y medial del hemisferio, respectivamente. Las dos arterias vertebrales se unen para formar la **arteria basilar**; ésta se bifurca para formar las **arterias cerebrales posteriores** (P_1-P_4); las ramas de la ACP proximales irrigan sobre todo al tálamo y al mesencéfalo rostral; sus ramas distales irrigan las cortezas temporal y occipital.

Divisiones del SNC, estructuras representativas y nervios craneales (NC) relacionados

Prosencéfalo

Telencéfalo: corteza cerebral, lóbulos, giros (circunvoluciones), surcos, sustancia blanca subcortical, cápsula interna, núcleos basales, NC I

Diencéfalo: varias divisiones del tálamo dorsal, hipotálamo, subtálamo, epitálamo, metatálamo, NC II

Tronco encefálico

Mesencéfalo: cerebro medio, techo, tegmento, pie del pedúnculo cerebral, sustancia negra, núcleo rojo, NC III, IV

Metencéfalo: puente, áreas basilar y tegmentaria, pedúnculos cerebelosos, NC V

Mielencéfalo: médula oblongada, pirámide, oliva, pedúnculo cerebeloso inferior (cuerpo restiforme); NC IX, X, XII; NC VI, VII y VIII, que se consideran los nervios de la unión entre el puente y la médula oblongada (unión pontomedular); la raíz espinal del XI emerge de los niveles cervicales C1-C5/C6 de la médula espinal, ingresa por el foramen magno y se une a la raíz craneal de la médula oblongada, junto con los NC IX y X para salir de la cavidad craneal por el foramen yugular

Cerebelo

Lóbulos anterior, posterior, floculonodular; pedúnculos cerebelosos, corteza, núcleos

Médula espinal

Raíces anterior y posterior, ganglios de la raíz posterior, intumescencia cervical y lumbosacro, sustancia blanca y gris, láminas de Rexed, cuernos (astas) anterior y posterior

DÉFICITS DE LOS NERVIOS CRANEALES EN LESIONES REPRESENTATIVAS DEL TRONCO ENCEFÁLICO (FIGURAS 3-1 A 3-9)

Tabla 3-1 Sinopsis de los nervios craneales^a

NERVIO CRANEAL	COMPONENTE(S)	FUNCIÓN	LOCALIZACIÓN ENCEFÁLICA	FORAMEN/FORÁMENES ASOCIADO(S)	DÉFICITS
Olfatorio (NC I)	Sensitivo especial (AVE/AV)	Sentido del olfato	Bulbo olfatorio, trígono olfatorio	Forámenes etmoidales de la lámina cribosa	Anosmia, hiposmia, hiperosmia e hipoestesia/hiperestesia olfatoria
Óptico (NC II)	Sensitivo especial (ASE/AS)	Visión	Quiasma óptico (nervio óptico al quiasma y al tracto)	Conducto óptico	Ceguera, hemianopsia, cuadrantanopsia y pérdida del reflejo corneal de la rama aferente (véanse figs. en pp. 262-267)
Oculomotor (NC III)	Motor somático (ESG/ES)	Movimiento ocular	Fosa interpeduncular, parte medial del pedúnculo cerebral	Fisura orbitaria superior	Parálisis de la mayor parte de los movimientos oculares y diplopía (véanse figs. en pp. 226-229)
	Motor visceral (EVE/EV)	Contracción de la pupila	Con la raíz del NC III	Fisura orbitaria superior	Dilatación pupilar y pérdida del reflejo corneal de la rama eferente (véanse figs. en pp. 226-229)
Troclear (NC IV)	Motor somático (ESG/ES)	Movimiento ocular	Mesencéfalo, inferior al colículo inferior	Fisura orbitaria superior	Incapacidad para mirar inferior y lateralmente, y diplopía (véanse figs. en pp. 226-229)
Trigémino (NC V)	Sensitivo somático (ASG/AS)	Sensibilidad en la cara, senos paranasales, cavidad oral, dientes, párpados, córnea, lengua y frente, ATM y paladar (véanse figs. en pp. 198-201)	Cara lateral del puente	Fisura orbitaria superior (V_1); foramen redondo (V_2); foramen oval (V_3)	Pérdida de la sensibilidad en áreas de la cara y en la cavidad oral inervadas por cada división; pérdida de los reflejos corneal y masetérico-miótico de la rama aferente (véanse figs. en pp. 198-199)
	Motor faríngeo (EVE/ES)	Motor para músculos de la masticación y otros (véanse figs. en pp. 230-233)	Cara lateral del puente	Foramen oval	Debilidad/parálisis de músculos masticadores y pérdida del reflejo masetérico-miótico de la rama eferente (véanse figs. en pp. 230-233)
Abducens (NC VI)	Motor somático (ESG/ES)	Movimiento ocular	Unión pontomedular (localización medial)	Fisura orbitaria superior	Parálisis de la mirada lateral y diplopía (véanse figs. en pp. 226-229)
Facial (NC VII)	Motor faríngeo (EVE/ES)	Motor para los músculos de la expresión facial y otros (véanse figs. en pp. 229-233)	Unión pontomedular (localización intermedia)	Poro acústico interno y foramen estilomastoideo	Debilidad/parálisis de los músculos faciales y pérdida del reflejo corneal de la rama eferente (véanse figs. en pp. 230-233)
	Motor visceral (EVG/EV)	A ganglios parasimpáticos (véanse figs. en pp. 229-233)		Poro acústico interno	Disminución de las secreciones
	Sensitivo especial (AVE/AV)	Sentido del gusto procedente de los dos tercios anteriores de la lengua (véanse figs. en pp. 202-205)		Poro acústico interno y foramen estilomastoideo	Pérdida del gusto en los dos tercios anteriores de la lengua (véanse figs. en pp. 230-233)
	Sensitivo somático (ASG/AS)	Sensibilidad de la oreja (véanse figs. en pp. 202-205)		Poro acústico interno y foramen estilomastoideo	Pérdida de la audición (véanse figs. en pp. 230-233)
	Sensitivo visceral (AVG/AV)	Sensibilidad visceral de las glándulas salivales		Poro acústico interno y foramen estilomastoideo	
Vestibulococlear (NC VIII)	Sensitivo especial (ASE/AS)	Audición, estabilidad y equilibrio (véanse figs. en pp. 270-273)	Unión pontomedular (localización lateral)	Poro acústico interno	Sordera, acúfenos, vértigo, marcha inestable y nistagmo (véanse figs. en pp. 270-273)

Nervio craneal	Componente(s)	Función	Localización encefálica	Foramen/Forámenes asociado(s)	Déficits
Glosofaríngeo (NC IX)	Motor faríngeo (EVE/ES)	Motor para el músculo estilofaríngeo (véanse figs. en pp. 230-233)	Surco retroolivar	Foramen yugular	Dificultad para deglutir y pérdida del reflejo faríngeo (véanse figs. en pp. 270-273)
	Motor visceral (EVG/EV)	Al ganglio ótico y en seguida a la glándula parótida (véanse figs. en pp. 230-233)			Disminución de la función secretora
	Sensitivo especial (AVE/AV)	Gusto procedente del tercio posterior de la lengua (véanse figs. en pp. 202-203, 230-233)	Surco retroolivar	Foramen yugular	Pérdida del gusto en el tercio posterior de la lengua; no comprobado (véanse figs. en pp. 202-205, 230-232)
	Sensitivo somático (ASG/AS)	Sensibilidad en el meato acústico externo (véanse figs. en pp. 198-199, 230-233)			Pérdida de la sensibilidad en el meato acústico externo (véanse figs. en pp. 202-205, 230-232)
	Sensitivo visceral (AVG/AV)	Del cuerpo y seno carotídeos, glándula parótida y faringe			Bradicardia o taquicardia posibles
Vago (NC X)	Motor faríngeo (EVE/ES)	Motor para los músculos constrictores de la faringe, intrínsecos de la laringe, mayor parte del paladar, porción superior del esófago y cuerdas vocales (véanse figs. en pp. 230-233)	Surco retroolivar	Foramen yugular	Disfagia, disartria, pérdida de la función de las cuerdas vocales (ronquera) y pérdida del reflejo faríngeo (véanse figs. en pp. 202-205, 230-233)
	Motor visceral (EVG/EV)	A los ganglios de la tráquea, bronquios, intestino y corazón (véanse figs. en pp. 230-233)			Disminución de la acción secretora y efecto sobre la movilidad intestinal y frecuencia cardiaca (véanse figs. en pp. 230-233)
	Sensitivo especial (AVE/AV)	De las papilas gustativas sobre la epiglotis, la base de la lengua y el paladar (véanse figs. en pp. 202-203, 214-217)			Pérdida del sentido del gusto; no comprobado
	Sensitivo somático (ASG/AS)	Sensibilidad de la membrana timpánica, meato acústico externo y duramadre de la fosa craneal posterior (véanse figs. en pp. 202-205)			Pérdida de la sensibilidad en el meato acústico externo y en la membrana timpánica (véanse figs. en pp. 230-233)
	Sensitivo visceral (AVG/AV)	De la laringe, la faringe, el corazón, la tráquea y los bronquios, esófago e intestino (véanse figs. en pp. 202-205)			Disminución/pérdida de la sensibilidad de las vísceras; puede afectar el reflejo faríngeo
Accesorio (NC XI)	Motor somático (ESG/ES)	Motor para los músculos esternocleidomastoideo y trapecio (véanse figs. en pp. 226-229)	Cara lateral de la médula espinal C1-C4/C5	Entra por el foramen magno; sale por el foramen yugular	Debilidad de los músculos trapecio y esternocleidomastoideo (véanse figs. en pp. 214-217)
Hipogloso (NC XII)	Motor somático (ESG/ES)	Motor para los músculos extrínsecos e intrínsecos de la lengua (véanse figs. en pp. 226-229)	Surco preolivar	Conducto del nervio hipogloso	Desviación de la lengua durante la protrusión (véanse figs. en pp. 214-217, 226-228)

aEn esta tabla no se pretende incluir todo, sino proporcionar un resumen general. Los detalles relativos a las estructuras inervadas y sus funciones, así como a los diversos déficits observados después de las lesiones de los nervios craneales (o lesiones que afectan su función) están disponibles en las figuras respectivas indicadas en esta tabla y en otras partes de este capítulo y del capítulo 8. Las designaciones de los componentes funcionales utilizados en la tabla integran las versiones tradicional y actual que se explican en la figura 8-1.

Abreviaturas: AS, aferente somática; ASE, aferente somática especial; ASG, aferente somática general; ATM, articulación temporomandibular; AV, aferente visceral; AVE, aferente visceral especial; AVG, aferente visceral general; ES, eferente somática; ESG, eferente somática general; EV, eferente visceral; EVE, eferente visceral especial; EVG, eferente visceral general; NC, nervio craneal; V₁, nervio oftálmico; V₂, nervio maxilar; V₃, nervio mandibular.

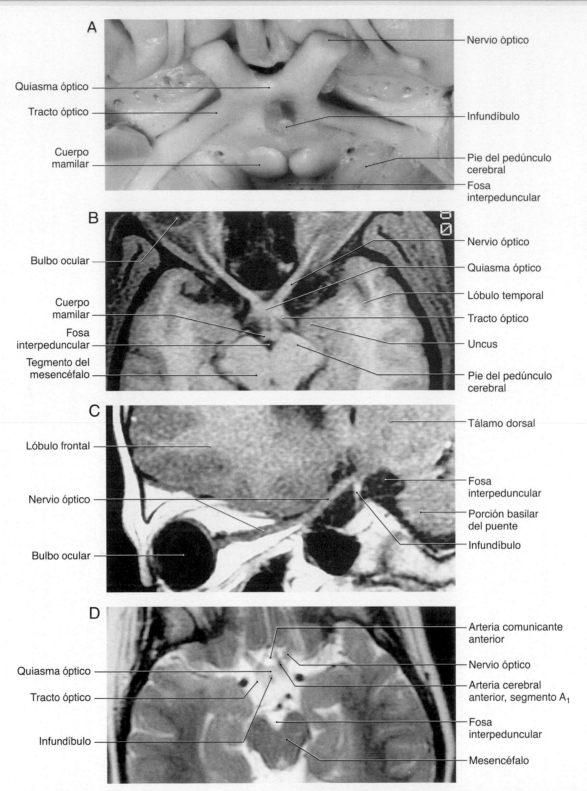

A

Quiasma óptico

Tracto óptico

Cuerpo mamilar

Nervio óptico

Infundíbulo

Pie del pedúnculo cerebral

Fosa interpeduncular

B

Bulbo ocular

Cuerpo mamilar

Fosa interpeduncular

Tegmento del mesencéfalo

Nervio óptico

Quiasma óptico

Lóbulo temporal

Tracto óptico

Uncus

Pie del pedúnculo cerebral

C

Lóbulo frontal

Nervio óptico

Bulbo ocular

Tálamo dorsal

Fosa interpeduncular

Porción basilar del puente

Infundíbulo

D

Quiasma óptico

Tracto óptico

Infundíbulo

Arteria comunicante anterior

Nervio óptico

Arteria cerebral anterior, segmento A_1

Fosa interpeduncular

Mesencéfalo

3-1 Vista inferior del hemisferio que muestra el nervio óptico (**NC II**), quiasma, tracto y estructuras relacionadas (**A**).

Las IRM del nervio craneal (NC) **II** se muestran en un plano axial (**B**, ponderada en T1; **D**, ponderada en T2) y sagital ligeramente oblicuo (**C**, ponderada en T1). Obsérvese la semejanza entre los planos axial, en especial (**B**), y la muestra anatómica macroscópica. Además, advierta la relación entre la arteria cerebral anterior, la arteria comunicante anterior y las estructuras a nivel del quiasma óptico (**D**).

La arteria comunicante anterior o su unión con la arteria cerebral anterior (**D**) es el sitio más frecuente de **aneurismas supratentoriales** (sistema carotídeo interno). La rotura de los aneurismas en este sitio es una de las causas más observadas de **hemorragia subaracnoidea espontánea** (también llamada **no traumática**). La proximidad de tales vasos con las estructuras ópticas y el hipotálamo (**D**) explica la variedad de alteraciones visuales e hipotalámicas que pueden experimentar estos pacientes. Una lesión del nervio óptico resulta en ceguera de ese ojo y pérdida de la rama aferente del **reflejo pupilar a la luz**. Las lesiones en la parte posterior del quiasma óptico causan déficits de los campos visuales de ambos ojos (**hemianopsia homónima contralateral [derecha o izquierda]**).

La arteria coroidea anterior irriga el tracto óptico y las partes de la cápsula interna inmediatamente contiguas a la parte interna del tracto óptico y adyacentes al pie del pedúnculo cerebral. Esto explica la combinación poco usual de una **hemianopsia homónima** relacionada con **hemiplejía** y **hemianestesia** contralaterales (frene todas las modalidades somatosensitivas, en especial si el área de la lesión se extiende hacia el interior del brazo posterior de la cápsula interna) como en el **síndrome de la arteria coroidea anterior.**

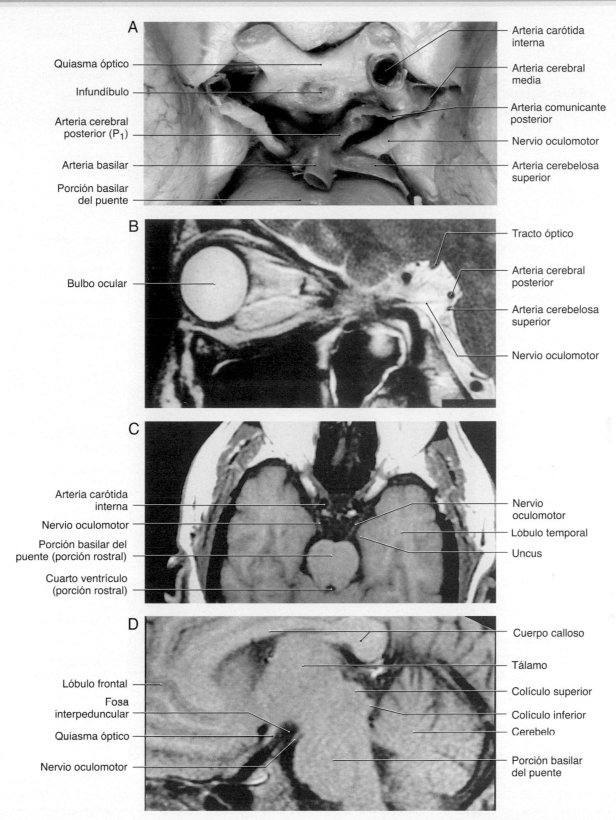

A

Quiasma óptico

Infundíbulo

Arteria cerebral posterior (P₁)

Arteria basilar

Porción basilar del puente

Arteria carótida interna

Arteria cerebral media

Arteria comunicante posterior

Nervio oculomotor

Arteria cerebelosa superior

B

Bulbo ocular

Tracto óptico

Arteria cerebral posterior

Arteria cerebelosa superior

Nervio oculomotor

C

Arteria carótida interna

Nervio oculomotor

Porción basilar del puente (porción rostral)

Cuarto ventrículo (porción rostral)

Nervio oculomotor

Lóbulo temporal

Uncus

D

Lóbulo frontal

Fosa interpeduncular

Quiasma óptico

Nervio oculomotor

Cuerpo calloso

Tálamo

Colículo superior

Colículo inferior

Cerebelo

Porción basilar del puente

3-2 Vista inferior del hemisferio que muestra las fibras del nervio oculomotor (NC III) y su relación con las **arterias cerebral posterior y cerebelosa superior** (**A**).

Las IRM del nervio oculomotor (NC III) se muestran en planos sagital (**B**, ponderada en T2; **D**, ponderada en T1) y axial (**C**, ponderada en T1). Obsérvese la relación entre las fibras que emergen del NC III con las arterias cerebral posterior y cerebelosa superior (**A, B**) y la apariencia característica del NC III conforme transcurre por el espacio subaracnoideo hacia la fisura orbitaria superior (**C**). El corte sagital (**D**) se encuentra justo lateral de la línea media y muestra la posición del nervio oculomotor en la fosa interpeduncular superior a la porción basilar del puente e inferior al quiasma óptico.

La parte de la arteria cerebral posterior ubicada entre las arterias basilar y comunicante posterior (**A**) es el segmento **P₁**.

El lugar más frecuente de **aneurismas** en el **área infratentorial** (**sistema vertebrobasilar**) es la bifurcación de la arteria basilar, también denominada **punta de la basilar**. Los pacientes con aneurismas en esta ubicación pueden presentarse con **trastornos del movimiento ocular, dilatación de la pupila y diplopía** que se debe a lesión de la raíz del NC III. De acuerdo con la disposición de las fibras dentro del nervio oculomotor, los cambios pupilares pueden preceder a los trastornos del movimiento ocular en casos de compresión gradual del tercer nervio craneal.

La rotura de un **aneurisma de la punta de la arteria basilar** puede causar signos muy importantes (**cefalea intensa, náusea, vómito** y tal vez **síncope** repentinos) indicadores de un accidente cerebrovascular en su concepción general. Además, la sangre extravasada puede abrirse camino en el sistema ventricular a través del piso del tercer ventrículo, de las cisternas localizadas en la cara basilar del cerebro, o ambos a la vez.

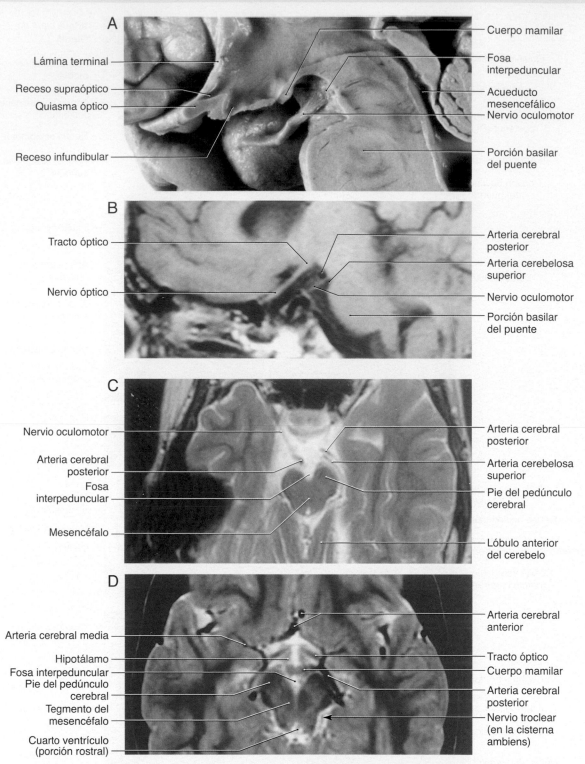

A
- Lámina terminal
- Receso supraóptico
- Quiasma óptico
- Receso infundibular
- Cuerpo mamilar
- Fosa interpeduncular
- Acueducto mesencefálico
- Nervio oculomotor
- Porción basilar del puente

B
- Tracto óptico
- Nervio óptico
- Arteria cerebral posterior
- Arteria cerebelosa superior
- Nervio oculomotor
- Porción basilar del puente

C
- Nervio oculomotor
- Arteria cerebral posterior
- Fosa interpeduncular
- Mesencéfalo
- Arteria cerebral posterior
- Arteria cerebelosa superior
- Pie del pedúnculo cerebral
- Lóbulo anterior del cerebelo

D
- Arteria cerebral media
- Hipotálamo
- Fosa interpeduncular
- Pie del pedúnculo cerebral
- Tegmento del mesencéfalo
- Cuarto ventrículo (porción rostral)
- Arteria cerebral anterior
- Tracto óptico
- Cuerpo mamilar
- Arteria cerebral posterior
- Nervio troclear (en la cisterna ambiens)

3-3 Vista mediosagital del tronco encefálico y del diencéfalo (**A**) que muestra la posición del nervio oculomotor (NC III) en relación con las estructuras adyacentes conforme transcurre por la fosa interpeduncular. Las IRM en **B** y **C** muestran la posición del nervio oculomotor en planos sagital (**B**, ponderada en T1) y axial (**C**, ponderada en T2). Obsérvese la relación del nervio oculomotor con las **arterias cerebral posterior** y **cerebelosa superior** adyacentes (**B, C**). Asimismo, compare estas imágenes con la presentada en la figura 3-2 **B**. En **D** (ponderada en T2), el nervio troclear se ve al pasar por la cisterna ambiens alrededor de la cara lateral del mesencéfalo (compárese con las figuras 2-39 y 5-15).

Los nervios oculomotor (III) y troclear (IV) son los nervios craneales del mesencéfalo. El nervio oculomotor emerge por la fosa interpeduncular para inervar cuatro músculos extrínsecos del bulbo ocular y a través del ganglio ciliar, las fibras posganglionares inervan a los músculos del esfínter de la pupila. La lesión al nervio oculomotor puede producir **parálisis de la mayor parte del movimiento ocular**, **dilatación pupilar**, pérdida de la rama eferente del **reflejo pupilar a la luz** y una **leve caída del párpado superior** (músculo elevador del párpado superior), todo en el ojo homolateral. El nervio troclear es especial porque es el único nervio craneal que emerge de la cara posterior (dorsal) del tronco encefálico y porque inerva, de manera exclusiva, un músculo en el lado contralateral de la línea media. En este sentido, una lesión del **núcleo troclear** produce debilidad muscular en el lado contralateral, en tanto la lesión al **nervio troclear** después de su salida causa debilidad muscular en el lado de la lesión. En consecuencia la lesión a los NC III y IV también causa **diplopía**.

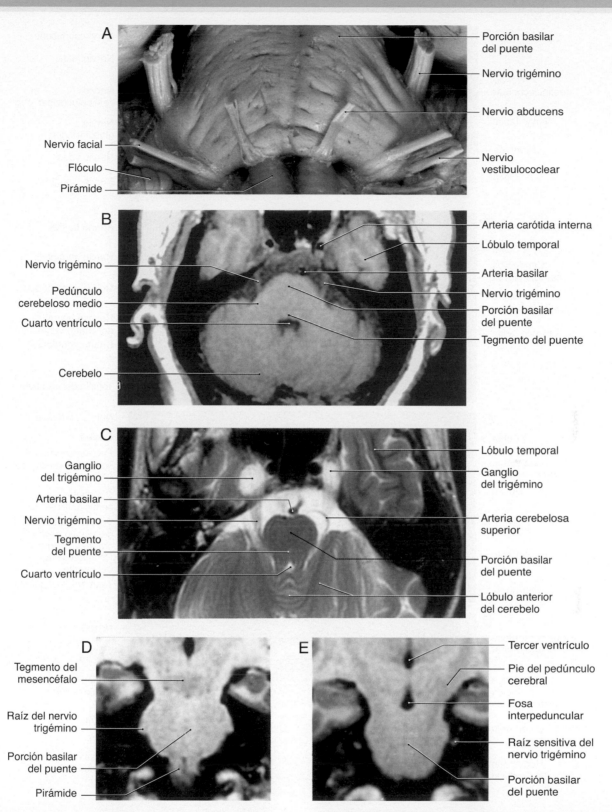

A
- Porción basilar del puente
- Nervio trigémino
- Nervio abducens
- Nervio facial
- Flóculo
- Pirámide
- Nervio vestibulococlear

B
- Nervio trigémino
- Pedúnculo cerebeloso medio
- Cuarto ventrículo
- Cerebelo
- Arteria carótida interna
- Lóbulo temporal
- Arteria basilar
- Nervio trigémino
- Porción basilar del puente
- Tegmento del puente

C
- Ganglio del trigémino
- Arteria basilar
- Nervio trigémino
- Tegmento del puente
- Cuarto ventrículo
- Lóbulo temporal
- Ganglio del trigémino
- Arteria cerebelosa superior
- Porción basilar del puente
- Lóbulo anterior del cerebelo

D
- Tegmento del mesencéfalo
- Raíz del nervio trigémino
- Porción basilar del puente
- Pirámide

E
- Tercer ventrículo
- Pie del pedúnculo cerebral
- Fosa interpeduncular
- Raíz sensitiva del nervio trigémino
- Porción basilar del puente

3-4 El nervio trigémino (NC V) es la mayor de las raíces de los nervios craneales del tronco encefálico (**A**). Emerge por un punto intermedio de la cara lateral del puente, por lo general alineado con la emergencia de los NC VII, IX y X. El NC V, y los últimos tres mencionados, son **nervios mixtos** por tener componentes motores y sensitivos. El nervio trigémino se muestra en las IRM en los planos axial (**B**, ponderada en T1; **C**, ponderada en T2) y coronal (**D, E**, ambas ponderadas en T1). Adviértase el aspecto característico de la raíz del nervio trigémino mientras transcurre por el espacio subaracnoideo (**B, C**), la emergencia del nervio trigémino y la posición de la raíz sensitiva del nervio en la cara lateral del puente en el plano coronal (**D** y **E**). Además, la IRM en **C** ilustra con claridad la posición del **ganglio del nervio trigémino** y la **cavidad** o **fosa trigeminal** (**cavidad** o **fosa de Meckel**) en la fosa craneal media; este espacio contiene la raíz y el ganglio del nervio trigémino. La **salida del NC V** especifica la interfase de la **porción basilar del puente** con el **pedúnculo cerebeloso medio** (**B**).

La **neuralgia del trigémino** (**NTG**), también denominada **tic doloroso**, es un dolor paroxístico punzante en los territorios del NC V$_2$ al V$_3$, a menudo desencadenado por estímulos circundantes a la comisura de los labios. Es probable que las causas sean múltiples y pueden incluir **compresión neurovascular** por parte de las ramas aberrantes de la **arteria cerebelosa superior** (en aproximadamente 80% de los casos; véase la aposición de este vaso respecto a la raíz nerviosa en **C**), **esclerosis múltiple** (rara en NTG unilateral, más frecuente en casos de NTG bilateral), **tumores** (rara) y **transmisión efáptica** dentro del nervio o del ganglio.

Hay numerosos tratamientos médicos para la neuralgia del trigémino; cuando estas opciones fracasan, el tratamiento quirúrgico puede incluir la sección del nervio periférico o neurectomía, la descompresión microvascular (de la ACS) o rizotomía percutánea del trigémino.

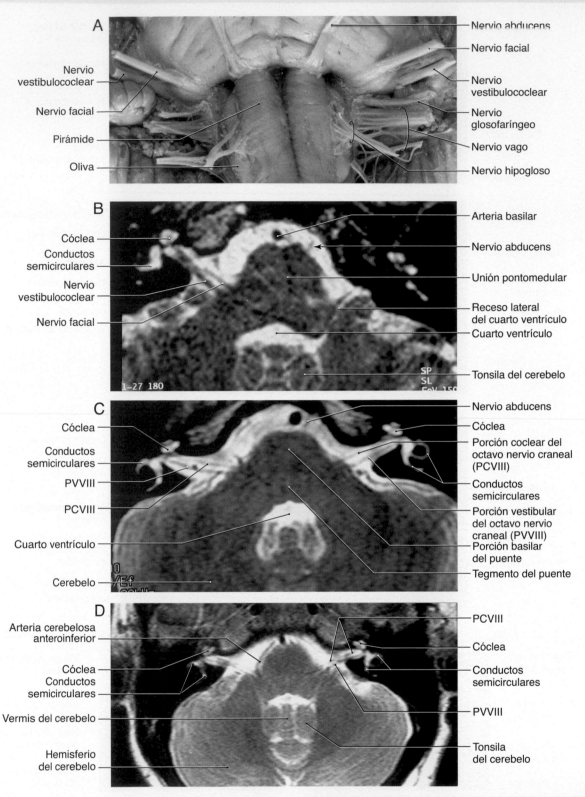

A

Nervio vestibulococlear
Nervio facial
Pirámide
Oliva

Nervio abducens
Nervio facial
Nervio vestibulococlear
Nervio glosofaríngeo
Nervio vago
Nervio hipogloso

B

Cóclea
Conductos semicirculares
Nervio vestibulococlear
Nervio facial

Arteria basilar
Nervio abducens
Unión pontomedular
Receso lateral del cuarto ventrículo
Cuarto ventrículo
Tonsila del cerebelo

1-27 180
SP
SL
FoV 150

C

Cóclea
Conductos semicirculares
PVVIII
PCVIII
Cuarto ventrículo
Cerebelo

Nervio abducens
Cóclea
Porción coclear del octavo nervio craneal (PCVIII)
Conductos semicirculares
Porción vestibular del octavo nervio craneal (PVVIII)
Porción basilar del puente
Tegmento del puente

D

Arteria cerebelosa anteroinferior
Cóclea
Conductos semicirculares
Vermis del cerebelo
Hemisferio del cerebelo

PCVIII
Cóclea
Conductos semicirculares
PVVIII
Tonsila del cerebelo

3-5 Los nervios craneales en la unión pontomedular son el abducens (NC VI), el facial (NC VII) y el vestibulococlear (NC VIII) (**A**).

Los nervios facial y vestibulococlear se introducen en el **poro acústico interno**, el nervio facial se dirige en última instancia a la cara a través del **foramen estilomastoideo** y el nervio vestibulococlear a estructuras del oído interno. Las IRM en el plano axial, **B, C, D** (todas ponderadas en T2) muestran las relaciones de la raíz vestibulococlear y el nervio facial con el poro acústico interno. Adviértase asimismo la apariencia característica de la **cóclea** y de los **conductos semicirculares** (**B, C**). Además de estos dos nervios craneales, la **rama laberíntica** de la **arteria cerebelosa anteroinferior** también se introduce al poro acústico interno y envía ramificaciones que inervan la cóclea y los conductos semicirculares y sus ganglios respectivos.

El tumor que se relaciona con mayor frecuencia al NC VIII se denomina de manera correcta **schwannoma vestibular** (**SV**), ya que se origina en la **vaina de neurilema de la raíz vestibular superior**. Es *incorrecto* denominarlo *neurinoma del acústico*; ni es acústico (porque no se origina en la raíz coclear), ni es un neurinoma (porque no se origina en tejido nervioso), ya que se origina de las células de Schwann.

Los pacientes con este tumor a menudo se presentan con tres signos clínicos de **hipoacusia progresiva** (aproximadamente 95% de los casos), **acúfenos agudos** (70%) y **dificultades del equilibrio o vértigo** (cerca de 65%). Casi 30% de los casos refiere **cefalea**. A medida que el tumor crece (a más de 2 cm) puede causar **debilidad facial** (raíz del NC VII), **entumecimiento facial** (raíz del NC V) o alteración del **reflejo corneal** (raíces de los NC V a VII). El tratamiento suele ser quirúrgico, con radiación, o combinado. La incidencia del **SV** puede aumentar en pacientes con neurofibromatosis; el SV bilateral es patognomónico para el tipo 2 de esta enfermedad.

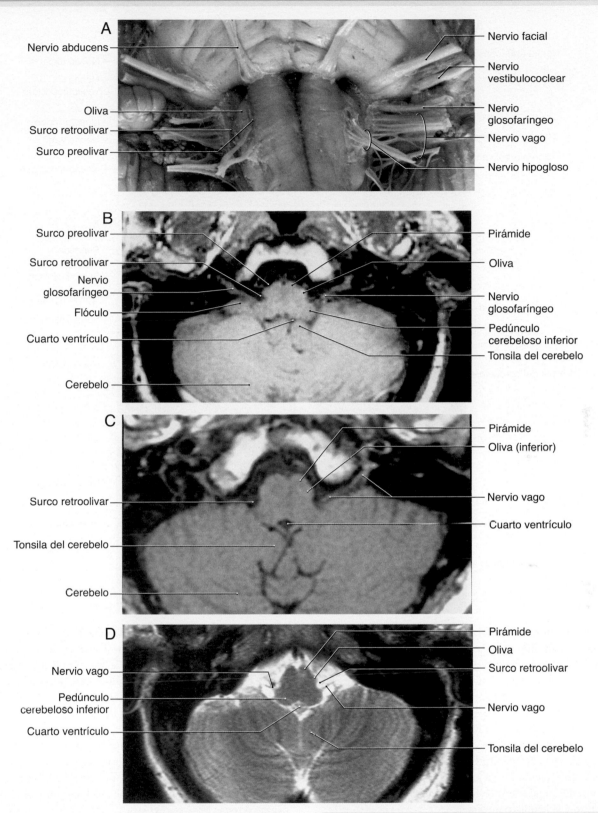

A

Nervio abducens

Oliva

Surco retroolivar

Surco preolivar

Nervio facial

Nervio vestibulococlear

Nervio glosofaríngeo

Nervio vago

Nervio hipogloso

B

Surco preolivar

Surco retroolivar

Nervio glosofaríngeo

Flóculo

Cuarto ventrículo

Cerebelo

Pirámide

Oliva

Nervio glosofaríngeo

Pedúnculo cerebeloso inferior

Tonsila del cerebelo

C

Surco retroolivar

Tonsila del cerebelo

Cerebelo

Pirámide

Oliva (inferior)

Nervio vago

Cuarto ventrículo

D

Nervio vago

Pedúnculo cerebeloso inferior

Cuarto ventrículo

Pirámide

Oliva

Surco retroolivar

Nervio vago

Tonsila del cerebelo

3-6 Los nervios glosofaríngeo (NC IX) y vago (NC X) (**A**) emergen de la cara lateral de la médula oblongada por el surco retroolivar; el NC IX lo hace en dirección superior hacia la hilera de raicillas que incluyen al NC X (**A**).

Estos nervios en general se encuentran alineados con las emergencias de los nervios facial y trigémino; todos son nervios craneales mixtos. La emergencia del nervio glosofaríngeo (**A, B**) está cerca de la unión pontomedular y se correlaciona con la forma (más rectangular) correspondiente a la médula oblongada y un cuarto ventrículo más grande. El nervio vago emerge en una posición un poco más inferior (**A, C, D**); la forma de la médula oblongada es más cuadrada y el tamaño del cuarto ventrículo es más pequeño. Los NC IX, X y el nervio accesorio (XI) salen del cráneo a través del foramen yugular.

La **neuralgia glosofaríngea** es un dolor lancinante que se origina en los territorios inervados por los NC IX y X en la base de la lengua y la garganta. Las actividades que lo desencadenan incluyen masticar y tragar. Las lesiones de los nervios que pasan por el foramen yugular (NC IX, X, XI) pueden causar pérdida del **reflejo faríngeo** (rama motora a través del NC IX), caída del hombro homolateral que se acompaña de incapacidad para girar la cabeza hacia el lado opuesto contra resistencia (NC XI), y **disartria** y **disfagia** (NC X). Los **síndromes del foramen yugular** pueden ser el resultado de lesiones/tumores que se localizan dentro de la cavidad craneal adyacente al foramen (como sucede en el **síndrome de Vernet**, con las raíces de los NC IX, X, XI), dentro del propio foramen o afuera de él en la base del cráneo (**síndrome de Collet-Sicard**, raíces de los NC IX, X, XI, XII). En este último caso, la lesión también puede abarcar sólo las raíces de los NC X, XI y XII.

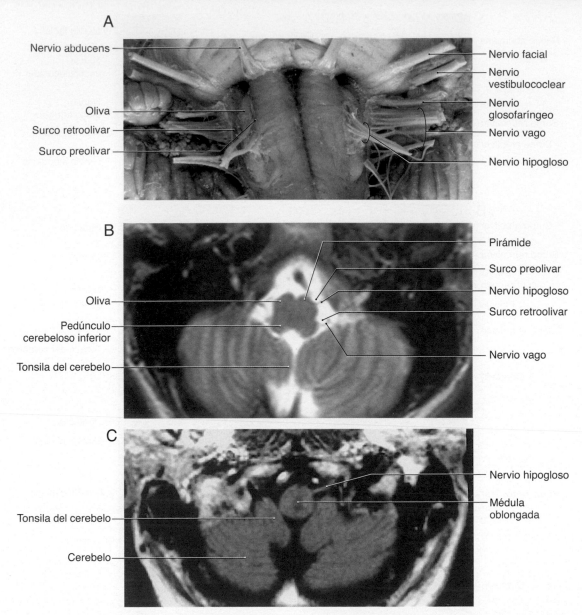

A

Nervio abducens
Oliva
Surco retroolivar
Surco preolivar

Nervio facial
Nervio vestibulococlear
Nervio glosofaríngeo
Nervio vago
Nervio hipogloso

B

Oliva
Pedúnculo cerebeloso inferior
Tonsila del cerebelo

Pirámide
Surco preolivar
Nervio hipogloso
Surco retroolivar
Nervio vago

C

Tonsila del cerebelo
Cerebelo

Nervio hipogloso
Médula oblongada

3-7 El nervio hipogloso (NC XII) (**A**) emerge por la cara inferolateral de la médula oblongada a través del surco preolivar y pasa por el **conducto del nervio hipogloso**.

Este nervio craneal motor emerge alineado con el nervio abducens que se encuentra en la unión pontomedular y con los ramos eferentes de los NC III y IV del mesencéfalo. La emergencia del NC XII se localiza de manera característica en posición lateral adyacente a la pirámide, que contiene fibras corticoespinales; debido a su aposición estrecha, ambos pueden lesionarse en el mismo episodio neurológico (**síndrome bulbar medial**). En este síndrome, la afectación puede ser el reflejo de una lesión vascular (**arteria espinal anterior**) a las **fibras corticoespinales** de la pirámide, la **raíz del nervio hipogloso** y el **lemnisco medio**.

Obsérvese en las IRM axiales (**B**, ponderada en T2; **C**, ponderada en T1) la posición característica del nervio hipogloso en el espacio subaracnoideo y su relación con la forma general de la médula oblongada. Esta forma es indicativa de la salida de un nervio craneal en niveles más inferomediales de la médula oblongada. En **B**, adviértase su relación con el surco preolivar y oliva. El nervio hipogloso sale de la base del cráneo a través del conducto del nervio hipogloso. Una lesión de la raíz del NC XII, o en su distribución periférica, causará una desviación de la lengua al lado afectado de la raíz al intentar protruirla; el **músculo geniogloso** en dicho lado se paraliza. Una lesión en la médula oblongada, como sucede con un **síndrome bulbar medial** (**síndrome de Déjèrine**), puede causar la misma desviación de la lengua (hacia el lado de la lesión cuando se intenta protruirla), junto con otros déficits motores (corticoespinales) y sensitivos (lemnisco medial) en el lado opuesto del cuerpo.

El cuadro clínico completo de déficits observados en lesiones de la médula oblongada que incluyen al núcleo del nervio hipogloso, o al propio nervio, o en lesiones de la fosa craneal posterior que abarcan la raíz del nervio hipogloso y otras raíces, dependerá de las estructuras adicionales que estén afectadas. Por ejemplo, los **síndromes del foramen yugular** pueden involucrar raíces de los NC IX a XII, sea en conjunto o en diversas combinaciones.

Recuérdese que el foramen yugular (NC IX a XI) y el conducto del nervio hipogloso (NC XII) están muy cerca entre sí, separados sólo por un tabique óseo pequeño en la cara interna del cráneo (véase fig. 2-23). Esta separación puede impedir que una lesión intracraneal dañe al mismo tiempo a todas estas raíces.

Sin embargo, las raíces de los NC IX a XII se sitúan en aposición estrecha justo al salir de la base del cráneo y pueden dañarse de manera conjunta por una lesión en esta zona delimitada. Los déficits en el **síndrome de Collet-Sicard** (uno de los síndromes del foramen yugular) reflejan daño a los NC IX a XII.

El conjunto de estas raíces puede dañarse en una fractura de la base del cráneo que abarque ambos forámenes o por un tumor que incluya a tales raíces en una zona delimitada. Una lesión de la cápsula interna causará una desviación de la lengua en dirección contralateral cuando se intenta protruirla, en tanto que una lesión de la raíz del nervio o núcleo hipoglosos causa una desviación homolateral de la misma durante la protrusión, la cual es una diferencia importante al diagnosticar signos/síntomas del NC XII.

Lado derecho del paciente   Lado izquierdo del paciente

Músculo recto medial

Neurona motora del músculo recto medial

Músculo recto medial

Núcleo oculomotor

Fascículo longitudinal medial

Músculo recto lateral

3

1

2

Músculo recto lateral

Fibras corticoespinales

4

5

Núcleo del nervio abducens

Neurona internuclear del nervio abducens

Neurona motora del músculo recto lateral

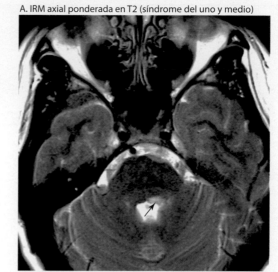

A. IRM axial ponderada en T2 (síndrome del uno y medio)

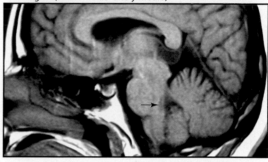

B. TC sagital (síndrome del uno y medio)

3-8 Lesiones (zonas sombreadas 1 a 5) del nervio abducens (NC VI) o del núcleo y del fascículo longitudinal medial que causan déficits de los movimientos oculares en el plano horizontal.

Lesión del nervio abducens (1): las neuronas motoras del núcleo del nervio abducens inervan el músculo recto lateral del mismo lado. En consecuencia, un paciente con una lesión de la raíz del nervio abducens (NC VI) externa al puente (véase fig. 3-5 para la posición de la raíz del NC VI) experimenta una pérdida de la mirada lateral voluntaria en el ojo del lado de la lesión, lo cual indica una parálisis del músculo recto lateral. Otros movimientos del ojo afectado y todos los movimientos del ojo contrario son normales. Este paciente experimentará **diplopía**, también denominada **visión doble**. Al mirar hacia delante, el ojo del lado lesionado tendría desviación leve hacia la línea media (**estrabismo medial**), acción sin oposición del músculo recto medial del mismo ojo. Para reducir esta diplopía, el paciente puede rotar su cabeza hacia el lado de la lesión. Con este movimiento el paciente puede ver una imagen debido a que el ojo desviado en sentido medial (el afectado) puede alinearse con el opuesto desviado lateralmente (el no afectado).

Lesión protuberancial basilar (2): conforme los axones que se originan en las neuronas motoras del nervio abducens pasan por la porción basilar del puente, se localizan lateralmente adyacentes a las fibras corticoespinales (véase fig. 6-19). Una lesión en esta porción del puente puede dañar al mismo tiempo las fibras eferentes del nervio abducens y a los axones corticoespinales. Un paciente con esta lesión presenta **hemiplejía alternante** (o **cruzada**), una parálisis del músculo recto lateral en el lado de la lesión (pérdida de la mirada lateral voluntaria hacia ese lado y **diplopía**) y una parálisis de los miembros superior e inferior en el lado opuesto del cuerpo. Los **déficits alternantes** o **cruzados** caracterizan a las lesiones en el tronco encefálico.

Oftalmoplejía internuclear (OIN) (3): además de las neuronas motoras del nervio abducens que inervan al músculo recto lateral homolateral, el núcleo del nervio abducens también contiene interneuronas. Los axones de tales interneuronas, denominadas **fibras internucleares**, cruzan la línea media, entran al **fascículo longitudinal medial (FLM)** y suben para terminar en neuronas motoras en el núcleo del nervio oculomotor que inerva al músculo recto medial en ese lado (el contralateral). Una lesión en el FLM interrumpe tales axones y causa una **pérdida de la mirada medial** (parálisis del músculo recto medial) en el ojo del mismo lado cuando intenta realizar movimientos oculares conjugados. Otros movimientos del ojo afectado y todos los movimientos del ojo opuesto son normales. La lateralidad del déficit refleja el lado de la lesión y el déficit. Por ejemplo, una **oftalmoplejía internuclear derecha** especifica una lesión en el FLM derecho y parálisis del músculo recto medial derecho; una **oftalmoplejía internuclear izquierda** indica una lesión en el FLM izquierdo que causa debilidad del músculo recto medial izquierdo. La **oftalmoplejía internuclear** se ve en aproximadamente 15 a 35% de pacientes con esclerosis múltiple, sólo superada por episodios vasculares.

Lesión del núcleo del nervio abducens (4): una lesión del núcleo del nervio abducens daña las neuronas motoras alfa que inervan al músculo recto lateral del mismo lado y a las fibras intranucleares que terminan en las neuronas motoras alfa del músculo recto medial que se alojan en el núcleo contralateral del nervio oculomotor. Un paciente con esta lesión presenta una **pérdida de la mirada horizontal** en ambos ojos cuando intenta mover el ojo a voluntad hacia el lado de la lesión; la mirada horizontal hacia el lado opuesto es normal. Constituye básicamente una **lesión del nervio abducens y una oftalmoplejía internuclear**. Una lesión del núcleo del nervio abducens también puede dañar las fibras motoras del nervio facial que forman la **rodilla interna del nervio facial**. En este caso el paciente también puede sufrir varios grados de debilidad de los músculos de la cara en el lado de la lesión.

Síndrome del uno y medio (IRM ponderada en T2, y TC) (5): este síndrome se llama así debido a que una lesión protuberancial unilateral puede causar una **pérdida del movimiento ocular horizontal voluntario medial y lateral del lado de la lesión** (corresponde al "uno") y una **pérdida del movimiento ocular horizontal medial en el lado contrario** (corresponde al "medio"). La lesión que resulta de este tipo de déficits incluye al núcleo del nervio abducens en un lado (déficits = parálisis del músculo recto lateral en el lado de la lesión, parálisis del músculo recto medial en lado contrario) y al FLM inmediatamente adyacente que lleva las fibras internucleares del núcleo contralateral del nervio abducens (déficit = parálisis del músculo recto medial en el lado de la lesión). Estas lesiones suelen ser grandes e incluir **porciones de la formación reticular protuberancial paramediana**, denominadas con mucha frecuencia **centro de la mirada horizontal**.

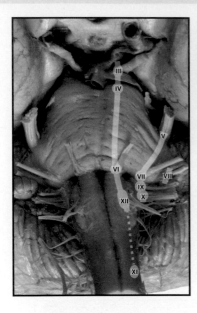

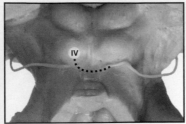

3-9 Los nervios craneales (NC) III, IV, VI y XII comparten cuatro rasgos: se originan en los núcleos que contienen neuronas motoras alfa localizadas cerca de la línea media; emergen en un eje superoinferior adyacente a la línea media; inervan músculos estriados y, por último, estos músculos se paralizan en el lado homolateral cuando se daña la raíz. Lo mismo es válido para el NC XI, excepto que tal nervio se origina en los niveles espinales C1-C5/C6, ingresa por el foramen magno, se une con los NC IX y X, y sale por el foramen yugular.

Los NC V, VII, IX y X son nervios mixtos; contienen de manera selectiva fibras visceromotoras, somatomotoras, somatosensitivas o sensitivas especiales, y tienen su origen en los núcleos motores o sensitivos localizados en un punto intermedio en el tronco encefálico. En comparación con las motoras, tales raíces entran o salen en una posición más lateral.

El NC VIII, el más lateral de los NC, se considera solamente sensitivo aunque es bien sabido que hay un fascículo olivococlear (coclear eferente), cuya función es disminuir la actividad en el nervio auditivo. La función general del NC VIII es auditiva, de estabilidad y de equilibrio.

Tabla 3-2 Lesiones del tronco encefálico que afectan a núcleos de los nervios craneales o sus raíces, y déficits relacionados

LESIÓN/SÍNDROME	ESTRUCTURAS AFECTADAS	DÉFICITS
Médula oblongada Síndrome de Déjèrine (bulbar medial)	Nervio hipogloso/núcleo del nervio hipogloso Fibras corticoespinales Lemnisco medial	Parálisis homolateral de la lengua Hemiplejía contralateral Pérdida contralateral del tacto discriminante, y de la sensibilidad vibratoria y posicional en el miembro superior, en el tronco y en el miembro inferior
Síndrome de Wallenberg o de la ACPI (arteria cerebelosa posteroinferior) (bulbar lateral)	Tracto y núcleo espinales del nervio trigémino Núcleo ambiguo Núcleos vestibulares Sistema anterolateral	Pérdida homolateral de la sensibilidad al dolor y térmica en la cara Disfagia, ronquera, desviación de la úvula hacia el lado opuesto Nistagmo, vértigo, náusea Perdida contralateral de la sensibilidad al dolor y térmica en el miembro superior, en el tronco y en el miembro inferior
Puente Síndrome de Raymond* (síndrome de Foville)	Fibras corticoespinales Fibras del nervio abducens en el puente Fibras corticoespinales Núcleo o fibras del nervio facial (Sistema anterolateral) (Nervio trigémino)	Hemiplejía contralateral Parálisis homolateral del nervio abducens, diplopía Hemiplejía contralateral Parálisis homolateral de los músculos faciales (Pérdida contralateral de la sensibilidad al dolor y térmica en el miembro superior, en el tronco y en el miembro inferior) (Parálisis homolateral de los músculos masticadores, pérdida homolateral de la sensibilidad al dolor y térmica en la cara)
Síndrome de Gubler	Fibras corticoespinales Nervio trigémino	Hemiplejía contralateral Parálisis homolateral de los músculos masticadores, pérdida homolateral de la sensibilidad al dolor y térmica en la cara
Mesencéfalo Síndrome de Weber (pedúnculo cerebral)	Fibras corticoespinales Fibras oculomotoras Fibras corticonucleares	Hemiplejía contralateral Parálisis homolateral del nervio oculomotor, diplopía, dilatación de la pupila, ptosis Debilidad contralateral de los músculos faciales en la parte inferior de la cara; desviación de la lengua hacia el lado contrario durante la protrusión; debilidad homolateral de los músculos trapecio + esternocleidomastoideo
Síndrome de Claude (núcleo rojo)	Nervio oculomotor Fibras talamocerebelosas	Parálisis homolateral del nervio oculomotor, diplopía, dilatación de la pupila, ptosis Ataxia contralateral, temblor, + hipercinesia del núcleo rojo

Síndrome de Benedikt = déficits del síndrome de Weber + déficits del síndrome de Claude.

* De acuerdo con Wolf (1971), Fulgence Raymond describió a un paciente con varias complicaciones, hemiparesia derecha y parálisis izquierda del nervio abducens. Raymond localizó la lesión (admitía las causas potenciales) en la porción basilar del puente que incluía las fibras corticoespinales y la raíz del nervio abducens. Éste se denomina síndrome de Foville; Foville también incorpora estructuras adyacentes con sus déficits correspondientes. Ambos epónimos son aceptables.

NERVIOS CRANEALES EN SU CONTEXTO FUNCIONAL/CLÍNICO MÁS AMPLIO (FIGURAS 3-10 A 3-16)

Los nervios craneales suelen constituir una parte integral de la exploración neurológica; es en realidad el caso de las lesiones o enfermedades que afectan a la cabeza y al cuello. En este capítulo se explican a detalle sus puntos de emergencia (o de entrada en el caso de los nervios sensitivos) y su aspecto correspondiente en las IRM, y se ofrecen ejemplos de lesiones que causan déficits en los movimientos oculares, en especial en el plano horizontal, y de lesiones del tronco encefálico que incluyen déficits de los nervios craneales.

Las ilustraciones que se muestran son sólo parte de una visión mucho más amplia que sitúa a los nervios craneales en un contexto funcional y analiza sus conexiones en la periferia, así como en el sistema nervioso central. Aunque estas conexiones más globales de los nervios craneales, y sus funciones correspondientes, se ilustran en el capítulo 8 en un *contexto de sistemas* apropiado, aquí se enumeran de manera breve para facilitar la remisión a aquellos lectores que en este momento deseen conocerlos de una manera más integral.

Componentes funcionales de los nervios espinales y craneales (véanse también figuras 6-1 y 6-2)

3-10 Las columnas de células dentro de la médula espinal son continuas en dirección superior en comparación con las columnas de células del tronco encefálico, que tienen funciones similares. Por ejemplo, las columnas de células motoras generales (somáticas) de la médula espinal son continuas con los grupos de núcleos motores que inervan la lengua y los músculos extraoculares; ambas columnas celulares inervan músculos esqueléticos. Es el mismo caso de la sensibilidad general. Los núcleos que acarrean sentidos especiales se encuentran sólo en el tronco encefálico y se asocian sólo con determinados nervios craneales.

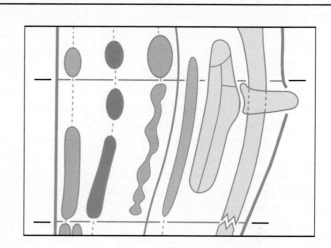

Vías y déficits del nervio trigémino (véanse también figuras 8-7 y 8-8A, B)

3-11 El nervio trigémino porta información sensitiva de la cara y la cavidad oral y provee inervación motora a los músculos de la masticación. El tracto y el núcleo espinales del nervio trigémino también reciben sensibilidad general a través de los NC VII, IX y X. En este sentido, *el tracto espinal del nervio trigémino es el centro de todas las sensaciones somatestésicas que llegan al tronco encefálico con todos los nervios craneales.* De igual manera, el tracto y núcleo solitarios (véase fig. 8-9) *son el centro del tronco encefálico de todas las sensaciones viscerales que entran en el propio tronco encefálico en los NC VII, IX y X.* Ambos núcleos del tronco encefálico de estos nervios craneales llevan información al tálamo y, en último término, a la corteza cerebral.

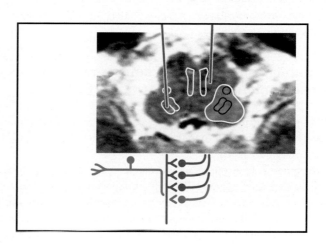

Vías y déficits del nervio corticonuclear (véanse también figuras 8-13 y 8-14A, B)

3-12 La corteza cerebral influye a los núcleos de los nervios craneales a través de fibras corticonucleares. En las exploraciones neurológicas tal influencia es más palpable cuando se comprueban las funciones motoras de los NC VII, IX, X, XI y XII. En algunas situaciones, el déficit se ve por la incapacidad del paciente para ejecutar un movimiento "contra resistencia". Es fundamental comparar el (los) déficit(s) de una lesión de tales fibras con la afectación de los nervios craneales dentro del tronco encefálico, o en la periferia, para **localizar la lesión** en el sistema nervioso central.

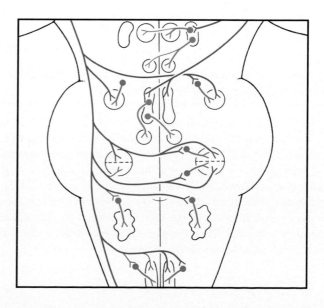

Vías eferentes de nervios craneales (III-VII y IX-XII) y déficits (véanse también figuras 8-19 a 8-22B)

3-13 Los núcleos de los nervios craneales son motores para el músculo esquelético o visceromotores para los ganglios autónomos de la periferia. Las lesiones que incluyen los núcleos, o las raíces, de los núcleos motores causan parálisis de los músculos que inervan, con los déficits predecibles, como debilidad de los músculos faciales o desviación de la lengua durante la protrusión. Las lesiones que dañan las fibras visceromotoras de un nervio craneal son causa de una respuesta visceromotora esperada; por ejemplo, dilatación de la pupila, o disminución de la función secretora o de la motilidad del músculo liso.

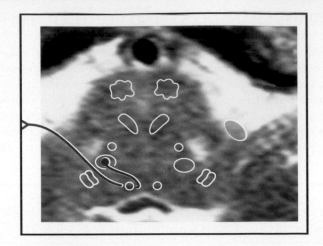

Vías reflejas y déficits de los nervios craneales (véanse también figuras 8-23 a 8-32)

3-14 La comprobación de los reflejos de los nervios craneales es una parte sistemática de toda exploración neurológica. Permite constatar la integridad de las ramas aferente y eferente del reflejo. En ocasiones ambos componentes se encuentran en el mismo nervio craneal; otras se encuentran en nervios distintos. Además, pueden verse los déficits que reflejen la lesión que afecta a la función del nervio craneal, si bien esta **afectación** no se encuentra en las ramas aferente o eferente del reflejo; esto es indicio de que se trata de un problema más grave del sistema nervioso central, por ejemplo, una lesión en la cápsula interna, en particular de su rodilla.

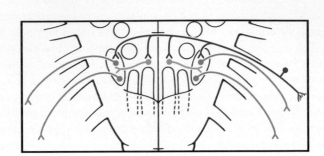

Vías pupilares y visuales, y déficits relacionados (véanse también figuras 8-44 a 8-47B)

3-15 El **reflejo pupilar** (que suele denominarse **reflejo pupilar a la luz**) tiene su rama aferente a través del NC II y su rama eferente a través del NC III.

La respuesta de la pupila cuando se le acerca una luz es una pista clara para localizar la lesión. El nervio óptico, el quiasma, el tracto, y las radiaciones y la corteza visual tienen una representación **retinotópica**. Las lesiones de cualquiera de estas estructuras causan déficits visuales; por ejemplo, **hemianopsia** o **cuadrantanopsia**, las cuales reflejan la porción concreta dañada del sistema visual. Debido a que las vías visuales se extienden al cerebro, las lesiones en diversos sitios pueden causar déficits visuales o viarias combinaciones de ellos.

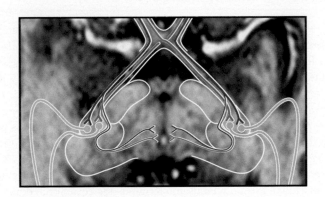

Vías auditiva y vestibular, y déficits relacionados (véanse también figuras 8-49 y 8-50)

3-16 La porción auditiva del NC VIII se relaciona con la percepción del sonido. La afectación de la cóclea, o de la raíz coclear, puede alterar de manera profunda la percepción del sonido o causar hipoacusia. La porción vestibular del NC VIII actúa sobre la estabilidad, el equilibrio y el mantenimiento de la postura. El daño de los conductos semicirculares, de la raíz vestibular o de estructuras centrales que reciben información vestibular, puede causar **vértigo**, **ataxia**, dificultad de la marcha o mantenimiento del equilibrio, o una variedad de alteraciones de los movimientos oculares.

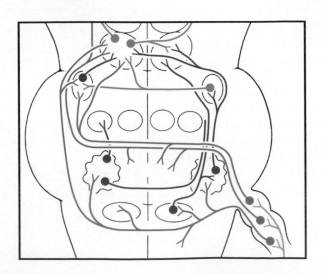

Capítulo 4

Meninges, cisternas, ventrículos y hemorragias relacionadas

Las meninges constan de **duramadre (paquimeninge)**, **aracnoides** y **piamadre**; las últimas dos forman las **leptomeninges**. Las meninges están compuestas de fibroblastos modificados en diferentes capas que tienen funciones específicas. Las capas externas, la **duramadre del periostio** y la **duramadre meníngea**, están compuestas de fibroblastos largos, **colágeno** en grandes cantidades, y tienen mucha fuerza. Los vasos de la duramadre se encuentran en la interfase duramadre-cráneo; por lo general forman indentaciones/surcos en la lámina interna del cráneo. La duramadre del periostio forma el **periostio** sobre la lámina interna del cráneo, está adherida herméticamente a dicha lámina interna, en particular a las suturas, y se localiza externa a los senos durales. La duramadre meníngea forma las **reflexiones durales** (la falce cerebral [hoz del cerebro], la tienda del cerebelo [tentorio del cerebelo], el diafragma de la silla, la falce del cerebelo) que en su interior se localizan senos venosos específicos. Las **hemorragias epidurales (extradurales)** o **hematomas** se ocultan entre la lámina interna del cráneo y la duramadre del periostio. La parte más interna de la duramadre, que es la **capa celular del borde de la duramadre**, se adhiere a la duramadre meníngea localizada externa a la aracnoides localizada internamente. Está hecha de fibroblastos largos sinuosos separados por espacios extracelulares que contienen un material amorfo, pero sin colágeno; es muy notorio que esta capa tiene pocas uniones celulares. La capa celular del borde de la duramadre es un plano estructuralmente débil en la interfase duramadre-aracnoides; las llamadas **hemorragias subdurales o hematomas** están localizados en este espacio.

No existen espacios naturales entre la capa interna y la duramadre del periostio o externos, dentro o internos a la capa celular del borde de la duramadre. Por consiguiente, el **hematoma epidural** y el llamado **hematoma subdural**, con sus formas, extensiones y secuelas clínicas que los caracterizan, suelen causar un episodio traumático o patológico. Existe un **espacio epidural espinal** natural entre el saco dural de la duramadre y la columna vertebral; las vértebras tienen su propio periostio.

La **aracnoides** está compuesta de células menos largas, compactadas con poco o ningún espacio extracelular y adheridas entre sí por desmosomas y uniones estrechas. La membrana aracnoidea se localiza en el interior de la capa celular del borde de la duramadre y, junto con la duramadre meníngea, forma las diversas **reflexiones durales**. El grosor de esta capa en general es de dos a cuatro células y forma una barrera contra el flujo del líquido cerebroespinal (LCE), de allí su designación de **capa celular limitante aracnoidea**. El **espacio subaracnoideo (ESA)** (leptomeníngeo) natural se encuentra entre la aracnoides y la piamadre y proporciona la salida del LCE de los ventrículos, circulación alrededor del cerebro y médula espinal, y reabsorción en el sistema venoso, sobre todo en las **vellosidades aracnoideas**. Las **células de la capa aracnoidea** por lo general situadas en la vecindad de tales vellosidades son una fuente primaria de células que se transforman en **meningioma**. La sangre dentro del ESA (**hemorragia subaracnoidea**) a menudo se observa después de traumatismo y a consecuencia de rotura de un aneurisma intracraneal. Las causas de la **meningitis bacteriana** o **viral** pueden encontrarse en el espacio subaracnoideo. Las **trabéculas aracnoideas** están compuestas de numerosos fibroblastos sinuosos largos que cruzan el ESA; tienen uniones celulares con la capa aracnoidea y con la piamadre y pueden contener colágeno en los pliegues de sus membranas celulares.

Los fibroblastos que forman la **piamadre** se adhieren a la superficie del SNC y siguen todas sus diversas ondulaciones, en algunos casos forman una capa única. El conjunto de la piamadre y la **membrana neuroglial limitante** (procesos celulares de astrocitos protoplásmicos en la superficie del SNC) forma la membrana **piamadre-neuroglial**. En ocasiones los pequeños **espacios profundos a la piamadre** que contienen fibras de colágeno se encuentran en la interfase piamadre-cerebro. Los vasos grandes localizados en el ESA pueden estar envueltos de manera parcial o total por células de la piamadre o procesos de células trabeculares.

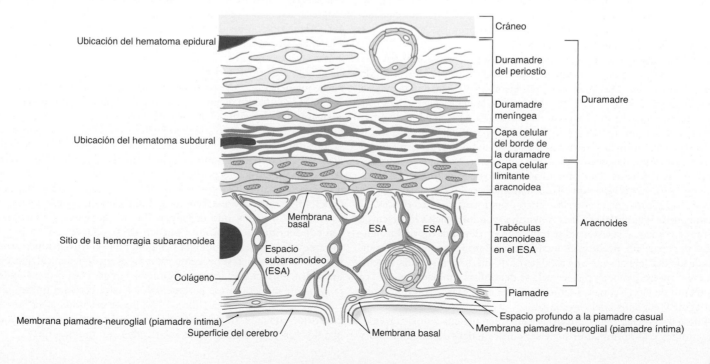

57

Tabla 4-1 Comparación entre las meninges craneales y las espinales

CRANEALES	ESPINALES
Duramadre	**Duramadre**
• Adherida a la lámina interna del cráneo (sin espacio epidural) • Compuesta de dos capas fusionadas (de periostio y meníngea), las cuales se dividen para formar los senos venosos durales, y de la capa celular del borde de la duramadre	• Separada de las vértebras por el espacio epidural • Compuesta sólo por la duramadre meníngea (las vértebras tienen su propio periostio) y por la capa celular del borde de la duramadre
Aracnoides *(parte externa de las leptomeninges)*	**Aracnoides** *(parte externa de la leptomeninges)*
• Adherida a la duramadre en el individuo vivo (sin espacio subdural preexistente) • Vellosidades aracnoideas (en el seno sagital superior) • Trabéculas aracnoideas en el espacio subaracnoideo • Espacio subaracnoideo con muchas cisternas	• Adherida a la duramadre en el individuo vivo (sin espacio subdural preexistente) • Sin vellosidades aracnoideas • Pocas o ninguna trabécula aracnoidea, pero presencia de septo aracnoideo • Espacio subaracnoideo con una cisterna principal
Piamadre *(parte interna de las leptomeninges)*	**Piamadre** *(parte interna de la leptomeninges)*
• Adherida de manera muy estrecha a la superficie del cerebro • Sin especializaciones de la piamadre • Ingresa al cerebro con los vasos	• Adherida de manera muy estrecha a la superficie de la médula • Tiene especializaciones en forma de ligamentos dentados, filum terminal y línea splendens • Ingresa a la médula con los vasos

MENINGITIS, HEMORRAGIAS MENÍNGEAS Y MENINGIOMAS

Una amplia variedad de procesos morbosos y de lesiones pueden afectar las meninges; aquí se mencionan algunos ejemplos.

Las infecciones de las meninges (**meningitis bacteriana**) pueden denominarse **leptomeningitis** debido a que los microorganismos patógenos se localizan en el **ESA** y afectan a la **piamadre** y la **aracnoides**. La extensión de la infección a la **duramadre** se denomina **paquimeningitis**. La **meningitis bacteriana** es causada por una variedad de microorganismos; las bacterias con más frecuencia relacionadas con determinados grupos etarios o con traumatismos son las siguientes: recién nacidos: *Streptococcus* (*S.*) *agalactiae*, *Escherichia* (*E.*) *coli*, *Listeria* (*L.*) *monocytogenes*; recién nacidos a alrededor de 24 meses: *S. agalactiae, E. coli, Haemophilus influenzae*; 2-50 años: *S. pneumoniae, Neisseria* (*N.*) *meningitidis*; a partir de los 50 años: *S. pneumoniae, N. meningitidis, L. monocytogenes*; fractura de la base del cráneo: *S. pneumoniae, H. influenzae*; traumatismo craneoencefálico: *Staphylococcus*. El paciente enferma de gravedad (p. ej., **cefalea, fotofobia, confusión, fiebre, rigidez del cuello [nuca rígida]** y **estupor**), puede tener signos/síntomas generalizados o focales y, si no se trata con rapidez (con antibióticos apropiados), con probabilidad morirá. Los pacientes con **meningitis viral** pueden enfermar a lo largo de varios días, presentan **cefalea, confusión** y **fiebre**, pero con el debido cuidado suelen recuperarse después de una fase aguda de aproximadamente 1 a 2 semanas sin presentar déficits permanentes.

La causa más común de un **hematoma epidural** (**extradural**) (en casi 85% de los casos) es una fractura de cráneo que causa la laceración de un vaso importante de la duramadre, por ejemplo, de la **arteria meníngea media**. En aproximadamente 15% de los casos, la hemorragia puede originarse en un seno venoso. La sangre extravasada disecciona la duramadre de la lámina interna del cráneo; no hay espacio extradural cerebral preexistente para que la sangre pase. Estas lesiones con frecuencia son grandes, con forma de lente (**lenticulares**), pueden tener aspecto loculado y son "cortas y gruesas" en comparación con los hematomas subdurales (véase fig. 4-4). El hecho de que los hematomas epidurales no crucen las líneas de las suturas tiene correlación con sus formas características. El paciente puede tener **cefalea, crisis convulsiva, vómito, reflejos hiperactivos** o entrar en **coma** y, si la lesión no se trata, está en riesgo de morir. En algunos casos, el paciente puede estar **inconsciente al principio,** luego tener un **lapso de lucidez** (el paciente está totalmente despierto), en seguida se deteriora con rapidez y muere; esta secuela se denomina "**hablar y morir**". El tratamiento de elección para lesiones grandes es la extracción quirúrgica del coágulo y el control del vaso dañado.

El desgarro de las venas emisarias (que salen del encéfalo a través de la aracnoides y la duramadre) suele ser consecuencia de traumatismo y es una causa común de **hematoma subdural**. Esta designación es algo equívoca dado que la sangre extravasada en realidad se disecciona a través de una capa de células especializadas, aunque con estructura débil, en la interfase duramadre-aracnoides: **capa celular del borde de la duramadre**. En el cerebro normal **no hay "espacio subdural" preexistente**. Los **hematomas subdurales agudos**, más observados en pacientes más jóvenes, por lo general se detectan de inmediato o en pocas horas después del suceso que los causa. Los **hematomas subdurales crónicos**, que predominan en adultos mayores o en pacientes bajo tratamiento de anticoagulación, con frecuencia tienen origen desconocido. Los síntomas tardan en aparecer días o semanas; en el proceso causan un **cambio progresivo del estado mental**. La lesión se presenta como "alargada y fina" en comparación con la de un hematoma epidural, se continúa hacia la superficie del cerebro y puede extenderse distancias considerables (véanse figs. 4-4 y 4-5). El tratamiento es la extirpación quirúrgica (en el caso de lesiones más grandes o agudas) o vigilancia cercana cuando se trata de lesiones pequeñas, asintomáticas o que se repiten.

La causa más frecuente de la **hemorragia subaracnoidea** es el traumatismo. En 70 a 80% de los pacientes con **hemorragia subaracnoidea espontánea** (**no traumática**), el episodio precipitante es la rotura de un **aneurisma intracraneal**. La hemorragia sintomática por una malformación arteriovenosa tiene lugar en aproximadamente 5% de los casos. La sangre se acumula y difunde a través del ESA y de las cisternas (véase fig. 4-7). Algunas veces los déficits observados (en tanto el paciente no entre en coma) pueden ser indicativos de su localización, en especial si hay nervios craneales cercanos. El inicio es repentino; el paciente se queja de una cefalea de intensidad terrible ("la peor de mi vida" o "en estallido") y puede **mantener la conciencia**, pasar al **letargo** y **desorientación**, o caer en **coma**. El tratamiento de un aneurisma es la remoción quirúrgica del saco aneurismático del vaso del que se originó (con un clip [grapa] o una espiral endovascular), si es posible, e impedir la aparición de un vasoespasmo.

Los tumores de las meninges (**meningiomas**) se clasifican de maneras diferentes, pero suelen surgir de **células aracnoideas de la cubierta/indiferenciadas** (un número pequeño se origina en la duramadre) alrededor de las vellosidades o en los sitios donde los vasos o nervios craneales penetran la duramadre-aracnoides. Tales tumores pueden presentarse con signos/síntomas que dependen de su ubicación y tamaño. Crecen con **lentitud** (los síntomas pueden desarrollarse casi sin percibirse durante años), tienen **histología benigna**, pueden causar **hiperostosis** de la porción del cráneo subyacente y con frecuencia tienen **calcificaciones**. En orden decreciente, los meningiomas se encuentran distribuidos de la siguiente manera: áreas paramediales + falce cerebral (juntos, 29%); convexidad, 15%; selares (silla), 13%; borde esfenoideo, 12%, y surco olfatorio, 10%. El tratamiento es principalmente cirugía, aunque en algunos casos los meningiomas se atienden con radioterapia.

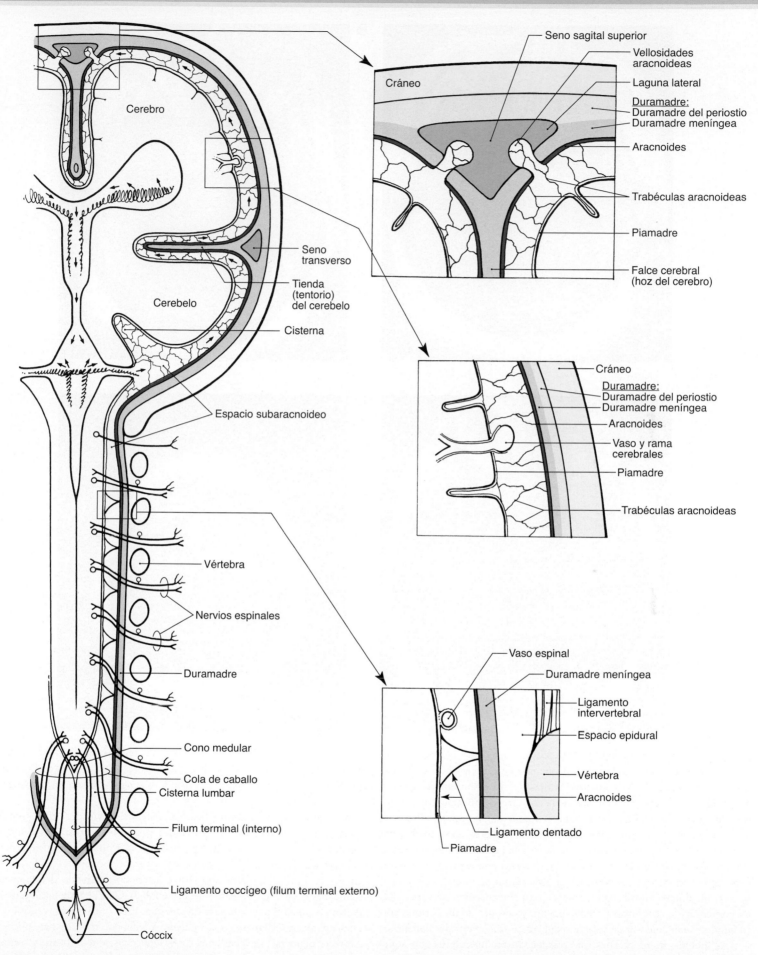

Cerebro

Seno sagital superior

Cráneo

Vellosidades
aracnoideas

Laguna lateral

Duramadre:
Duramadre del periostio
Duramadre meníngea

Aracnoides

Trabéculas aracnoideas

Piamadre

Seno
transverso

Tienda
(tentorio)
del cerebelo

Cerebelo

Falce cerebral
(hoz del cerebro)

Cisterna

Cráneo

Duramadre:
Duramadre del periostio
Duramadre meníngea

Aracnoides

Vaso y rama
cerebrales

Piamadre

Trabéculas aracnoideas

Espacio subaracnoideo

Vértebra

Nervios espinales

Vaso espinal

Duramadre meníngea

Ligamento
intervertebral

Espacio epidural

Duramadre

Vértebra

Cono medular

Aracnoides

Cola de caballo

Cisterna lumbar

Filum terminal (interno)

Ligamento dentado

Piamadre

Ligamento coccígeo (filum terminal externo)

Cóccix

4-1   Representación semiesquemática del sistema nervioso central y sus meninges asociadas. Los detalles muestran las relaciones de las meninges en el área del seno sagital superior, en la cara lateral del hemisferio cerebral y alrededor de la médula espinal. El líquido cerebroespinal se produce en los plexos coroideos de los ventrículos laterales, tercero y cuarto. Circula por el sistema ventricular (**flechas pequeñas**) y entra al espacio subaracnoideo por las aperturas medial de Magendie y los dos forámenes laterales de Luschka. En el paciente sano, la aracnoides está adherida a la superficie interna de la duramadre. No hay espacio subdural **real** o **potencial** ninguno. El espacio se crea como resultado de **traumatismos, infecciones** o **enfermedades**.

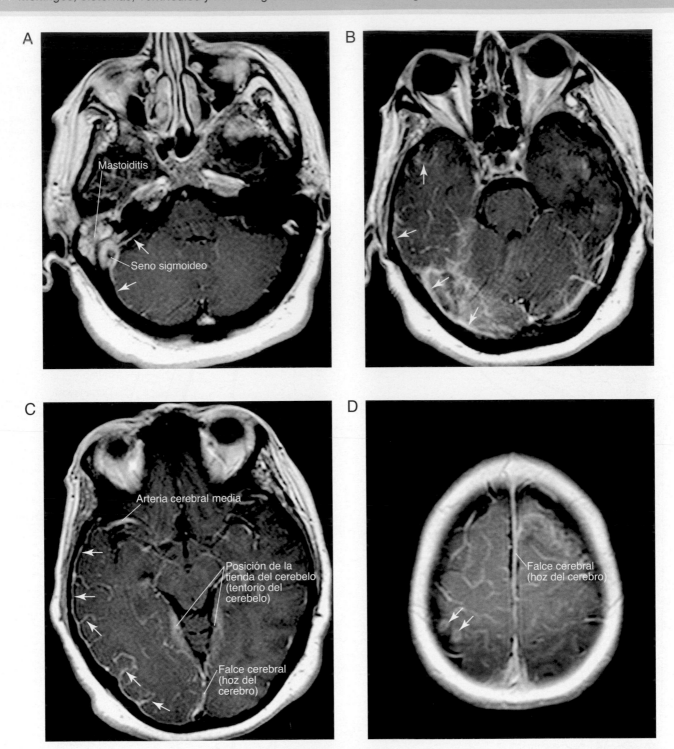

A — Mastoiditis — Seno sigmoideo

B

C — Arteria cerebral media — Posición de la tienda del cerebelo (tentorio del cerebelo) — Falce cerebral (hoz del cerebro)

D — Falce cerebral (hoz del cerebro)

4-2 Ejemplos de **meningitis** (A-D, axiales todas) en el adulto. La meningitis es una enfermedad que por lo general abarca el espacio subaracnoideo (ESA) y las membranas que lo delimitan, es decir, la **aracnoides** y la **piamadre**. En consecuencia, es frecuente denominarla **leptomeningitis** (**aracnoiditis** o **piaracnitis**). La meningitis puede afectar de manera preferente un lado más que otro y, en algunos casos, se presenta con déficits unilaterales. La **meningitis bacteriana** es una **urgencia médica**; puede presentarse de manera repentina, progresa con rapidez y debe tratarse de inmediato o, de lo contrario, puede causar la muerte. Los pacientes con **meningitis viral** llegan a enfermar en el transcurso de varios días en comparación con horas potencialmente y después de un periodo corto agudo, y con cuidado de apoyo, recuperarse sin déficits permanentes.

Las fuentes de infecciones que pueden causar meningitis son aquellas que involucran a los senos paranasales o las celdillas aéreas mastoideas (**mastoiditis, A**). La mastoiditis casi siempre se acompaña de otros procesos morbosos, de los que destaca más la **otitis media** aguda o crónica. La relación estrecha de las celdillas aéreas mastoideas con el seno sigmoideo representa una vía considerablemente directa en el sistema nervioso central.

Cuando la una infección llega al sistema nervioso central, puede afectar los senos venosos (**A**), los cuales aparecen contrastados al mejorar la resolución de la imagen. La infección se propaga por la superficie del cerebro dentro del ESA, entra a los surcos y ocupa el ESA que se encuentra inmediatamente superior e inferior a la tienda del cerebro (tentorio del cerebelo) (véanse flechas en **A, B, C**). El ESA y los surcos se realzan cuando el paciente se trata con gadolinio por vía intravenosa (**C, D**) y aparecen brillantes en la imagen. Además de tales rasgos, pueden aparecer pequeñas mejoras en el ESA (**D**, flechas) que indican la formación de abscesos pequeños. Esta inflamación también puede extenderse hasta incluir la duramadre en cuyo caso se denomina **paquimeningitis**.

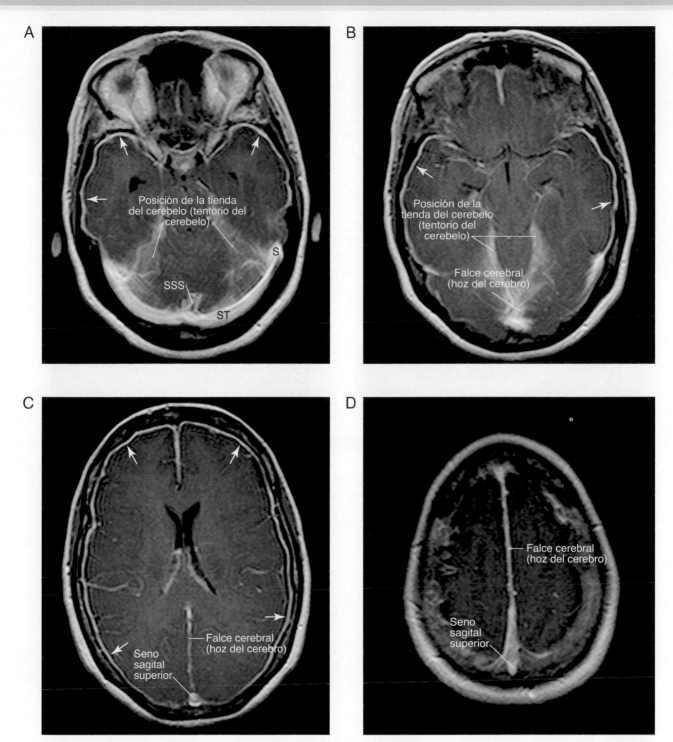

A

Posición de la tienda
del cerebelo (tentorio del
cerebelo)

S

SSS

ST

B

Posición de la
tienda del cerebelo
(tentorio del
cerebelo)

Falce cerebral
(hoz del cerebro)

C

Falce cerebral
(hoz del cerebro)

Seno
sagital
superior

D

Falce cerebral
(hoz del cerebro)

Seno
sagital
superior

4-3 Ejemplos de **meningitis** (**leptomeningitis**) que incluye de manera extensa ambos lados del sistema nervioso central (**A-D**, todas las imágenes son axiales) en el adulto. En **A** y **B**, obsérvese que las meninges se realzan sobre el lóbulo temporal (flechas), en la ubicación de la tienda del cerebelo, y los senos venosos (SSS, sagital superior; S, sigmoideo; ST, transverso). En niveles axiales distintos, el realce resulta visible con claridad en la superficie cerebral (**B, C**, flechas), a lo largo de las reflexiones de la duramadre (tienda del cerebelo y falce cerebral, **B-D**), y dentro de los surcos (**C**). Además, las mejoras sobre la curvatura del hemisferio (**D**) sugieren acumulaciones focales o inflamación secuestrada en buena medida en las **leptomeninges**.

Como se ve en tales muestras, la meningitis puede diagnosticarse por imágenes en que se utiliza gadolinio y llega a visualizarse hasta un nivel razonable su grado y extensión. Sin embargo, también es aparente que la inflamación meníngea y la inflamación dentro del ESA son más sutiles que las lesiones como el meningioma, la hemorragia o el tumor cerebral. Aunque éstas pueden mejorar de maneras similares, como una hemorragia subaracnoidea leve en comparación con la leptomeningitis, cada una tiene sus características y presentación clínica única que llevan a un diagnóstico correcto. Los vasos localizados dentro del ESA también pueden realzarse debido a que es muy probable que contengan material infeccioso y los microorganismos pueden infiltrar las paredes vasculares. Como se observa en la figura 4-2, la inflamación también puede extenderse hasta incluir la duramadre (**paquimeningitis**). Los agentes causativos de meningitis más frecuentes, y los grupos etarios relacionados con ellos con mayor frecuencia, se comentaron al principio de este capítulo.

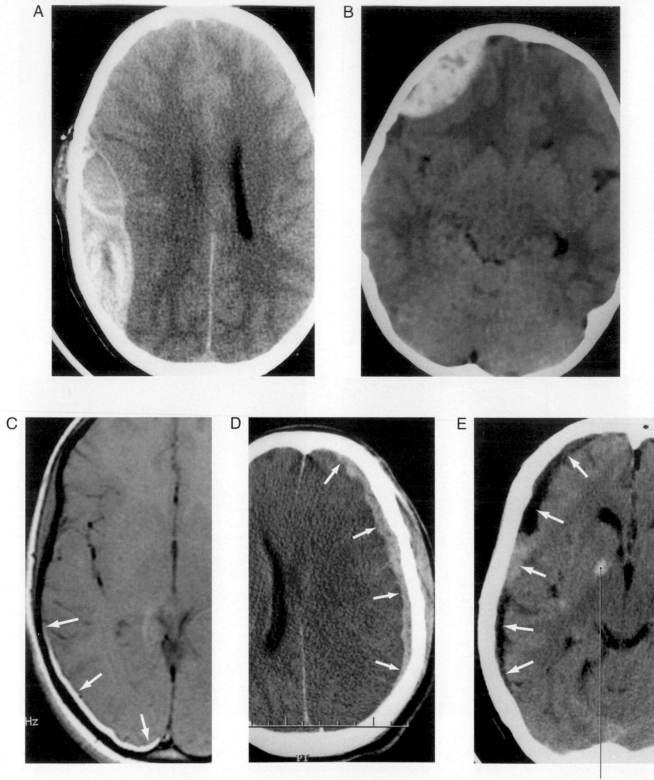

Hemorragia en el cerebro

4-4 Ejemplos de **hemorragia/hematoma epidural** (**extradural**) (**A, B**) y de **hematoma/hemorragia subdural** agudo(a) (**C, D**) y subagudo(a) (**E**). Obsérvese la **forma lenticular** de las lesiones epidurales (no cruzan las líneas) (**A, B**), su **aspecto loculado** y su localización externa al tejido del cerebro (véase también la fig. 4-5). En oposición, las lesiones subdurales agudas (**C, D, flechas**) son muy finas y se extienden a mayor distancia sobre la corteza; no las limitan las líneas de sutura. Puede apreciarse la desviación de la línea media (**A, D**).

En **E**, el hematoma subdural tiene ambas fases, **crónica** y **subaguda**. La fase crónica se indica con cuatro fechas, dos superiores y dos inferiores, que muestran que la sangre se reemplaza por líquido, y la fase subaguda con la flecha de en medio, donde ha entrado sangre más reciente a la lesión. Obsérvese la extensión de esta lesión en la superficie de la corteza y su delgadez respecto a las lesiones epidurales. El paciente en **E**

también tiene hemorragias pequeñas en el tejido del cerebro en la región de la rodilla de la cápsula interna. Las imágenes **A-E** son TC sin medio de contraste. En la página 58 se muestran comentarios adicionales sobre las hemorragias epidural y subdural.

El tratamiento de elección de un **hematoma epidural**, en especial si el paciente es sintomático, o si es asintomático pero la lesión aguda tiene espesor >1 cm en su punto más amplio y un volumen mayor a 30 cm³, es la extracción quirúrgica y la hemostasia de los vasos sangrantes. En el **hematoma subdural**, la extirpación quirúrgica es el tratamiento preferido en pacientes sintomáticos con lesiones agudas cuyo espesor es de 1 cm (0.5 cm en pacientes pediátricos) y donde haya una desviación a la línea media mayor a 5 mm. Por otro lado, los pacientes asintomáticos con lesiones subdurales finas pueden ser vigilados médicamente y no requerir cirugía.

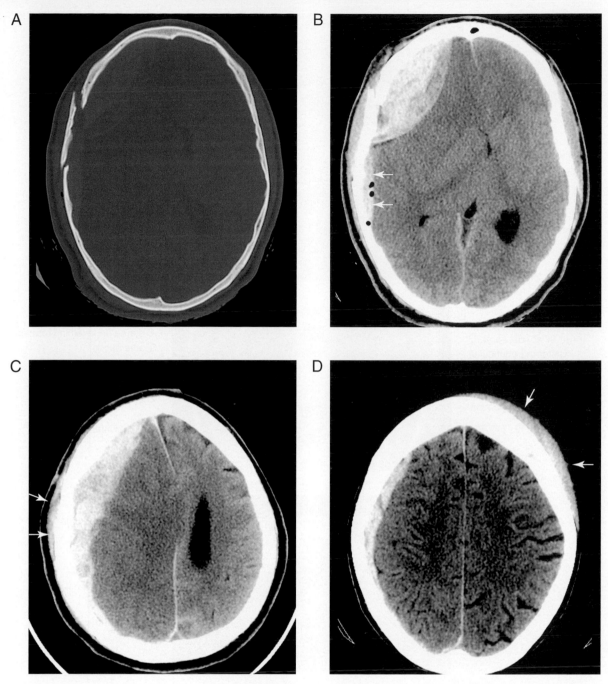

4-5 Ejemplos de **hemorragia/hematoma epidural** (**extradural**) (**A, B**) y **hematoma/hemorragia subdural** (**C, D**) causados por traumatismo craneoencefálico; todas las imágenes son TC sin medio de contraste y en el plano axial. El hematoma epidural llega a presentarse en casos de fractura de cráneo (**A**, en el lado derecho) en la cual la arteria meníngea media (o sus ramas más importantes) se desgarra. El hematoma que resulta se forma entre la lámina interna del cráneo y la cara externa de la duramadre (**epidural, B**, a la derecha). En este traumatismo significativo hay un hematoma epidural extenso, una lesión pequeña, posiblemente también epidural (flechas pequeñas), y cantidades menores de aire dentro de la cavidad craneal (**B, puntos negros**).

Es muy probable que el mecanismo de formación del **hematoma epidural** sea doble. En primer lugar, la duramadre se separa de la lámina interna del cráneo durante el traumatismo y se forma un espacio artificial; en segundo, los extremos agudos del hueso laceran las arterias, que sangran en este espacio, además se considera que dicha sangre puede separar la duramadre del cráneo. Sin embargo, los hematomas epidurales no cruzan las líneas de sutura del cráneo. Una vez que la disección alcanza una línea de sutura se detiene y la lesión adquiere forma lenticular.

El traumatismo craneoencefálico, sin fractura de cráneo, también puede causar hemorragia/hematoma subdural; en esos casos, recibe el nombre de **hematoma subdural agudo** (**C, D**). Los hematomas subdurales también pueden ser **subagudos** o **crónicos** y presentarse sin que

medie traumatismo alguno. En ambos ejemplos, el traumatismo del lado derecho de la cabeza (**C**, afectación de tejido blando señalada por las flechas) produjo un **hematoma subdural agudo** grande en el lado derecho del paciente, y el traumatismo en el lado izquierdo de la cabeza (**D**, afectación de tejido blando señalada con las **flechas**) causó una lesión subdural en el lado derecho del paciente. Esta última es un tipo de **lesión cerebral por contragolpe**, en la que la afectación ocurre en el lado opuesto del impacto inicial. Obsérvese que la lesión subdural mayor (**C**) ya causó una notoria desviación de la **línea media**. Los hematomas subdurales no se limitan a las líneas de sutura del cráneo. Por lo tanto, la afectación de la **capa celular del borde de la duramadre** puede disecar esta capa de células friables a distancias importantes y la lesión resultante es **delgada** y **larga**.

Como se observa en **B** y **C**, y en la figura 4-4 **A** y **D** en la página opuesta, las lesiones epidural y subdural pueden ser lo suficientemente grandes para causar borramiento de la línea media, como se indica por un cambio de la posición de la falce cerebral. Este aspecto, además de la pérdida frecuente de surcos y en ocasiones cisternas en el lado de la lesión, es pronóstico de la posibilidad de una hernia cerebral. Ésta puede presentarse como una **hernia inferior a la falce cerebral**, que puede comprimir ambos hemisferios, o transformarse en una **hernia transtentorial**; todas causan déficits característicos (véase capítulo 9 para información adicional sobre síndromes de hernia).

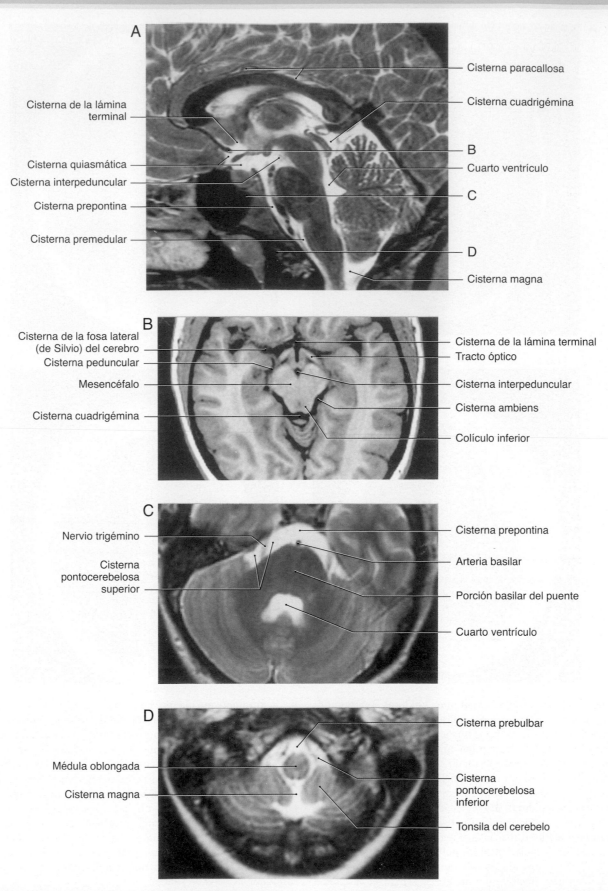

A

Cisterna paracallosa

Cisterna cuadrigémina

Cisterna de la lámina terminal

Cisterna quiasmática

Cisterna interpeduncular

Cisterna prepontina

Cisterna premedular

B

Cuarto ventrículo

C

D

Cisterna magna

B

Cisterna de la fosa lateral (de Silvio) del cerebro

Cisterna peduncular

Mesencéfalo

Cisterna cuadrigémina

Cisterna de la lámina terminal

Tracto óptico

Cisterna interpeduncular

Cisterna ambiens

Colículo inferior

C

Nervio trigémino

Cisterna pontocerebelosa superior

Cisterna prepontina

Arteria basilar

Porción basilar del puente

Cuarto ventrículo

D

Médula oblongada

Cisterna magna

Cisterna prebulbar

Cisterna pontocerebelosa inferior

Tonsila del cerebelo

4-6 IRM sagital media (**A**, ponderada en T2) del encéfalo en la que se aprecian las posiciones de las cisternas principales en relación con estructuras de la línea media. Las vistas axiales del mesencéfalo (**B**, ponderada en T1), puente (**C**, ponderada en T2) y médula oblongada (**D**, ponderada en T2) representan los planos correspondientes indicados en la vista sagital (**A**).

Las **cisternas** son las porciones de mayor tamaño del **espacio subaracnoideo** que contienen **arterias** y **venas, raíces de nervios craneales** y, por supuesto, **líquido cerebroespinal**. En consecuencia, el espacio subaracnoideo y las cisternas forman un continuo entre sí. Además, el espacio subaracnoideo que rodea al encéfalo es continuo con el que rodea a la médula espinal (fig. 4-1). Compárense las localizaciones y formas de tales cisternas con las partes llenas de sangre del espacio subaracnoideo y cisternas contiguas que se muestran en la figura 4-7 en la página opuesta.

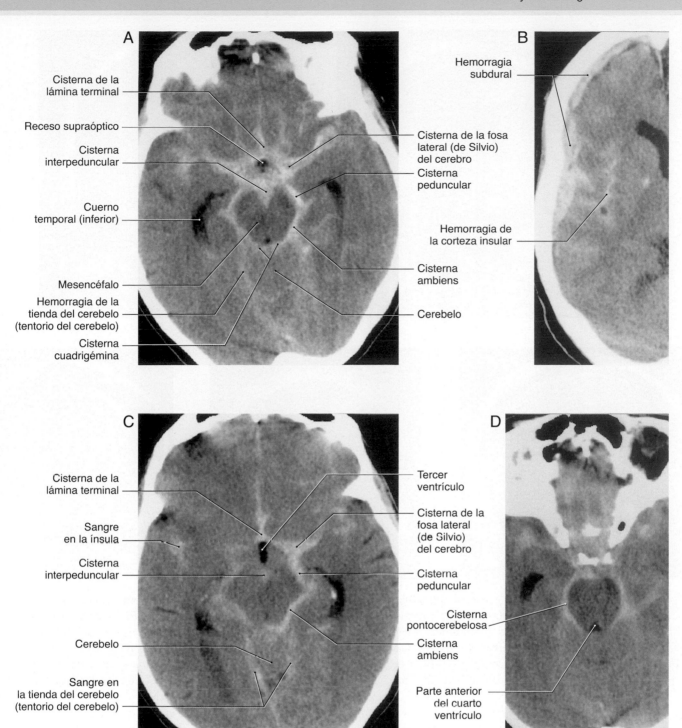

A

Cisterna de la lámina terminal

Receso supraóptico

Cisterna interpeduncular

Cuerno temporal (inferior)

Mesencéfalo

Hemorragia de la tienda del cerebelo (tentorio del cerebelo)

Cisterna cuadrigémina

Cisterna de la fosa lateral (de Silvio) del cerebro

Cisterna peduncular

Cisterna ambiens

Cerebelo

B

Hemorragia subdural

Hemorragia de la corteza insular

C

Cisterna de la lámina terminal

Sangre en la ínsula

Cisterna interpeduncular

Cerebelo

Sangre en la tienda del cerebelo (tentorio del cerebelo)

Tercer ventrículo

Cisterna de la fosa lateral (de Silvio) del cerebro

Cisterna peduncular

Cisterna ambiens

D

Cisterna pontocerebelosa

Parte anterior del cuarto ventrículo

4-7 Sangre en el **espacio subaracnoideo** y en las **cisternas (hemorragia subaracnoidea)**. En estos ejemplos de TC, la sangre ocupa el espacio subaracnoideo y las cisternas, de manera que aparecen los contornos de tales áreas en diferentes tonos de blanco. Por lo tanto, la forma de las cisternas está indicada por la configuración del área blanca, misma que representa la sangre.

Alrededor de la base del encéfalo (**A**), pueden identificarse con facilidad las cisternas relacionadas con el mesencéfalo, el **receso supraóptico**, el cual está desprovisto de sangre, y la sangre se extiende en dirección lateral en la **cisterna de Silvio**. En algunos casos (**B**), la **hemorragia subdural** puede penetrar la membrana aracnoidea y causar infiltración de sangre entre los giros como sucede en este ejemplo con sangrado en la corteza de la ínsula. En **C**, la sangre se localiza alrededor del mesencéfalo (**cisternas crurales y ambiens**), se extiende al interior de las **cisternas de la fosa lateral (de Silvio)** y de la **lámina terminal**. La interfase aguda entre la cisterna de la lámina terminal (que contiene sangre) y el tercer ventrículo (desprovisto de sangre) representa la posición de la **lámina terminal**. En **D**, la sangre se localiza en las cisternas que circundan al puente, pero evita la parte anterior del cuarto

ventrículo. También en **D**, obsérvese el claro agrandamiento del cuerno temporal del ventrículo lateral; el aumento de esta parte concreta del ventrículo indica presión elevada dentro del sistema ventricular. De hecho, la presencia de sangre subaracnoidea en las cisternas se contrapone de manera inequívoca con la rígida y completa falta de sangre en los ventrículos (**A-D**).

La **hemorragia subaracnoidea** (HSA) siempre es un suceso médico de cuidado. En el caso de la HSA causada por la rotura de un aneurisma (aproximadamente 75 a 80% de todos los casos espontáneos), 10 a 15% muere antes de recibir atención médica y alrededor de 20% después de ser hospitalizados; casi 30% tiene incapacidad permanente; 30% de los supervivientes pueden tener déficits moderados a graves, en particular depresión y deterioro cognitivo. Otras estadísticas comparables indican que 45 a 50% muere en las primeras 2 a 4 semanas y que alrededor de 30% tiene déficits moderados a graves.

De los pacientes sometidos con éxito a la colocación de clip en la base del aneurisma 65% cursa con una menor calidad de vida. Compárense estas imágenes con las localizaciones de algunas de las cisternas comparables como se observa en la figura 4-6. Las imágenes **A-D** son TC.

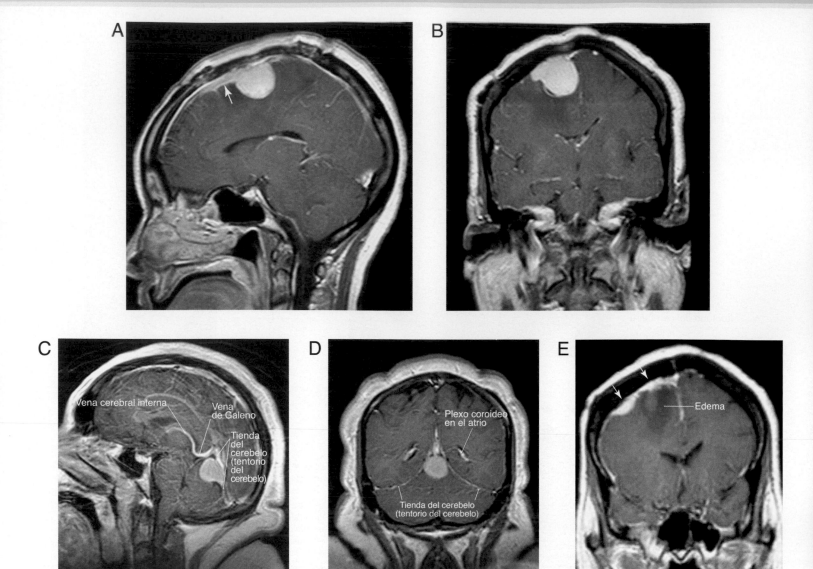

4-8 Ejemplos de un **meningioma de convexidad (A, B)**, un **meningioma de la tienda del cerebelo (C, D)** y un **meningioma en placa (E)**. Los **meningiomas** son **tumores de crecimiento lento, no infiltrativos, por lo regular benignos, extraaxiales,** curables si se consigue eliminarlos por completo (91% o más, con supervivencia de 5 años). Pueden presentarse con **cefalea** o **crisis convulsivas,** pero muchos son asintomáticos y algunos hasta se descubren por casualidad (aproximadamente 30% o más). El **meningioma de convexidad (A,** sagital; **B,** frontal) se encuentra en la cara medial del giro frontal superior anterior al giro paracentral. Está un poco lateral de la línea media; los meningiomas que están directamente adyacentes a la línea media y abarcan al seno sagital superior se denominan **meningiomas parasagitales.** Obsérvese su unión a la duramadre (**A, flecha**); dicho vínculo, visto en muchos meningiomas, con frecuencia se nombra **cola dural.** Es probable que el área gris oscuro adyacente inmediata a este tumor represente un edema.

Los meningiomas de convexidad se observan en casi 15% de los casos y los parasagitales se encuentran en casi 21% de los pacientes.

El **meningioma tentorial (C,** sagital; **D,** frontal) se encuentra en la línea media, cerca del borde anterior de la tienda del cerebelo y en su superficie inferior. El tumor afecta de manera significativa al cerebelo (**C, D**), pero no abarca los lóbulos occipitales. Este paciente tiene déficits motores de tipo cerebeloso debido a que el tumor abarca al cerebelo. Por su localización, presenta un reto quirúrgico mayor que el meningioma de convexidad y puede contribuir a la obstrucción permanente del acueducto mesencefálico. Los meningiomas tentoriales se ven en 3 a 4% de los casos. El **meningioma en placa (E,** flechas) también puede clasificarse como un meningioma de convexidad o meningioma esfenoidal, debido a su localización. Con base en su localización, un meningioma en esta configuración puede pasar desapercibido por lapsos prolongados, o ser un hallazgo incidental.

A

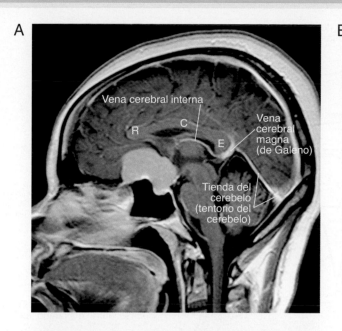

Vena cerebral interna

R   C

Vena
cerebral
magna
(de Galeno)

E

Tienda del
cerebelo
(tentorio del
cerebelo)

B

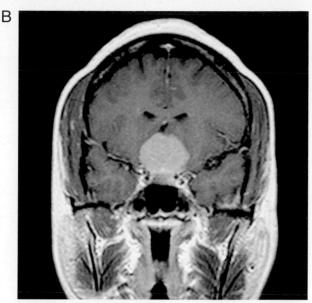

C

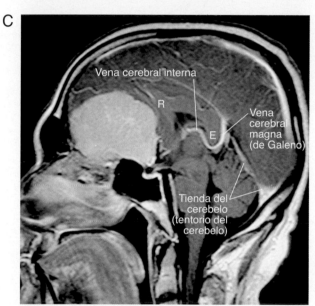

Vena cerebral interna

R

Vena
cerebral
magna
(de Galeno)

E

Tienda del
cerebelo
(tentorio del
cerebelo)

D

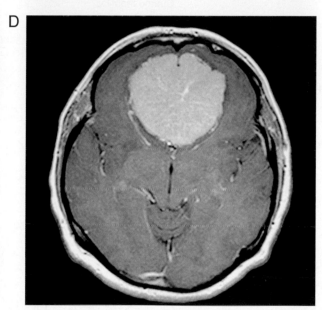

4-9 Ejemplos de meningiomas localizados en la línea media. El **meningioma de la silla** (selar) (**A**, sagital; **B**, frontal, también llamado **meningioma selar del tubérculo**) emerge de la **silla turca** y, debido a su posición, puede incidir sobre estructuras ópticas o causar déficits indicadores de afectación del hipotálamo. Obsérvese que, aunque el tumor ha alcanzado un tamaño significativo, las estructuras principales en la región central del hemisferio, por ejemplo, las venas grandes y el cuerpo calloso (R, rodilla; C, cuerpo [tronco]; E, esplenio) están en sus posiciones normales. Los tumores se observan en esta área en aproximadamente 12 a 13% de los casos y muchos requieren procedimientos quirúrgicos especiales.

El meningioma grande en **C** y **D** se diagnosticó como un **meningioma de la falce (hoz)**; un tumor que se origina en **la falce cerebral**. Tales tumores pueden surgir en cualquier punto del recorrido de la falce cerebral, a menudo son bilaterales y pueden presionar las caras mediales de ambos hemisferios. En esta localización un meningioma de la falce puede causar déficits somatomotores o somatosensitivos unilaterales o bilaterales en las extremidades inferiores. Adviértase que las porciones centrales del hemisferio se desplazaron en dirección caudal como se observa en la representación de la vena cerebral interna y el cambio de forma y posición del cuerpo calloso (R, rodilla; E, esplenio). Al mismo tiempo, pueden

visualizarse en esta ubicación y con un aspecto similar los **meningiomas del surco olfatorio**. Éstos surgen del área de la lámina cribosa y se agrandan superiormente hasta presionar los lóbulos frontales. Los meningiomas de la falce constituyen aproximadamente 8% y los meningiomas del surco olfatorio casi 10% de todos los tumores de este tipo.

Los **meningiomas** localizados inmediatamente cerca del **seno sagital superior** (SSS) se denominan **parasagitales**; pueden estar unidos a la pared lateral, invadir el receso lateral o el SSS de diversas maneras, o invadir y obstruir por completo al SSS.

El aspecto general de tales ejemplos y el de los de la figura 4-8 (página opuesta), muestra que estas lesiones, en muchos casos, crecen con tanta lentitud que una porción significativa del cerebro puede desplazarse sin efectos adversos. Los déficits que se presentan pueden ser **cefalea persistente** y **crisis convulsivas**. Los cursos y la línea media pueden no ser afectados y las estructuras cerebrales pueden no desplazarse respecto de su posición normal. Sin embargo, es probable que los meningiomas que puedan impedir la salida de líquido cerebroespinal causen signos o síntomas característicos de **presión intracraneal elevada** (**cefalea**, **vértigo**, **trastornos visuales**, **crisis convulsivas**) o déficits que reflejen el punto de la obstrucción de la salida del LCE. De acuerdo con su tamaño y ubicación, los meningiomas también pueden acompañarse de síntomas o signos.

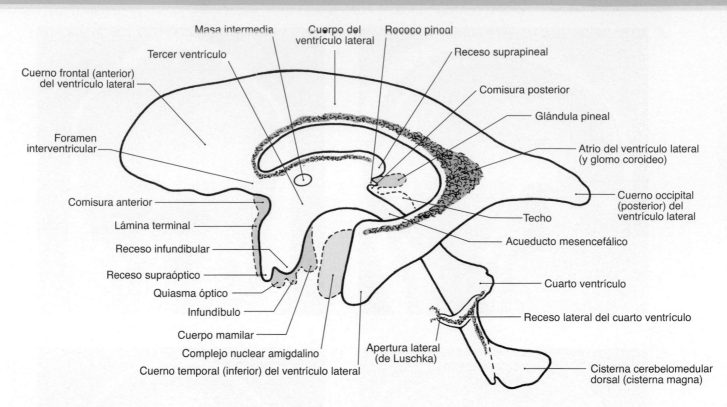

Masa intermedia — Cuerpo del ventrículo lateral — Rococo pineal

Tercer ventrículo

Receso suprapineal

Cuerno frontal (anterior) del ventrículo lateral

Comisura posterior

Glándula pineal

Foramen interventricular

Atrio del ventrículo lateral (y glomo coroideo)

Comisura anterior

Cuerno occipital (posterior) del ventrículo lateral

Lámina terminal

Techo

Receso infundibular

Acueducto mesencefálico

Receso supraóptico

Cuarto ventrículo

Quiasma óptico

Receso lateral del cuarto ventrículo

Infundíbulo

Cuerpo mamilar

Complejo nuclear amigdalino

Apertura lateral (de Luschka)

Cuerno temporal (inferior) del ventrículo lateral

Cisterna cerebelomedular dorsal (cisterna magna)

Estructuras delimitantes

Espacio ventricular

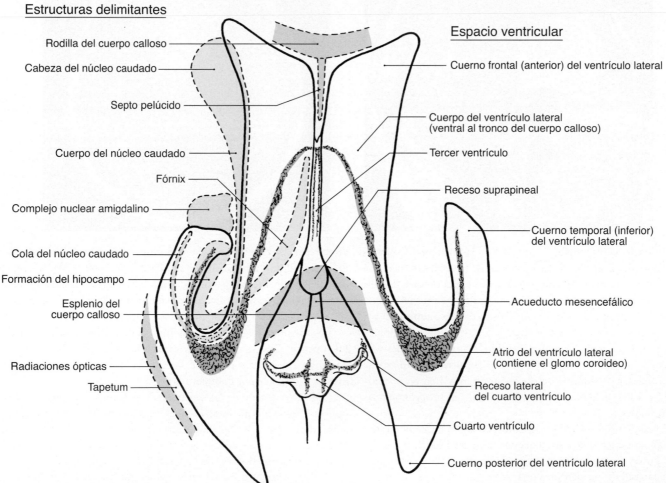

Rodilla del cuerpo calloso

Cuerno frontal (anterior) del ventrículo lateral

Cabeza del núcleo caudado

Septo pelúcido

Cuerpo del ventrículo lateral (ventral al tronco del cuerpo calloso)

Cuerpo del núcleo caudado

Tercer ventrículo

Fórnix

Receso suprapineal

Complejo nuclear amigdalino

Cuerno temporal (inferior) del ventrículo lateral

Cola del núcleo caudado

Formación del hipocampo

Acueducto mesencefálico

Esplenio del cuerpo calloso

Atrio del ventrículo lateral (contiene el glomo coroideo)

Receso lateral del cuarto ventrículo

Radiaciones ópticas

Tapetum

Cuarto ventrículo

Cuerno posterior del ventrículo lateral

4-10 Vistas lateral (**arriba**) y posterior (**abajo**) de los ventrículos y el plexo coroideo. Las **líneas discontinuas** muestran las posiciones aproximadas de algunas de las estructuras importantes que delimitan el espacio ventricular. Estas estructuras se identifican con facilidad en la IRM, en la TC de cualquier plano, o en ambas. El **plexo coroideo** se muestra en **rojo**, y las estructuras delimitantes en las diversas porciones de los espacios ventriculares tienen un código de color; dichos colores se continúan en la figura 4-11 en la página opuesta. Obsérvense las relaciones entre el plexo coroideo y diversas partes del sistema ventricular. La porción grande expandida del plexo coroideo encontrada en el área del atrio es el glomo (**glomo coroideo**). Adviértase que los únicos estrechamientos naturales del flujo del LCE por el sistema ventricular son los forámenes interventriculares (de Monro), el acueducto mesencefálico y las aperturas laterales (de Luschka) y central (de Magendie) del cuarto ventrículo.

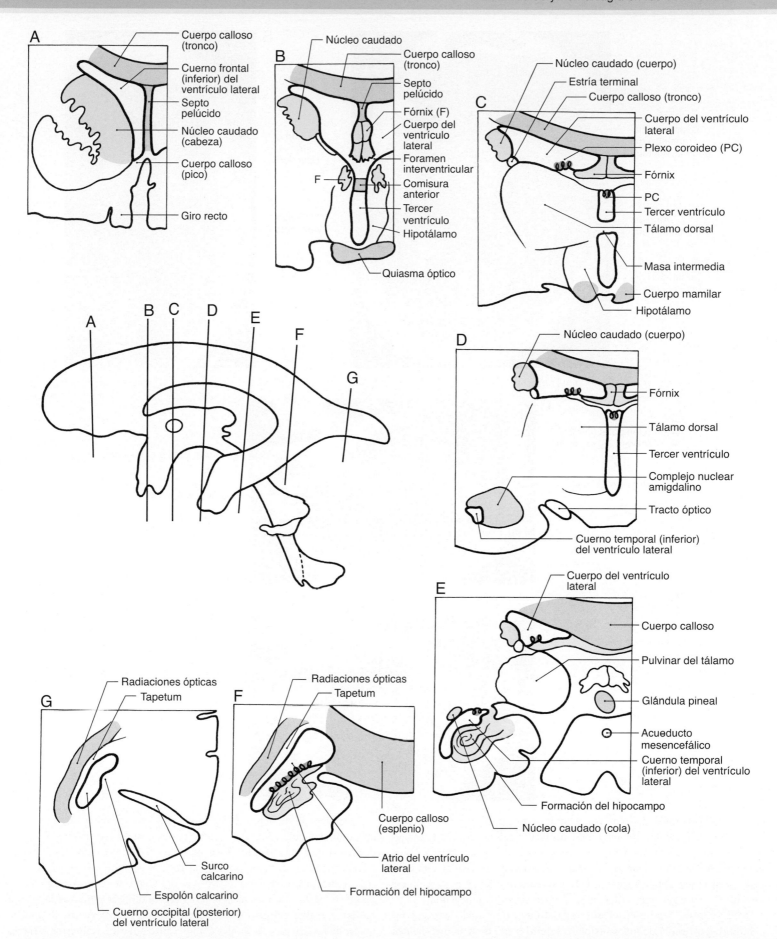

A
- Cuerpo calloso (tronco)
- Cuerno frontal (inferior) del ventrículo lateral
- Septo pelúcido
- Núcleo caudado (cabeza)
- Cuerpo calloso (pico)
- Giro recto

B
- Núcleo caudado
- Cuerpo calloso (tronco)
- Septo pelúcido
- Fórnix (F)
- Cuerpo del ventrículo lateral
- Foramen interventricular
- Comisura anterior
- Tercer ventrículo
- Hipotálamo
- F
- Quiasma óptico

C
- Núcleo caudado (cuerpo)
- Estría terminal
- Cuerpo calloso (tronco)
- Cuerpo del ventrículo lateral
- Plexo coroideo (PC)
- Fórnix
- PC
- Tercer ventrículo
- Tálamo dorsal
- Masa intermedia
- Cuerpo mamilar
- Hipotálamo

D
- Núcleo caudado (cuerpo)
- Fórnix
- Tálamo dorsal
- Tercer ventrículo
- Complejo nuclear amigdalino
- Tracto óptico
- Cuerno temporal (inferior) del ventrículo lateral

E
- Cuerpo del ventrículo lateral
- Cuerpo calloso
- Pulvinar del tálamo
- Glándula pineal
- Acueducto mesencefálico
- Cuerno temporal (inferior) del ventrículo lateral
- Formación del hipocampo
- Núcleo caudado (cola)

F
- Radiaciones ópticas
- Tapetum
- Cuerpo calloso (esplenio)
- Atrio del ventrículo lateral
- Formación del hipocampo

G
- Radiaciones ópticas
- Tapetum
- Surco calcarino
- Espolón calcarino
- Cuerno occipital (posterior) del ventrículo lateral

4-11 Vista lateral del sistema ventricular y representaciones transversales semiesquemáticas correspondientes en dirección rostral (**A**) a caudal (**G**), en las cuales se identifican estructuras específicas que delimitan el espacio ventricular. En los cortes transversales el ventrículo está delineado con un trazo grueso y la mayor parte de las estructuras identificadas con leyendas tienen alguna importancia directa para el espacio ventricular en ese nivel en específico. Además, la configuración de las estructuras que revisten el espacio ventricular y la forma del espacio mismo proporcionan información relevante durante una exploración neurológica. El código de color es el mismo de la figura 4-10, en la página opuesta.

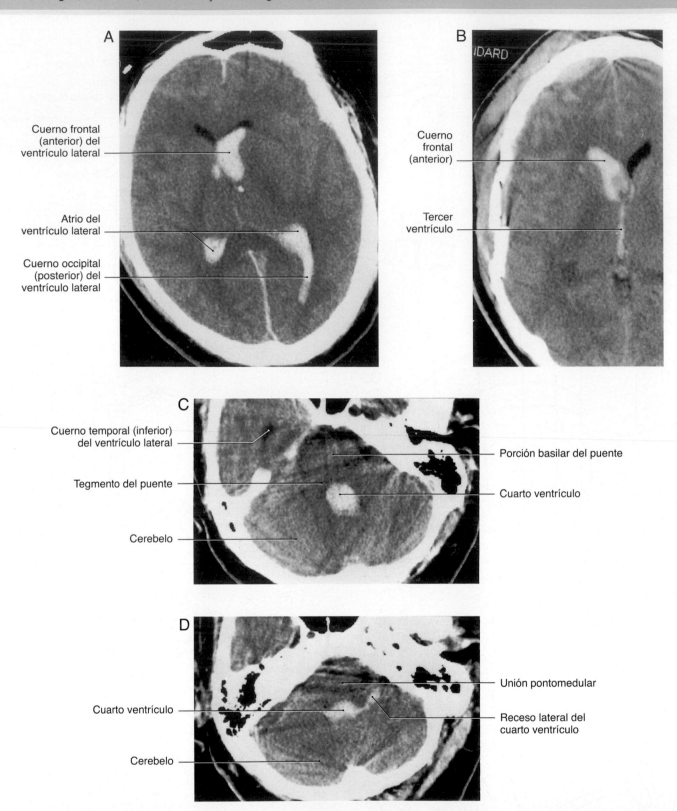

A

Cuerno frontal
(anterior) del
ventrículo lateral

Atrio del
ventrículo lateral

Cuerno occipital
(posterior) del
ventrículo lateral

B

Cuerno
frontal
(anterior)

Tercer
ventrículo

C

Cuerno temporal (inferior)
del ventrículo lateral

Tegmento del puente

Cerebelo

Porción basilar del puente

Cuarto ventrículo

D

Cuarto ventrículo

Cerebelo

Unión pontomedular

Receso lateral del
cuarto ventrículo

4-12 Ejemplos de hemorragia que ocupa porciones del sistema ventricular (**hemorragia intraventricular**). En estas imágenes obtenidas por TC, la sangre aparece en color blanco dentro de los ventrículos. En consecuencia, la forma del sistema ventricular está delineada por el área blanca (denominada a veces **moldes**) y la porción específica del sistema ventricular tiene su correspondiente leyenda.

Obsérvese la sangre en el interior del cuerno, el atrio y el cuerno occipital (posterior) de los ventrículos laterales (**A, B**), y la que delinea con claridad la forma del tercer ventrículo (**B**). Asimismo, la hemorragia trasluce con claridad las porciones centrales (**C**) y caudales (**D**) del cuarto ventrículo, e incluyen una extensión del sangrado hacia el receso lateral izquierdo del cuarto ventrículo (**D**). Además de estas imágenes, la figura 4-13 C de la página opuesta muestra una hemorragia en las porciones más inferiores del tercer ventrículo.

La presencia de hemorragia dentro del sistema ventricular ocurre en aproximadamente 25% de los casos con rotura de aneurisma. Los sitios de aneurismas más frecuentes y el punto en el cual la sangre puede entrar al sistema ventricular después de la rotura, son los siguientes: la arteria cerebelosa posteroinferior a través del techo del cuarto ventrículo o apertura lateral (de Luschka) (cuarto ventrículo); la punta de la arteria basilar, a través del piso del tercer ventrículo (tercer ventrículo); en la unión de las arterias cerebrales comunicante anterior y anterior, a través de la lámina terminal (tercer ventrículo), o desde esta misma localización hasta el cuerno frontal (anterior) del ventrículo lateral. La hemorragia también puede encontrarse dentro de los ventrículos después de **lesión cerebral traumática**, hemorragia o rotura de una **malformación arteriovenosa** (**MAV**) en sitios específicos, y hemorragia por tumores, en especial los localizados en el parénquima del encéfalo o en el sistema ventricular.

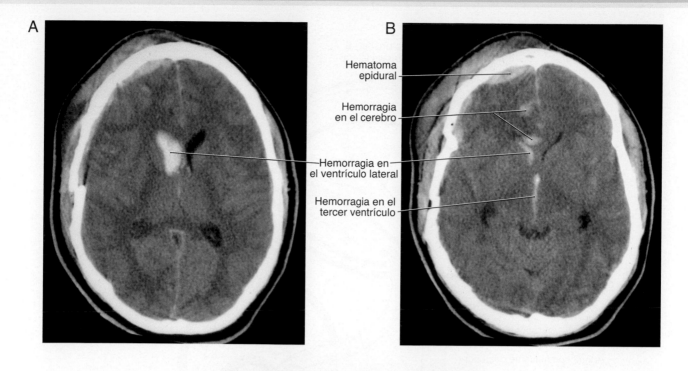

A

B

Hematoma epidural

Hemorragia en el cerebro

Hemorragia en el ventrículo lateral

Hemorragia en el tercer ventrículo

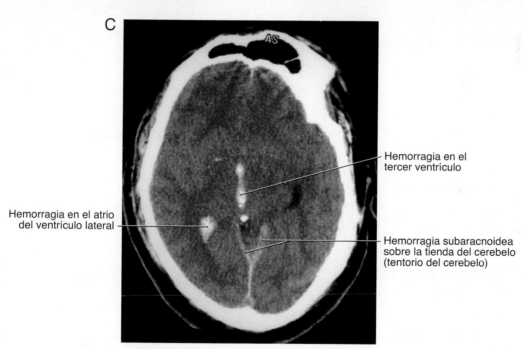

C

Hemorragia en el tercer ventrículo

Hemorragia en el atrio del ventrículo lateral

Hemorragia subaracnoidea sobre la tienda del cerebelo (tentorio del cerebelo)

4-13 Ejemplos de hemorragia en los ventrículos causada por **traumatismo craneoencefálico, lesiones cerebrales traumáticas (LCT)** o ambos. Obsérvense la afectación del tejido blando y fracturas de cráneo (en especial en los pacientes **A** y **B**). En el paciente **A**, hay hemorragia en el cuerno frontal (anterior) derecho del ventrículo lateral. El paciente **B** tiene hemorragia en el cuerno frontal (anterior) derecho, en el tercer ventrículo, en el tejido del cerebro en el lóbulo frontal derecho, así como un pequeño hematoma subdural en el polo frontal derecho. El paciente **C** tiene hemorragia en el tercer ventrículo y en el atrio del ventrículo lateral en el lado derecho. Además de la causada por traumatismo, como se muestra aquí, puede producirse **hemorragia intraventricular** (también llamada **sangre intraventricular**) por una variedad de situaciones. La **hemorragia intracerebral** es un sangrado en el tejido del cerebro (también llamada **hemorragia del parénquima**). Esta hemorragia se extiende hasta un espacio ventricular, surge de un tumor cerebral o de una malformación arteriovenosa, o un tumor del plexo coroideo. Además, la sangre de un aneurisma roto puede abrirse camino de manera preferente en los espacios ventriculares como se describe en la figura 4-12. La hemorragia intraventricular también puede presentarse en recién nacidos que tienen sangrado dentro del revestimiento ependimario del ventrículo (**hemorragia subependimaria**) que se extiende hasta el interior del ventrículo, en un paciente de cualquier edad que puede sangrar por una malformación arteriovenosa, o por un tumor muy vascularizado del plexo coroideo dentro del espacio ventricular. Como un principio general en casos de hemorragia intraventricular, entre mayores los ventrículos, más grave el pronóstico del paciente.

Estas TC axiales (**A-C**) ilustran un hallazgo importante, en especial en pacientes que han sufrido **traumatismo craneoencefálico**, ya que la hemorragia puede tener diferentes localizaciones (**meníngea, intraventricular**, en el interior del tejido del cerebro [**parenquimatosa**]), en ocasiones todas en el mismo paciente.

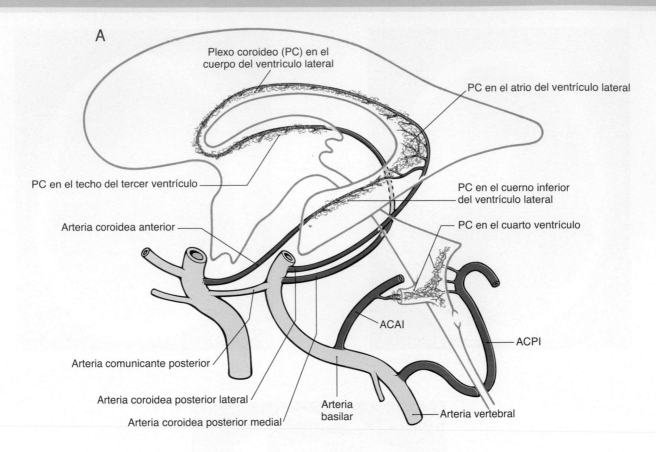

A

Plexo coroideo (PC) en el
cuerpo del ventrículo lateral

PC en el atrio del ventrículo lateral

PC en el techo del tercer ventrículo

PC en el cuerno inferior
del ventrículo lateral

Arteria coroidea anterior

PC en el cuarto ventrículo

ACAI

ACPI

Arteria comunicante posterior

Arteria coroidea posterior lateral

Arteria
basilar

Arteria vertebral

Arteria coroidea posterior medial

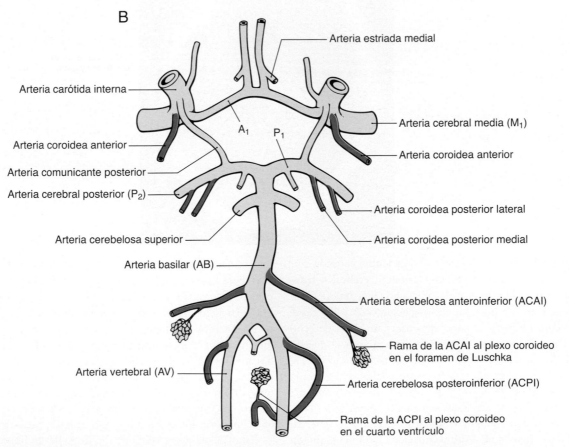

B

Arteria estriada medial

Arteria carótida interna

Arteria cerebral media (M$_1$)

A$_1$ P$_1$

Arteria coroidea anterior

Arteria coroidea anterior

Arteria comunicante posterior

Arteria cerebral posterior (P$_2$)

Arteria coroidea posterior lateral

Arteria cerebelosa superior

Arteria coroidea posterior medial

Arteria basilar (AB)

Arteria cerebelosa anteroinferior (ACAI)

Rama de la ACAI al plexo coroideo
en el foramen de Luschka

Arteria vertebral (AV)

Arteria cerebelosa posteroinferior (ACPI)

Rama de la ACPI al plexo coroideo
en el cuarto ventrículo

4-14   Suministro de sangre a los plexos coroideos de los ventrículos lateral, tercero y cuarto. Las ramas del **sistema vertebrobasilar** y de la **arteria carótida interna** y el **segmento P$_2$** de la **arteria cerebral posterior** que irrigan al **plexo coroideo** se destacan en rojo oscuro. En **A**, se representan estos vasos (origen, curso y destino) desde la cara lateral. Las **arterias coroideas anterior, posterior medial** y **posterior lateral** irrigan los plexos de los ventrículos lateral y tercero. El **plexo coroideo** en el cuarto ventrículo y la masa de plexo coroideo que sobresale de la apertura lateral (de Luschka) reciben irrigación de las **arterias cerebelosas posteroinferior y anteroinferior**, respectivamente. En B se muestra el origen de tales ramas en sus troncos arteriales principales. Véanse también las figuras 2-24, 2-32 y 2-35.

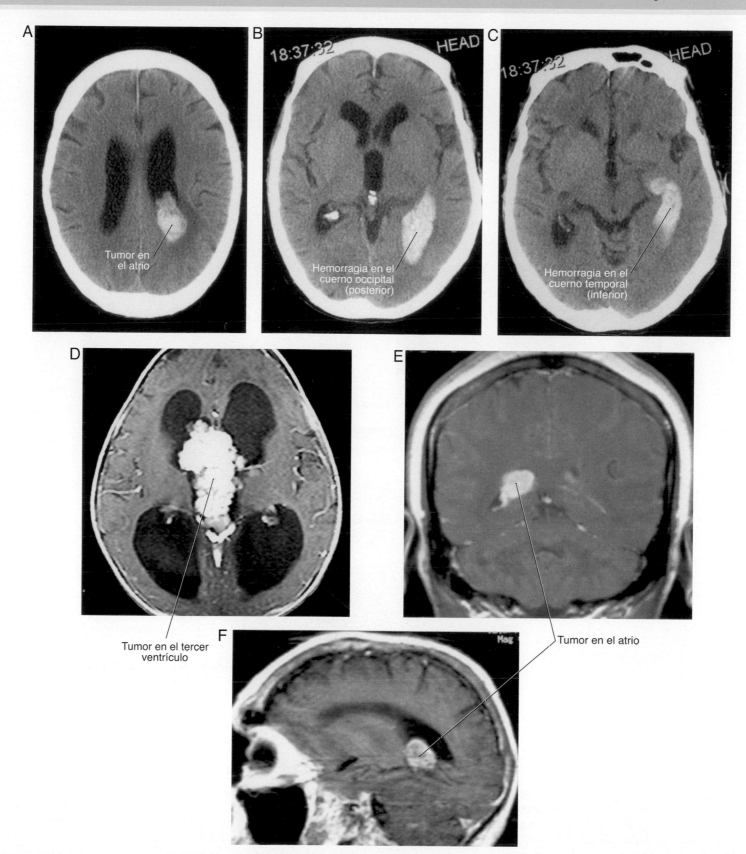

A
Tumor en
el atrio

B
18:37:32 HEAD
Hemorragia en el
cuerno occipital
(posterior)

C
18:37:32 HEAD
Hemorragia en el
cuerno temporal
(inferior)

D
Tumor en el tercer
ventrículo

E
Tumor en el atrio

F

4-15 Los tumores del **plexo coroideo** (PC) representan aproximadamente 1% de todos los tumores intracraneales y en general se clasifican como **papiloma del plexo coroideo** (el más frecuente, benigno) o **carcinoma del plexo coroideo** (poco frecuente, maligno). Estos tumores se observan con más frecuencia en niños antes de los 2 años de edad, tienen ubicación supratentorial y muchos se presentan con **síntomas/signos de presión intracraneal elevada (náusea/vómito, letargo, cefalea, agrandamiento de los ventrículos, craneomegalia o macrocefalia).** Es más frecuente en adultos que dichos tumores tengan localización infratentorial. El PC está hipervascularizado, por lo que sus tumores pueden sangrar en el espacio ventricular (**hemorragia intraventricular**) y la sangre acumularse, de manera que su forma se delinea. Las imágenes muestran ejemplos de tumores del plexo coroideo en planos axial (**A-D**), frontal (**E**) y sagital (**F**). El tumor **A-C** es del mismo paciente y muestra la lesión en el área del atrio del ventrículo lateral del lado izquierdo (**A**) con sangrado del tumor hacia los cuernos occipital (posterior) y temporal (inferior) del ventrículo lateral en el mismo lado (**B, C**). Obsérvese el crecimiento de los ventrículos (**A-C**). La imagen en **D** muestra un tumor grande que surge del plexo coroideo en el techo del tercer ventrículo. Este tumor obstruyó de manera parcial los forámenes interventriculares, con el aumento de tamaño consecuente de los ventrículos laterales. Las imágenes **E** y **F** corresponden a pacientes con tumores en el **glomo coroideo** (o **agrandamiento coroideo**) del plexo coroideo del ventrículo lateral. Las imágenes **A-C** son TC, y **D-F** son IRM en las que se realzó el tumor.

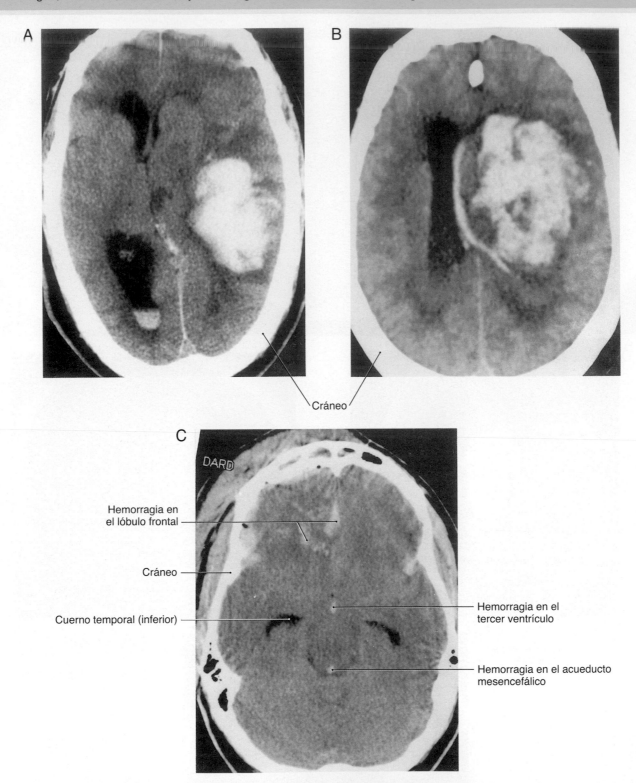

Cráneo

Hemorragia en
el lóbulo frontal

Cráneo

Cuerno temporal (inferior)

Hemorragia en el
tercer ventrículo

Hemorragia en el acueducto
mesencefálico

4-16   La presencia de sangre dentro del tejido cerebral puede llamarse **hemorragia parenquimatosa** (un término más general e internacional), o **hemorragia cerebral** (sangre dentro del hemisferio cerebral), **hemorragia del tronco encefálico** (sangre en el tallo encefálico), **hemorragia del puente** (sangre en el puente) o por cualquiera de muchos otros términos indicadores de una ubicación y tamaño (**hemorragia de Duret**), forma (**hemorragia en astilla**) o extensión de la sangre extravasada más específicos. Las grandes hemorragias dentro del hemisferio (**A, B**) causaron crecimiento de los ventrículos, una desviación de la **línea media** (con la posibilidad real de hernia cerebral) y, en el caso de **A**, una cantidad pequeña de sangre en el cuerno occipital (posterior) derecho del ventrículo lateral. En estos ejemplos, es más probable que la lesión sea consecuencia de hemorragia de las **ramas lenticuloestriadas del segmento M₁**.

La hemorragia en el tejido cerebral y en el sistema ventricular también puede ser causa de un traumatismo (**C**). En este ejemplo (**C**), la hemorragia se encuentra en el **lóbulo frontal**, el **tercer ventrículo** y el **acueducto mesencefálico**. El aumento de tamaño de los cuernos temporales (inferiores) (**C**) de los ventrículos laterales es congruente con la interrupción del flujo de LCE a través del acueducto mesencefálico (**hidrocefalia no comunicante**). Las imágenes **A-C** son TC.

Otras causas de hemorragia dentro del cerebro incluyen sangrado de varios tumores, con más frecuencia malignos y metastásicos, y con menor frecuencia tumores benignos. La lesión traumática, por lo general denominada **lesión cerebral traumática** (**LCT**), puede ser una fuente de sangre dentro del cerebro, así como la transformación de un **accidente cerebrovascular isquémico** en uno **hemorrágico**.

Morfología interna del cerebro en cortes sin teñir y en IRM

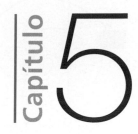

Capítulo 5

Parte I
Cortes del cerebro en el plano coronal (frontal) correlacionados con IRM

Orientación de las imágenes por resonancia magnética (IRM) coronales: cuando el médico observa una IRM o tomografía computarizada (TC), la ve como si estuviera revisando de frente al paciente. *Por lo tanto, el lado derecho del observador corresponde al lado izquierdo del cerebro en la IRM y al lado izquierdo del cerebro del paciente. Al contrario, el lado izquierdo del observador corresponde al lado derecho del cerebro en la IRM y al lado derecho del cerebro del paciente.* Por supuesto, el concepto de qué es el lado izquierdo *versus* el lado derecho del cerebro del paciente resulta sumamente importante cuando se utiliza una IRM (o una TC) para diagnosticar una alteración neurológica.

Para reforzar este concepto, en cada fotografía aparece la superficie anterior de cada corte coronal del cerebro. De este modo, cuando se observa el corte, el campo de visión derecho del observador corresponde al lado izquierdo del corte del cerebro, y el lado izquierdo del campo de visión del observador corresponde al lado derecho del corte del cerebro. Esta visión del corte se corresponde de manera exacta

con la orientación del cerebro tal como se ve en las IRM coronales que se incluyen.

Orientación de las IRM axiales: cuando el médico observa una IRM axial, la ve como si estuviera de pie, a los pies del paciente, y mirando hacia su cabeza mientras éste se encuentra en decúbito supino. *Por lo tanto, igual que en las imágenes coronales, la derecha del observador corresponde al lado izquierdo del cerebro en la IRM y al lado izquierdo del cerebro del paciente. La izquierda del observador es la derecha del cerebro en la IRM y del cerebro del paciente.* Es en absoluto fundamental comprender bien este concepto de derecha e izquierda cuando se utiliza una IRM (o una TC) para diagnosticar una alteración neurológica.

Para reforzar este concepto, se fotografió la superficie ventral de cada corte axial. Así, cuando se observa el corte, la derecha del observador corresponde al lado izquierdo del corte del cerebro, y la izquierda del observador corresponde a la derecha del corte del cerebro. Esta visión del corte corresponde exactamente con la orientación del cerebro como se ve en las IRM axiales que se incluyen.

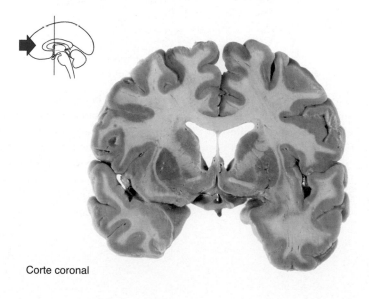

Corte coronal

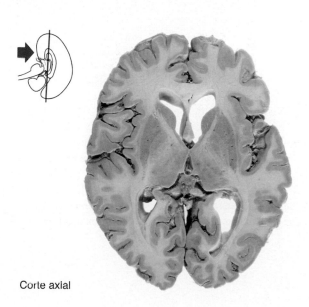

Corte axial

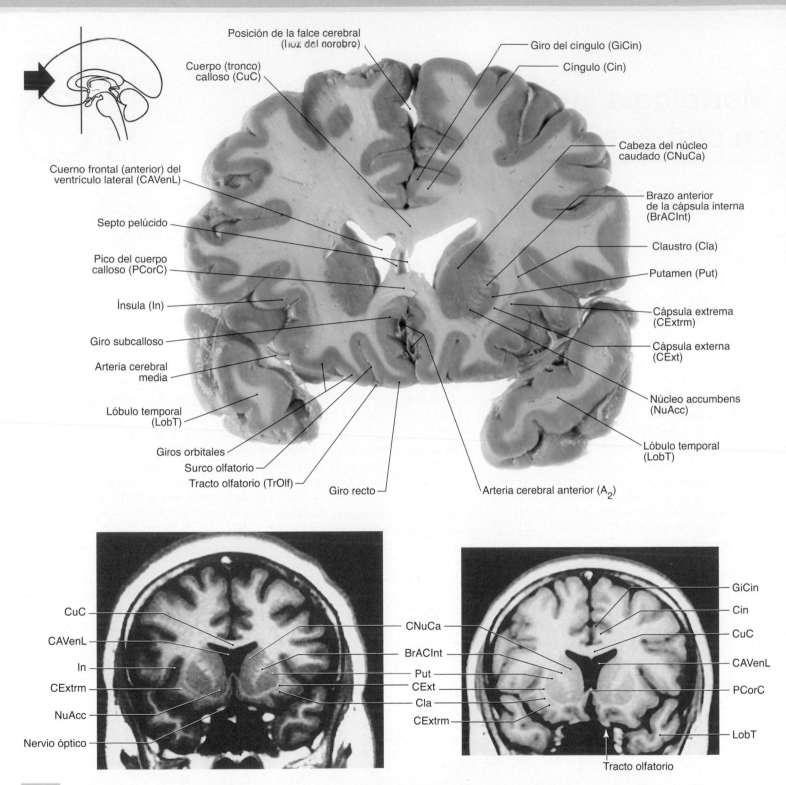

5-1 Vista anterior de un corte coronal del cerebro a través del **brazo anterior de la cápsula interna** y la **cabeza del núcleo caudado**. La cabeza del **núcleo caudado** es especialmente prominente en este plano coronal. En los pacientes con **enfermedad de Huntington** (una enfermedad hereditaria neurodegenerativa), la cabeza del núcleo caudado ha desaparecido por completo o en gran parte, y a ese nivel puede verse claramente el **cuerno frontal (anterior) del ventrículo lateral**. En este plano más anterior, los lóbulos temporales despegados del hemisferio cerebral y del brazo anterior de la cápsula interna comienzan a aparecer entre la **cabeza del núcleo caudado** y el **putamen**. El **cuerpo (tronco) calloso** se extiende de manera característica en sentido anterior (**rodilla**) a posterior (**esplenio**). Las cuatro porciones del cuerpo calloso son pico, rodilla, cuerpo o tronco y esplenio o rodete. Las dos IRM (ambas en recuperación por inversión) son del mismo plano y muestran muchas de las estructuras identificadas en el corte del cerebro.

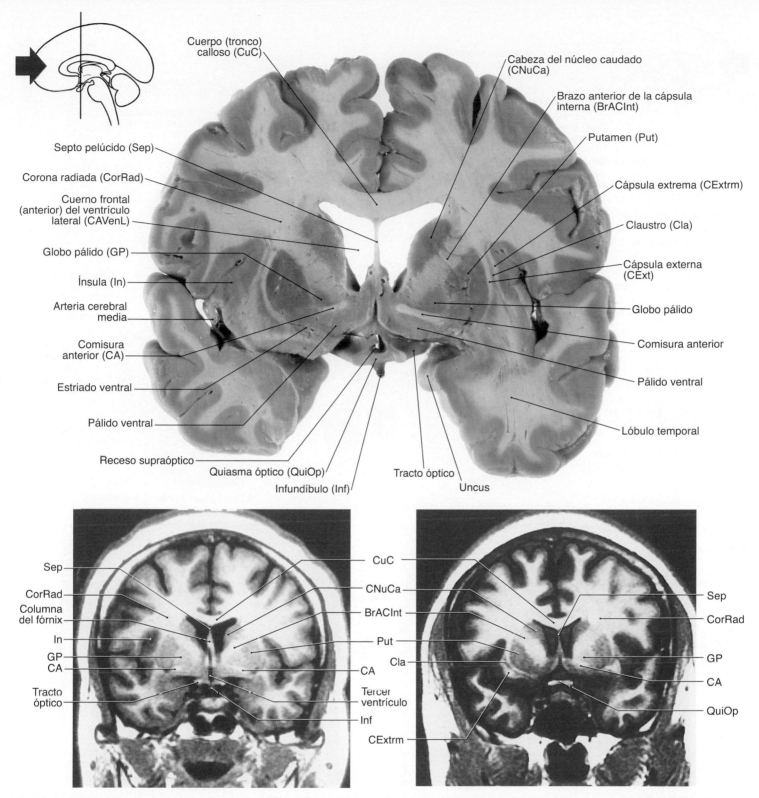

Cuerpo (tronco) calloso (CuC)

Cabeza del núcleo caudado (CNuCa)

Brazo anterior de la cápsula interna (BrACInt)

Putamen (Put)

Septo pelúcido (Sep)

Corona radiada (CorRad)

Cuerno frontal (anterior) del ventrículo lateral (CAVenL)

Cápsula extrema (CExtrm)

Claustro (Cla)

Globo pálido (GP)

Ínsula (In)

Cápsula externa (CExt)

Globo pálido

Arteria cerebral media

Comisura anterior (CA)

Comisura anterior

Estriado ventral

Pálido ventral

Pálido ventral

Lóbulo temporal

Receso supraóptico

Quiasma óptico (QuiOp)

Tracto óptico

Infundíbulo (Inf)

Uncus

Sep

CuC

CorRad

CNuCa

Columna del fórnix

BrACInt

In

Sep

GP

Put

CorRad

CA

GP

Cla

Tracto óptico

CA

CA

Tercer ventrículo

QuiOp

Inf

CExtrm

5-2 Superficie anterior de un corte coronal del cerebro a través del nivel de la **comisura anterior** y justo anterior a la altura de la columna del fórnix y la rodilla de la cápsula interna. Este nivel inicia la transición desde la **cabeza del núcleo caudado** hacia el **cuerpo del núcleo caudado**. El **núcleo caudado** es en cierto modo más pequeño (en comparación con el plano más anterior de la fig. 5-1) y el **globo pálido** es visible en su posición medialmente adyacente al **putamen** y estas dos partes del **núcleo lenticular** son laterales al brazo anterior de la cápsula interna. En este punto, el **lóbulo temporal** es continuo con el hemisferio. Las dos IRM (ambas en recuperación por inversión) son del mismo plano y muestran muchas de las estructuras identificadas en el corte del cerebro.

Posición de la falce cerebral
(hoz del cerebro)

Septo pelúcido

Cuerpo del
ventrículo lateral (CVenL)

Vena terminal

Corona radiada (CorRad)

Columna del fórnix (ColFor)

Cápsula externa
(CExt)

Foramen interventricular

Claustro (Cla)

Cápsula extrema
(CExtrm)

Tercer ventrículo (TerVen)

Comisura anterior

Columna del fórnix (ColFor)
en el hipotálamo (HipT)

Complejo nuclear
amigdalino (NuAmig)

Cuerpo (tronco)
calloso (CuC)

Tubérculo anterior
del tálamo (TubAnt)

Cabeza del núcleo
caudado (CNuCa)

Cápsula interna
(CInt; nivel de la rodilla)

Putamen (Put)

Globo pálido (GP):
Segmento lateral
Segmento medial

Ínsula (In)

Columna del fórnix
en el hipotálamo

Tracto óptico (TrOp)

Complejo nuclear
amigdalino

Arteria cerebral posterior (P$_1$)   Cuerpo mamilar   Arteria basilar   Arteria(s) cerebelosa(s) superior(es)

CVenL

CorRad

Núcleo
anterior

Núcleo
ventral
anterior

TrOp

Hipocampo

CuC

CNuCa

CInt

Put

GP

HipT

TerVen

ColFor

TubAnt

CExt

In

TerVen

TrOp

NuAmig

5-3 Superficie anterior de un corte coronal del encéfalo a través del nivel del **tubérculo anterior del tálamo** y de la **columna del fórnix** inmediatamente posterior a la **comisura anterior**. En este nivel general los **forámenes interventriculares**, la continuación de los dos ventrículos laterales hacia el tercer ventrículo único de la línea media, pueden localizarse entre el tubérculo anterior del tálamo y la columna del fórnix (véase fig. 7-1).

El nivel que incluye estas estructuras también pasa a través de la **rodilla de la cápsula interna**. Este corte incluye las dos partes del **globo pálido**: un **segmento medial** o **interno** y un **segmento lateral** o **externo**. La **vena terminal** también recibe el nombre de **vena talamoestriada superior**. Las dos IRM (ambas en recuperación por inversión) son del mismo plano y ambas muestran muchas de las estructuras identificadas en el corte del cerebro.

El **hipocampo** se localiza en la cara ventromedial del cuerno temporal del ventrículo lateral y parece tener una textura en la IRM que representa sus capas alternas de cuerpos celulares y fibras (véase fig. 5-4). Por otro lado, el **núcleo amigdalino** (también llamado **complejo amigdalino**) se encuentra en el extremo anterior del cuerno temporal (inferior), y en la IRM tiene un aspecto muy homogéneo (véase arriba). Una manera fácil de recordar estas correspondencias es la siguiente: espacio ventricular + textura = hipocampo, y ausencia de espacio ventricular + apariencia homogénea = amígdala. Según el plano coronal, la transición de uno a otro puede suceder con rapidez.

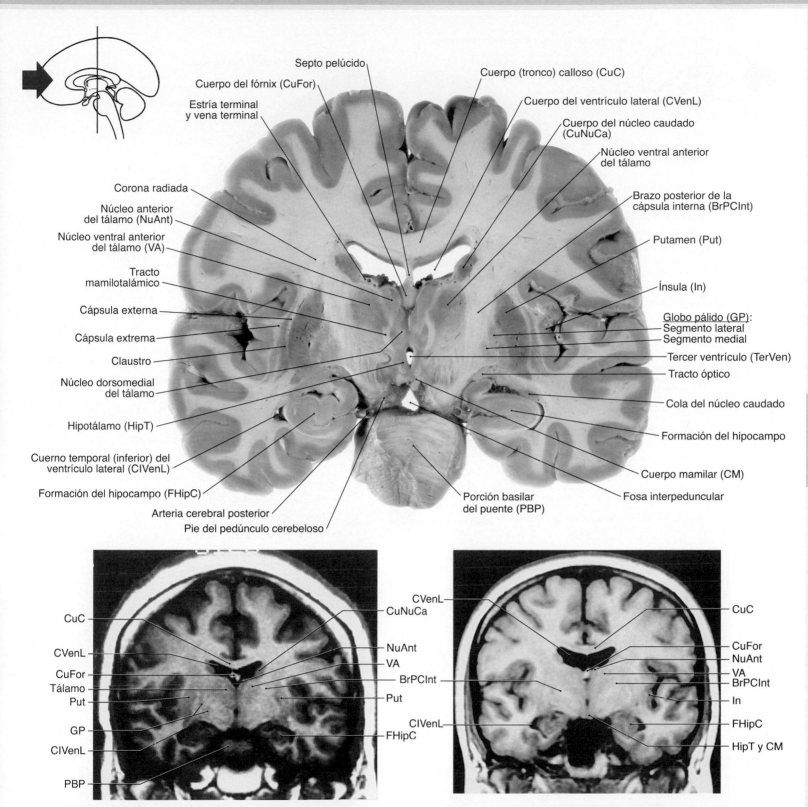

Septo pelúcido
Cuerpo del fórnix (CuFor)
Estría terminal y vena terminal
Cuerpo (tronco) calloso (CuC)
Cuerpo del ventrículo lateral (CVenL)
Cuerpo del núcleo caudado (CuNuCa)
Núcleo ventral anterior del tálamo
Corona radiada
Núcleo anterior del tálamo (NuAnt)
Núcleo ventral anterior del tálamo (VA)
Tracto mamilotalámico
Cápsula externa
Cápsula extrema
Claustro
Núcleo dorsomedial del tálamo
Hipotálamo (HipT)
Cuerno temporal (inferior) del ventrículo lateral (CIVenL)
Formación del hipocampo (FHipC)
Arteria cerebral posterior
Pie del pedúnculo cerebeloso
Brazo posterior de la cápsula interna (BrPCInt)
Putamen (Put)
Ínsula (In)
Globo pálido (GP):
Segmento lateral
Segmento medial
Tercer ventrículo (TerVen)
Tracto óptico
Cola del núcleo caudado
Formación del hipocampo
Cuerpo mamilar (CM)
Fosa interpeduncular
Porción basilar del puente (PBP)

CuC
CVenL
CuFor
Tálamo
Put
GP
CIVenL
PBP
CVenL
CuNuCa
NuAnt
VA
BrPCInt
Put
CIVenL
FHipC
CuC
CuFor
NuAnt
VA
BrPCInt
In
FHipC
HipT y CM

5-4 Superficie anterior de un corte del cerebro a través del **núcleo anterior del tálamo**, el **núcleo talámico ventral anterior**, el **tracto mamilotalámico** y los **cuerpos mamilares inferiores**. Este plano también incluye la **porción basilar del puente** (que puede observarse en el corte y en la IRM) y las estructuras relacionadas con la **fosa interpeduncular** (que se ven en el corte). Las dos IRM (ambas en recuperación por inversión) son del mismo plano y muestran muchas de las estructuras identificadas en el corte del cerebro. El **globo pálido** se divide claramente en los **segmentos lateral y medial** en el corte del cerebro y es evidente la ubicación del **hipocampo** en la fase medial del **cuerno temporal** y su aspecto texturizado (compárese con la fig. 5-3). El **globo pálido** tiene el mismo color y textura que el **cuerpo del núcleo caudado**; ambos surgen del mismo principio. Además, la **vena terminal** también recibe el nombre de **vena talamoestriada superior**.

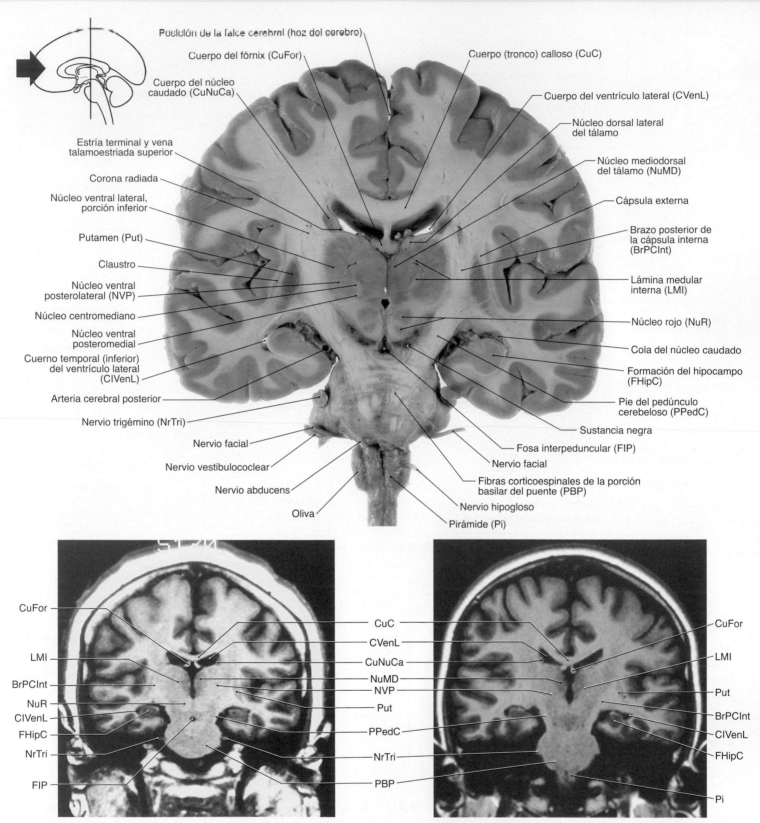

Posición de la falce cerebral (hoz del cerebro)

Cuerpo del fórnix (CuFor)

Cuerpo del núcleo caudado (CuNuCa)

Cuerpo (tronco) calloso (CuC)

Cuerpo del ventrículo lateral (CVenL)

Núcleo dorsal lateral del tálamo

Estría terminal y vena talamoestriada superior

Núcleo mediodorsal del tálamo (NuMD)

Corona radiada

Cápsula externa

Núcleo ventral lateral, porción inferior

Brazo posterior de la cápsula interna (BrPCInt)

Putamen (Put)

Lámina medular interna (LMI)

Claustro

Núcleo ventral posterolateral (NVP)

Núcleo rojo (NuR)

Núcleo centromediano

Cola del núcleo caudado

Núcleo ventral posteromedial

Formación del hipocampo (FHipC)

Cuerno temporal (inferior) del ventrículo lateral (CIVenL)

Pie del pedúnculo cerebeloso (PPedC)

Arteria cerebral posterior

Sustancia negra

Nervio trigémino (NrTri)

Fosa interpeduncular (FIP)

Nervio facial

Nervio facial

Nervio vestibulococlear

Fibras corticoespinales de la porción basilar del puente (PBP)

Nervio abducens

Nervio hipogloso

Oliva

Pirámide (Pi)

CuFor — CuC — CuFor
LMI — CVenL — LMI
BrPCInt — CuNuCa — Put
NuR — NuMD — BrPCInt
CIVenL — NVP — CIVenL
FHipC — Put — FHipC
NrTri — PPedC
FIP — NrTri — Pi
PBP

5-5 Superficie anterior de un corte coronal del cerebro a través de porciones posteriores del **núcleo ventral lateral**, la **masa intermedia**, el **núcleo ventral posterolateral**, el **núcleo rojo**, la **sustancia negra** y la **porción basilar del puente**. Este corte ilustra claramente que las fibras del interior de la cápsula interna (**rama posterior** en este corte) atraviesan el **pie del pedúnculo cerebral** y se introducen en la **porción basilar del puente** (IRM y corte del cerebro); las fibras del pie del pedúnculo cerebral son las **fibras corticoespinales, corticopontinas** (parietopontinas, occipitopontinas, temporopontinas y fronto-

pontinas) y **corticonucleares**. En este plano coronal más posterior, el **globo pálido** está esencialmente ausente y el **putamen** está disminuido en tamaño, como se aprecia en la IRM izquierda. Además, obsérvese la continuidad de las fibras de la **cápsula interna** hacia la **porción basilar del puente**. En este corte del cerebro se ven las salidas del **nervio trigémino** y los nervios característicos de la unión pontomedular (**NC VI, VII, VIII**) y el **nervio hipogloso** (**NC XII**). Las dos IRM (ambas en recuperación por inversión) son del mismo plano y muestran muchas de las estructuras identificadas en el corte del cerebro.

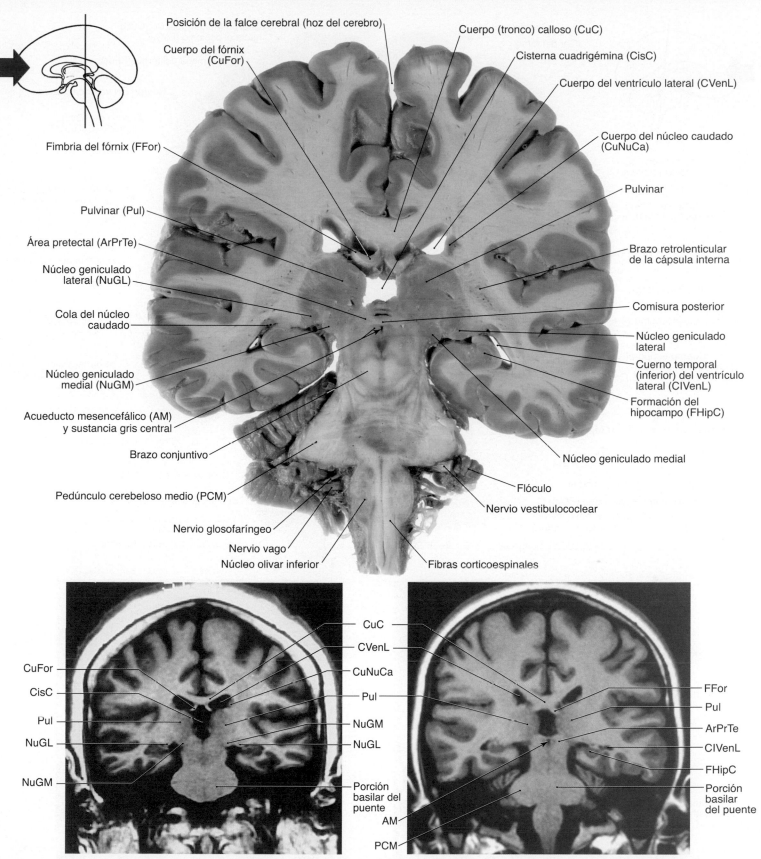

Posición de la falce cerebral (hoz del cerebro)
Cuerpo (tronco) calloso (CuC)
Cuerpo del fórnix (CuFor)
Cisterna cuadrigémina (CisC)
Cuerpo del ventrículo lateral (CVenL)
Fimbria del fórnix (FFor)
Cuerpo del núcleo caudado (CuNuCa)
Pulvinar (Pul)
Pulvinar
Área pretectal (ArPrTe)
Brazo retrolenticular de la cápsula interna
Núcleo geniculado lateral (NuGL)
Comisura posterior
Cola del núcleo caudado
Núcleo geniculado lateral
Cuerno temporal (inferior) del ventrículo lateral (CIVenL)
Núcleo geniculado medial (NuGM)
Acueducto mesencefálico (AM) y sustancia gris central
Formación del hipocampo (FHipC)
Brazo conjuntivo
Núcleo geniculado medial
Pedúnculo cerebeloso medio (PCM)
Flóculo
Nervio glosofaríngeo
Nervio vestibulococlear
Nervio vago
Núcleo olivar inferior
Fibras corticoespinales

CuC
CVenL
CuFor
CuNuCa
CisC
Pul
Pul
NuGM
NuGL
NuGL
NuGM
Porción basilar del puente
AM
PCM

FFor
Pul
ArPrTe
CIVenL
FHipC
Porción basilar del puente

5-6 Superficie anterior de un corte coronal del cerebro a través del **núcleo pulvinar**, los **núcleos del cuerpo geniculado medial** y **lateral**, el **tegmento del mesencéfalo** y el **puente**, el **pedúnculo cerebeloso medio** y el **núcleo olivar inferior** de la porción anterior de la médula oblongada. Las fibras corticoespinales que habían atravesado el brazo posterior, el pie del pedúnculo cerebral y la porción basilar del puente ahora están situadas en la pirámide de la médula oblongada como **fibras corticoespinales**. Obsérvense la posición y las relaciones de la **cisterna cuadrigémina** y que éstas son claramente diferentes de la posición, el tamaño y la forma del **tercer ventrículo**.

Aunque el **tercer ventrículo** y la **cisterna cuadrigémina** son espacios de la línea media, el primero es un espacio ventricular y el segundo, un **espacio subaracnoideo (ESA)**. Los **cuerpos geniculados** están situados característicamente inferiores al núcleo pulvinar suprayacente tanto en el corte del cerebro como en la IRM. La posición del **putamen** está reemplazada por el **brazo retrolenticular de la cápsula interna** que contiene las **radiaciones ópticas**. En la pared del ventrículo lateral (lado derecho) está la continuación cuerpo-cola del núcleo caudado. Las IRM (T1) aproximan el mismo plano y muestran muchas de las estructuras identificadas en el corte del cerebro.

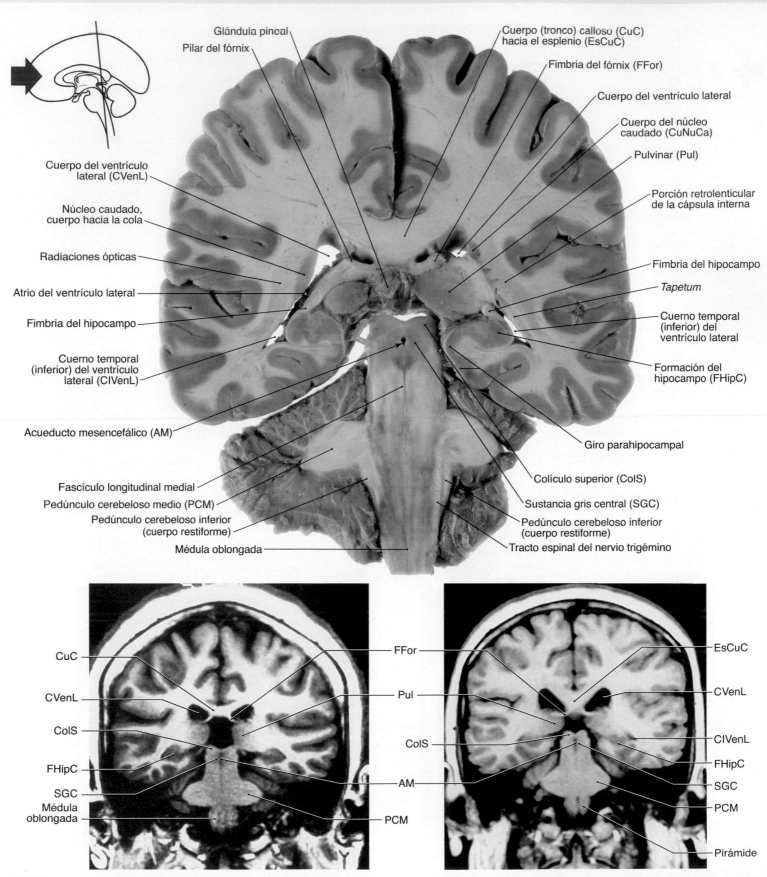

Glándula pineal

Pilar del fórnix

Cuerpo (tronco) calloso (CuC) hacia el esplenio (EsCuC)

Fimbria del fórnix (FFor)

Cuerpo del ventrículo lateral

Cuerpo del núcleo caudado (CuNuCa)

Pulvinar (Pul)

Porción retrolenticular de la cápsula interna

Cuerpo del ventrículo lateral (CVenL)

Núcleo caudado, cuerpo hacia la cola

Radiaciones ópticas

Atrio del ventrículo lateral

Fimbria del hipocampo

Cuerno temporal (inferior) del ventrículo lateral (CIVenL)

Acueducto mesencefálico (AM)

Fascículo longitudinal medial

Pedúnculo cerebeloso medio (PCM)

Pedúnculo cerebeloso inferior (cuerpo restiforme)

Médula oblongada

Fimbria del hipocampo

Tapetum

Cuerno temporal (inferior) del ventrículo lateral

Formación del hipocampo (FHipC)

Giro parahipocampal

Colículo superior (ColS)

Sustancia gris central (SGC)

Pedúnculo cerebeloso inferior (cuerpo restiforme)

Tracto espinal del nervio trigémino

CuC

CVenL

ColS

FHipC

SGC

Médula oblongada

FFor

Pul

ColS

AM

PCM

EsCuC

CVenL

CIVenL

FHipC

SGC

PCM

Pirámide

5-7 La superficie anterior de este corte coronal del cerebro a través de la **glándula pineal,** las caras posteriores del **núcleo pulvinar,** los **colículos superiores,** el **tegmento del tronco encefálico** y el **pedúnculo cerebeloso medio.** Obsérvense las características y las relaciones del pedúnculo cerebeloso medio (**brazo pontino o del puente**).

El plano de este corte es coronal del hemisferio y un corte que es más o menos perpendicular al eje largo del tronco encefálico (véase fig. 5-6). Las dos IRM (ambas en recuperación por inversión) se aproximan al mismo plano y muestran muchas de las estructuras del corte del cerebro. Véanse los detalles del cerebelo en las figuras 2-37 y 2-38.

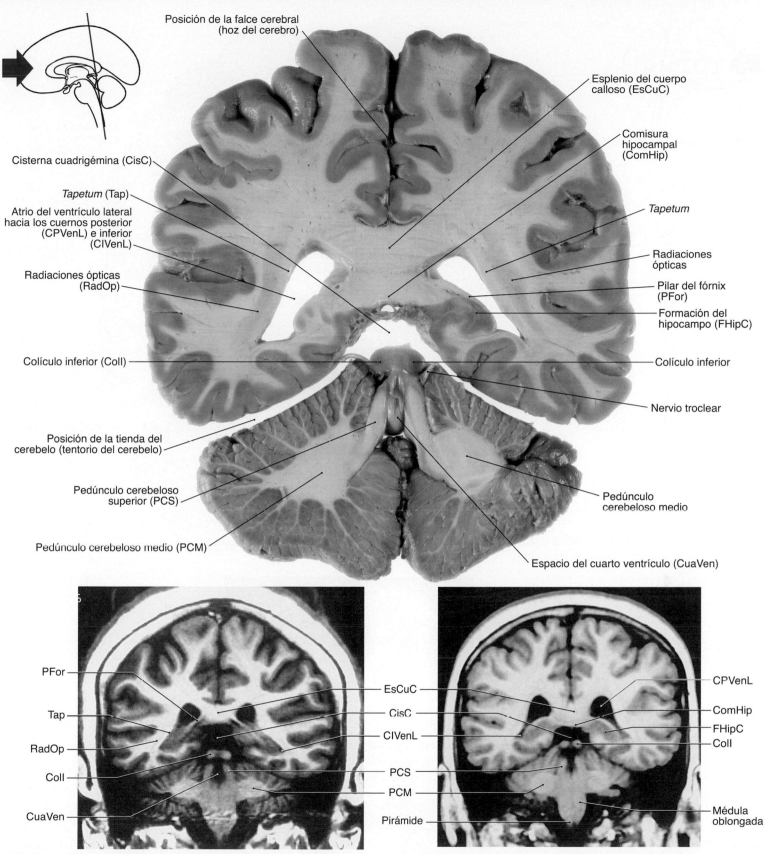

Posición de la falce cerebral
(hoz del cerebro)

Esplenio del cuerpo
calloso (EsCuC)

Comisura
hipocampal
(ComHip)

Tapetum

Radiaciones
ópticas

Pilar del fórnix
(PFor)

Formación del
hipocampo (FHipC)

Colículo inferior

Nervio troclear

Pedúnculo
cerebeloso medio

Espacio del cuarto ventrículo (CuaVen)

Cisterna cuadrigémina (CisC)

Tapetum (Tap)

Atrio del ventrículo lateral
hacia los cuernos posterior
(CPVenL) e inferior
(CIVenL)

Radiaciones ópticas
(RadOp)

Colículo inferior (CoII)

Posición de la tienda del
cerebelo (tentorio del cerebelo)

Pedúnculo cerebeloso
superior (PCS)

Pedúnculo cerebeloso medio (PCM)

PFor

Tap

RadOp

CoII

CuaVen

EsCuC

CisC

CIVenL

PCS

PCM

Pirámide

CPVenL

ComHip

FHipC

CoII

Médula
oblongada

5-8 Superficie anterior de un corte coronal del cerebro a través del **esplenio del cuerpo calloso**, las porciones posteriores de la **cisterna cuadrigémina**, el **atrio del ventrículo lateral**, los **pedúnculos cerebelosos superior y medio** (brazo conjuntival y brazo pontino, respectivamente) y el **cuarto ventrículo** que está medialmente adyacente. Obsérvese que la **comisura del hipocampo** está situada en la cara inferior del esplenio del cuerpo calloso, y el tapetum y las **radiaciones**

ópticas en la pared lateral del ventrículo lateral. El **atrio del ventrículo lateral** es la unión del **cuerno occipital (posterior)**, el **cuerno inferior** y el **cuerpo** del ventrículo lateral. Obsérvese la relación de los **colículos inferiores** con el espacio de la **cisterna cuadrigémina**. Las dos IRM (T1) son del mismo plano y muestran muchas de las estructuras identificadas en el corte del cerebro. Véanse los detalles del cerebelo en las figuras 2-37 y 2-38.

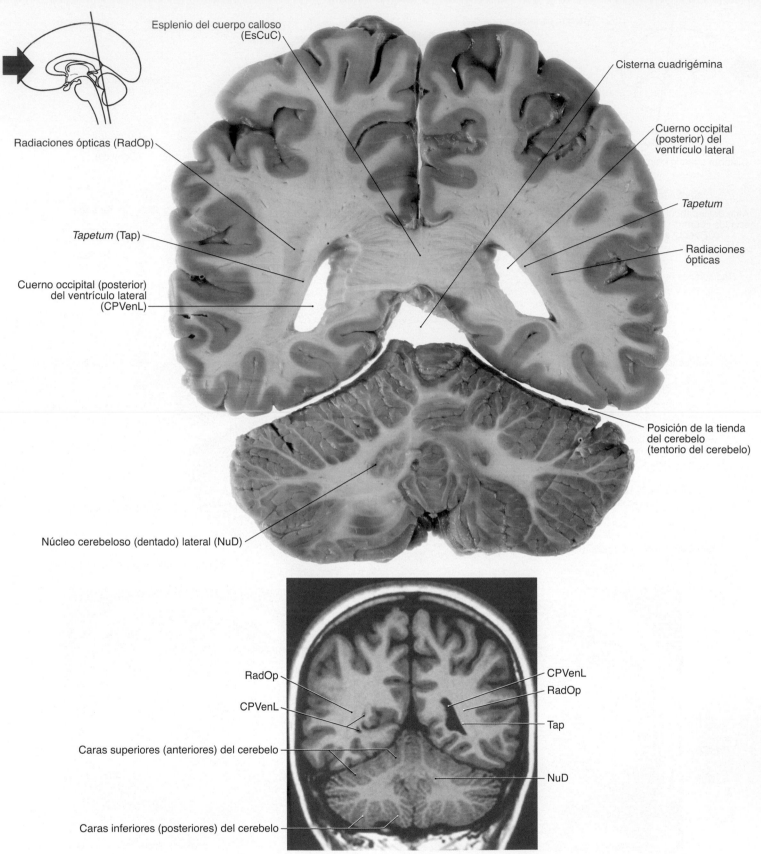

Esplenio del cuerpo calloso
(EsCuC)

Cisterna cuadrigémina

Radiaciones ópticas (RadOp)

Cuerno occipital
(posterior) del
ventrículo lateral

Tapetum

Tapetum (Tap)

Radiaciones
ópticas

Cuerno occipital (posterior)
del ventrículo lateral
(CPVenL)

Posición de la tienda
del cerebelo
(tentorio del cerebelo)

Núcleo cerebeloso (dentado) lateral (NuD)

RadOp

CPVenL

CPVenL

RadOp

Tap

Caras superiores (anteriores) del cerebelo

NuD

Caras inferiores (posteriores) del cerebelo

5-9   Superficie anterior de un corte coronal del cerebro a través del **esplenio del cuerpo calloso**, el **cuerno occipital (posterior) del ventrículo lateral** y el **cerebelo**, que incluye una porción del **núcleo dentado**. Las estructuras prominentes en la pared lateral del cuerno occipital (posterior) del ventrículo lateral en este nivel son el tapetum y las **radiaciones ópticas**. El primero son fibras de la comisura que cruzan el esplenio del cuerpo calloso y toman posición en la superficie ventricular; las segundas surgen del **núcleo geniculado lateral** y transcurren en dirección posterior como **radiaciones ópticas**, inmediatamente laterales al *tapetum*, para terminar en la **corteza visual**. La IRM (T1) es del mismo plano y muestra muchas de las estructuras identificadas en el corte del cerebro. Véanse los detalles del cerebro en las figuras 2-37 y 2-38.

Morfología interna del cerebro en cortes sin teñir y en IRM

Parte II
Cortes del cerebro en el plano axial (transversal) correlacionados con IRM

Orientación de las IRM axiales: cuando se observa una IRM axial, se visualiza la imagen como si se estuviera de pie, a los pies del paciente, y mirando hacia su cabeza mientras éste se encuentra recostado en decúbito supino. *Por lo tanto, y como es el caso de las imágenes coronales, la derecha del observador corresponde al lado izquierdo del cerebro en la IRM y al lado izquierdo del cerebro del paciente, y la izquierda del observador corresponde al lado derecho del cerebro en la IRM y al lado derecho del cerebro del paciente.* Es en absoluto fundamental comprender bien este concepto de derecha

e izquierda cuando se utiliza la IRM o la TC para diagnosticar una alteración neurológica.

Para reforzar este concepto se fotografió la superficie ventral de cada corte axial (transversal). Así, cuando se observa el corte, la derecha del observador corresponde al lado izquierdo del corte del cerebro, y la izquierda del observador corresponde al lado derecho del corte del cerebro. El observador está viendo la superficie inferior del corte. Esta proyección del corte tiene correspondencia exacta con la orientación del encéfalo como se ve en las IRM axiales que se incluyen.

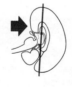

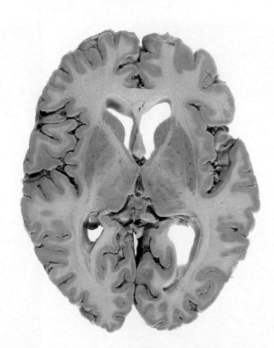

Corte axial

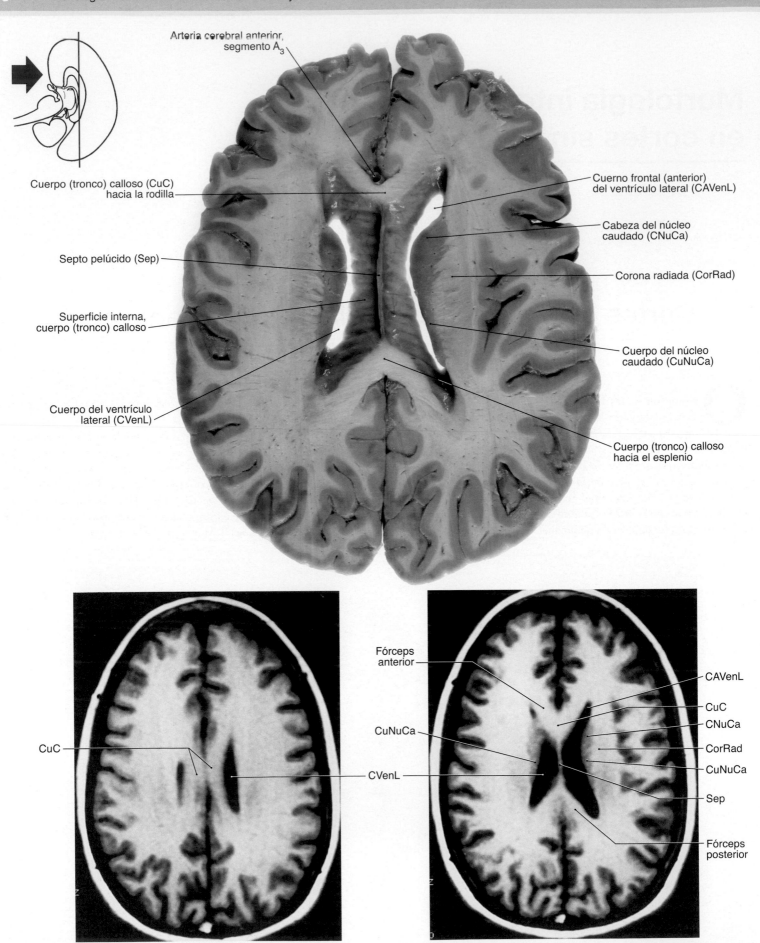

Arteria cerebral anterior,
segmento A₃

Cuerpo (tronco) calloso (CuC)
hacia la rodilla

Septo pelúcido (Sep)

Superficie interna,
cuerpo (tronco) calloso

Cuerpo del ventrículo
lateral (CVenL)

Cuerno frontal (anterior)
del ventrículo lateral (CAVenL)

Cabeza del núcleo
caudado (CNuCa)

Corona radiada (CorRad)

Cuerpo del núcleo
caudado (CuNuCa)

Cuerpo (tronco) calloso
hacia el esplenio

CuC

CVenL

Fórceps
anterior

CuNuCa

CAVenL

CuC

CNuCa

CorRad

CuNuCa

Sep

Fórceps
posterior

5-10   Superficie inferior de un corte axial del cerebro a través de las porciones del **cuerpo calloso**, la extensión anteroposterior de partes más superiores del **ventrículo** lateral y la **cabeza y cuerpo del núcleo caudado**. En este nivel es evidente el fascículo grande de sustancia blanca en el hemisferio, la **corona radiada**; porciones de nivel más inferior de esta sustancia blanca participarán en la formación de la cápsula interna. Obsérvese la posición del **septo pelúcido** y la superficie interna del cuerpo calloso, el techo de los **ventrículos laterales**. Las dos IRM (ambas en recuperación por inversión) son del mismo plano y muestran algunas de las estructuras identificadas en el corte del cerebro.

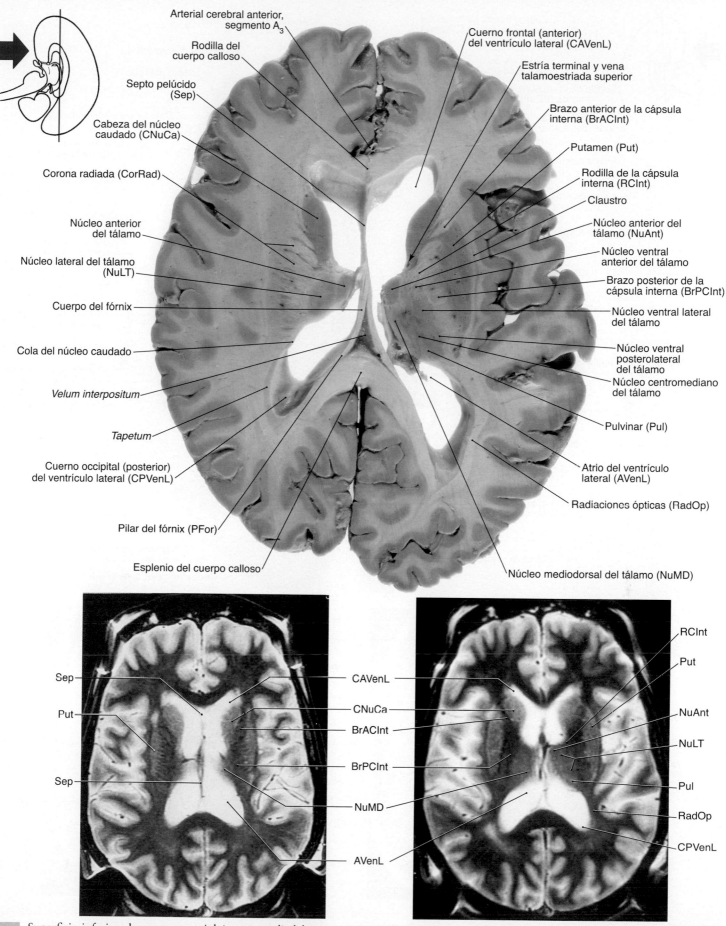

Arterial cerebral anterior, segmento A₃

Rodilla del cuerpo calloso

Septo pelúcido (Sep)

Cabeza del núcleo caudado (CNuCa)

Corona radiada (CorRad)

Núcleo anterior del tálamo

Núcleo lateral del tálamo (NuLT)

Cuerpo del fórnix

Cola del núcleo caudado

Velum interpositum

Tapetum

Cuerno occipital (posterior) del ventrículo lateral (CPVenL)

Pilar del fórnix (PFor)

Esplenio del cuerpo calloso

Cuerno frontal (anterior) del ventrículo lateral (CAVenL)

Estría terminal y vena talamoestriada superior

Brazo anterior de la cápsula interna (BrACInt)

Putamen (Put)

Rodilla de la cápsula interna (RCInt)

Claustro

Núcleo anterior del tálamo (NuAnt)

Núcleo ventral anterior del tálamo

Brazo posterior de la cápsula interna (BrPCInt)

Núcleo ventral lateral del tálamo

Núcleo ventral posterolateral del tálamo

Núcleo centromediano del tálamo

Pulvinar (Pul)

Atrio del ventrículo lateral (AVenL)

Radiaciones ópticas (RadOp)

Núcleo mediodorsal del tálamo (NuMD)

Sep
Put
Sep

CAVenL
CNuCa
BrACInt
BrPCInt
NuMD
AVenL

RCInt
Put
NuAnt
NuLT
Pul
RadOp
CPVenL

5-11 Superficie inferior de un corte axial (transversal) del cerebro a través del **esplenio** y la **rodilla del cuerpo calloso** y la **cabeza del núcleo caudado**. El **septo pelúcido** forma la pared medial de los ventrículos laterales y está sujeta a diversas variaciones congénitas, como **cavidad del septo pelúcido** y **agenesia del cuerpo calloso**. Este pla-

no está ligeramente inclinado (a veces se observa también en la IRM) y muestra la parte más superior del tálamo a la derecha del paciente y un plano axial ligeramente inferior a la izquierda del paciente. Las dos IRM (ambas ponderadas en T2) son de un plano comparable y muestran algunas de las estructuras identificadas en el corte del cerebro.

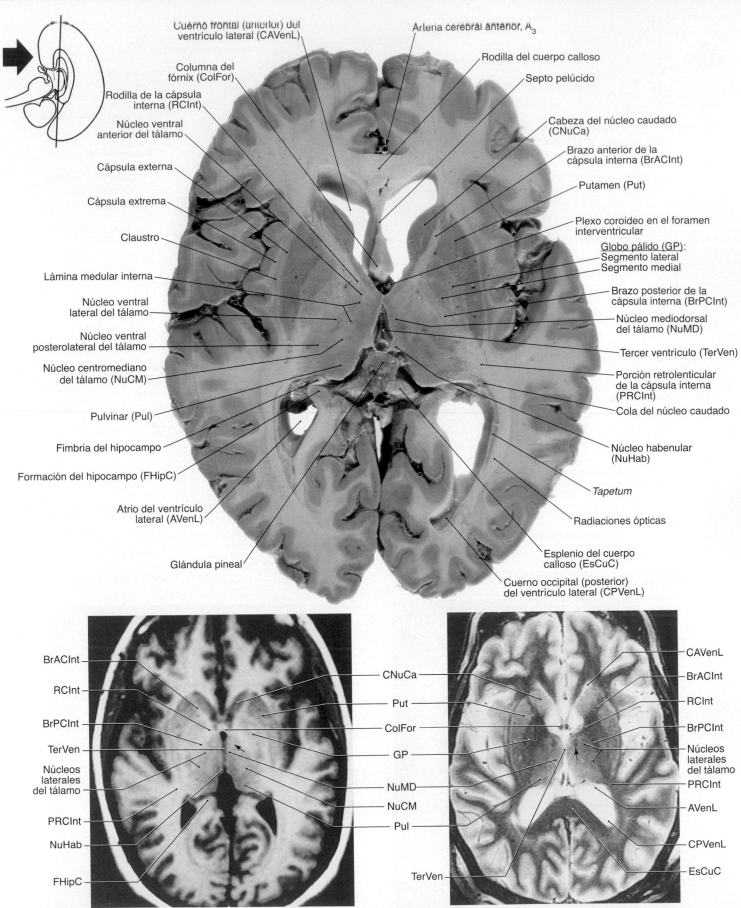

Cuerno frontal (anterior) del ventrículo lateral (CAVenL)

Columna del fórnix (ColFor)

Rodilla de la cápsula interna (RCInt)

Núcleo ventral anterior del tálamo

Cápsula externa

Cápsula extrema

Claustro

Lámina medular interna

Núcleo ventral lateral del tálamo

Núcleo ventral posterolateral del tálamo

Núcleo centromediano del tálamo (NuCM)

Pulvinar (Pul)

Fimbria del hipocampo

Formación del hipocampo (FHipC)

Atrio del ventrículo lateral (AVenL)

Glándula pineal

Arteria cerebral anterior, A₃

Rodilla del cuerpo calloso

Septo pelúcido

Cabeza del núcleo caudado (CNuCa)

Brazo anterior de la cápsula interna (BrACInt)

Putamen (Put)

Plexo coroideo en el foramen interventricular

Globo pálido (GP):
Segmento lateral
Segmento medial

Brazo posterior de la cápsula interna (BrPCInt)

Núcleo mediodorsal del tálamo (NuMD)

Tercer ventrículo (TerVen)

Porción retrolenticular de la cápsula interna (PRCInt)

Cola del núcleo caudado

Núcleo habenular (NuHab)

Tapetum

Radiaciones ópticas

Esplenio del cuerpo calloso (EsCuC)

Cuerno occipital (posterior) del ventrículo lateral (CPVenL)

BrACInt

RCInt

BrPCInt

TerVen

Núcleos laterales del tálamo

PRCInt

NuHab

FHipC

CNuCa

Put

ColFor

GP

NuMD

NuCM

Pul

TerVen

CAVenL

BrACInt

RCInt

BrPCInt

Núcleos laterales del tálamo

PRCInt

AVenL

CPVenL

EsCuC

5-12   Superficie inferior de un corte axial del cerebro a través del **núcleo lenticular**, cuatro brazos de la **cápsula interna** (**brazo anterior**, **rodilla**, **brazo posterior** y **brazo retrolenticular**), los principales núcleos talámicos, el **tercer ventrículo**, **núcleo caudado** + **putamen** = **neoestriado** y la **glándula pineal**. Los segmentos medial y lateral del globo pálido (**paleoestriado**) son claramente visibles en el lado izquierdo del corte axial del cerebro. Las puntas de flecha señalan el **tracto mamilotalámico** en ambas IRM. Las dos IRM (T1, izquierda; T2, derecha) son de un plano comparable y muestran muchas de las estructuras identificadas en el corte del cerebro.

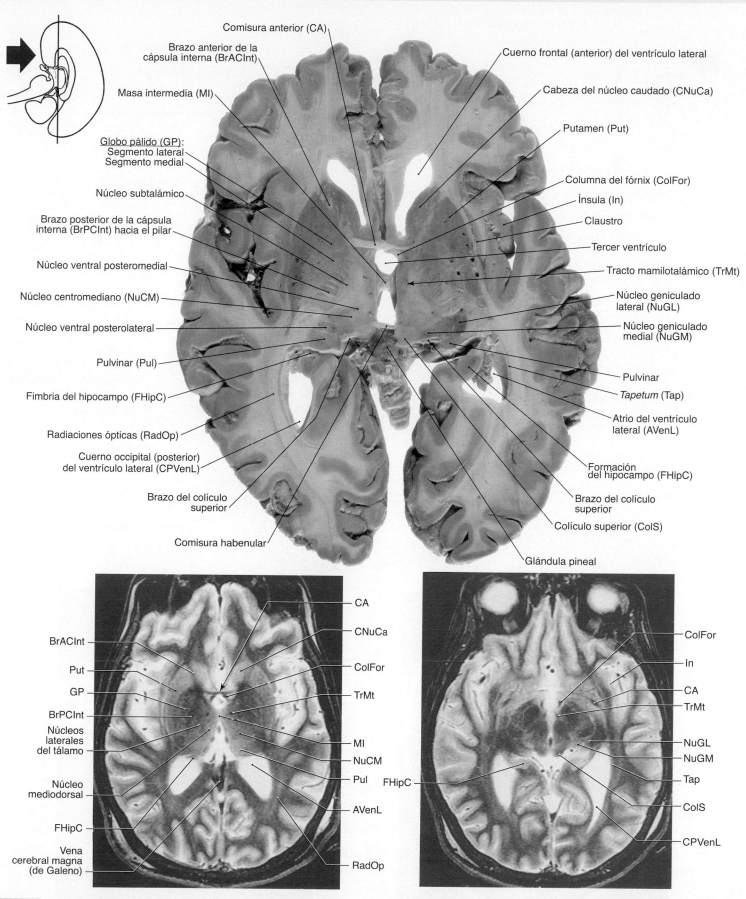

5-13 Superficie inferior de un corte axial del cerebro a través de la **comisura anterior**, la **columna del fórnix**, las porciones de los **núcleos de los cuerpos geniculados medial** y **lateral**, y el **colículo superior**. En este plano axial, el **brazo anterior** tiene menor volumen y la **cabeza del caudado** y el **putamen** se juntan pronto. Los **segmentos medial** y **lateral** del **globo pálido** son visibles en el lado derecho del corte axial del cerebro. Obsérvese la posición del **núcleo subtalámico** y su posición adyacente al brazo posterior al condensarse para formar el **pie del pedúnculo cerebral**. Las IRM (ambas ponderadas en T2) son aproximadamente del mismo plano y muestran muchas de las estructuras identificadas en el corte del cerebro.

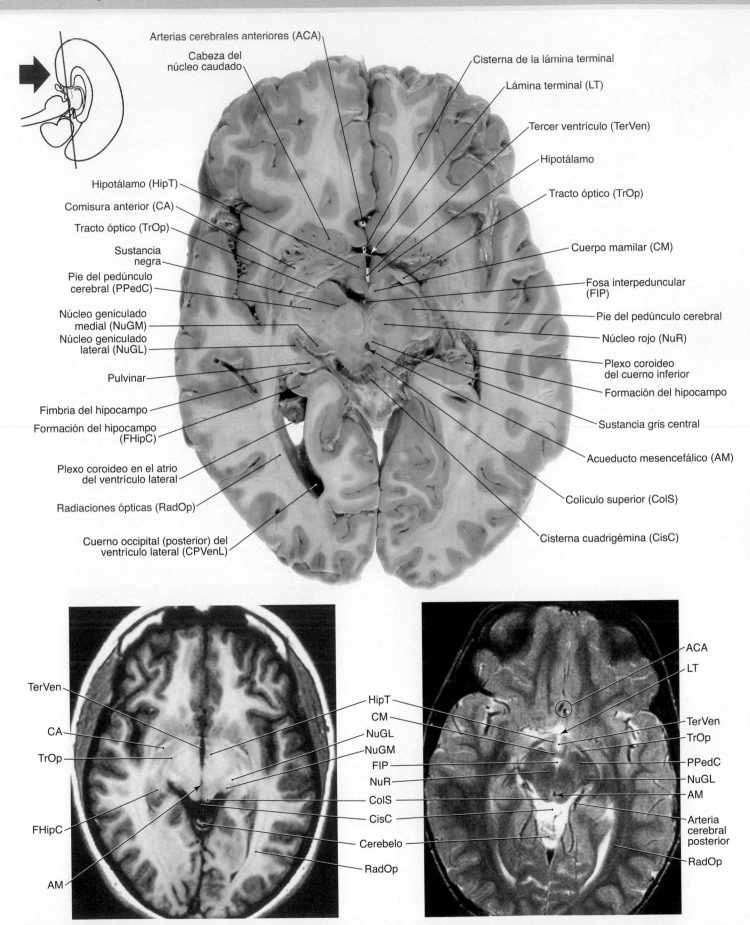

Arterias cerebrales anteriores (ACA)

Cabeza del núcleo caudado

Cisterna de la lámina terminal

Lámina terminal (LT)

Tercer ventrículo (TerVen)

Hipotálamo

Hipotálamo (HipT)

Comisura anterior (CA)

Tracto óptico (TrOp)

Tracto óptico (TrOp)

Cuerpo mamilar (CM)

Sustancia negra

Pie del pedúnculo cerebral (PPedC)

Fosa interpeduncular (FIP)

Núcleo geniculado medial (NuGM)

Pie del pedúnculo cerebral

Núcleo geniculado lateral (NuGL)

Núcleo rojo (NuR)

Pulvinar

Plexo coroideo del cuerno inferior

Fimbria del hipocampo

Formación del hipocampo

Formación del hipocampo (FHipC)

Sustancia gris central

Plexo coroideo en el atrio del ventrículo lateral

Acueducto mesencefálico (AM)

Radiaciones ópticas (RadOp)

Colículo superior (ColS)

Cuerno occipital (posterior) del ventrículo lateral (CPVenL)

Cisterna cuadrigémina (CisC)

TerVen

CA

TrOp

FHipC

AM

HipT

CM

NuGL

NuGM

FIP

NuR

ColS

CisC

Cerebelo

RadOp

ACA

LT

TerVen

TrOp

PPedC

NuGL

AM

Arteria cerebral posterior

RadOp

5-14 Superficie inferior de un corte axial del cerebro a través del **tracto óptico**, el **hipotálamo**, el **cuerpo mamilar**, el **núcleo rojo**, los **colículos superiores** y los **núcleos del cuerpo geniculado medial y lateral**. Obsérvese que la **comisura anterior** y el **tracto óptico** (corte del cerebro e IRM) pueden tener un aspecto similar, pero tienen importantes relaciones espaciales que los diferencian entre sí. La comisura anterior está rodeada del parénquima cerebral (véase fig. 5-13) mientras que el tracto óptico siempre está en la superficie del encéfalo (del **pie del pedúnculo cerebral**). Obsérvense las estructuras que rodean las porciones inferiores del tercer ventrículo (**lámina terminal, hipotálamo, cuerpo mamilar**). Las dos IRM (T1, **izquierda**; T2, **derecha**) son de planos aproximados y muestran muchas de las estructuras identificadas en el corte del cerebro.

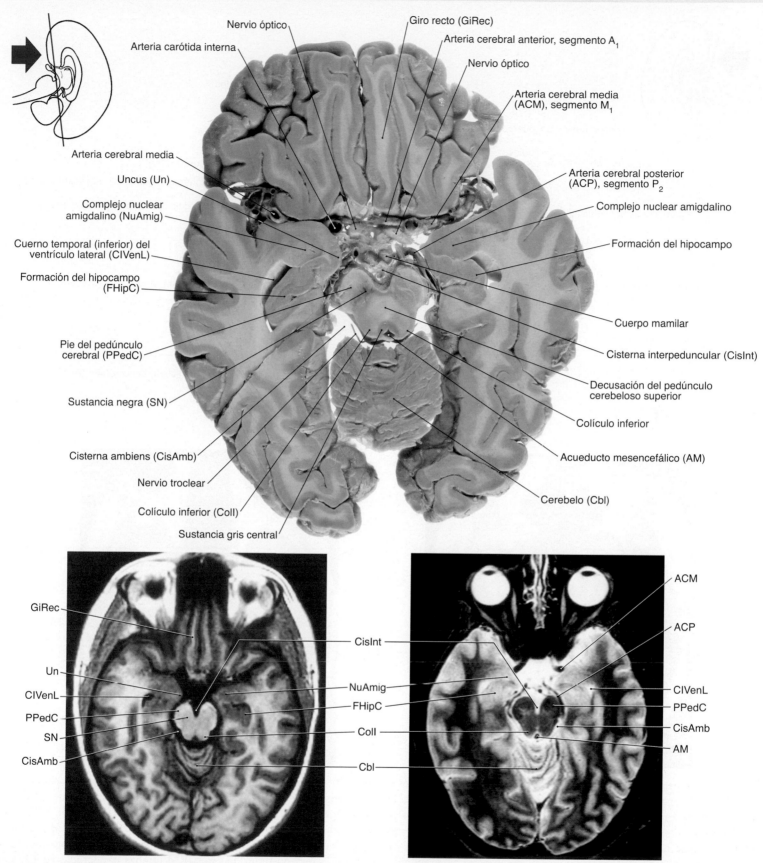

5-15 Superficie inferior de un corte axial del cerebro a través del **núcleo amigdalino**, el **hipocampo** y los niveles medio a posterior del **mesencéfalo**. El hipocampo ocupa la pared medial del cuerno temporal (inferior) mientras que la amígdala se encuentra en la pared anterior. Estas relaciones son útiles cuando se ven los cortes coronales a través del hemisferio. En este nivel del mesencéfalo, obsérvense la **decusación del pedúnculo cerebeloso superior**, el **colículo inferior** y el **nervio troclear** en la cisterna ambiens, así como la forma y las relaciones del mesencéfalo con las estructuras y cisternas adyacentes. Los **cuerpos mamilares** también se ven en relación con la **cisterna interpeduncular**. Las dos IRM (T1, **izquierda**; T2, **derecha**) están aproximadamente en el mismo plano y muestran muchas de las estructuras identificadas en el corte del cerebro. La porción del cerebelo que se ve en este nivel es el **lóbulo anterior**. Véanse los detalles del cerebelo en las figuras 2-37 y 2-38.

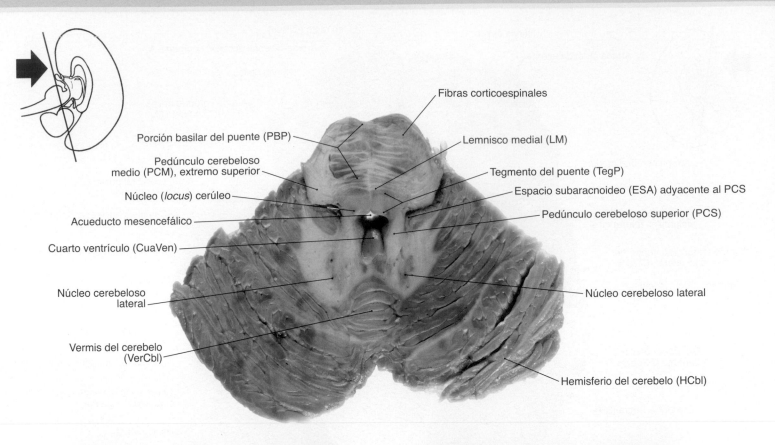

Fibras corticoespinales

Porción basilar del puente (PBP)

Lemnisco medial (LM)

Pedúnculo cerebeloso medio (PCM), extremo superior

Tegmento del puente (TegP)

Núcleo (*locus*) cerúleo

Espacio subaracnoideo (ESA) adyacente al PCS

Acueducto mesencefálico

Pedúnculo cerebeloso superior (PCS)

Cuarto ventrículo (CuaVen)

Núcleo cerebeloso lateral

Núcleo cerebeloso lateral

Vermis del cerebelo (VerCbl)

Hemisferio del cerebelo (HCbl)

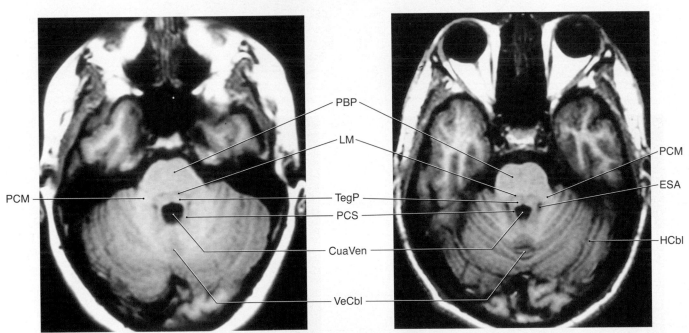

PBP

LM

PCM

PCM

ESA

TegP

PCS

CuaVen

HCbl

VeCbl

5-16 Superficie inferior de un corte axial del cerebro a través de las partes anteriores de la **porción basilar del puente**, las partes anteriores del **cuarto ventrículo** y el **pedúnculo cerebeloso superior** adyacente (**brazo conjuntival**) y el **núcleo dentado** en el centro de la sustancia blanca del hemisferio cerebeloso. Obsérvese el aspecto muy característico de la parte pequeña del espacio subaracnoideo lateralmente adyacente al pedúnculo cerebeloso superior. Éste es un **foramen ciego** (*caecum* o **falso foramen**). No es un auténtico foramen sino más bien una hendidura aguda del espacio subaracnoideo de la

superficie cerebral, que da la impresión de un foramen como se ve comúnmente en la IRM y la TC. El puente, el mesencéfalo y médula oblongada constituyen colectivamente **el tronco encefálico**. Aunque el cerebelo surge del **labio romboidal** del rombencéfalo, no se considera parte del tronco encefálico sino una **estructura suprasegmentaria** dentro de la fosa posterior. Las dos IRM (ambas ponderadas en T1) son aproximadamente del mismo plano y muestran muchas de las estructuras identificadas en el corte del cerebro. Véanse detalles del cerebelo en las figuras 2-37 y 2-38.

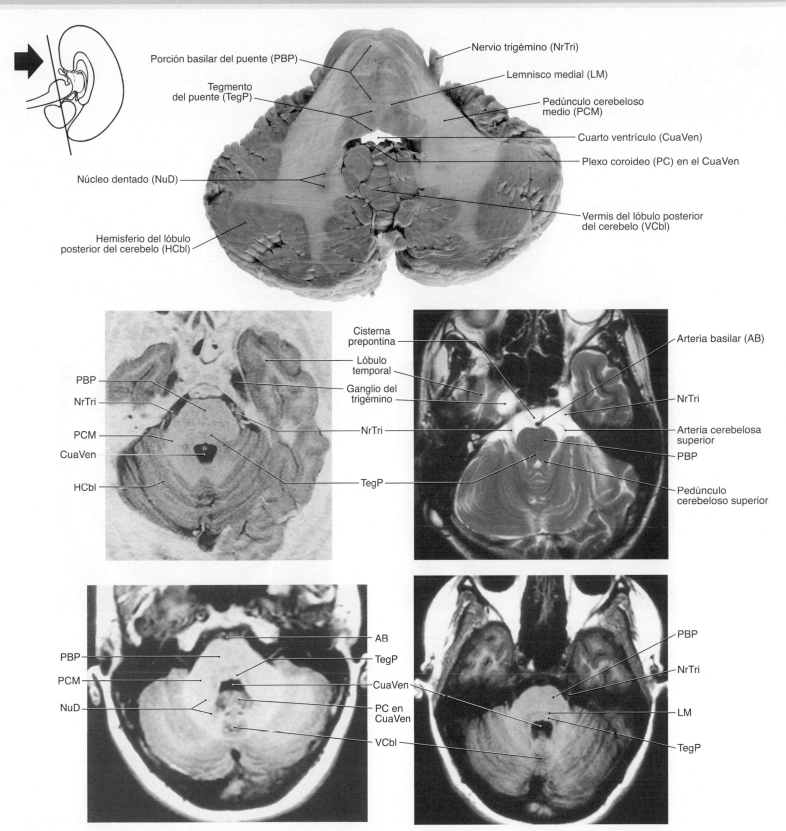

5-17 Superficie inferior de un corte axial del cerebro a través de la **porción basilar del puente** a nivel del **nervio trigémino** y a través de buena parte del **pedúnculo cerebeloso medio**. Esto también se correlaciona con las partes más amplias de la porción basilar del puente y el **tegmento pontino**. La salida del nervio trigémino es un punto importante de la fosa craneal posterior inferior (ventral) a la salida está la porción basilar del puente y superior (dorsal) a la salida se encuentra el pedúnculo cerebeloso medio. Esa parte del puente inmediatamente anterior (rostral) a la raíz del NC V puede llamarse **protuberancia pretrigéminal**, y la parte posterior (caudal) a la raíz, **protuberancia postrigeminal**. Las cuatro IRM (recuperación por inversión inversa, **arriba a la izquierda**; T2, **arriba a la derecha**; T1, **las dos de abajo**) son aproximadamente del mismo plano y muestran muchas de las estructuras identificadas en el corte del cerebro. Véanse detalles del cerebelo en las figuras 2-37 y 2-38.

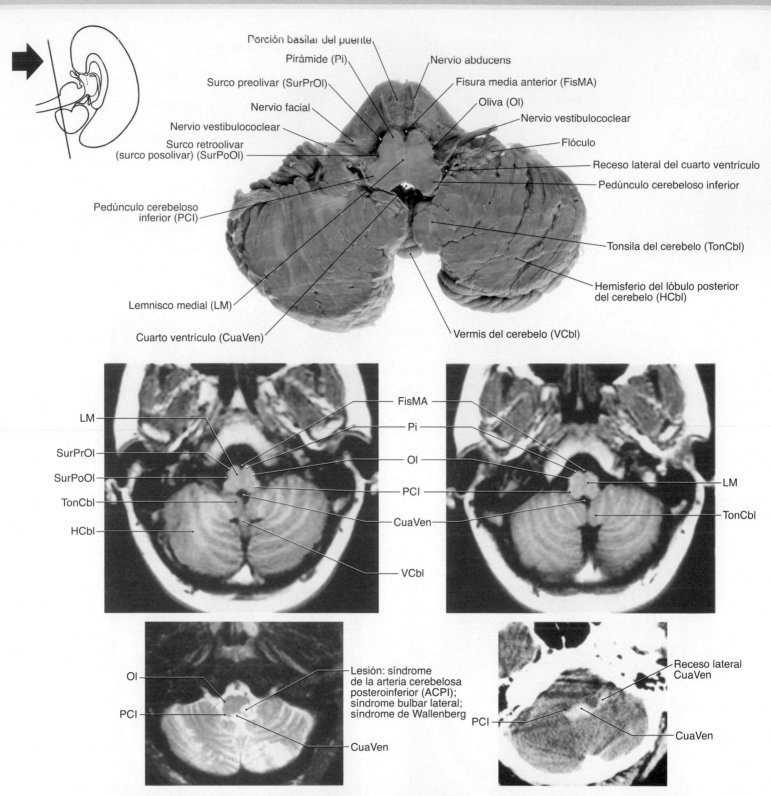

Porción basilar del puente

Pirámide (Pi)

Surco preolivar (SurPrOl)

Nervio facial

Nervio vestibulococlear

Surco retroolivar (surco posolivar) (SurPoOl)

Pedúnculo cerebeloso inferior (PCI)

Lemnisco medial (LM)

Cuarto ventrículo (CuaVen)

Nervio abducens

Fisura media anterior (FisMA)

Oliva (Ol)

Nervio vestibulococlear

Flóculo

Receso lateral del cuarto ventrículo

Pedúnculo cerebeloso inferior

Tonsila del cerebelo (TonCbl)

Hemisferio del lóbulo posterior del cerebelo (HCbl)

Vermis del cerebelo (VCbl)

LM
SurPrOl
SurPoOl
TonCbl
HCbl

FisMA
Pi
Ol
PCI
CuaVen
VCbl

LM
TonCbl

Ol
PCI
CuaVen

Lesión: síndrome de la arteria cerebelosa posteroinferior (ACPI); síndrome bulbar lateral; síndrome de Wallenberg

Receso lateral CuaVen

PCI
CuaVen

5-18 Superficie inferior de un corte axial del cerebro a través de la superficie medular a nivel general de la unión pontomedular. Este nivel se caracteriza por el **cuerpo restiforme** (que al unirse con el **cuerpo yuxtarrestiforme** forma el **pedúnculo cerebeloso inferior**), la **pirámide**, la **oliva** y los **surcos** relacionados, y el **cuarto ventrículo** y el **receso lateral del cuarto ventrículo**. Obsérvese la íntima aposición de la tonsila cerebelosa con la médula oblongada. Ésta es una relación importante en casos de aumento de la presión intracraneal en la fosa craneal posterior y la probabilidad de **hernia de la tonsila** a través del foramen magno. Nótese

la posición del receso lateral del cuarto ventrículo cuando contiene sangre (TC). Las cuatro imágenes (IRM ponderada en T1, **las dos de arriba**; IRM ponderada en T2, **abajo a la izquierda**, y TC, **abajo a la derecha**) se encuentran aproximadamente en el mismo plano general y muestran muchas de las estructuras identificadas en el corte del cerebro. Obsérvese que la sangre del cuarto ventrículo se extiende al receso lateral pero no al espacio subaracnoideo inmediatamente externo a la **apertura lateral (de Luschka)** (compárese el corte del cerebro con la TC). Véanse los detalles del cerebro en las figuras 2-37 y 2-38.

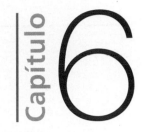
Morfología interna de la médula espinal y el encéfalo: componentes funcionales, IRM y cortes teñidos

os conceptos básicos esenciales para *empezar el aprendizaje* del diagnóstico de alteraciones neurológicas incluyen: 1) una comprensión de los núcleos de los nervios craneales, sus raíces de salida y entrada, y 2) el conocimiento de las relaciones de estas estructuras con los tractos largos. La importancia de estas relaciones queda clara en las combinaciones de déficits que caracterizan lesiones a distintos niveles del neuroeje. *En primer lugar*, los déficits sólo corporales, con exclusión de la cabeza, que pueden manifestarse como pérdidas motoras o sensitivas (tractos largos) en el mismo lado, o en lados opuestos, son indicativos de lesiones de la médula espinal (p. ej., síndrome de Brown-Séquard). Las lesiones de la médula espinal son características de **niveles motores y sensitivos**, que son los **niveles funcionales más inferiores** que quedan en el paciente afectado. *En segundo lugar*, los déficits de los nervios craneales homolaterales junto con signos de los tractos largos contralaterales caracterizan lesiones del tronco encefálico (p. ej., **síndrome medular lateral [síndrome bulbar lateral o de Wallenberg] y de Weber**). Estos patrones de pérdida suelen denominarse con frecuencia **déficits alternantes o cruzados**. En estos ejemplos, los signos de los nervios craneales son mejores **signos de localización** que los signos de los tractos largos. Un **signo de localización** puede definirse como una alteración neurológica objetiva que se relaciona con la presencia de lesión (o lesiones) en una o más localizaciones neuroanatómicas específicas. *En tercer lugar*, los déficits motores y sensitivos del mismo lado de la cabeza y del cuerpo suelen ser indicativos de una lesión del prosencéfalo.

CÓDIGO DE COLORES DE LOS NÚCLEOS DE LOS NERVIOS CRANEALES Y ESPINALES Y DE LOS TRACTOS LARGOS

Los núcleos motores de los nervios craneales y los nervios espinales están codificados por color según su función; los que inervan el músculo esquelético (**eferentes somáticos**) son de color salmón o rosa oscuro y los núcleos **eferentes viscerales** preganglionares son de color óxido. De modo similar, los núcleos sensitivos principales de la médula espinal y el tronco encefálico que reciben sensaciones **somáticas aferentes** son de color rosa claro y los que reciben información **visceral aferente** son de color morado. Por ejemplo, pueden correlacionarse fácilmente la afectación de la raíz del nervio hipogloso y las fibras corticoespinales contiguas de un lado, mientras se compara este patrón con la imagen clínica de un **síndrome medular (bulbar) lateral contralateral.**

El código de color de los tractos largos empieza en los niveles más inferiores de la médula espinal (p. ej., véanse figs. 6-3 y 6-4), y los colores se extienden al tálamo dorsal (véase fig. 6-33) y el brazo posterior de la cápsula interna (véanse figs. 6-34 y 6-35). Los tractos espinales coloreados son el **fascículo grácil** (azul oscuro), el **fascículo cuneiforme** (azul claro),[1] el **sistema anterolateral** (verde oscuro) y el tracto corticoespinal lateral (gris). En el tronco encefálico estos tractos espinales se unen mediante el

tracto espinal del nervio trigémino y las fibras trigeminotalámicas anteriores (ambos de color verde claro). Los tractos largos sólo se colorean en un lado para destacar: 1) la lateralidad de la función y la disfunción; 2) puntos donde las fibras de estos tractos pueden decusarse, y 3) la relación de estos tractos con otras trayectorias y nervios craneales.

Cada par de páginas opuestas entre sí (dibujo lineal/corte teñido) a través de partes de la médula espinal y el tronco encefálico de este capítulo presenta una versión de la visión general de los núcleos motores y sensitivos (o las columnas de células) junto al corte teñido. La línea que aparece en esta vista y las pocas leyendas que se muestran identifican específicamente los núcleos sensitivos y motores en ese nivel en concreto, y el código de color coincide con el del dibujo lineal. Esto permite al lector identificar con facilidad las relaciones y la continuidad de las columnas de células funcionalmente relacionadas a cualquier nivel.

En cada página se encuentra el código de color, que identifica los diversos tractos y núcleos por su color y especifica la función de cada estructura.

CORRELACIÓN DE LA IRM Y LA TC CON LA ANATOMÍA INTERNA DE LA MÉDULA ESPINAL Y EL TRONCO ENCEFÁLICO

Al ir dominando conceptos anatómicos básicos, es en absoluto fundamental comprender cómo se utiliza esta información en el ambiente clínico. Para mostrar la relación entre la anatomía básica y el modo de visualizar una IRM (ponderada en T1 y en T2) y una TC (mielografía/cisternografía), en cada par de páginas opuestas entre sí se proporciona una serie de ilustraciones explicativas e IRM/TC de la médula espinal y el tronco encefálico. Este continuo de información visual consta de: 1) una versión reducida de la ilustración coloreada con **orientación anatómica**; 2) una versión girada de superior a inferior de la misma ilustración que la convierte en **orientación clínica**, y 3) una TC (médula espinal) o una IRM y una TC (tronco encefálico) en esta misma orientación clínica. Para mejorar aún más la aplicación de la neurociencia básica a las imágenes clínicas (y hacerlo en el contexto apropiado), en las TC (médula espinal) y las IRM ponderadas en T1 (tronco encefálico) se destacan en blanco las estructuras anatómicas de importancia especial. Esto permite al lector comprender dónde se localizan estas estructuras anatómicas en las imágenes clínicas tal como se ven en la **orientación clínica**. Un aspecto esencial del diagnóstico es adquirir la capacidad de visualizar las estructuras que se hallan involucradas en las lesiones del tronco encefálico y cómo se relacionan los déficits del paciente con la localización y la extensión de la lesión. Además, el símbolo insertado abajo a la izquierda de cada página indica qué imágenes anatómicas pueden convertirse a una orientación clínica con el empleo de los recursos en línea disponibles con el Atlas.

Se ha procurado con esmero identificar y utilizar la IRM y la TC que se correlacionan con su dibujo lineal y el corte teñido correspondientes. Este enfoque reconoce y mantiene la importancia del enfoque anatómico e introduce conceptos clínicos básicos al tiempo que permite al lector personalizar el material para adaptarlo a una variedad de aplicaciones educativas.

---

[1] Los colores azul oscuro y azul claro representan información que procede de las porciones inferior y superior del cuerpo, respectivamente.

COMPONENTES FUNCIONALES EN EL TUBO NEURAL, LA MÉDULA ESPINAL Y EL TRONCO ENCEFÁLICO (FIGURAS 6-1 Y 6-2)

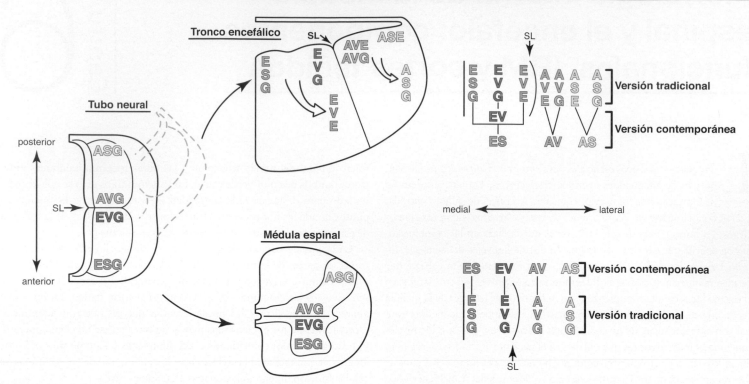

6-1 El concepto de **componentes funcionales** (de los nervios tanto espinales como craneales) reconoce que las fibras aferentes primarias de la médula espinal o del tronco encefálico, y las fibras eferentes transmiten **tipos específicos de información**.

Existen dos versiones de los **componentes funcionales**: 1) una **versión tradicional** que surgió a principios del siglo xx y que fue el patrón durante muchas décadas, y 2) una **versión contemporánea** que refleja los descubrimientos recientes en el desarrollo de la cabeza, el cuello y el encéfalo. Puede utilizarse cualquiera de ambas versiones ya que se complementan entre sí.

Versión tradicional: en esta versión (figs. 6-1 y 6-2), los componentes observados en el tubo neural en desarrollo (**izquierda**), que están relacionados con la lámina alar (ASG, AVG), se encuentran posteriores al surco limitante (SL); los relacionados con la lámina basal (EVG, ESG) están situados anteriores al SL (fig. 6-1, **izquierda**). Éstas son características generales que también se observan en la versión contemporánea. En la médula espinal adulta se mantiene esta relación general posterior-anterior (fig. 6-1, **abajo en el centro**).

En la transición médula espinal-tronco encefálico se dan dos cambios importantes. *Primero*, cuando el conducto central se agranda para formar el cuarto ventrículo, y se desarrolla el cerebelo, la porción alar del tubo neural rota lateralmente. El SL está presente en el tronco encefálico del adulto y separa las estructuras derivadas de la lámina basal situadas medialmente (núcleos motores) de las estructuras derivadas de la lámina alar situadas lateralmente (núcleos sensitivos). *Segundo*, en el tronco encefálico, componentes funcionales especiales, tal como se identifican tradicionalmente (EVE para los músculos de los arcos faríngeos; AVE para las sensaciones del gusto; ASE para las sensaciones vestibulares y auditivas), forman columnas de células que están limitadas al tronco encefálico y no están representadas en la médula espinal.

Dentro del tronco encefálico existen transposiciones de los componentes EVE y ASG. Al principio de su desarrollo, las células asociadas al componente

EVE (núcleo ambiguo y núcleos motores de los nervios facial y trigémino) aparecen en la superficie ventricular, pero luego migran anterolateralmente a sus localizaciones adultas. De modo similar, las células con el componente ASG (núcleo espinal del nervio trigémino y núcleos sensitivos principales) que aparecen en la superficie ventricular en la zona alar también migran anterolateralmente a sus localizaciones adultas. Las células del núcleo mesencefálico se originan de la cresta neural y migran al tronco encefálico para formar parte de la columna de células del ASG. El borde entre las zonas motora y sensitiva del tronco encefálico está representado por una línea oblicua que empieza en el SL. Las posiciones relativas y el código de colores de los distintos componentes que se muestran en la imagen de arriba (derecha) pueden trasladarse directamente a la figura 6-2 de la página opuesta.

Versión contemporánea: esta versión (fig. 6-1, derecha), al igual que la versión tradicional, se basa en el desarrollo, pero incorpora datos más detallados respecto al origen de las neuronas y los músculos y sus respectivos patrones de migración. Por ejemplo, los músculos estriados inervados por los nervios craneales (NC) III, IV, V, VI, VII, IX, X y XII se originan del epímero (mesodermo paraxial), que se segmenta en somitómeros. Por consiguiente, las células de todos estos núcleos motores se designan como un componente funcional eferente somático (ES). Las neuronas del NC III que influyen en los músculos lisos orbitarios, las células de los NC VII y IX que influyen en el músculo liso vascular y el epitelio glandular en la cabeza, y las células del NC X que influyen en los mismos tejidos en el tórax y el abdomen, se designan como eferente visceral (EV). Toda la información aferente visceral (tradicionalmente dividida en general y especial) está asociada con el tracto y los núcleos solitarios y se designa como visceral aferente (VA). Los componentes tradicionalmente asociados con los núcleos del nervio vestibulococlear (ASE) y con los núcleos sensitivos del nervio trigémino (ASG) se agrupan en una categoría aferente somática (AS). La correlación entre las versiones tradicional y contemporánea se muestra en la figura 6-1, a la derecha.

ABREVIATURAS

AS	Aferente somático	**ES**	Eferente somático
ASE	Aferente somático especial	**ESG**	Eferente somático general
ASG	Aferente somático general	**EV**	Eferente visceral
AV	Aferente visceral	**EVE**	Eferente visceral especial
AVE	Aferente visceral especial	**EVG**	Eferente visceral general
AVG	Aferente visceral general	**SL**	Surco limitante

Componentes funcionales de los núcleos de los nervios craneales

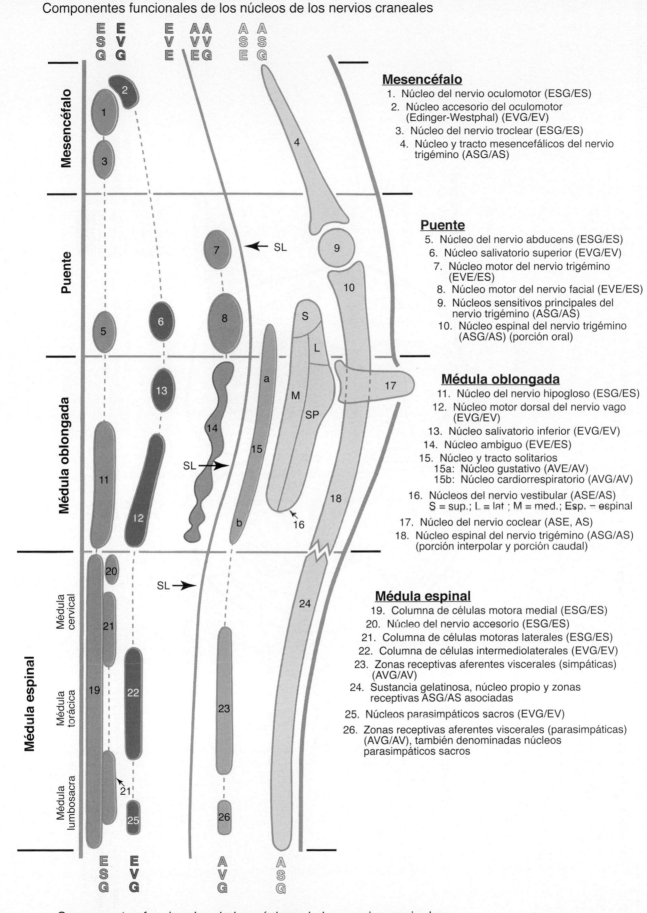

Componentes funcionales de los núcleos de los nervios espinales

Mesencéfalo
1. Núcleo del nervio oculomotor (ESG/ES)
2. Núcleo accesorio del oculomotor (Edinger-Westphal) (EVG/EV)
3. Núcleo del nervio troclear (ESG/ES)
4. Núcleo y tracto mesencefálicos del nervio trigémino (ASG/AS)

Puente
5. Núcleo del nervio abducens (ESG/ES)
6. Núcleo salivatorio superior (EVG/EV)
7. Núcleo motor del nervio trigémino (EVE/ES)
8. Núcleo motor del nervio facial (EVE/ES)
9. Núcleos sensitivos principales del nervio trigémino (ASG/AS)
10. Núcleo espinal del nervio trigémino (ASG/AS) (porción oral)

Médula oblongada
11. Núcleo del nervio hipogloso (ESG/ES)
12. Núcleo motor dorsal del nervio vago (EVG/EV)
13. Núcleo salivatorio inferior (EVG/EV)
14. Núcleo ambiguo (EVE/ES)
15. Núcleo y tracto solitarios
   15a: Núcleo gustativo (AVE/AV)
   15b: Núcleo cardiorrespiratorio (AVG/AV)
16. Núcleos del nervio vestibular (ASE/AS)
   S = sup.; L = lat.; M = med.; Esp. = espinal
17. Núcleo del nervio coclear (ASE, AS)
18. Núcleo espinal del nervio trigémino (ASG/AS) (porción interpolar y porción caudal)

Médula espinal
19. Columna de células motora medial (ESG/ES)
20. Núcleo del nervio accesorio (ESG/ES)
21. Columna de células motoras laterales (ESG/ES)
22. Columna de células intermediolaterales (EVG/EV)
23. Zonas receptivas aferentes viscerales (simpáticas) (AVG/AV)
24. Sustancia gelatinosa, núcleo propio y zonas receptivas ASG/AS asociadas
25. Núcleos parasimpáticos sacros (EVG/EV)
26. Zonas receptivas aferentes viscerales (parasimpáticas) (AVG/AV), también denominadas núcleos parasimpáticos sacros

6-2 Las posiciones de medial a lateral de los núcleos de la médula espinal y los nervios craneales del tronco encefálico tal como se muestran aquí son las mismas que en la figura 6-1. Esta vista posterior esquemática (dorsal) muestra: 1) las posiciones relativas y los nombres de grupos de células específicos y sus componentes funcionales asociados; 2) la localización aproximada de núcleos concretos en su división específica de tronco encefálico o médula espinal, y 3) la continuidad supero-inferior de las columnas de células (ya sea en forma de grupos de células continuos o discontinuos) de una división del tronco encefálico a la siguiente o del tronco encefálico a la médula espinal. El núcleo ambiguo es una columna de células compuesta por racimos de células bien diferenciadas intercaladas con células dispuestas de manera más difusa, como una sarta de perlas. No se muestran los núcleos relacionados con los nervios craneales I y II. El código de colores utilizado en esta figura se correlaciona con el de la figura 6-1 (página opuesta).

6-3A Corte transversal de la médula espinal que muestra las características de un nivel sacro. Hay 31 pares de nervios espinales, cada uno conectado al nivel correspondiente de la médula espinal; cinco son sacros, S1-S5. Es relativamente común designar juntas la médula lumbar y la sacra como **médula lumbosacra**. Las tres características dominantes de la médula sacra son: 1) su forma redonda; 2) un borde delgado de sustancia blanca que rodea una prominencia de sustancia gris, y 3) un núcleo de sustancia gris grande en comparación con la pequeña cantidad de sustancia blanca. La sustancia gris ocupa la mayor parte del corte transversal; su forma de H no es tan clara en los niveles sacrococcígeos. La sustancia blanca es, en comparación, un fino manto. La médula sacra, aunque pequeña, aparece redondeada en la mielografía por TC. Obsérvese el aspecto de la porción sacra de la médula espinal rodeada por la porción superior de la **cola de caballo (izquierda)**, y la cola de caballo en dirección inferior al cono medular en la **cisterna lumbar (derecha)**. Compárese con la figura 2-4.

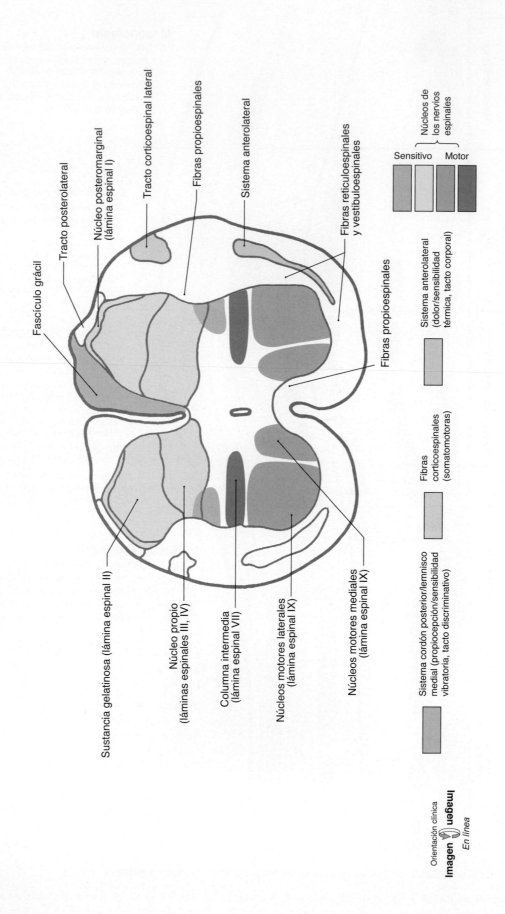

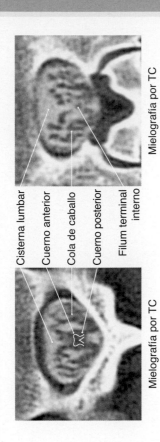

Mielografía por TC

Cisterna lumbar
Cuerno anterior
Cola de caballo
Cuerno posterior
Filum terminal interno

Mielografía por TC

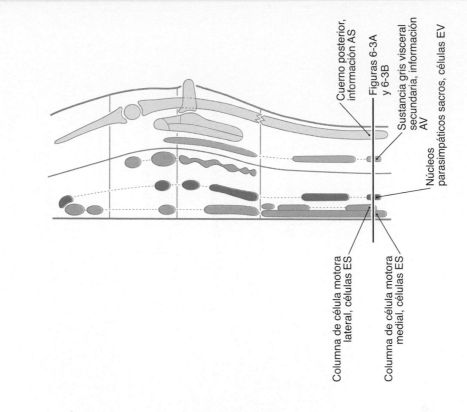

Cuerno posterior, información AS

Figuras 6-3A y 6-3B

Sustancia gris visceral secundaria, información AV

Núcleos parasimpáticos sacros, células EV

Columna de célula motora lateral, células ES

Columna de célula motora medial, células ES

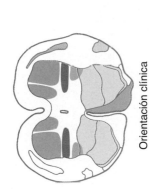

Orientación clínica

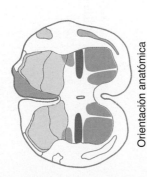

Orientación anatómica

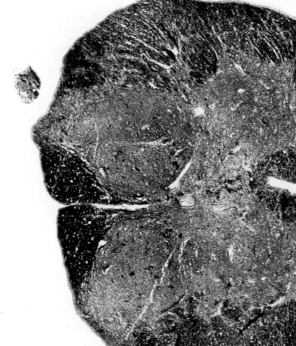

Orientación clínica

Imagen
En línea

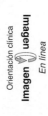

6-3B

6-4A Corte transversal de la médula espinal que muestra su aspecto característico en los niveles lumbares (L4). Las tres características dominantes del nivel lumbar son: 1) forma redonda en general; 2) **cuernos anteriores y posteriores** proporcionalmente grandes y distintivos, y 3) **cordones anterior, lateral y posterior** distintivos que rodean los cuernos anterior y posterior. Los cuernos posterior y anterior son grandes en relación con la poca cantidad de sustancia blanca, pero claramente organizada. Las fibras de la **división medial de la** **raíz posterior** entran directamente en el **fascículo grácil** en este nivel; en niveles superiores a T5 y T6, estas fibras entran en el **fascículo cuneiforme**. Los reflejos colaterales de estas fibras de la división medial entran en el cuerno anterior. La porción lumbar de la médula espinal aparece redonda en la mielografía por TC. Las raíces de las porciones superiores de la cola de caballo rodean los niveles inferiores de la porción lumbar de la médula espinal (**derecha**). Véase también la figura 2-4.

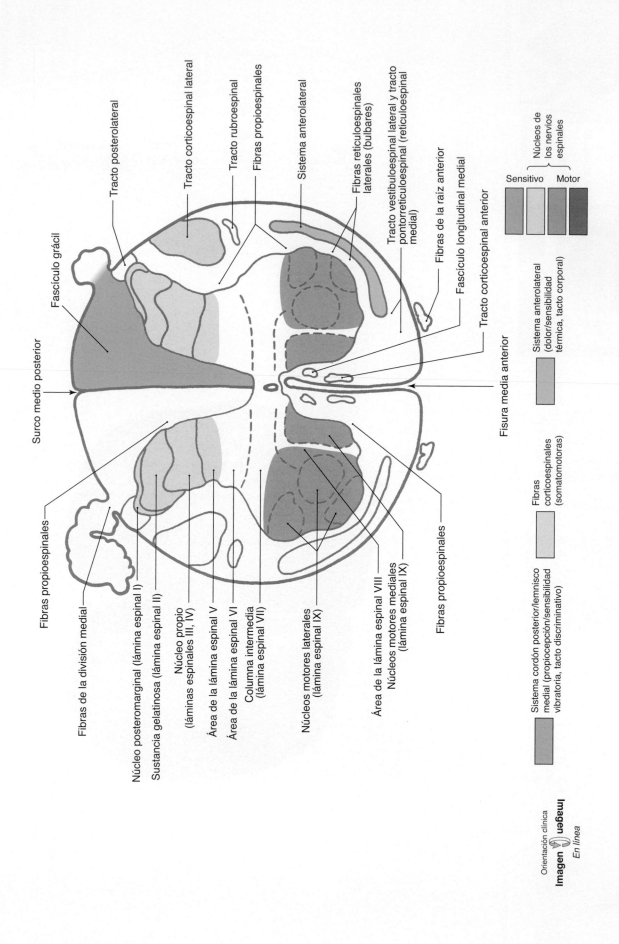

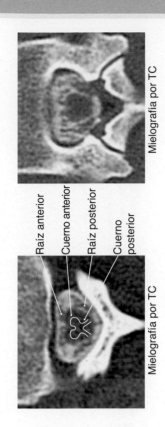

Mielografía por TC

Raíz anterior
Cuerno anterior
Raíz posterior
Cuerno posterior

Mielografía por TC

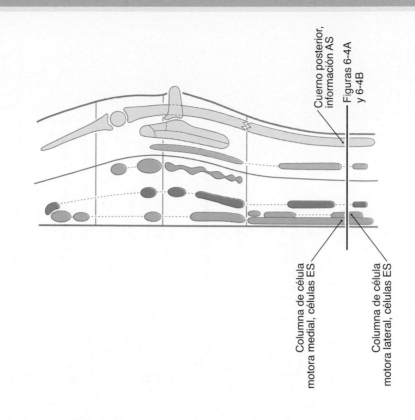

Cuerno posterior, información AS
Figuras 6-4A y 6-4B

Columna de célula motora medial, células ES

Columna de célula motora lateral, células ES

Orientación anatómica

Orientación clínica

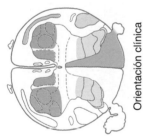
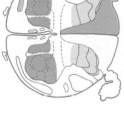

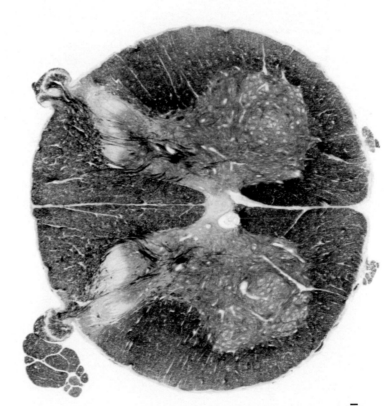

Orientación clínica
Imagen
En línea

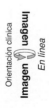

6-4B

6-5A Corte transversal de la médula espinal que muestra su aspecto característico en los niveles torácicos (T4). Las tres características del nivel torácico medio son: 1) forma redonda; 2) cuernos anterior y posterior muy pequeños, y 3) lo que parece ser sustancia blanca muy grande en comparación con la sustancia gris. La sustancia blanca parece grande en relación con la diminuta cantidad de sustancia gris; sin embargo, esto es una ilusión óptica pues la sustancia gris es muy pequeña. Una característica destacada de la mayoría de los niveles torácicos, especialmente de los superiores, es el **núcleo torácico dorsal** (núcleo de Clarke) y la **columna celular intermediolateral.** Los cuernos **posterior y anterior** son pequeños, en especial si se comparan con los niveles cervicales y con los niveles lumbares. La porción torácica de la médula espinal aparece redonda en la mielografía por TC.

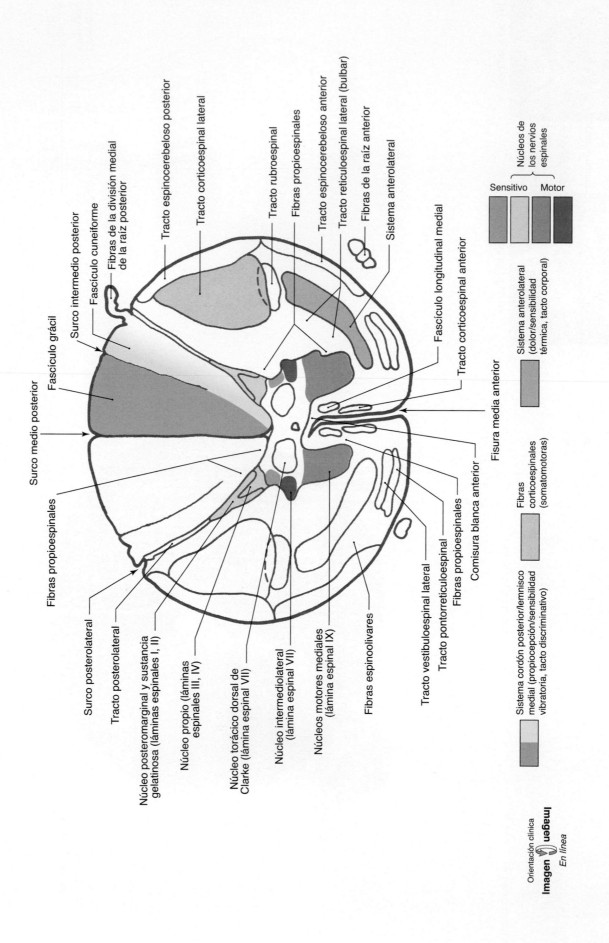

Fibras propioespinales

Surco intermedio posterior
Fascículo cuneiforme
Fibras de la división medial de la raíz posterior
Tracto espinocerebeloso posterior
Tracto corticoespinal lateral
Tracto rubroespinal
Fibras propioespinales
Tracto espinocerebeloso anterior
Tracto reticuloespinal lateral (bulbar)
Fibras de la raíz anterior
Sistema anterolateral

Fascículo grácil
Surco medio posterior

Surco posterolateral
Tracto posterolateral
Núcleo posteromarginal y sustancia gelatinosa (láminas espinales I, II)
Núcleo propio (láminas espinales III, IV)
Núcleo torácico dorsal de Clarke (lámina espinal VII)
Núcleo intermediolateral (lámina espinal VII)
Núcleos motores mediales (lámina espinal IX)
Fibras espinoolivares
Tracto vestibuloespinal lateral
Tracto pontorreticuloespinal
Fibras propioespinales
Comisura blanca anterior

Fascículo longitudinal medial
Tracto corticoespinal anterior
Fisura media anterior

Núcleos de los nervios espinales
Sensitivo   Motor

Sistema anterolateral (dolor/sensibilidad térmica, tacto corporal)

Fibras corticoespinales (somatomotoras)

Sistema cordón posterior/lemnisco medial (propiocepción/sensibilidad vibratoria, tacto discriminativo)

Orientación clínica
Imagen En línea

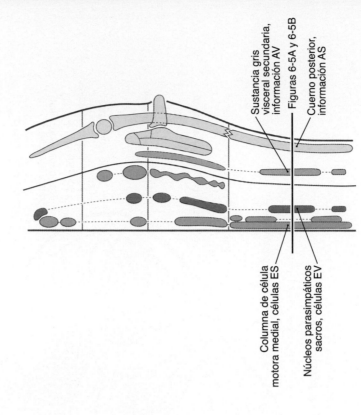

Sustancia gris
visceral secundaria,
información AV

Figuras 6-5A y 6-5B

Cuerpo posterior,
información AS

Columna de célula
motora medial, células ES

Núcleos parasimpáticos
sacros, células EV

Cuerno anterior

Raíz anterior

Cuerno lateral

Raíz posterior.

Cuerpo posterior

Mielografía por TC

Mielografía por TC

Orientación clínica

Orientación anatómica

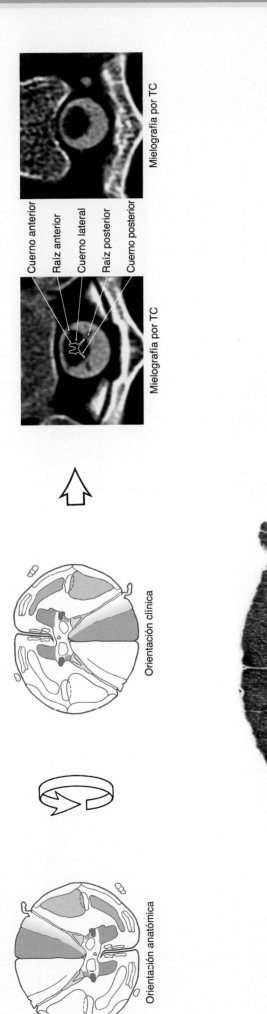

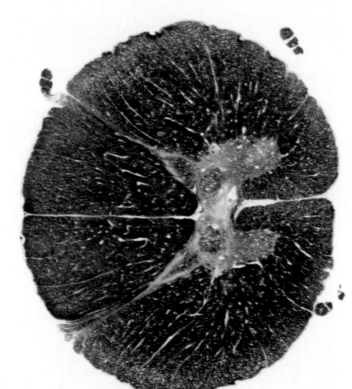

Orientación clínica
Imagen ⟲ **Imagen**
En línea

6-5B

6-6A

Corte transversal de la médula espinal que muestra su aspecto característico en los niveles cervicales inferiores (C6/C7). Los rasgos que generalmente son característicos de los niveles cervicales son: 1) una formal oval definida; 2) cuernos anteriores y posteriores grandes, y 3) la sustancia blanca en los cordones que la rodean también es grande. Los cuernos anterior y posterior son grandes y hay gran cantidad de sustancia blanca en los niveles cervicales, tanto proporcional

como absolutamente. Las porciones inferiores de la médula espinal cervical (que empiezan aproximadamente en C4 y se extienden hasta C8) aparecen ovales en la IRM ponderada en T2 **(izquierda)** y en la mielografía por TC **(centro y derecha)**. Aunque con frecuencia se denomina lámina espinal X, Rexed (1952, 1954) describe claramente nueve láminas espinales (I-IX) y un "…área X, la sustancia gris central…". En este Atlas se utiliza la descripción, la terminología y la designación origina es.

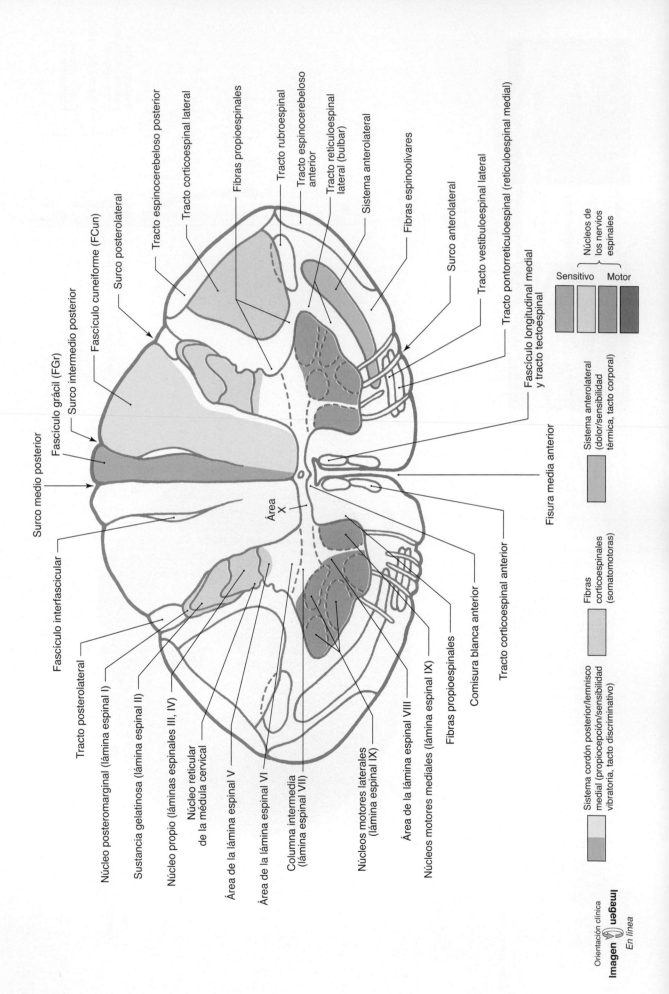

Núcleos de los nervios espinales

Sensitivo   Motor

Sistema anterolateral (dolor/sensibilidad térmica, tacto corporal)

Fibras corticoespinales (somatomotoras)

Sistema cordón posterior/lemnisco medial (propiocepción/sensibilidad vibratoria, tacto discriminativo)

Orientación clínica
Imagen En línea

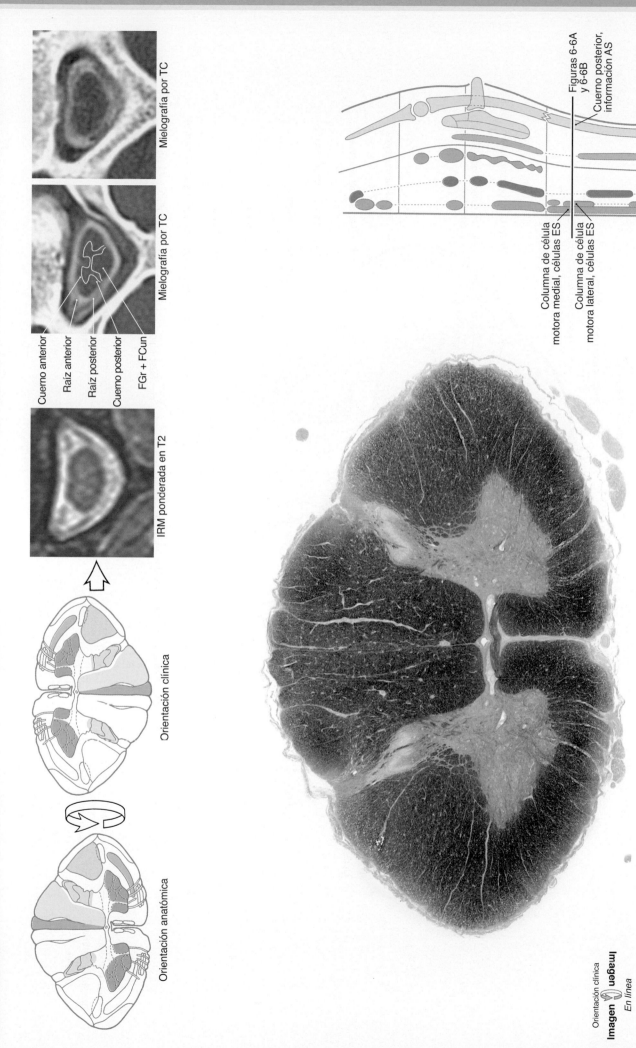

Mielografía por TC

Mielografía por TC

Cuerno anterior
Raíz anterior
Raíz posterior
Cuerno posterior
FGr + FCun

IRM ponderada en T2

Orientación clínica

Orientación anatómica

Figuras 6-6A y 6-6B
Cuerno posterior, información AS

Columna de célula motora medial, células ES

Columna de célula motora lateral, células ES

Orientación clínica
Imagen 🔄 **En línea**

6-6B

6-7A   Corte transversal de la médula espinal a nivel de C1. En este nivel cervical alto, los cuernos posteriores y anteriores son más pequeños (sin extremidades), pero la sustancia blanca es grande (contiene todos los tractos ascendentes y descendentes). Las fibras corticoespinales laterales se localizan ahora medialmente en dirección a la decusación de las fibras corticoespinales, también llamada **decusación motora** o **decusación piramidal** (véase también fig. 6-10). En este nivel, las fibras del **tracto espinal del nervio trigémino** se hallan entrecruzadas con las del **tracto posterolateral**. La médula espinal aparece redonda en los niveles C1 y C2 de la mielografía por TC en comparación con los niveles cervicales inferiores (véase fig. 6-6).

Surco medio posterior

Fascículo grácil (FGr)

Surco intermedio posterior

Fascículo cuneiforme (FCun)

Tracto corticoespinal lateral (TrCEsL)

Tracto espinocerebeloso posterior

Tracto rubroespinal

Fibras propioespinales

Tracto espinocerebeloso anterior

Tracto reticuloespinal lateral (bulbar)

Sistema anterolateral

Tracto vestibuloespinal lateral

Tracto pontorreticuloespinal (reticuloespinal medial)

Fascículo longitudinal medial

Tracto tectoespinal

Decusación motora (piramidal) (DecMo)

Tracto corticoespinal anterior

Fibras propioespinales

Núcleos motores mediales

Núcleo del nervio accesorio

Fibras espinoolivares

Subnúcleo magnocelular del núcleo espinal del nervio trigémino

Subnúcleo gelatinoso del núcleo espinal del nervio trigémino

Tracto espinal del nervio trigémino y unión del tracto posterolateral

Fibras propioespinales

Orientación clínica

Imagen En línea

Sistema cordón posterior/lemnisco medial (propiocepción/sensibilidad vibratoria, tacto discriminativo)

Fibras corticoespinales (somatomotoras)

Sistema anterolateral (dolor/sensibilidad térmica, tacto corporal)

Fibras espinales del nervio trigémino o trigeminotalámicas anteriores (dolor/sensibilidad térmica, tacto cefálico)

Núcleos de los nervios espinales

Sensitivo   Motor

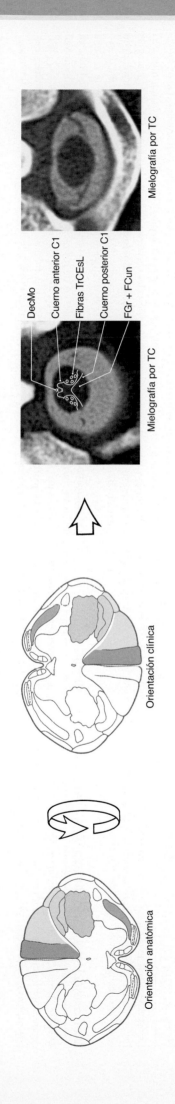

Mielografía por TC

DecMo
Cuerno anterior C1
Fibras TrCEsL
Cuerno posterior C1
FGr + FCun

Mielografía por TC

Orientación clínica

Orientación anatómica

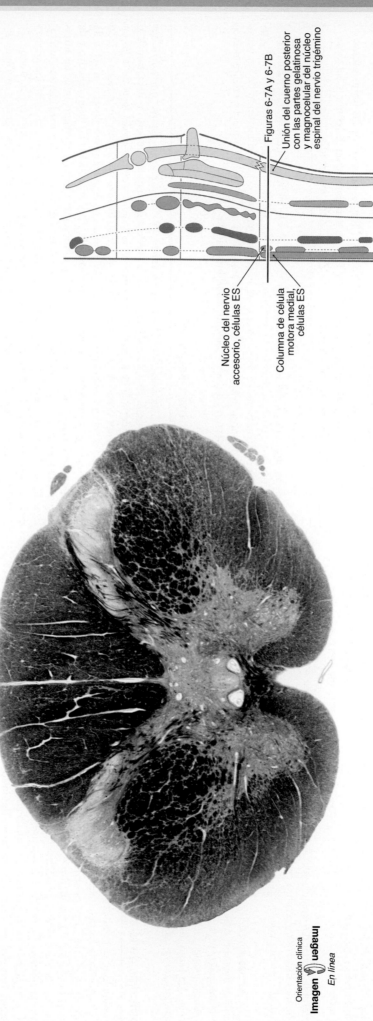

Figuras 6-7A y 6-7B

Unión del cuerno posterior
con las partes gelatinosa
y magnocelular del núcleo
espinal del nervio trigémino

Núcleo del nervio
accesorio, células ES

Columna de célula
motora medial,
células ES

Orientación clínica

Imagen
En línea

6-7B

6-8 Representación semiesquemática de la irrigación sanguínea interna de la médula espinal. Trazado a nivel de C4, se muestra la posición de los tractos principales en la parte izquierda, el patrón general de los vasos sanguíneos en la derecha, y las vías identificadas con colores se correlacionan con los de la figura 6-7. Nótese la somatotopía de los tractos motor y sensorial principales.

ABREVIATURAS

C	Representación de las fibras del cuello	MI	Representación del miembro inferior
		MS	Representación del miembro superior
CA	Cuerpo anterior (ventral)	Sa	Representación de las fibras sacras
CCen	Conducto central	T	Representación de las fibras del tórax
ComBA	Comisura blanca anterior	ZI	Zona intermedia
CP	Cuerpo posterior (dorsal)		

SÍNDROMES O LESIONES VASCULARES DE LA MÉDULA ESPINAL

Síndrome medular cervical central agudo

Se debe a una oclusión de la arteria espinal anterior.

Déficits

Estructuras lesionadas

- Paresia bilateral o parálisis flácida de los miembros superiores.
  - Porciones mediales de ambos tractos corticoespinales laterales; cuernos anteriores de los niveles cervicales.

- Pérdida bilateral e irregular de las sensibilidades dolorosa y térmica en la parte del cuerpo inferior a la lesión.
  - Fibras del sistema anterolateral (afectación parcial bilateral).

La **hiperextensión** del cuello puede lesionar las arterias vertebrales (de las cuales se origina la arteria espinal anterior) o afectar de manera directa a la arteria espinal anterior y causar un espasmo. Esta lesión vascular da lugar a una interrupción temporal o permanente de la irrigación sanguínea. Los déficits pueden remitir en pocas horas o ser permanentes, según la extensión de la complicación vascular. Un rasgo distintivo es que no se afectan las columnas posteriores (propiocepción, sensibilidad vibratoria); alrededor de los dos tercios anteriores de la médula espinal están isquémicos.

Trombosis de la arteria espinal anterior

Es posible que se produzca en una **crisis hipotensiva**, como resultado **del traumatismo causado** por un aneurisma aórtico disecante o en pacientes con **ateroesclerosis**. Puede tener lugar en todos los niveles espinales, pero es más frecuente en los niveles torácico y lumbosacro, a no ser que la causa principal sea un traumatismo. Los resultados son **paraplejía flácida bilateral** (si la lesión se halla inferior a los niveles cervicales) o tetraplejía (si la lesión se halla en los niveles cervicales), **retención urinaria** y **pérdida de las sensibilidades dolorosa y térmica**. Los músculos flácidos se vuelven espásticos en un periodo que oscila entre 1 día y varias semanas, con **reflejos miotáticos hiperactivos** y **reflejos cutáneos plantares (Babinski)**. Además, las lesiones en niveles cervicales superiores también pueden causar **parálisis de los músculos respiratorios**. La arteria de Adamkiewicz (una arteria medular espinal grande) suele localizarse en los niveles espinales T12-L1, y con mayor frecuencia se origina en el lado izquierdo. La oclusión de este vaso puede causar un infarto en los niveles lumbosacros de la médula espinal.

Hemorragia en la médula espinal

Es *rara*, pero puede causarla un traumatismo o una hemorragia de lesiones vasculares congénitas. Los síntomas evolucionan con rapidez o de manera gradual y de forma escalonada, y a menudo se observa sangre en el líquido cerebroespinal.

Malformación arteriovenosa (MAV) en la médula espinal

Más frecuente en los niveles medulares inferiores. Con el tiempo pueden aparecer los síntomas de una malformación arteriovenosa espinal (los **problemas de micción** aparecen pronto, **déficits motores, lumbalgia**), y es posible que parezca que remitan y luego reaparezcan (se mejora y después se empeora). Estas lesiones suelen ser externas a la médula espinal (extramedulares) y pueden tratarse quirúrgicamente, sobre todo cuando los principales vasos nutricios son pocos y se identifican con facilidad. El **síndrome de Foix-Alajouanine** es una inflamación de las venas espinales, con la subsiguiente oclusión que causa un infarto en la médula espinal y **mielitis necrosante**. Los síntomas son **dolor ascendente y parálisis flácida.**

Síndrome de Brown-Séquard

Este síndrome es una **hemisección (hemisección funcional)** de la médula espinal que puede ser causada por un traumatismo, la compresión de la médula espinal por tumores o hematomas, o la protrusión considerable de un disco intervertebral. Los déficits dependen del nivel de la lesión causante. Los signos clásicos son: 1) **pérdida de las sensibilidades dolorosa y térmica en el lado** contralateral del cuerpo que empieza alrededor de uno o dos segmentos inferiores al nivel de la lesión (**afectación de las fibras del sistema anterolateral**); 2) **pérdida del tacto discriminativo y de la propiocepción en el lado homolateral del cuerpo inferior a la lesión** (interrupción de las fibras del cordón posterior), y 3) **parálisis en el lado homolateral del cuerpo inferior a la lesión** (**afectación de las fibras corticoespinales laterales**). Este síndrome se clasifica como una **lesión incompleta de la médula espinal** y los pacientes pueden recuperar cierto grado de funcionamiento motor y sensitivo. La compresión de la médula espinal puede causar algunos de los signos y síntomas del síndrome, pero no todos.

Siringomielia

La **siringomielia** es una cavitación dentro de la región central de la médula espinal. La cavitación del conducto central con revestimiento de **ependimocitos** se denomina **hidromielia**. Puede originarse una siringe en las porciones centrales de la médula espinal, es posible que se comunique con el conducto central y es más frecuente en los niveles cervicales de la médula espinal. Los déficits más frecuentes son **pérdida bilateral de las sensibilidades dolorosa y térmica debido a la afectación de la comisura blanca anterior:** la pérdida refleja los niveles de la médula espinal afectados (p. ej., distribución en capa sobre los hombros y los miembros superiores). El otro déficit más frecuente se debe a la extensión de la cavidad en los cuernos anteriores. El resultado es la **parálisis unilateral o bilateral de los miembros superiores** (niveles cervicales) o de **los miembros inferiores** (niveles lumbosacros) debida a una lesión de las neuronas motoras espinales. Característicamente, esta parálisis es un **déficit de la neurona motora inferior**. Una siringe en la médula espinal, en particular en los niveles cervicales, puede relacionarse con una variedad de otros defectos del desarrollo del sistema nervioso.

LESIONES DE LA MÉDULA ESPINAL

Conceptos generales

Las **lesiones completas de la médula espinal** se caracterizan por una **pérdida bilateral y completa de la función motora y sensitiva inferior al nivel de la lesión que persiste durante más de 24 h**. La mayoría de los pacientes con lesiones completas (más de 95%) sufre algunos déficits permanentes. Las **lesiones incompletas de la médula espinal** son aquellas en las que al inicio se conserva la función de la porción sacra de la médula espinal. Los casos descritos antes son ejemplos de lesiones incompletas de la médula espinal.

Cervical alta

El **núcleo del nervio frénico** se localiza en áreas centrales del cuerno anterior en los niveles C3-C7 y recibe información descendente de los núcleos de la médula oblongada (sobre todo en la formación reticular) que influyen en la respiración, en particular en la inspiración. El **nervio frénico** se origina principalmente en el nivel C4 y recibe contribuciones de C3 y C5, e inerva el diafragma. La **lesión completa de la médula espinal** entre C1 y C3 interrumpe la información de la médula oblongada (bulbar) hacia el núcleo del nervio frénico y puede causar un **paro respiratorio** (y posiblemente **cardíaco**) inmediato. Esto constituye una urgencia médica que requiere intervención en pocos minutos, de lo contrario el paciente muere.

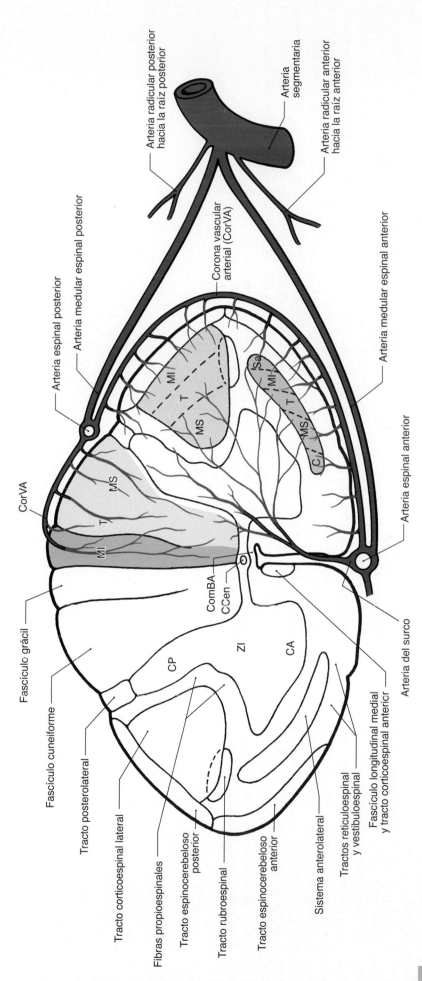

6-8

6-9 Todos los cortes del tronco encefálico utilizados en las figuras 6-11 a 6-15 (médula oblongada), 6-19 a 6-22 (puente) y 6-24 a 6-29 (mesencéfalo, excepto 6-25) corresponden a una persona que tuvo un infarto (en verde en el dibujo) en el brazo posterior de la cápsula interna. Esta lesión dañó las fibras corticoespinales (en gris en el dibujo) y como resultado se produjo una hemiplejia contralateral de las extremidades superiores (ES) e inferiores (EI) y también podría afectar la información transmitida a través de radiaciones sensoriales que se desplazan de los núcleos talámicos a la corteza somatosensorial a través del brazo posterior de la cápsula interna. Aunque el paciente sobrevivió al episodio inicial, como se aprecia por la clara pérdida de fibras corticoespinales (en gris) inferior a la lesión (en verde) que sufrió cambios neurodegenerativos y desapareció en gran parte. Esta degeneración walleriana (anterógrada) tiene lugar porque el infarto capsular separa efectivamente las fibras corticoespinales descendentes de los cuerpos celulares de la corteza cerebral. Como consecuencia, la localización de las fibras corticoespinales en el tercio medio del pie del pedúnculo cerebral del mesencéfalo, en la porción basilar del puente y en la pirámide de la médula oblongada se caracteriza por una evidente falta de axones mielinizados en estas estructuras en comparación con las del lado opuesto. En el tronco encefálico, estas fibras degeneradas son homolaterales a sus células de origen, pero son contralaterales al punto de destino en la médula espinal, y de ahí el **déficit motor contralateral** cuando estas fibras están dañadas rostrales a la decusación motora. En cambio, si la misma población de fibras (corticoespinales) se dañara de forma **inferior a la decusación motora**, los déficits motores se presentarían como debilidades de las ES y las EI del mismo lado (homolaterales) de la lesión. Además,

estos ejemplos sirven para ilustrar el importante concepto de **señal localizadora**. La debilidad de *tan sólo* las extremidades superiores e inferiores no indica *dónde*, en qué *nivel específico*, puede estar localizada la lesión. El daño podría estar en cualquier nivel, prosencéfalo, tronco encefálico o médula espinal. Sin embargo, si la debilidad de las ES y EI va acompañada por déficits del nervio craneal, el déficit del nervio craneal específica el lado (D/I) y el nivel de la lesión; es el mejor **signo localizador**. Por ejemplo, debilidad de las extremidades del lado derecho del cuerpo acompañada por pérdida de la mayoría de los movimientos extraoculares del ojo izquierdo indica una lesión en el pedúnculo cerebral y las raíces del tercer nervio del lado izquierdo (la lesión está en el mesencéfalo del lado izquierdo). Del mismo modo, una debilidad de las ES y las EI del lado derecho del cuerpo, acompañada por desviación de la lengua hacia la izquierda en protrusión especifica una lesión de la médula oblongada a la izquierda, que implica a la pirámide y a la raíz del 12° nervio (la lesión está a la izquierda, al nivel del nervio hipogloso). Estas imágenes le ofrecen al lector una oportunidad única de ver dónde se localizan las fibras corticoespinales en todos los niveles del tronco encefálico humano. Además, constantemente se le recuerda de: 1) la relación entre las fibras corticoespinales y otras estructuras; 2) los déficits que pueden esperarse en niveles representativos a causa de esta lesión, y 3) el aspecto general de las fibras degeneradas en el sistema nervioso central humano. Las imágenes pueden adaptarse a una amplia variedad de formatos educativos. Las líneas gruesas punteadas grises representan el tracto lateral corticoespinal y las líneas punteadas más delgadas representan el tracto corticoespinal anterior, que cruza a niveles espinales inferiores.

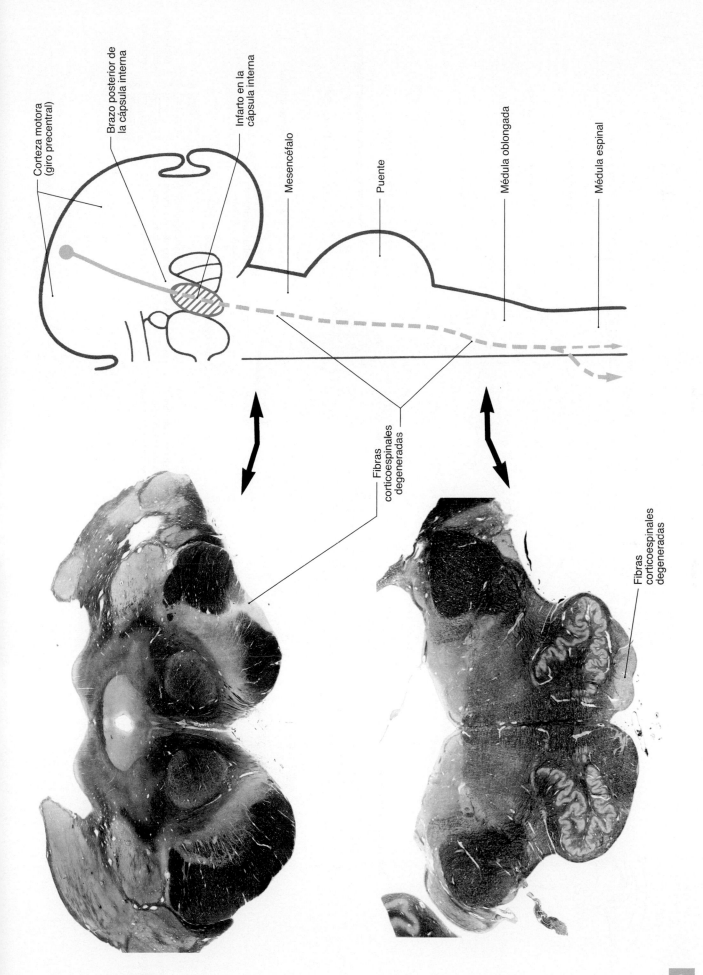

Corteza motora
(giro precentral)

Brazo posterior de
la cápsula interna

Infarto en la
cápsula interna

Mesencéfalo

Puente

Médula oblongada

Médula espinal

Fibras
corticoespinales
degeneradas

Fibras
corticoespinales
degeneradas

6-9

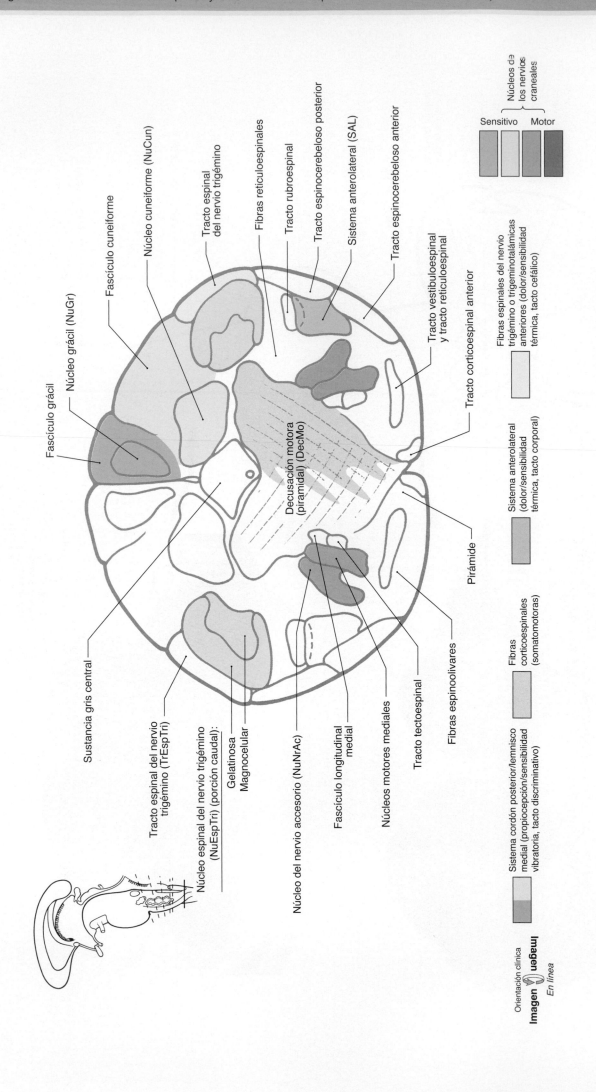

6-10A Corte transversal de la médula oblongada a través de la **decusación motora** (decusación de las pirámides [**decusación piramidal**], entrecruzamiento de fibras corticoespinales). Este nivel muestra la **transición médula espinal-médula oblongada**. Obsérvense también los **fascículos grácil y cuneiforme** y sus respectivos **núcleos** (tractos y núcleos de la **columna posterior**); éstas son estructuras importantes en el sistema somatosensorial. Las fibras corticoespinales se han desplazado desde su localización en el cordón lateral hasta la decusación motora donde se entrecruzan (compárese esta imagen con las figs. 6-7 A y B) y toman su posición en la pirámide de la médula oblongada en el lado contralateral. También nótese la posición del **tracto y núcleo espinales del nervio trigémino**.

Orientación clínica
Imagen
En línea

Sistema cordón posterior/lemnisco medial (propiocepción/sensibilidad vibratoria, tacto discriminativo)

Fibras corticoespinales (somatomotoras)

Sistema anterolateral (dolor/sensibilidad térmica, tacto corporal)

Fibras espinales del nervio trigémino o trigeminotalámicas anteriores (dolor/sensibilidad térmica, tacto cefálico)

Núcleos de los nervios craneales

Sensitivo   Motor

Fascículo grácil
Núcleo grácil (NuGr)
Fascículo cuneiforme
Núcleo cuneiforme (NuCun)
Tracto espinal del nervio trigémino
Fibras reticuloespinales
Tracto rubroespinal
Tracto espinocerebeloso posterior
Sistema anterolateral (SAL)
Tracto espinocerebeloso anterior
Tracto vestibuloespinal y tracto reticuloespinal
Tracto corticoespinal anterior
Pirámide

Sustancia gris central
Tracto espinal del nervio trigémino (TrEspTri)
Núcleo espinal del nervio trigémino (NuEspTri) (porción caudal):
Gelatinosa
Magnocelular
Núcleo del nervio accesorio (NuNrAc)
Fascículo longitudinal medial
Núcleos motores mediales
Tracto tectoespinal
Fibras espinoolivares

Decusación motora (piramidal) (DecMo)

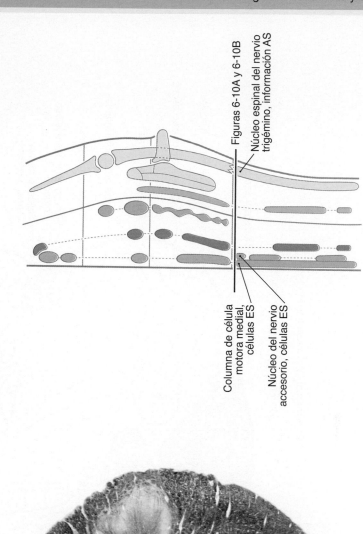

Figuras 6-10A y 6-10B
Núcleo espinal del nervio
trigémino, información AS

Columna de célula
motora medial,
células ES

Núcleo del nervio
accesorio, células ES

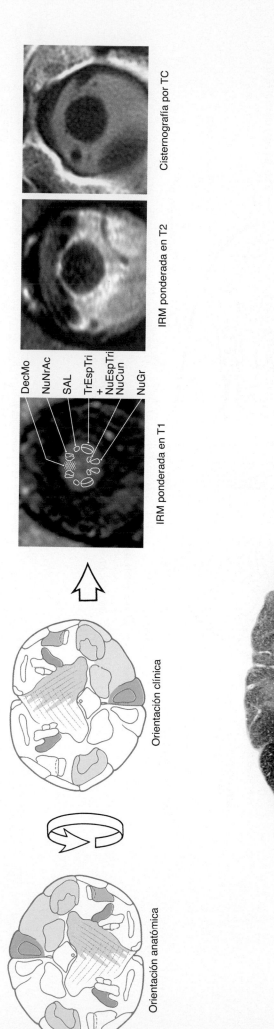

Cisternografía por TC

IRM ponderada en T2

DecMo
NuNrAc
SAL
TrEspTri
+
NuEspTri
NuCun
NuGr

IRM ponderada en T1

Orientación clínica

Orientación anatómica

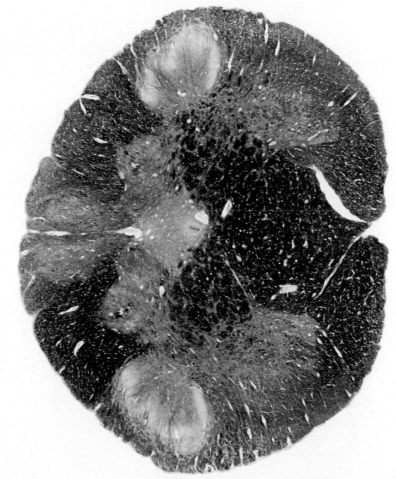

Orientación clínica
Imagen En línea

6-10B

6-11A Corte transversal de la médula oblongada a través de los **núcleos del cordón posterior** (núcleo grácil y núcleo cuneiforme), las porciones inferiores del **núcleo hipogloso**, el extremo inferior del **núcleo olivar principal**, las **fibras arqueadas internas**, el **tracto** y **núcleo espinales del nervio trigémino**, y las porciones medias de la **decusación sensorial** (entrecruzamiento de fibras arqueadas internas). Las columnas dorsales, los núcleos de la columna dorsal, las fibras arqueadas internas y los lemniscos mediales son estructuras importantes en la vía ascendente del lemnisco de la columna medial somatosensorial posterior **(propioperceptivo, tacto discriminativo)**. Del mismo modo, las **fibras corticoespinales de** la pirámide, la decusación motora y las fibras corticoespinales laterales transmiten información **somatomotora descendente.**

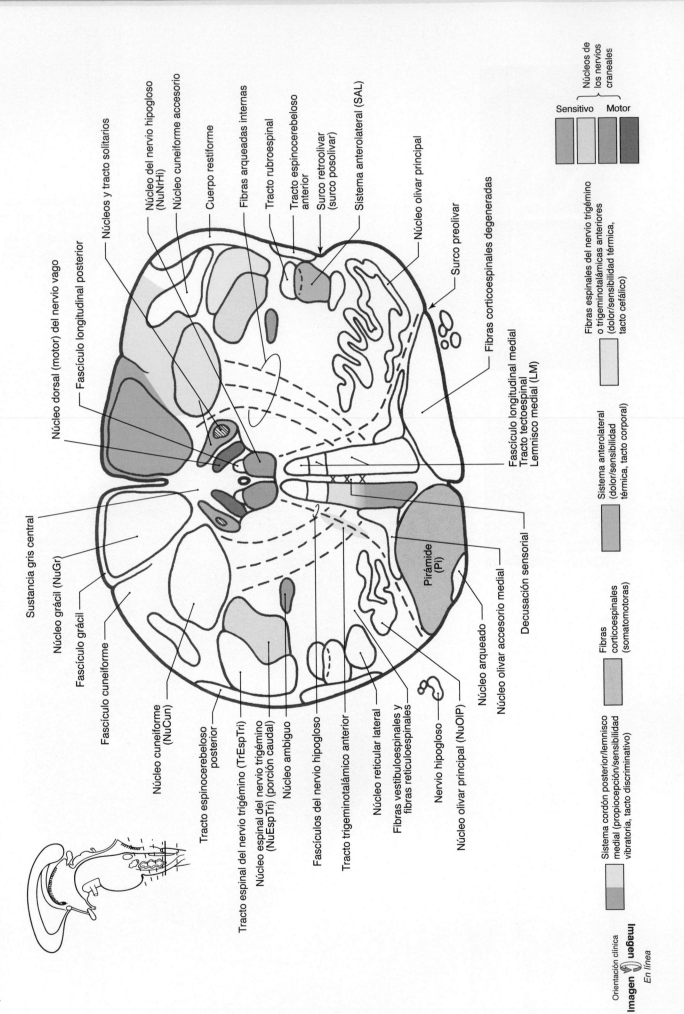

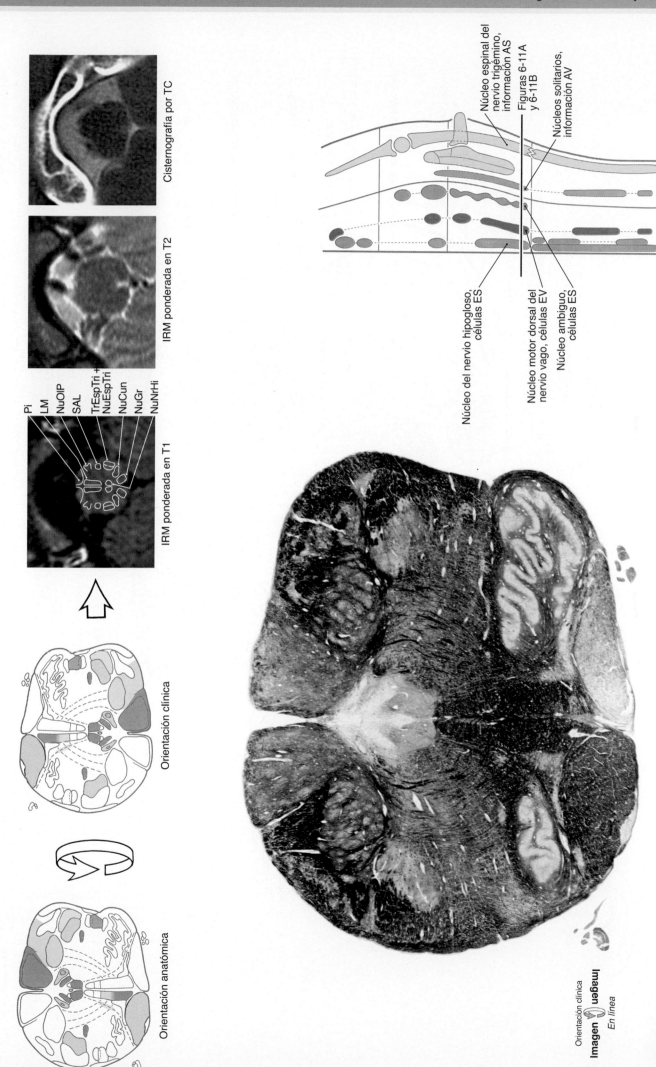

Cisternografía por TC

IRM ponderada en T2

IRM ponderada en T1

Pi
LM
NuOlP
SAL
TrEspTri +
NuEspTri
NuCun
NuGr
NuNrHi

Orientación clínica

Orientación anatómica

Núcleo espinal del
nervio trigémino,
información AS

Figuras 6-11A
y 6-11B

Núcleos solitarios,
información AV

Núcleo del nervio hipogloso,
células ES

Núcleo motor dorsal del
nervio vago, células EV

Núcleo ambiguo,
células ES

Orientación clínica

Imagen
En línea

6-11B

6-12A   Corte transversal de la médula oblongada a través de las porciones rostrales de la **decusación sensitiva** (**entrecruzamiento de fibras arqueadas internas**), el óbex y el tercio inferior de los **núcleos del nervio hipogloso y olivar principal**. La sustancia gris central contiene el **núcleo hipogloso**, el **núcleo dorsal (motor) del nervio vago** y el **núcleo y tracto solitarios**. Nótese que las fibras mielinizadas de las fibras arqueadas internas cruzan la línea media en la decusación sensitiva para formar el lemnisco medial en el lado contralateral. Nótese también la orientación y somatotopía del lemnisco medial y su relación con la pirámide.

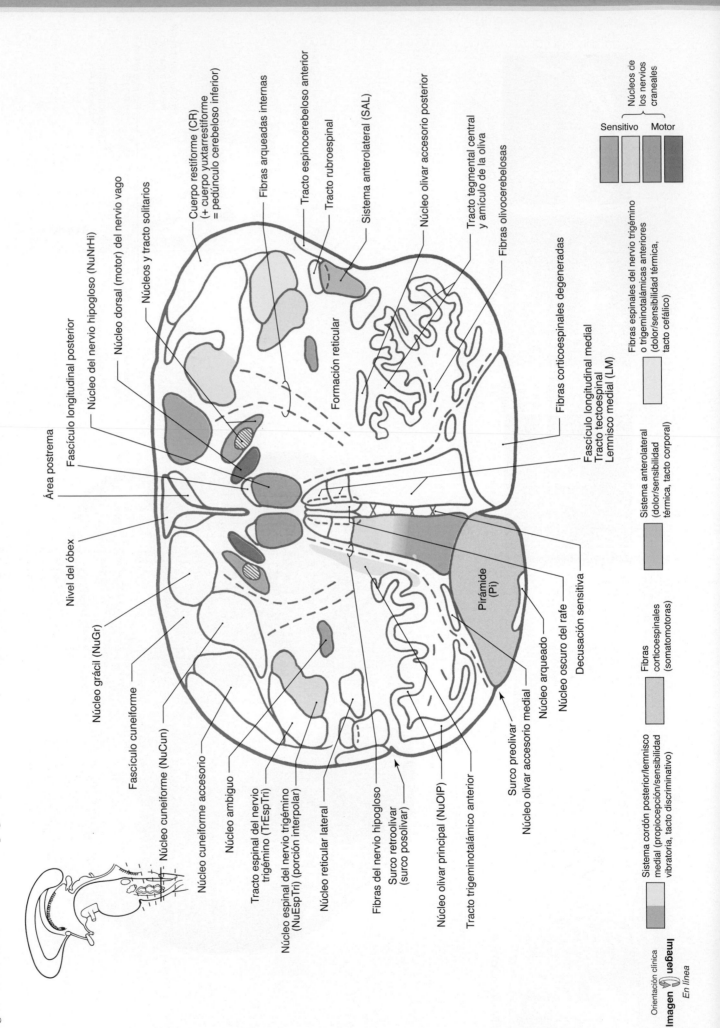

Fascículo longitudinal posterior

Núcleo del nervio hipogloso (NuNrHi)

Núcleo dorsal (motor) del nervio vago

Núcleos y tracto solitarios

Cuerpo restiforme (CR)
(+ cuerpo yuxtarrestiforme
= pedúnculo cerebeloso inferior)

Fibras arqueadas internas

Tracto espinocerebeloso anterior

Tracto rubroespinal

Sistema anterolateral (SAL)

Núcleo olivar accesorio posterior

Tracto tegmental central
y amículo de la oliva

Fibras olivocerebelosas

Fibras corticoespinales degeneradas

Fascículo longitudinal medial
Tracto tectoespinal
Lemnisco medial (LM)

Formación reticular

Área postrema

Nivel del óbex

Núcleo grácil (NuGr)

Fascículo cuneiforme

Núcleo cuneiforme (NuCun)

Núcleo cuneiforme accesorio

Núcleo ambiguo

Tracto espinal del nervio trigémino (TrEspTri)

Núcleo espinal del nervio trigémino (NuEspTri) (porción interpolar)

Núcleo reticular lateral

Fibras del nervio hipogloso

Surco retroolivar (surco posolivar)

Núcleo olivar accesorio medial

Núcleo olivar principal (NuOIP)

Tracto trigeminotalámico anterior

Surco preolivar

Núcleo arqueado

Núcleo oscuro del rafe

Decusación sensitiva

Pirámide (Pi)

Orientación clínica
Imagen en **Imagen**
En línea

Sistema cordón posterior/lemnisco medial (propiocepción/sensibilidad vibratoria, tacto discriminativo)

Fibras corticoespinales (somatomotoras)

Sistema anterolateral (dolor/sensibilidad térmica, tacto corporal)

Fibras espinales del nervio trigémino o trigeminotalámicas anteriores (dolor/sensibilidad térmica, tacto cefálico)

Núcleos de los nervios craneales

Sensitivo   Motor

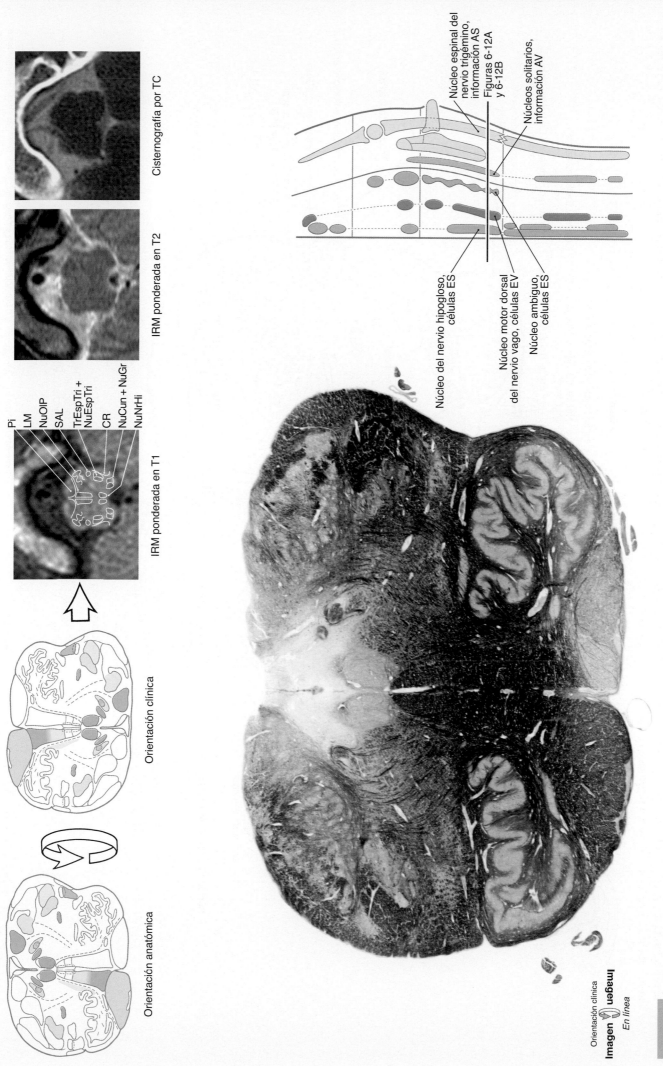

Núcleo espinal del nervio trigémino, información AS
Figuras 6-12A y 6-12B

Núcleos solitarios, información AV

Núcleo del nervio hipogloso, células ES

Núcleo motor dorsal del nervio vago, células EV

Núcleo ambiguo, células ES

Cisternografía por TC

IRM ponderada en T2

IRM ponderada en T1

Pi
LM
NuOIP
SAL
TrEspTri + NuEspTri
CR
NuCun + NuGr
NuNrHi

Orientación clínica

Orientación anatómica

Orientación clínica
Imagen En línea

6-12B

6-13A   Corte transversal de la médula oblongada a través de las porciones superiores del **núcleo del nervio hipogloso**, más niveles inferiores del **cuatro ventrículo**, varios **núcleos de nervios craneales motores** y **sensitivos** relacionados con el piso del cuarto ventrículo y el **surco limitante**, y las porciones medias del **núcleo olivar principal**. El cuarto ventrículo se muestra abierto a este nivel, y el **cuerpo restiforme** ha aumentado de tamaño para convertirse

en una estructura prominente en la cara posterolateral de la médula oblongada. Más que estar localizado en la superficie de la médula oblongada, como si estuviera en los niveles medulares caudales, en este nivel el **cuerpo restiforme** aumentado empuja el **tracto espinal** y el **núcleo trigémino** hacia una posición más interna de la médula oblongada lateral. Nótese su relación con el **sistema anterolateral**.

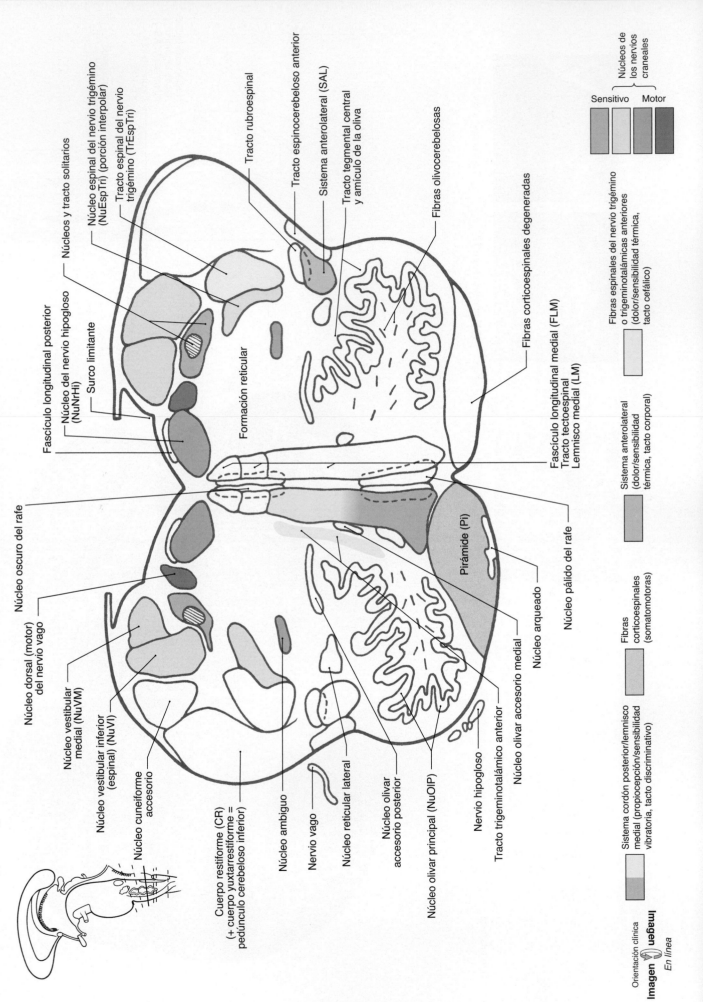

Imagen En línea

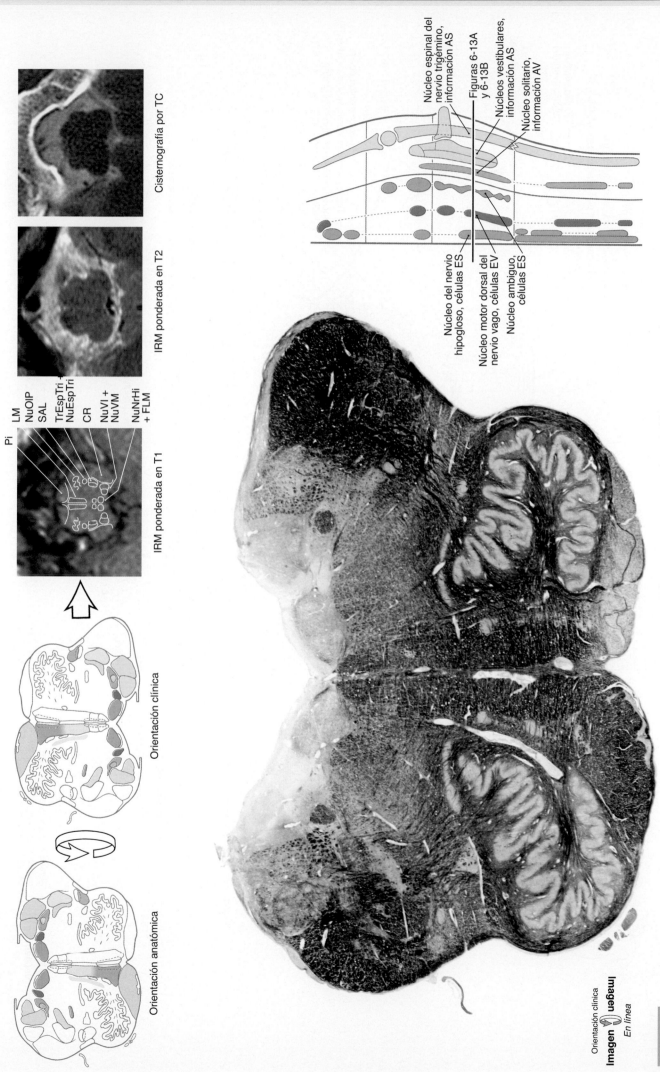

Cisternografía por TC

IRM ponderada en T2

IRM ponderada en T1

Pi
LM
NuOIP
SAL
TrEspTri +
NuEspTri
CR
NuVI +
NuVM
NuNrHi
+ FLM

Orientación clínica

Orientación anatómica

Núcleo espinal del
nervio trigémino,
información AS

Figuras 6-13A
y 6-13B

Núcleos vestibulares,
información AS

Núcleo solitario,
información AV

Núcleo del nervio
hipogloso, células ES

Núcleo motor dorsal del
nervio vago, células EV

Núcleo ambiguo,
células ES

Orientación clínica
Imagen
En línea

6-13B

6-14A Corte transversal de la médula oblongada de los **núcleos cocleares posterior** (dorsal) y **anterior** (ventral), la entrada y salida del **nervio glosofaríngeo** y los diversos núcleos de nervios craneales asociados con el **piso del cuarto ventrículo**. Esto corresponde aproximadamente con el tercero o el cuarto superior del **núcleo olivar principal**, con la localización del **receso lateral del cuarto ventrículo** y con el **área general de la unión pontomedular**. En este nivel, el **cuerpo restiforme** es muy grande y le da a la la médula oblongada una forma rectangular en lugar de su aspecto redondo o cuadrado, característico de los niveles más inferiores. Nótese la estrecha relación del **sistema anterolateral con el tracto y el núcleo del nervio trigémino**, y del **lemnisco medial con la pirámide**.

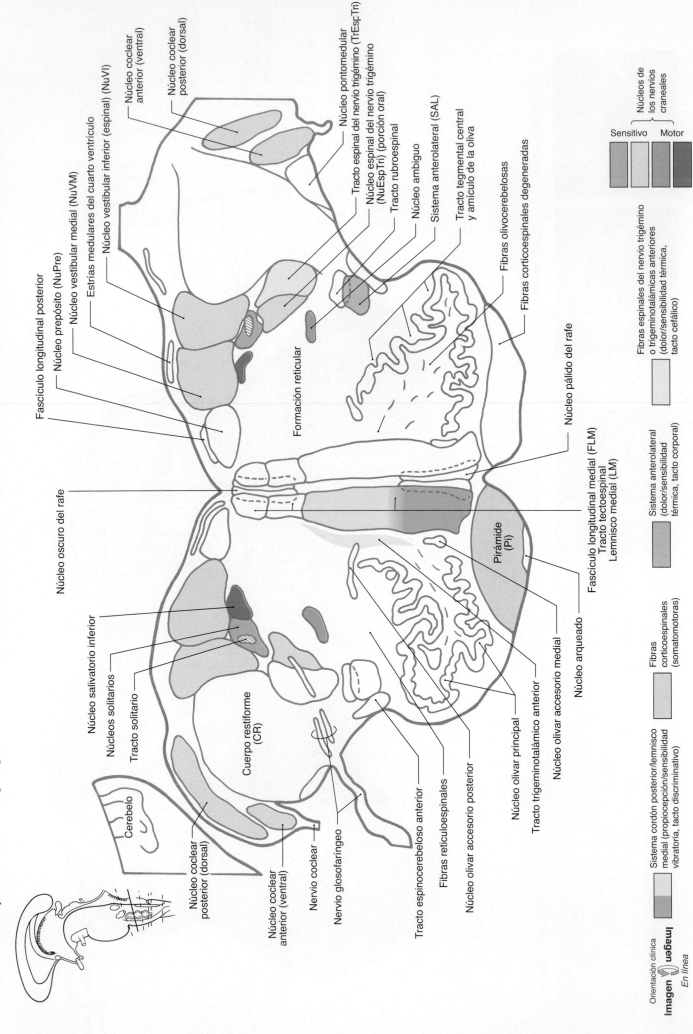

Núcleo coclear anterior (ventral)

Núcleo coclear posterior (dorsal)

Núcleo pontomedular

Núcleo espinal del nervio trigémino (TrEspTri)

Núcleo vestibular inferior (espinal) (NuVI)

Núcleo vestibular medial (NuVM)

Estrías medulares del cuarto ventrículo

Núcleo prepósito (NuPre)

Fascículo longitudinal posterior

Tracto espinal del nervio trigémino

Núcleo espinal del nervio trigémino (NuEspTri) (porción oral)

Tracto rubroespinal

Núcleo ambiguo

Sistema anterolateral (SAL)

Tracto tegmental central y amículo de la oliva

Formación reticular

Núcleo oscuro del rafe

Fibras olivocerebelosas

Fibras corticoespinales degeneradas

Núcleo pálido del rafe

Fascículo longitudinal medial (FLM)
Tracto tectoespinal
Lemnisco medial (LM)

Pirámide (Pi)

Núcleo arqueado

Núcleo olivar accesorio medial

Núcleo olivar principal

Tracto trigeminotalámico anterior

Núcleo olivar accesorio posterior

Fibras reticuloespinales

Tracto espinocerebeloso anterior

Nervio glosofaríngeo

Nervio coclear

Núcleo coclear anterior (ventral)

Cuerpo restiforme (CR)

Núcleo coclear posterior (dorsal)

Cerebelo

Tracto solitario

Núcleos solitarios

Núcleo salivatorio inferior

Orientación clínica
Imagen En línea

Núcleos de los nervios craneales

Sensitivo   Motor

Fibras espinales del nervio trigémino o trigeminotalámicas anteriores (dolor/sensibilidad térmica, tacto cefálico)

Sistema anterolateral (dolor/sensibilidad térmica, tacto corporal)

Fibras corticoespinales (somatomotoras)

Sistema cordón posterior/lemnisco medial (propiocepción/sensibilidad vibratoria, tacto discriminativo)

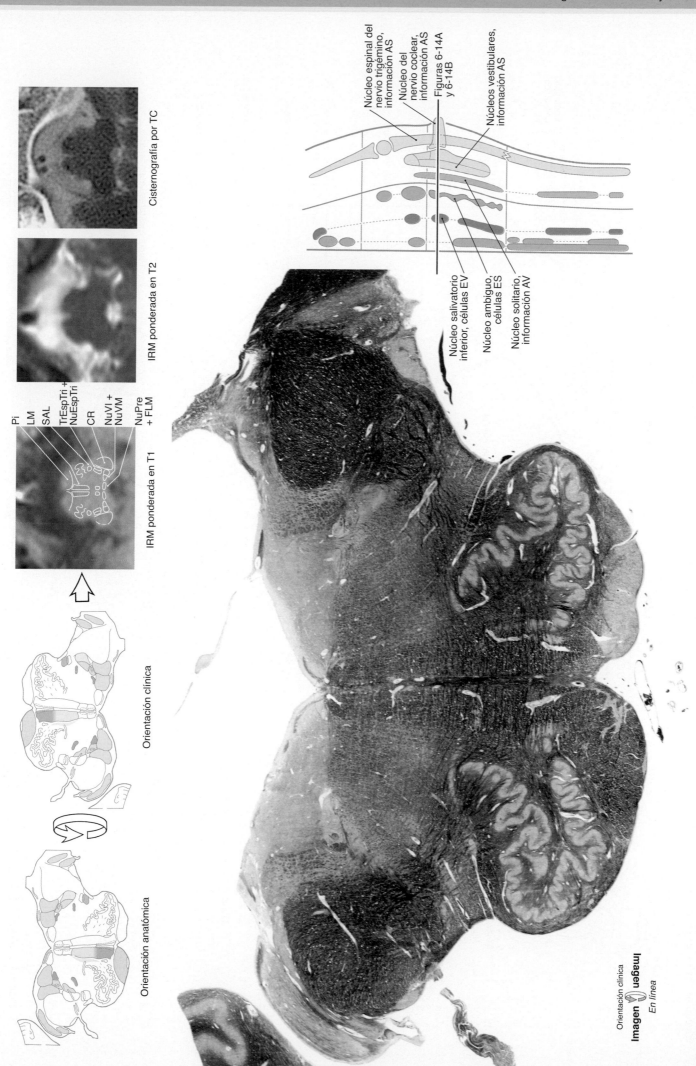

Cisternografía por TC

IRM ponderada en T2

Pi
LM
SAL
TrEspTri +
NuEspTri
CR
NuVl +
NuVM
NuPre
+ FLM

IRM ponderada en T1

Orientación clínica

Orientación anatómica

Núcleo espinal del
nervio trigémino,
información AS

Núcleo del
nervio coclear,
información AS

Figuras 6-14A
y 6-14B

Núcleos vestibulares,
información AS

Núcleo salivatorio
inferior, células EV

Núcleo ambiguo,
células ES

Núcleo solitario,
información AV

Orientación clínica

Imagen
En línea

6-14B

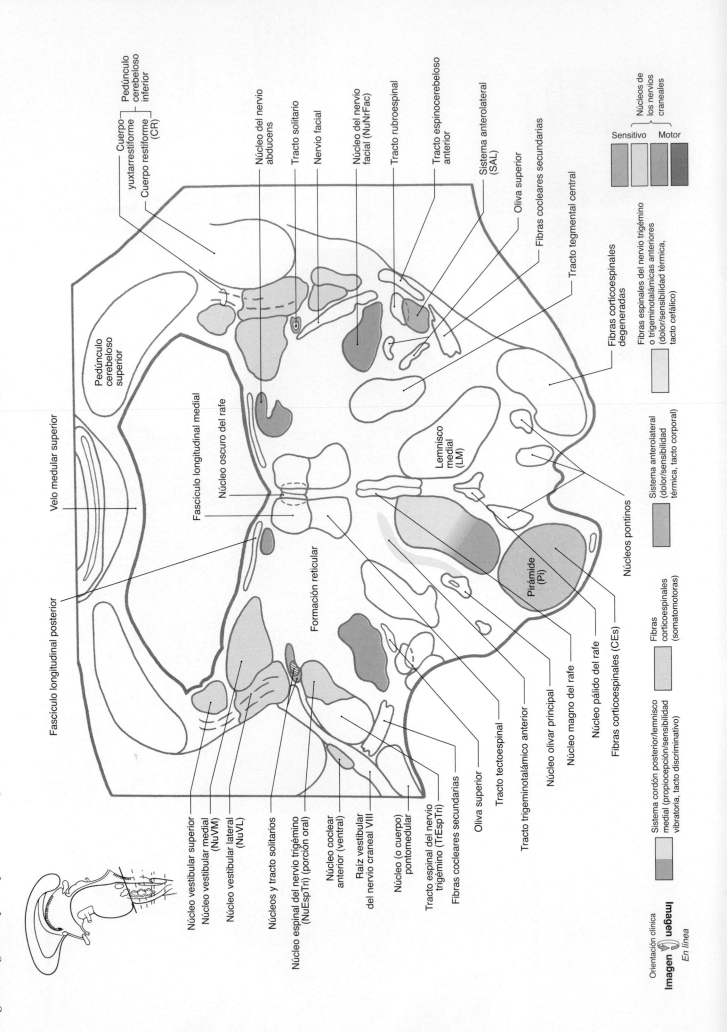

6-15A Corte transversal de la unión pontomedular a través del polo superior del núcleo **medial** empieza a moverse hacia una orientación horizontal, característica del puente, desde la **olivar principal**, de porciones inferiores del **núcleo del nervio facial** y de niveles in-orientación vertical característica de la médula oblongada. Este plano es inferior sólo a las porcio-feriores del **núcleo abducens**. Los **núcleos vestibulares** y el **tracto** y el **núcleo espinales del nervio** nes principales del núcleo del nervio abducens. A este nivel, los núcleos pontinos pueden **trigémino** siguen ocupando posiciones en la porción lateral de la médula oblongada. El lemnisco denominarse **núcleos arqueados**.

Pedúnculo cerebeloso inferior

Cuerpo yuxtarrestiforme
Cuerpo restiforme (CR)

Núcleo del nervio abducens

Tracto solitario

Nervio facial

Núcleo del nervio facial (NuNrFac)

Tracto rubroespinal

Tracto espinocerebeloso anterior

Sistema anterolateral (SAL)

Oliva superior

Fibras cocleares secundarias

Tracto tegmental central

Fibras corticoespinales degeneradas

Fibras espinales del nervio trigémino o trigeminotalámicas anteriores (dolor/sensibilidad térmica, tacto cefálico)

Núcleos de los nervios craneales

Sensitivo   Motor

Pedúnculo cerebeloso superior

Velo medular superior

Fascículo longitudinal medial

Núcleo oscuro del rafe

Lemnisco medial (LM)

Sistema anterolateral (dolor/sensibilidad térmica, tacto corporal)

Fascículo longitudinal posterior

Formación reticular

Pirámide (Pi)

Núcleos pontinos

Fibras corticoespinales (somatomotoras)

Núcleo vestibular superior

Núcleo vestibular medial (NuVM)

Núcleo vestibular lateral (NuVL)

Núcleos y tracto solitarios

Núcleo espinal del nervio trigémino (NuEspTri) (porción oral)

Núcleo coclear anterior (ventral)

Raíz vestibular del nervio craneal VIII

Núcleo (o cuerpo) pontomedular

Tracto espinal del nervio trigémino (TrEspTri)

Fibras cocleares secundarias

Oliva superior

Tracto tectoespinal

Tracto trigeminotalámico anterior

Núcleo olivar principal

Núcleo magno del rafe

Núcleo pálido del rafe

Fibras corticoespinales (CEs)

Sistema cordón posterior/lemnisco medial (propiocepción/sensibilidad vibratoria, tacto discriminativo)

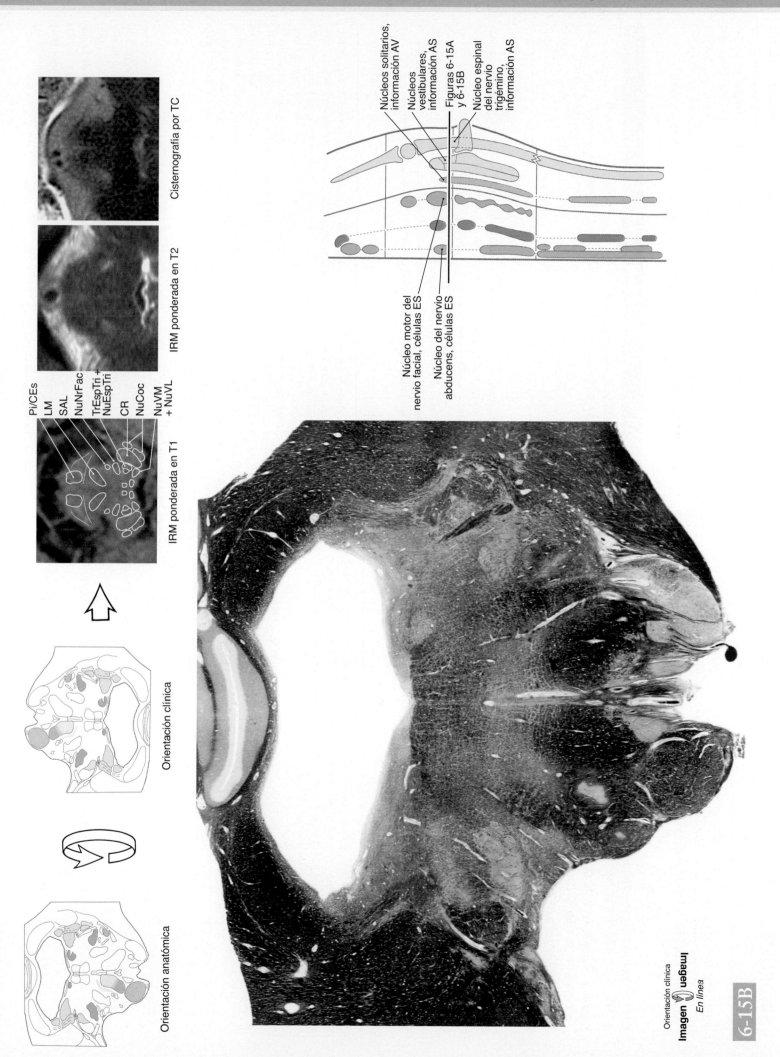

Cisternografía por TC

IRM ponderada en T2

Pi/CEs
LM
SAL
NuNrFac
TrEspTri +
NuEspTri
CR
NuCoc
NuVM
+ NuVL

IRM ponderada en T1

Orientación clínica

Orientación anatómica

Núcleos solitarios, información AV
Núcleos vestibulares, información AS
Figuras 6-15A y 6-15B
Núcleo espinal del nervio trigémino, información AS

Núcleo motor del nervio facial, células ES
Núcleo del nervio abducens, células ES

Orientación clínica
Imagen
En línea

6-15B

SÍNDROMES O LESIONES VASCULARES DE LA MÉDULA OBLONGADA

Síndrome bulbar medial

Se debe a una oclusión de las ramas de la arteria espinal anterior.

Déficits

- Hemiplejía contralateral del miembro superior (MS), el tronco y el miembro inferior (MI).

- Pérdida contralateral de la sensibilidad relativa a la posición, la sensibilidad vibratoria y el tacto discriminativo (MS, tronco y MI).

- Desviación de la lengua hacia el lado homolateral al protruir; atrofia muscular y fasciculaciones.

Estructuras lesionadas

- Pirámide (fibras corticoespinales).

- Lemnisco medial.

- Nervio hipogloso en la médula oblongada o núcleo del nervio hipogloso.

El **síndrome bulbar medial** (**síndrome de Déjerine**) es poco frecuente en comparación con el síndrome bulbar lateral. Puede aparecer **nistagmo** si la lesión afecta al fascículo longitudinal medial o al núcleo prepósito. La lesión puede afectar a las fibras trigeminotalámicas anteriores, pero rara vez se observa disminución de la sensibilidad dolorosa y térmica en el lado contralateral de la cara. La combinación de **hemiplejía contralateral y desviación homolateral de la lengua se** denomina **hemiplejía alternante inferior** cuando la lesión se encuentra en este nivel.

Síndrome bulbar lateral

Se debe a la oclusión de la arteria cerebelosa posteroinferior (ACPI) o de ramas de ésta que se dirigen a la médula oblongada posterolateral (**síndrome ACPI, síndrome de Wallenberg**). En algunos casos, el síndrome bulbar lateral puede causar una oclusión de la arteria vertebral en el origen de la ACPI, con la consiguiente pérdida de flujo en la ACPI.

Déficits

- Pérdida contralateral de la sensibilidad dolorosa y térmica del cuerpo.

- Pérdida homolateral de la sensibilidad dolorosa y térmica en la cara y la cavidad oral.

- Disfagia, parálisis del paladar blando, ronquera, disminución del reflejo faríngeo.

- Síndrome homolateral de Horner (miosis, ptosis, anhidrosis, rubor facial).

- Náusea, diplopía, tendencia a caer hacia el lado homolateral, nistagmo, vértigo.

- Ataxia del lado homolateral.

Estructuras lesionadas

- Fibras del sistema anterolateral.

- Tracto y núcleo espinales del nervio trigémino.

- Núcleo ambiguo, raíces de los nervios craneales IX y X.

- Fibras hipotalamoespinales descendentes.

- Núcleos vestibulares (sobre todo inferior y medial).

- Cuerpo restiforme y fibras espinocerebelosas.

6-16

Representación semiesquemática de la distribución interna de las arterias en la médula oblongada. En primer lugar, a la izquierda de cada corte aparecen las leyendas de las estructuras principales seleccionadas, y el patrón general de distribución arterial se superpone a estas estructuras en la derecha. Los patrones de distribución general de las arterias en la médula oblongada, tal como aquí se ilustran, pueden variar de un paciente a otro. Por ejemplo, los territorios irrigados por vasos contiguos pueden superponerse en mayor o menor grado en las zonas limítrofes, o el territorio de un vaso en particular puede ser menor o mayor de lo que se observa en el patrón general.

ABREVIATURAS

CR	Cuerpo restiforme (+ cuerpo yuxtarrestiforme = pedúnculo cerebeloso inferior)	**FRet**	Formación reticular
		LM	Lemnisco medial
		NuCun	Núcleo cuneiforme
FCun	Fascículo cuneiforme	**NuGr**	Núcleo grácil
FGr	Fascículo grácil	**Pi**	Pirámide

Además de todo lo anterior, la afectación del núcleo y del tracto solitarios puede causar (con rareza) **disgeusia**. En los pacientes con afectación del núcleo dorsal (motor) del nervio vago puede observarse **disnea y taquicardia**. También es posible que la lesión de los centros respiratorios en la formación reticular o en el núcleo motor del nervio vago cause hipo (**singulto**). La lesión bulbar bilateral puede causar el síndrome de hipoventilación alveolar central (algunos lo denominan coloquialmente "**maldición de Ondina**"), **una incapacidad para respirar sin "estar dispuesto" o sin "pensar en ello"; la aparición de esta afección constituye una urgencia médica.

Hernia amigdalina

Aunque la tonsila cerebelosa no forma parte de la médula oblongada, una hernia de esta estructura (**hernia amigdalina**) inferior a través del **foramen magno** tiene serias consecuencias en el funcionamiento de la médula oblongada. Aunque las causas son diversas, tales como un aumento repentino de la presión en la fosa craneal posterior o un cambio de la presión en la cavidad craneal (como ocurre durante una punción lumbar en un paciente con una lesión masiva), en caso de **hernia amigdalina**, las tonsilas cerebelosas "toman forma de cono" al descender y pasar a través del foramen magno. El resultado es una compresión de la médula oblongada (lesión mecánica de la médula oblongada más oclusión de los vasos), una lesión de los centros respiratorios y cardiacos, y **paro respiratorio y cardiaco súbitos**. Se trata de una urgencia médica, sobre todo si el inicio es repentino, y debe tratarse al paciente **inmediatamente** o puede morir. Véase el capítulo 9 para más información sobre la **hernia amigdalina**.

Siringobulbia

Junto con una **siringomielia** puede haber una cavitación dentro del tronco encefálico (**siringobulbia**), que puede ser independiente de la siringomielia o, en algunos casos, coexistir y comunicarse entre sí. En la siringobulbia, la cavidad suele hallarse a un lado de la línea media de la médula oblongada. Los signos y síntomas de siringobulbia pueden ser **debilidad de los músculos de la lengua** (núcleo o nervio hipoglosos), **debilidad de la musculatura faríngea, palatina y de las cuerdas vocales** (núcleo ambiguo), **nistagmo** (núcleos vestibulares) **y pérdida de la sensibilidad dolorosa y térmica en el lado homolateral de la cara** (tracto y núcleo espinales del nervio trigémino y entrecruzamiento de fibras trigeminotalámicas).

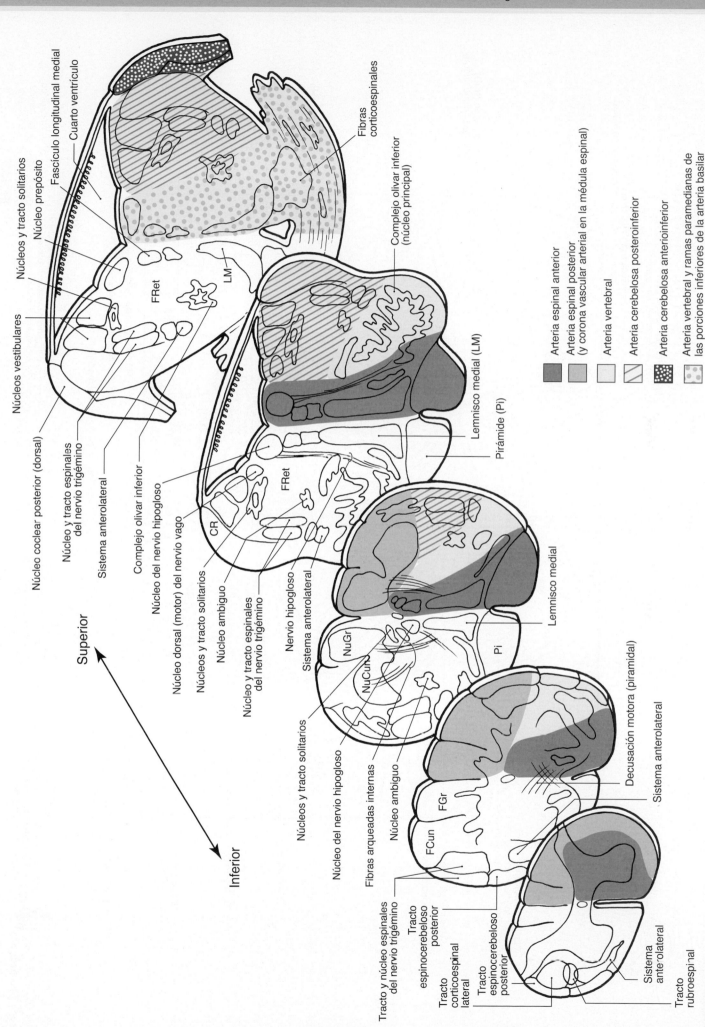

Superior

Inferior

6-16

Fascículo longitudinal medial
Cuarto ventrículo
Núcleo prepósito
Núcleos y tracto solitarios
Núcleos vestibulares
Núcleo coclear posterior (dorsal)
Núcleo y tracto espinales del nervio trigémino
Sistema anterolateral
Complejo olivar inferior
Núcleo del nervio hipogloso
Núcleo dorsal (motor) del nervio vago
Núcleos y tracto solitarios
Núcleo ambiguo
Núcleo y tracto espinales del nervio trigémino
Nervio hipogloso
Sistema anterolateral

FRet
LM
CR
FRet

Fibras corticoespinales
Complejo olivar inferior (núcleo principal)
Lemnisco medial (LM)
Pirámide (Pi)
Lemnisco medial

Núcleos y tracto solitarios
Núcleo del nervio hipogloso
Fibras arqueadas internas
Núcleo ambiguo

NuGr
NuCun
Pi

Decusación motora (piramidal)
Sistema anterolateral

FCun
FGr

Tracto y núcleo espinales del nervio trigémino
Tracto espinocerebeloso posterior
Tracto corticoespinal lateral
Tracto espinocerebeloso posterior

Sistema anterolateral
Tracto rubroespinal

Arteria espinal anterior
Arteria espinal posterior (y corona vascular arterial en la médula espinal)
Arteria vertebral
Arteria cerebelosa posteroinferior
Arteria cerebelosa anterioinferior
Arteria vertebral y ramas paramedianas de las porciones inferiores de la arteria basilar

6-17A Corte transversal a través de las caras posteriores de la médula oblongada en el nivel de los **núcleos cocleares**, de los **núcleos cerebelosos** y el **receso lateral del cuarto ventrículo**. El plano se corresponde aproximadamente con la parte media del **núcleo dentado** y las porciones inferiores de los **núcleos globoso y emboliforme**. La aposición de la **tonsila del cerebelo** a la médula oblongada ilustra la rapidez con la que aparecen los problemas neurológicos graves en caso de **aumento de la presión intracraneal** y la consiguiente **hernia amigdalina**. Véanse más detalles de este nivel de la médula oblongada en la figura 6-14.

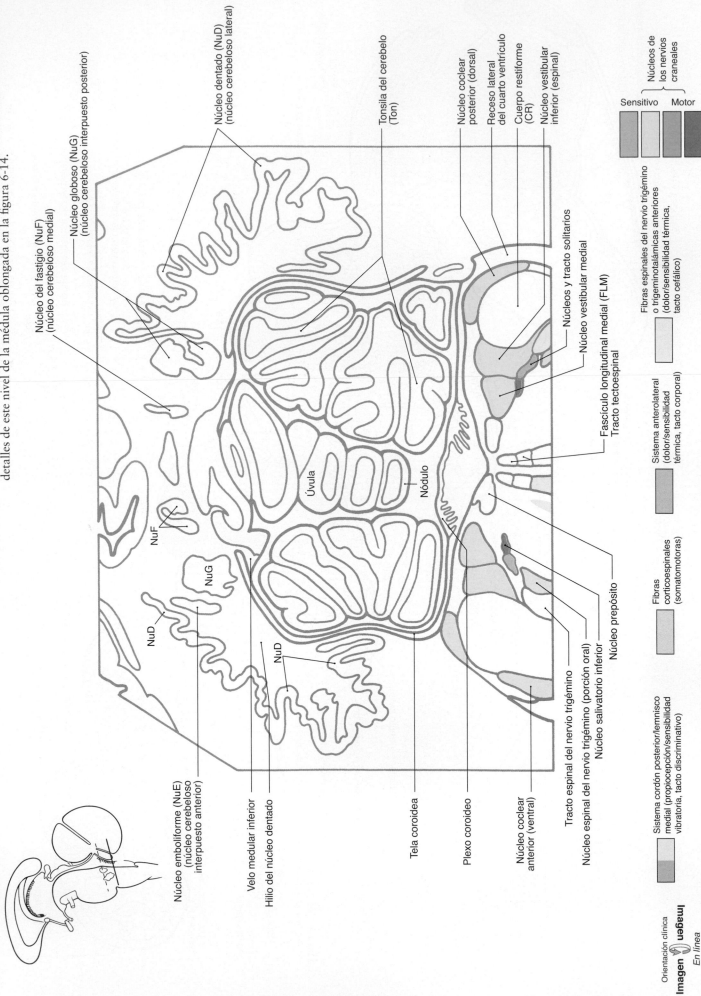

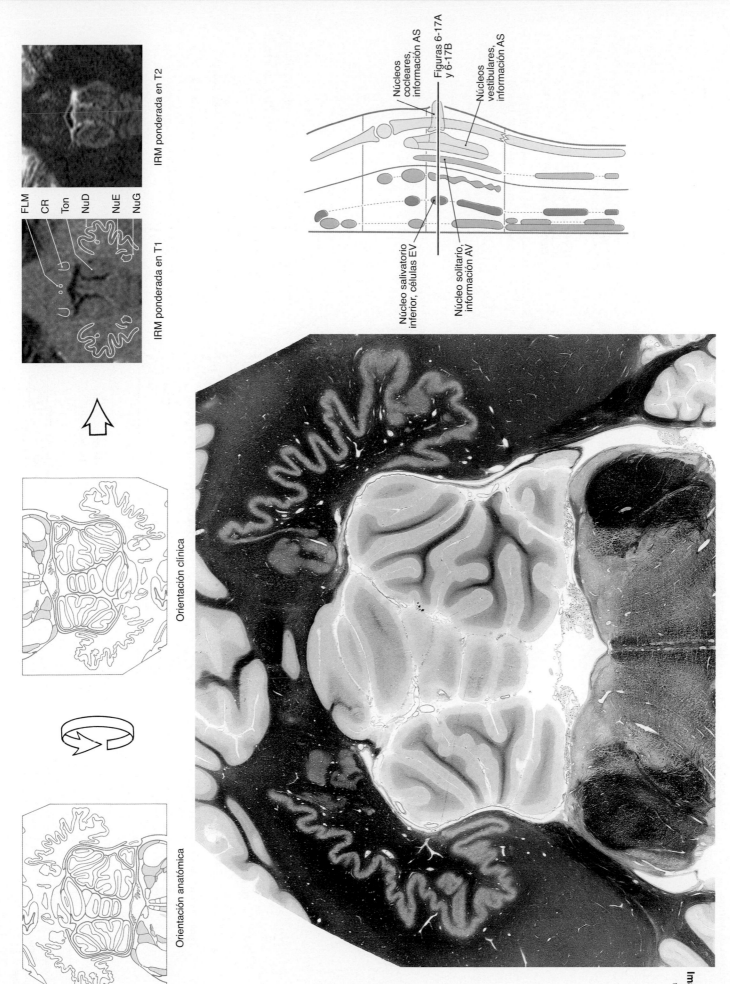

IRM ponderada en T2

FLM
CR
Ton
NuD
NuE
NuG

IRM ponderada en T1

Orientación clínica

Orientación anatómica

Núcleos cocleares, información AS

Figuras 6-17A y 6-17B

Núcleos vestibulares, información AS

Núcleo salivatorio inferior, células EV

Núcleo solitario, información AV

Orientación clínica

Imagen
En línea

6-17B

6-18A Corte transversal a través de las porciones posteriores del puente en el nivel del **núcleo del nervio abducens** (y el **colículo facial**) y a través de las porciones superiores de los **núcleos cerebelosos**. El **colículo facial** es la elevación del piso medial del cuarto ventrículo, medial al **surco limitante**, formada por el **núcleo del nervio abducens** y la **rodilla del nervio facial**. El **área vestibular** es lateral al **surco limitante** y se superpone a los **núcleos vestibulares**. Véanse más detalles del puente a este nivel en la figura 6-19.

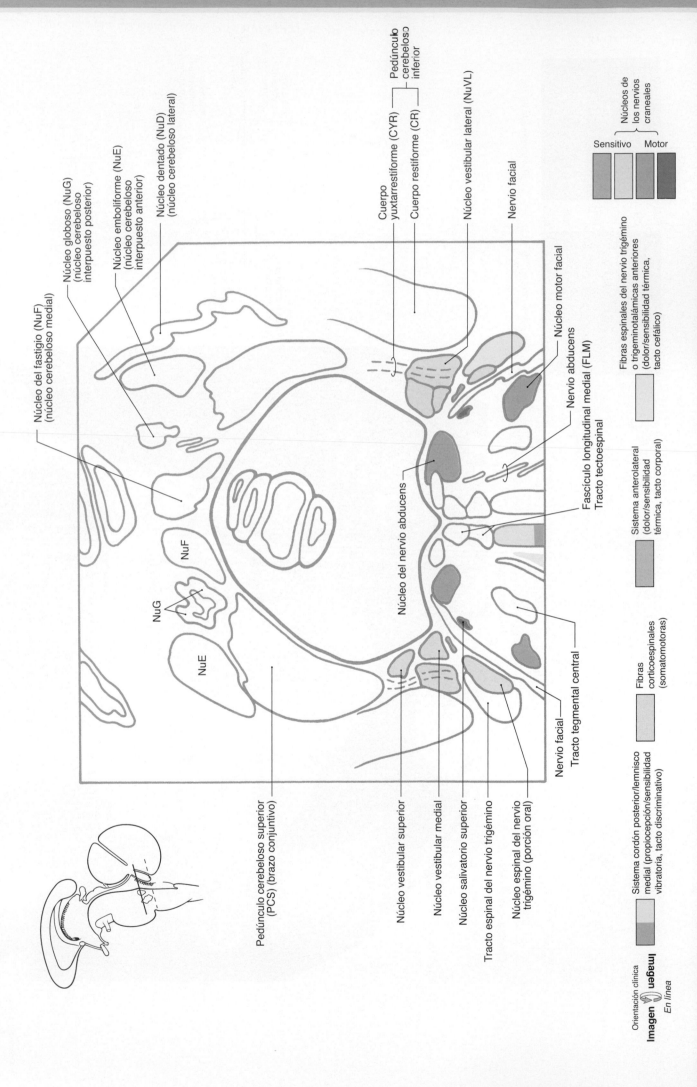

Núcleo del fastigio (NuF)
(núcleo cerebeloso medial)

Núcleo globoso (NuG)
(núcleo cerebeloso
interpuesto posterior)

Núcleo emboliforme (NuE)
(núcleo cerebeloso
interpuesto anterior)

Núcleo dentado (NuD)
(núcleo cerebeloso lateral)

Cuerpo
yuxtarrestiforme (CYR)

Cuerpo restiforme (CR)

Pedúnculo
cerebeloso
inferior

Núcleo vestibular lateral (NuVL)

Nervio facial

Núcleo motor facial

Nervio abducens

Fascículo longitudinal medial (FLM)
Tracto tectoespinal

Núcleo del nervio abducens

Pedúnculo cerebeloso superior
(PCS) (brazo conjuntivo)

Núcleo vestibular superior

Núcleo vestibular medial

Núcleo salivatorio superior

Tracto espinal del nervio trigémino

Núcleo espinal del nervio
trigémino (porción oral)

Nervio facial

Tracto tegmental central

Sistema anterolateral
(dolor/sensibilidad
térmica, tacto corporal)

Fibras espinales del nervio trigémino
o trigeminotalámicas anteriores
(dolor/sensibilidad térmica,
tacto cefálico)

Sensitivo   Motor

Núcleos de
los nervios
craneales

Orientación clínica
Imagen
En línea

Sistema cordón posterior/lemnisco
medial (propiocepción/sensibilidad
vibratoria, tacto discriminativo)

Fibras
corticoespinales
(somatomotoras)

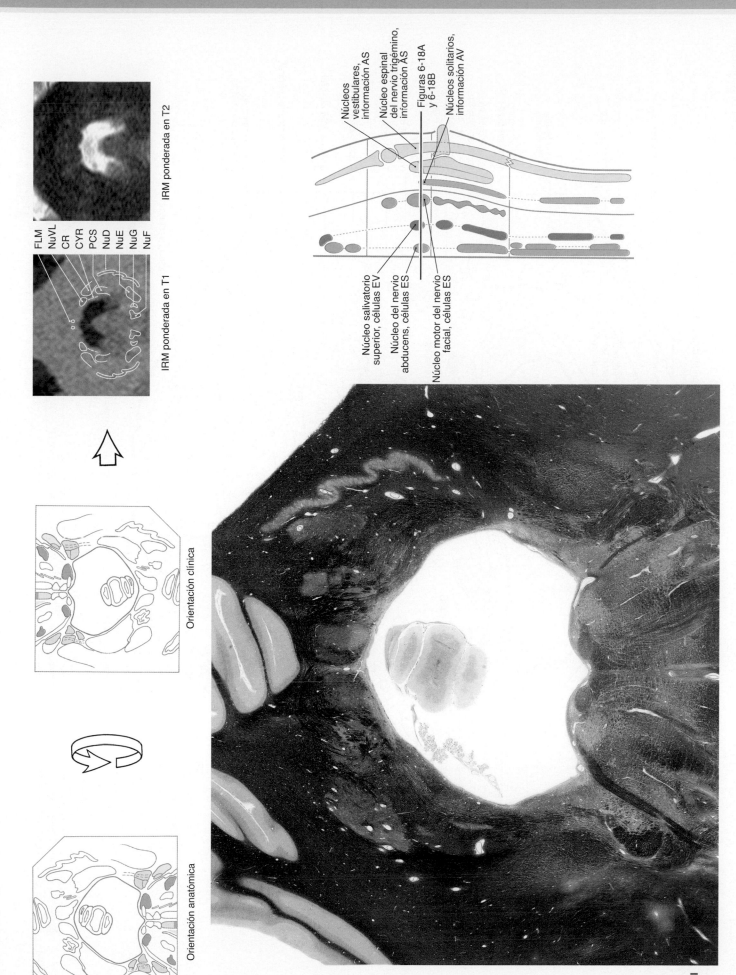

IRM ponderada en T2

FLM
NuVL
CR
CYR
PCS
NuD
NuE
NuG
NuF

IRM ponderada en T1

Orientación clínica

Orientación anatómica

Núcleos vestibulares, información AS

Núcleo espinal del nervio trigémino, información AS

Figuras 6-18A y 6-18B

Núcleos solitarios, información AV

Núcleo salivatorio superior, células EV

Núcleo del nervio abducens, células ES

Núcleo motor del nervio facial, células ES

Orientación clínica

Imagen **en línea**

6-18B

6-19A Corte transversal de la porción inferior del puente a través del **núcleo motor del nervio facial**, el **núcleo del nervio abducens** (y el **colículo facial**) y el trayecto intrabulbar de fibras de los **nervios facial y abducens**. Las porciones superiores de los **núcleos vestibulares** están en el piso del cuarto ventrículo lateral al surco limitante y el **núcleo** y el **tracto espinales del nervio trigémino** hacen la transición hacia el **núcleo principal sensitivo** y el **núcleo motor del nervio trigémino** en el área lateral del tegmento del puente. Nótese el cambio de posición y la somatotopía del **lemnisco lateral**.

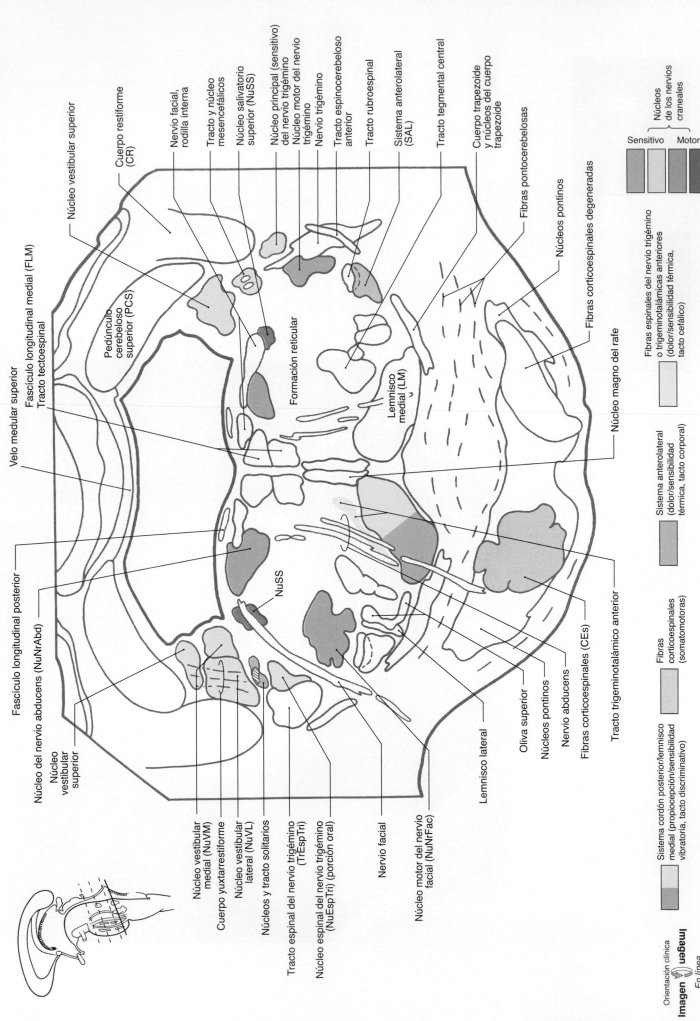

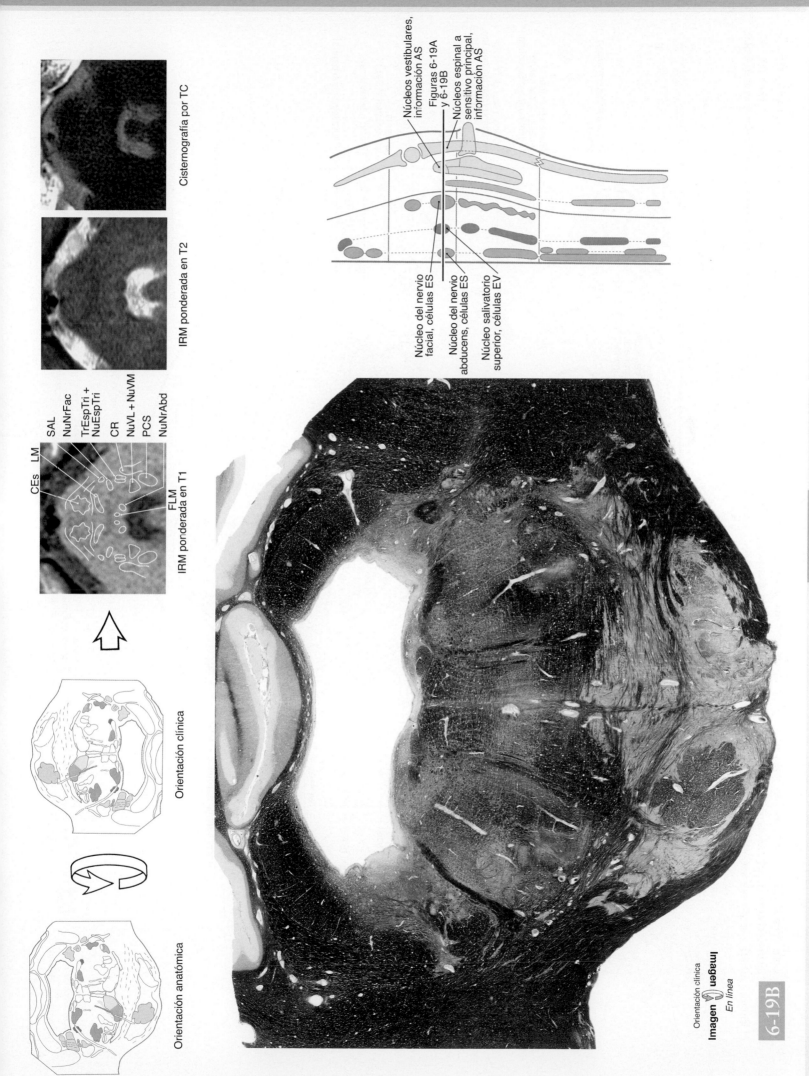

Cisternografía por TC

IRM ponderada en T2

CEs LM

SAL
NuNrFac
TrEspTri +
NuEspTri
CR
NuVL + NuVM
PCS
NuNrAbd

FLM
IRM ponderada en T1

Orientación clínica

Orientación anatómica

Núcleos vestibulares,
información AS

Figuras 6-19A
y 6-19B

Núcleos espinal a
sensitivo principal,
información AS

Núcleo del nervio
facial, células ES

Núcleo del nervio
abducens, células ES

Núcleo salivatorio
superior, células EV

Orientación clínica
Imagen En línea

6-19B

6-20A Corte transversal del puente a través del polo superior del **núcleo del nervio facial**, la rodilla interna del **nervio facial** y de las porciones más superiores del **núcleo del nervio abducens.** El **lemnisco medial** continúa su rotación de vertical a horizontal para finalmente ocupar una posición

en la interfaz de la **porción basilar del puente** con el **tegmento del puente.** La porción basilar del puente aumenta de tamaño rápidamente; las principales estructuras localizadas en ella son los **núcleos pontinos,** **las fibras pontinas transversales (pontocerebelosas) y las fibras pontinas longitudinales (corticoespinales).**

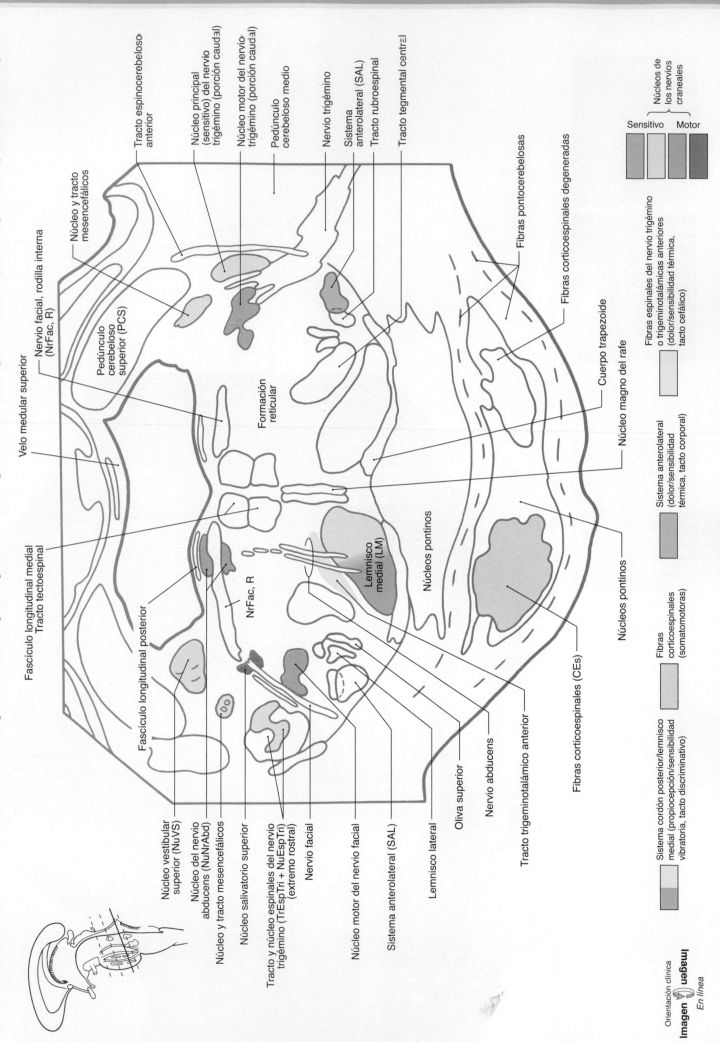

Tracto espinocerebeloso anterior

Núcleo principal (sensitivo) del nervio trigémino (porción caudal)

Núcleo motor del nervio trigémino (porción caudal)

Pedúnculo cerebeloso medio

Nervio trigémino

Sistema anterolateral (SAL)

Tracto rubroespinal

Tracto tegmental central

Fibras pontocerebelosas

Fibras corticoespinales degeneradas

Cuerpo trapezoide

Núcleo magno del rafe

Núcleos pontinos

Núcleos pontinos

Lemnisco medial (LM)

Núcleos pontinos

Fibras corticoespinales (CEs)

Tracto trigeminotalámico anterior

Nervio abducens

Oliva superior

Lemnisco lateral

Sistema anterolateral (SAL)

Núcleo motor del nervio facial

Nervio facial

Tracto y núcleo espinales del nervio trigémino (TrEspTri + NuEspTri) (extremo rostral)

Núcleo salivatorio superior

Núcleo y tracto mesencefálicos

Núcleo del nervio abducens (NuNrAbd)

Núcleo vestibular superior (NuVS)

Fascículo longitudinal posterior

Fascículo longitudinal medial Tracto tectoespinal

NrFac, R

Formación reticular

Velo medular superior

Pedúnculo cerebeloso superior (PCS)

Nervio facial, rodilla interna (NrFac, R)

Núcleo y tracto mesencefálicos

Orientación clínica

Imagen En línea

Núcleos de los nervios craneales

Sensitivo Motor

Fibras espinales del nervio trigémino o trigeminotalámicas anteriores (dolor/sensibilidad térmica, tacto cefálico)

Sistema anterolateral (dolor/sensibilidad térmica, tacto corporal)

Fibras corticoespinales (somatomotoras)

Sistema cordón posterior/lemnisco medial (propiocepción/sensibilidad vibratoria, tacto discriminativo)

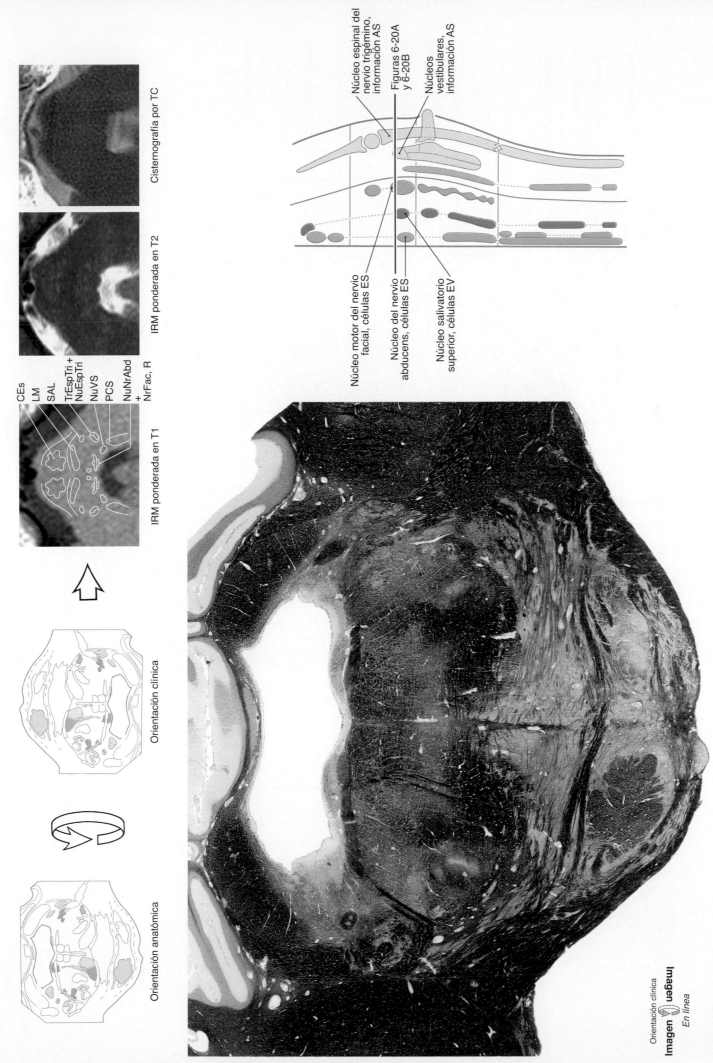

Cisternografía por TC

IRM ponderada en T2

CEs
LM
SAL
TrEspTri +
NuEspTri
NuVS
PCS
NuNrAbd
+
NrFac, R

IRM ponderada en T1

Orientación clínica

Orientación anatómica

Núcleo espinal del
nervio trigémino,
información AS

Figuras 6-20A
y 6-20B

Núcleos
vestibulares,
información AS

Núcleo motor del nervio
facial, células ES

Núcleo del nervio
abducens, células ES

Núcleo salivatorio
superior, células EV

Orientación clínica
Imagen
En línea

6-20B

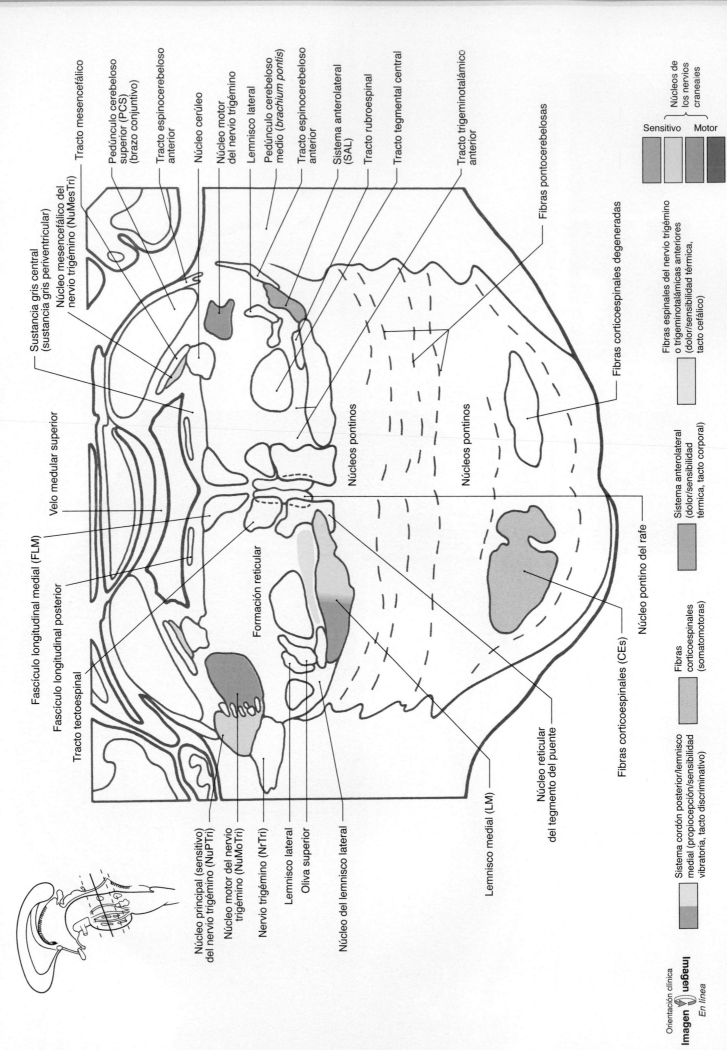

6-21A   Corte transversal del puente a través del **núcleo principal (sensitivo)** y el **núcleo motor del nervio trigémino**. El **lemnisco medial** ha asumido una orientación horizontal en la unión de la **porción basilar** y **tegmental del puente**. Obsérvese que la porción lateral del **lemnisco medial** colinda con el **sistema anterolateral**; estas estructuras están muy separadas en la médula oblongada pero cerca en el puente. Al extenderse superiormente hacia el mesencéfalo, el **tracto** y **núcleo mesencefálicos** asumen su posición en la cara lateral de la **sustancia gris periacueductal**.

Tracto mesencefálico

Pedúnculo cerebeloso superior (PCS) (brazo conjuntivo)

Tracto espinocerebeloso anterior

Núcleo cerúleo

Núcleo motor del nervio trigémino

Lemnisco lateral

Pedúnculo cerebeloso medio (*brachium pontis*)

Tracto espinocerebeloso anterior

Sistema anterolateral (SAL)

Tracto rubroespinal

Tracto tegmental central

Tracto trigeminotalámico anterior

Sustancia gris central (sustancia gris periventricular)

Núcleo mesencefálico del nervio trigémino (NuMesTri)

Fibras pontocerebelosas

Fibras corticoespinales degeneradas

Velo medular superior

Fascículo longitudinal medial (FLM)

Fascículo longitudinal posterior

Tracto tectoespinal

Formación reticular

Núcleos pontinos

Núcleos pontinos

Núcleo pontino del rafe

Núcleo principal (sensitivo) del nervio trigémino (NuPTri)

Núcleo motor del nervio trigémino (NuMoTri)

Nervio trigémino (NrTri)

Lemnisco lateral

Oliva superior

Núcleo del lemnisco lateral

Lemnisco medial (LM)

Núcleo reticular del tegmento del puente

Fibras corticoespinales (CEs)

Orientación clínica
Imagen
En línea

Núcleos de los nervios craneales

Sensitivo   Motor

Fibras espinales del nervio trigémino o trigeminotalámicas anteriores (dolor/sensibilidad térmica, tacto cefálico)

Sistema anterolateral (dolor/sensibilidad térmica, tacto corporal)

Fibras corticoespinales (somatomotoras)

Sistema cordón posterior/lemnisco medial (propiocepción/sensibilidad vibratoria, tacto discriminativo)

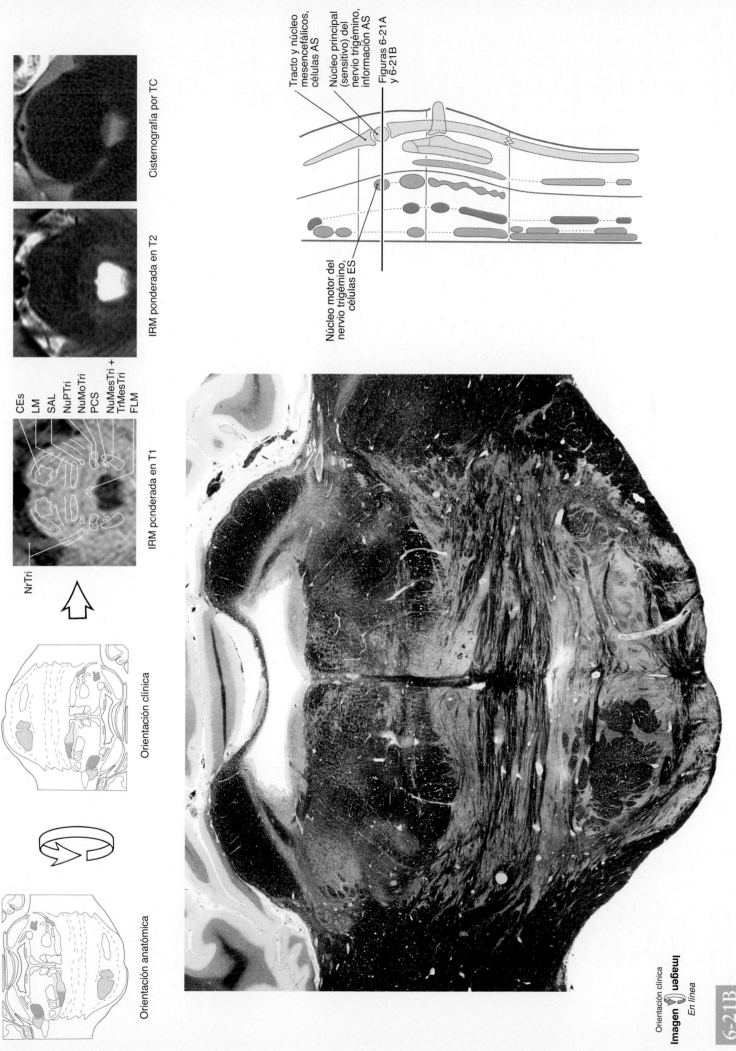

Tracto y núcleo mesencefálicos, células AS

Núcleo principal (sensitivo) del nervio trigémino, información AS

Figuras 6-21A y 6-21B

Núcleo motor del nervio trigémino, células ES

Cisternografía por TC

IRM ponderada en T2

CEs
LM
SAL
NuPTri
NuMoTri
PCS
NuMesTri +
TrMesTri
FLM

NrTri

IRM ponderada en T1

Orientación clínica

Orientación anatómica

Orientación clínica

Imagen
En línea

6-21B

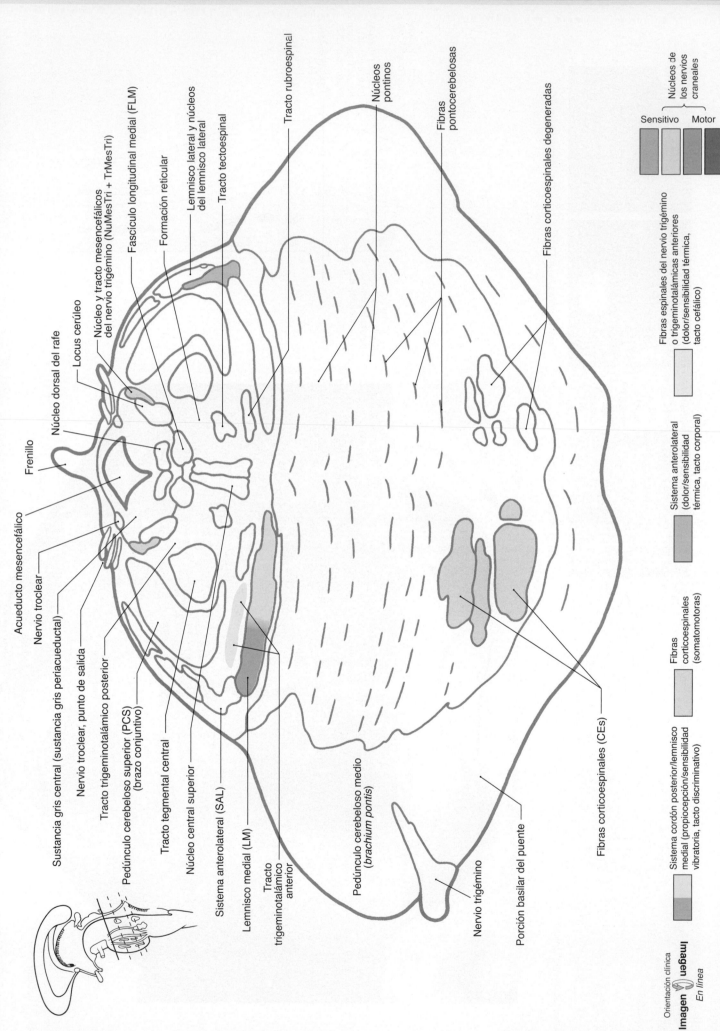

6-22A Corte transversal de la porción superior del puente a través del punto de emergencia del nervio troclear y las porciones superiores del **punto de emergencia del nervio trigémino**. El nervio troclear es el único nervio craneal que tiene axones eferentes que rodean la sustancia gris periacueductal, cruzan por el **velo medular superior** y luego emergen por la cara posterior del mesencéfalo para inervar a un músculo extraocular en el lado contrario. Las características destacadas del tegmento del mesencéfalo son el **fascículo longitudinal medial**, un **lemnisco medial** orientado horizontalmente y el **tracto tegmental central**.

Núcleo y tracto mesencefálicos del nervio trigémino (NuMesTri + TrMesTri)

Fascículo longitudinal medial (FLM)

Formación reticular

Lemnisco lateral y núcleos del lemnisco lateral

Tracto tectoespinal

Tracto rubroespinal

Núcleos pontinos

Fibras pontocerebelosas

Fibras corticoespinales degeneradas

Núcleo dorsal del rafe

Locus cerúleo

Frenillo

Acueducto mesencefálico

Nervio troclear

Sustancia gris central (sustancia gris periacueductal)

Nervio troclear, punto de salida

Tracto trigeminotalámico posterior

Pedúnculo cerebeloso superior (PCS) (brazo conjuntivo)

Tracto tegmental central

Núcleo central superior

Sistema anterolateral (SAL)

Lemnisco medial (LM)

Tracto trigeminotalámico anterior

Pedúnculo cerebeloso medio (*brachium pontis*)

Nervio trigémino

Porción basilar del puente

Fibras corticoespinales (CEs)

Orientación clínica
Imagen
En línea

Sistema cordón posterior/lemnisco medial (propiocepción/sensibilidad vibratoria, tacto discriminativo)

Fibras corticoespinales (somatomotoras)

Sistema anterolateral (dolor/sensibilidad térmica, tacto corporal)

Fibras espinales del nervio trigémino o trigeminotalámicas anteriores (dolor/sensibilidad térmica, tacto cefálico)

Sensitivo   Motor

Núcleos de los nervios craneales

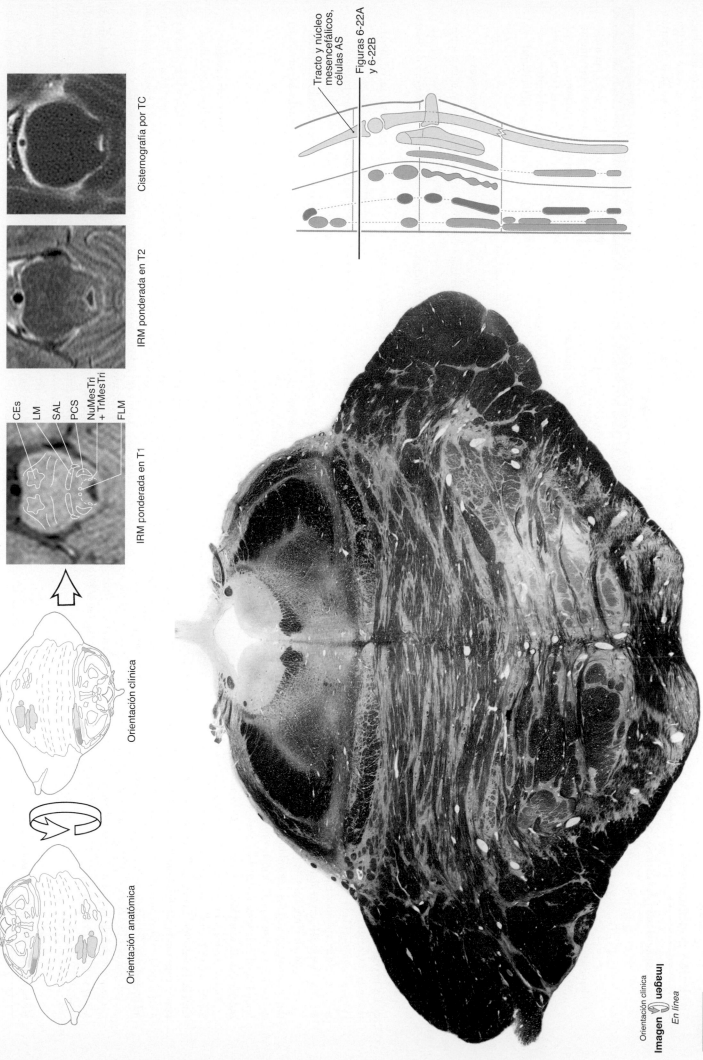

Cisternografía por TC

IRM ponderada en T2

CEs
LM
SAL
PCS
NuMesTri + TrMesTri
FLM

IRM ponderada en T1

Orientación clínica

Orientación anatómica

Tracto y núcleo mesencefálicos, células AS

Figuras 6-22A y 6-22B

Orientación clínica

Imagen
En línea

6-22B

6-23

Representación semiesquemática de la distribución interna de las arterias en el puente. En el lado izquierdo de cada corte aparecen las leyendas de las estructuras principales seleccionadas; el patrón general de distribución arterial se superpone a estas estructuras en el lado derecho. Algunos pacientes pueden presentar variaciones de los patrones generales de distribución de las arterias que se dirigen al puente. Por ejemplo, los territorios irrigados por vasos contiguos pueden superponerse en distinto grado en las zonas limítrofes, o el territorio de un vaso en particular puede ser menor o mayor de lo que se observa en el patrón general.

ABREVIATURAS

CEs	Fibras corticoespinales	PBP	Porción basilar del puente
CR	Cuerpo restiforme (+ cuerpo yuxtarrestiforme = pedúnculo cerebeloso inferior)	PCM	Pedúnculo cerebeloso medio (brazo del puente)
		PCS	Pedúnculo cerebeloso superior (brazo conjuntivo)
FLM	Fascículo longitudinal medial	TrTegC	Tracto tegmental central
FRet	Formación reticular		
LM	Lemnisco medial		

Estructuras lesionadas

- Pedúnculos cerebelosos medio y superior (niveles caudal y rostral).
- Nervios y núcleos vestibulares y cocleares.
- Núcleo motor del nervio facial (niveles caudales).
- Núcleo motor del nervio trigémino (niveles mediopontinos).
- Fibras hipotalamoespinales descendentes.
- Tracto y núcleo espinales del nervio trigémino.
- Sistema anterolateral.
- Formación reticular pontina paramediana (de niveles medios a caudales).

Déficits

- Ataxia, marcha inestable, caída hacia el lado de la lesión.
- Vértigo, náusea, nistagmo, sordera, acúfenos, vómito (a niveles caudales).
- Parálisis homolateral de los músculos faciales.
- Parálisis homolateral de los músculos masticadores.
- Síndrome de Horner homolateral.
- Pérdida homolateral de la sensibilidad dolorosa y térmica en la cara.
- Pérdida contralateral de la sensibilidad dolorosa y térmica en el MS, el tronco y el MI.
- Parálisis de la mirada horizontal conjugada.

Las diversas combinaciones de estos déficits cambian en función de que la lesión se localice en las áreas pontinas laterales de niveles caudales o rostrales. Como ya se ha mencionado, las lesiones localizadas en las porciones laterales de los segmentos del puente también pueden extenderse medialmente a los niveles inferiores o superiores, y originar algunos de los déficits comentados en el apartado sobre el síndrome pontino medial.

Las lesiones que afectan las áreas pontinas más laterales en general se denominan **síndrome de Gubler** (o **síndrome de Millard-Gubler**, aunque se prefiere **Gubler**). En algunos casos se utiliza la expresión **síndrome basilar mediopontino** para referirse a una lesión pontina basilar que también afecta a la raíz del nervio trigémino. La oclusión de la arteria basilar puede resultar en un **síndrome de cautiverio**. Esta lesión está limitada en buena parte a la porción basilar del puente (alteración de las fibras corticoespinales y corticonucleares) y deja intactas la mayoría de las principales vías sensitivas ascendentes del tronco encefálico. Si bien el paciente puede percibir estímulos sensitivos, solamente puede responder con movimientos limitados de los párpados o los ojos.

SÍNDROMES O LESIONES VASCULARES DEL PUENTE

Síndrome pontino medial

Se debe a una oclusión de las ramas paramedianas de la arteria basilar.

Déficits

- Hemiplejia contralateral del miembro superior (MS), el tronco y el miembro inferior (MI).
- Pérdida contralateral o disminución de la sensibilidad postural y vibratoria, y del tacto discriminativo del MS, el tronco y el MI.
- Parálisis homolateral del músculo recto lateral.
- Parálisis de la mirada conjugada hacia el lado de la lesión.

Estructuras lesionadas

- Fibras corticoespinales en la porción basilar del puente.
- Lemnisco medial.
- Fibras o núcleo del nervio abducens.
- Formación reticular pontina paramediana (centro horizontal de la mirada).

La combinación de **déficits corticoespinales** en un lado del cuerpo junto con un **déficit motor de los nervios craneales** en el lado opuesto se denomina **hemiplejía alternante media** cuando la lesión se encuentra a este nivel. El resultado será una **diplopía** (lesión del nervio abducens) en la mirada hacia el lado de la lesión. La afectación del núcleo del **nervio abducens también puede ser causa de incapacidad para aducir el músculo recto medial contralateral** (lesión de las neuronas internucleares del nervio abducens).

En los niveles inferiores, la lesión puede extenderse lateralmente y afectar al lemnisco lateral (**hipoacusia**), a porciones del pedúnculo cerebeloso medio (algo de **ataxia**), al núcleo motor del nervio facial (parálisis facial homolateral), al tracto y el núcleo espinales del nervio trigémino (**pérdida homolateral de la sensibilidad dolorosa y térmica en la cara**) y al sistema anterolateral (**pérdida contralateral de la sensibilidad dolorosa y térmica en el cuerpo**).

En los niveles pontinos superiores, la lesión puede extenderse hacia el lemnisco medial o puede afectar sólo a las fibras del miembro superior que hay dentro de esta estructura (**pérdida contralateral de la sensibilidad vibratoria, la propiocepción y el tacto discriminativo**), al núcleo motor del nervio trigémino (**parálisis homolateral de los músculos masticadores**) o al sistema anterolateral y a las porciones rostrales del tracto y núcleo espinales del nervio trigémino (**pérdida de la sensibilidad dolorosa y térmica en el cuerpo [contralateral] y en la cara [homolateral]**).

Las lesiones de las áreas pontinas mediales, en especial en niveles más inferiores, se conocen como **síndrome de Foville** o **síndrome de Raymond**. Los detalles específicos de estos síndromes son algo distintos, pero pueden utilizarse indistintamente. Véase más información sobre este tema en la tabla 3-2.

Síndrome pontino lateral

Se debe a una oclusión de las ramas circunferenciales largas de la arteria basilar.

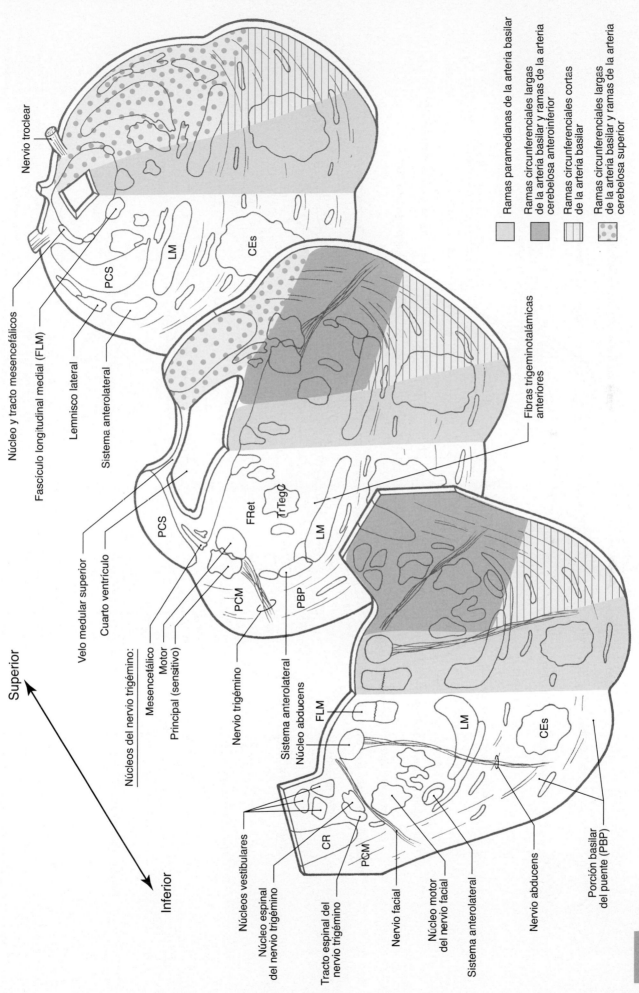

6-23

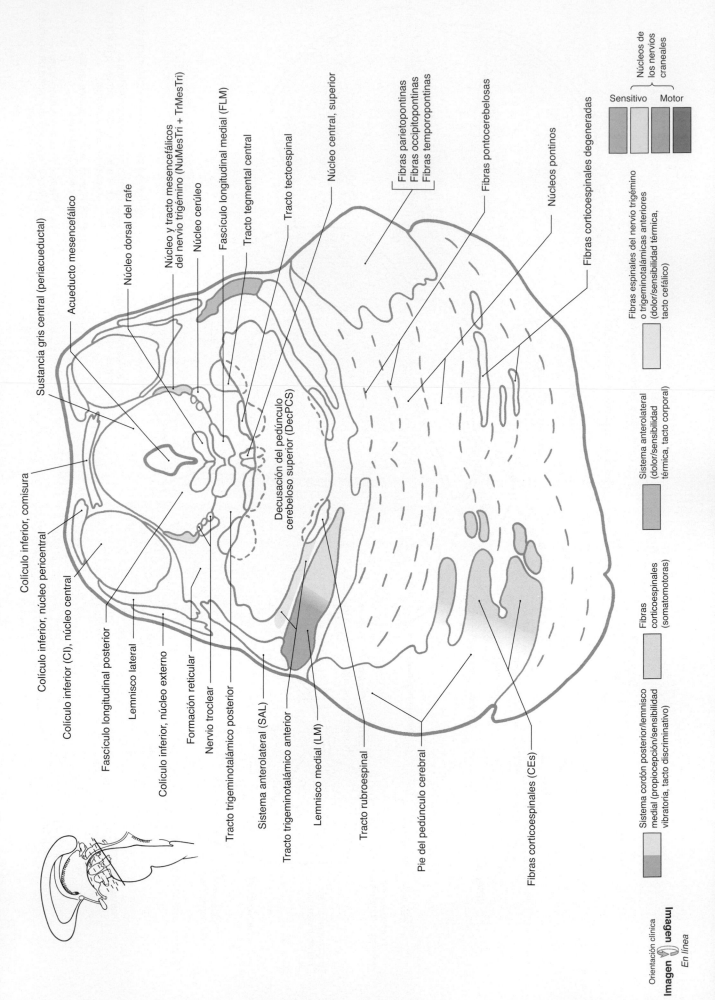

6-24A Corte ligeramente oblicuo del tronco encefálico en el nivel general de la unión puente-mesencéfalo a través del **colículo inferior**, las porciones inferiores de la decusación del **pedúnculo cerebeloso superior (brazo conjuntivo)** y las porciones rostrales de la **porción basilar del puente**. El plano de la sección es inmediatamente inferior al **núcleo del**

nervio troclear, pero muestra los fascículos pequeños del **nervio troclear** que fluyen al margen de la **sustancia gris periacueductal** hacia su decusación para finalmente emerger. El colículo inferior (CI) en la cisternografía; las IRM ponderadas en T1 y T2 se hallan en un plano ligeramente distinto del corte.

Sustancia gris central (periacueductal)

Acueducto mesencefálico

Núcleo dorsal del rafe

Núcleo y tracto mesencefálicos del nervio trigémino (NuMesTri + TrMesTri)

Núcleo cerúleo

Fascículo longitudinal medial (FLM)

Tracto tegmental central

Tracto tectoespinal

Núcleo central, superior

Colículo inferior, comisura

Colículo inferior, núcleo pericentral

Colículo inferior (CI), núcleo central

Fascículo longitudinal posterior

Lemnisco lateral

Colículo inferior, núcleo externo

Formación reticular

Nervio troclear

Tracto trigeminotalámico posterior

Sistema anterolateral (SAL)

Tracto trigeminotalámico anterior

Lemnisco medial (LM)

Tracto rubroespinal

Pie del pedúnculo cerebral

Fibras corticoespinales (CEs)

Decusación del pedúnculo cerebeloso superior (DecPCS)

Fibras parietopontinas
Fibras occipitopontinas
Fibras temporopontinas

Fibras pontocerebelosas

Núcleos pontinos

Fibras corticoespinales

Sensitivo   Motor

Núcleos de los nervios craneales

Fibras espinales del nervio trigémino o trigeminotalámicas anteriores (dolor/sensibilidad térmica, tacto cefálico)

Sistema anterolateral (dolor/sensibilidad térmica, tacto corporal)

Fibras corticoespinales (somatomotoras)

Sistema cordón posterior/lemnisco medial (propiocepción/sensibilidad vibratoria, tacto discriminativo)

Fibras corticoespinales degeneradas

Orientación clínica
Imagen
En línea

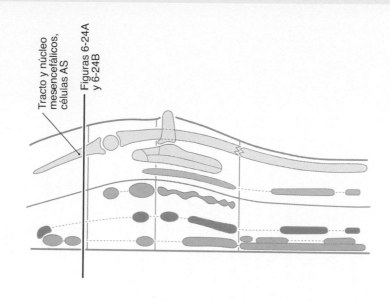

Tracto y núcleo
mesencefálicos,
células AS

Figuras 6-24A
y 6-24B

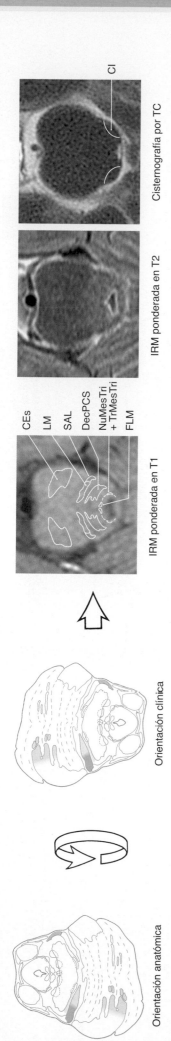

CI

Cisternografía por TC

IRM ponderada en T2

CEs
LM
SAL
DecPCS
NuMesTri
+ TrMesTri
FLM

IRM ponderada en T1

Orientación clínica

Orientación anatómica

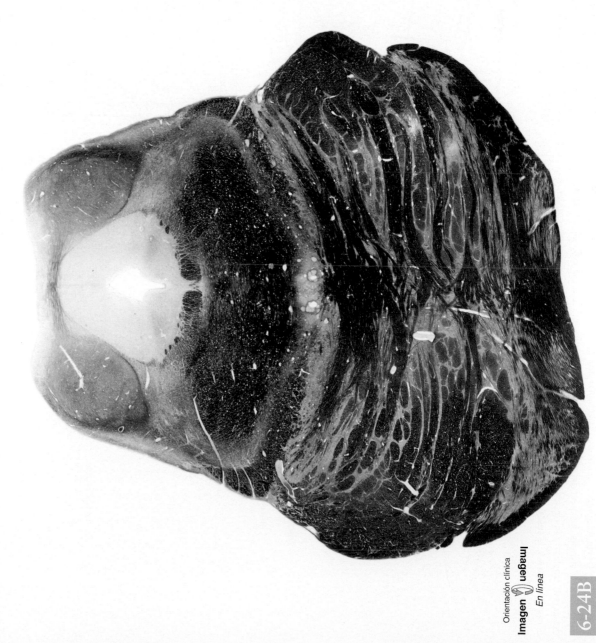

Orientación clínica

Imagen
En línea

6-24B

6-25A   Corte transversal del tronco encefálico que muestra estructuras específicamente características del nivel del colículo inferior. Éstas son los **núcleos del colículo inferior**, el **núcleo del nervio troclear** y la **decusación del pedúnculo cerebeloso superior**. En este nivel también se ven las caras inferiores de la **sustancia negra** y el **pie del pedúnculo cerebral**. El **fascículo longitudinal medial** está

relacionado íntimamente con el núcleo del nervio troclear, con una forma similar a un pequeño nido de huevos. Como indica su nombre, el **tracto tegmental central** está situado en las áreas centrales del tegmento del mesencéfalo, y el **lemnisco medial** está orientado oblicuamente adyacente al **sistema anterolateral**. El plano del corte también comprende el extremo más superior de la porción basilar del puente.

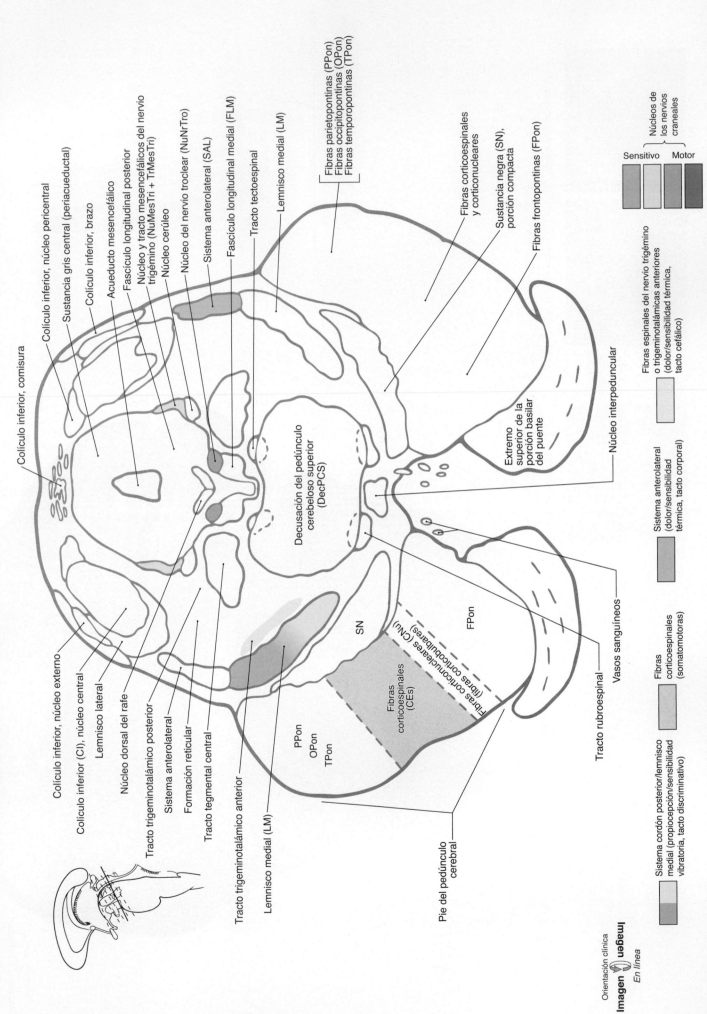

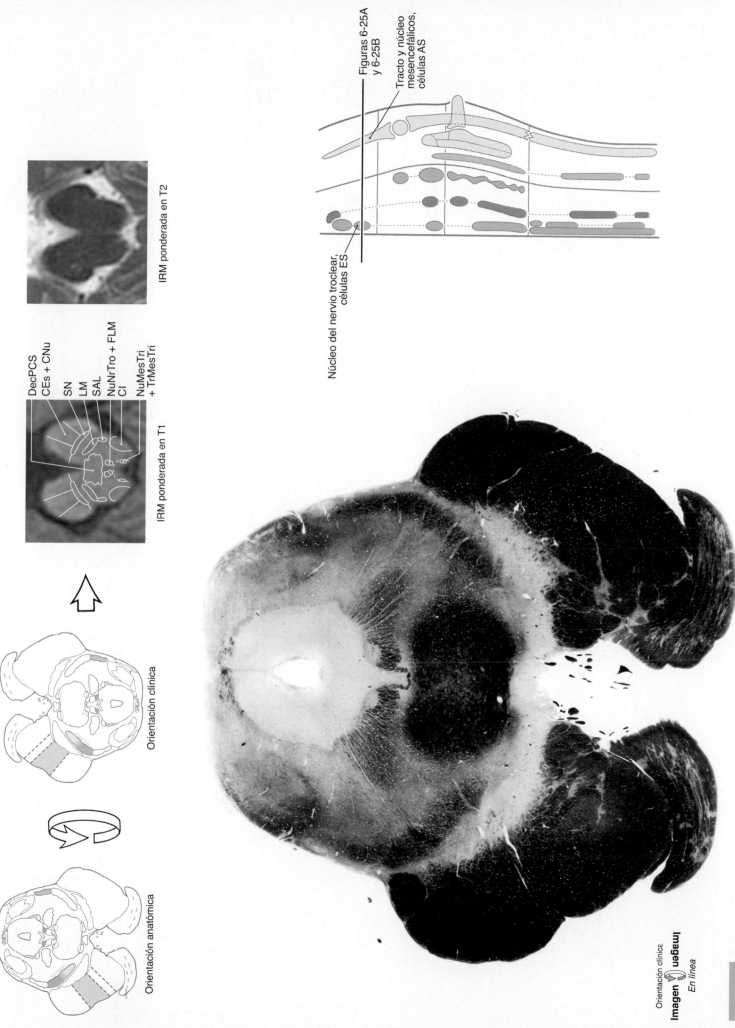

IRM ponderada en T2

DecPCS
CEs + CNu
SN
LM
SAL
NuNrTro + FLM
CI
NuMesTri
+ TrMesTri

IRM ponderada en T1

Orientación clínica

Orientación anatómica

Figuras 6-25A
y 6-25B

Tracto y núcleo
mesencefálicos,
células AS

Núcleo del nervio troclear,
células ES

Orientación clínica
Imagen
En línea

6-25B

6-26A   Corte ligeramente oblicuo del mesencéfalo a través del **núcleo del nervio troclear** y la **decusación del pedúnculo cerebeloso superior**. El corte también comprende las porciones inferiores del **colículo superior** y el extremo superior de la **porción basilar del puente** y la **fosa interpeduncular** (también puede llamarse **cisterna interpeduncular**). En el mesencéfalo, el

lemnisco medial está desplazado dorsolateralmente, desplazado por la **decusación del pedúnculo cerebeloso superior**. El colículo inferior (CI) en la IRM ponderada en T1; en el plano de este corte, la IRM ponderada en T2 y la cisternografía se hallan en un plano ligeramente más inferior en comparación con el esquema.

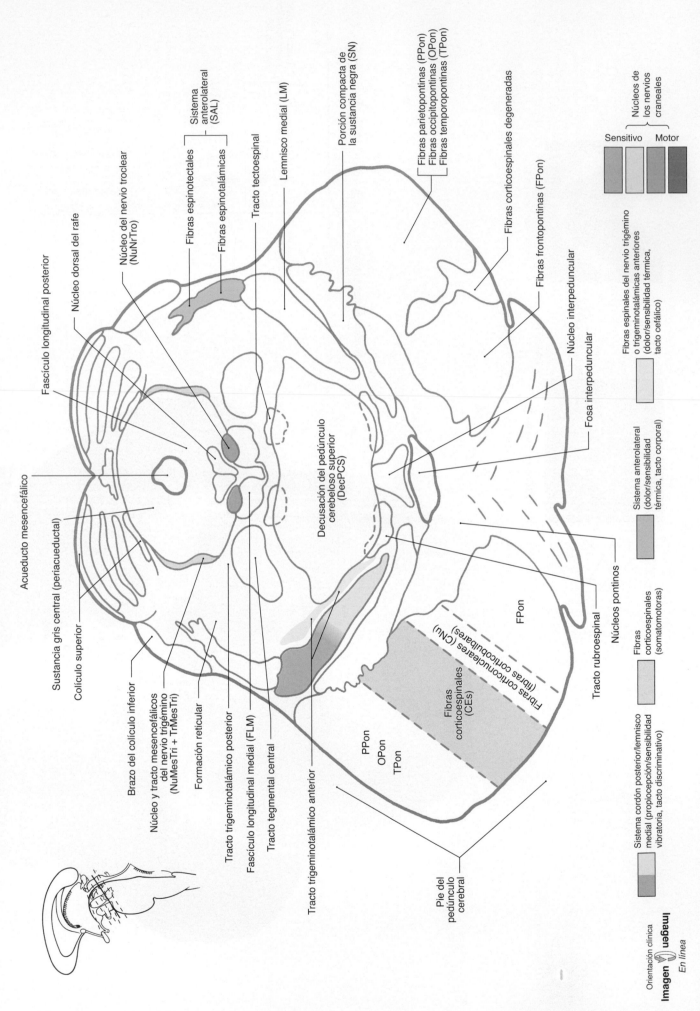

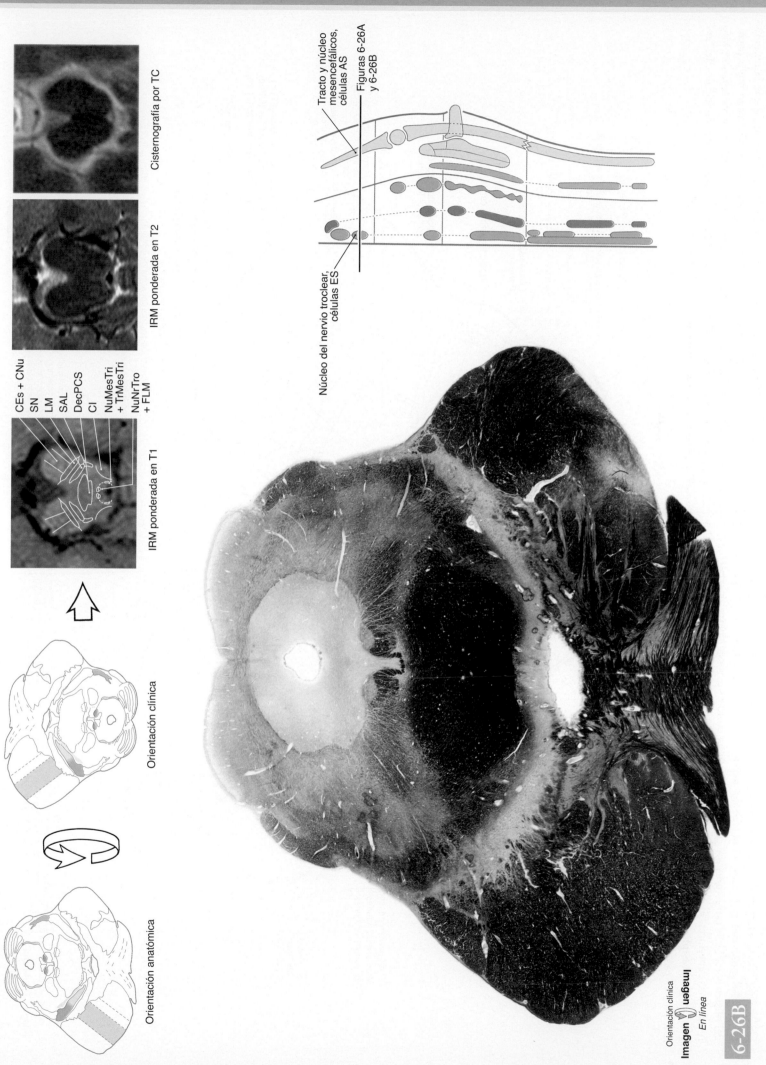

Cisternografía por TC

IRM ponderada en T2

CEs + CNu
SN
LM
SAL
DecPCS
CI
NuMesTri + TrMesTri
NuNrTro + FLM

IRM ponderada en T1

Orientación clínica

Orientación anatómica

Tracto y núcleo mesencefálicos, células AS

Figuras 6-26A y 6-26B

Núcleo del nervio troclear, células ES

Orientación clínica

Imagen En línea

6-26B

6-27A Corte transversal del mesencéfalo a través de los **núcleos del colículo superior**, las porciones inferiores del **núcleo del nervio oculomotor** y las porciones inferiores del **núcleo rojo**. Estas estructuras son características de un corte transversal del mesencéfalo en niveles más superiores. El plano del corte es inferior al **núcleo accesorio del nervio oculomotor (de Edinger-Westphal)**, pero incluye las porciones superiores de la **decusación del pedúnculo**

cerebeloso superior (**brazo conjuntivo**), que a este nivel se hallan entremezcladas con la porción inferior del núcleo rojo. El lemnisco medial es desplazado aun más dorsolateralmente por la **decusación del pedúnculo cerebeloso superior**; continúa su somatotopía. (MI, miembro inferior; MS, miembro superior). En este nivel, las **fibras espinotalámicas** son los elementos principales del fascículo indicado como **sistema anterolateral** en niveles inferiores.

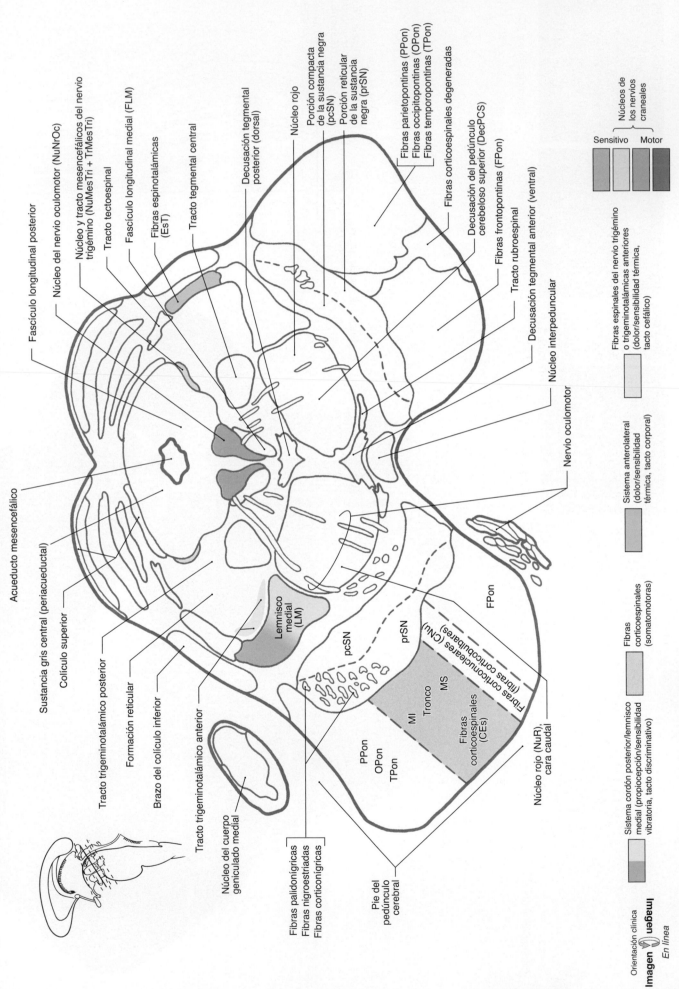

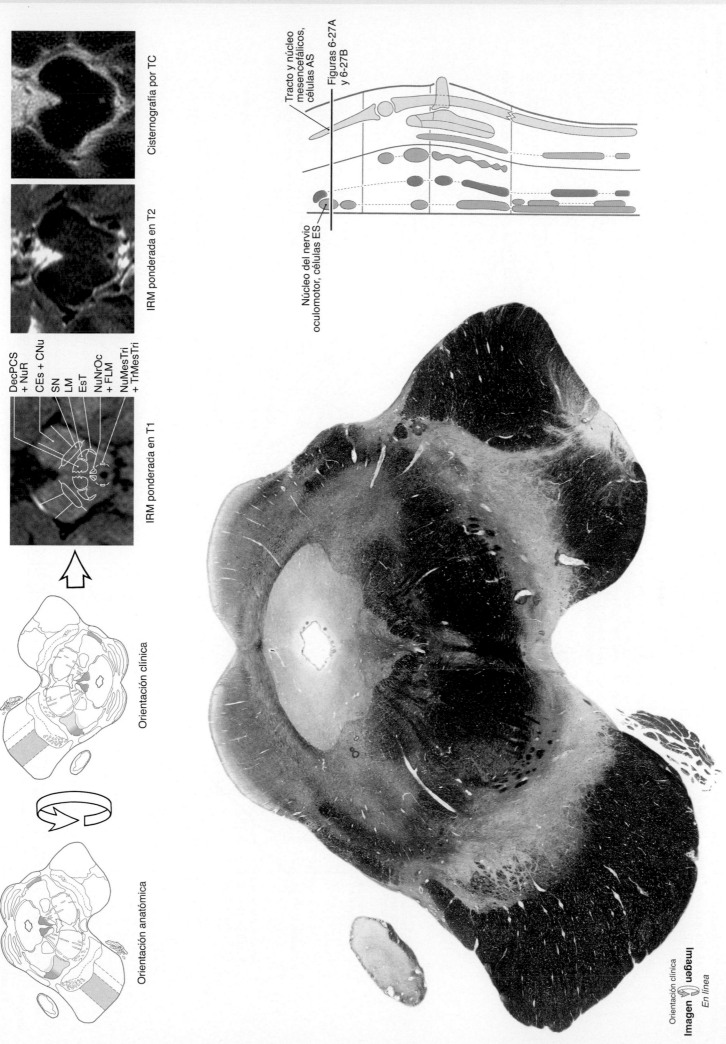

Cisternografía por TC

IRM ponderada en T2

DecPCS + NuR
CEs + CNu
SN
LM
EsT
NuNrOc + FLM
NuMesTri + TrMesTri

IRM ponderada en T1

Orientación clínica

Orientación anatómica

Tracto y núcleo mesencefálicos, células AS

Figuras 6-27A y 6-27B

Núcleo del nervio oculomotor, células ES

Orientación clínica

Imagen En línea

6-27B

6-28A Corte transversal del mesencéfalo a través del **colículo superior**, las porciones superiores del núcleo del **nervio oculomotor**, incluido el **núcleo accesorio del nervio oculomotor** (de Edinger-Westphal), el **núcleo rojo** y las fibras eferentes del **nervio oculomotor**. En este nivel, el **núcleo accesorio del nervio oculomotor** (de Edinger-Westphal) consiste en un **núcleo preganglionar**; el primero se proyecta hacia numerosos núcleos mesencefálicos y el segundo, solamente al **ganglio ciliar** como nervio parasimpático preganglionar al ojo. El plano de este corte pasa a través de las porciones inferiores del diencéfalo, incluyendo el **complejo nuclear pulvinar** y los **núcleos de los cuerpos geniculados medial y lateral**. Este nivel suele designarse como **unión mesencéfalo-diencéfalo**. MI, miembro inferior; MS, miembro superior; PPedC, pie del pedúnculo cerebral, TrOp, tracto óptico.

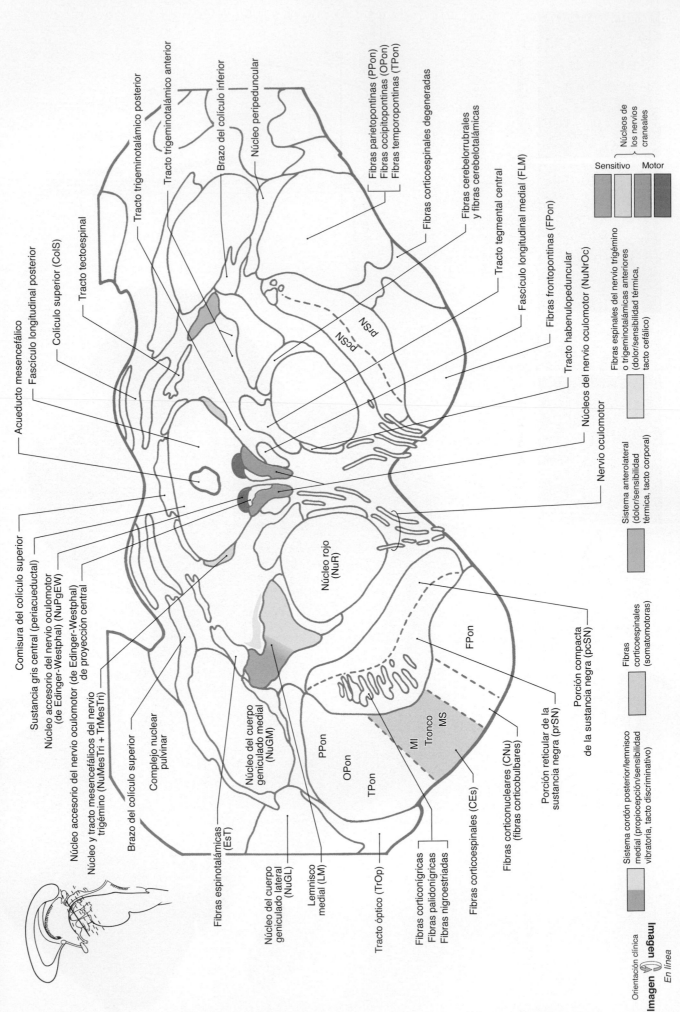

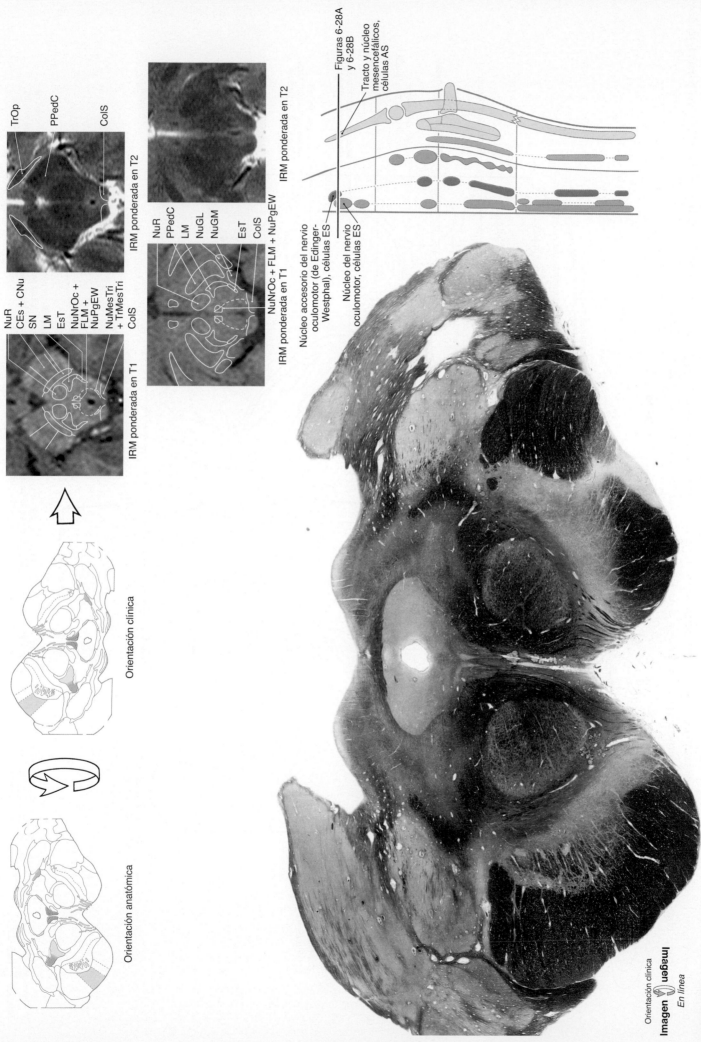

TrOp

PPedC

ColS

IRM ponderada en T2

NuR
CEs + CNu
SN
LM
EsT
NuNrOc +
FLM +
NuPgEW
NuMesTri
+ TrMesTri
ColS

IRM ponderada en T1

NuR
PPedC
LM
NuGL
NuGM
EsT
ColS

NuNrOc + FLM + NuPgEW

IRM ponderada en T1

IRM ponderada en T2

Figuras 6-28A
y 6-28B

Tracto y núcleo
mesencefálicos,
células AS

Núcleo accesorio del nervio
oculomotor (de Edinger-
Westphal), células ES

Núcleo del nervio
oculomotor, células ES

Orientación clínica

Orientación anatómica

Orientación clínica

Imagen **en línea**
En línea

6-28B

6-29A

Corte ligeramente oblicuo a través de la **unión mesencéfalo-diencéfalo**. El corte pasa a través de la **comisura posterior**, el extremo superior del **núcleo rojo pineal**, y termina justo posterior al **cuerpo mamilar** en las porciones inferiores del **hipotálamo** y del **tercer ventrículo**. En este nivel, la estructura con la leyenda **tracto mamilotalámico** probablemente también contiene algunas **fibras mamilotegmentales**. Otras estructuras importantes son el **núcleo pulvinar,**

los **núcleos geniculados medial** y **lateral del tálamo** y la **glándula pineal**. El núcleo pretectal es una importante estación sináptica en la vía **pupilar de reflejo de luz.** Las estructuras de la unión mesencéfalo-tálamo se ven mejor en una IRM orientada para adaptar ese plano específico. Para facilitar la transición del esquema al corte teñido y a la IRM, en la IRM se han puesto leyendas en algunas estructuras seleccionadas.

Tracto trigeminotalámico posterior

Complejo nuclear pulvinar (NuPul)

Tracto tegmental central

Tracto trigeminotalámico anterior

Núcleo peripeduncular

Fibras parietopontinas
Fibras occipitopontinas
Fibras temporopontinas

Fibras corticonucleares (fibras corticobulbares)

Fibras frontopontinas

Tracto habenulopeduncular

Fibras corticoespinales

Acueducto mesencefálico

Sustancia gris central (periacueductal)

Núcleo de Darkschewitsch

Núcleo de Cajal

Fascículo longitudinal medial

Núcleo del cuerpo geniculado medial (NuGM)

Glándula pineal

Comisura posterior

Núcleos pretectales

Colículo superior

Núcleo rojo (NuR)

Brazo del colículo superior

Fibras espinotalámicas

Núcleo del cuerpo geniculado lateral (NuGL)

Lemnisco medial

Fibras cerebelorrubrales y fibras cerebelotalámicas

Transición del pie del pedúnculo cerebral (PPedC) a la cápsula interna

Tracto óptico (TrOp)

Núcleo subtalámico

Núcleo supraóptico

Fórnix (For)

Tracto mamilotalámico (TrMt)

Hipotálamo

Tercer ventrículo

Orientación clínica

Imagen En línea

Sensitivo	Motor

Núcleos de los nervios craneales

Fibras espinales del nervio trigémino o trigeminotalámicas anteriores (dolor/sensibilidad térmica, tacto cefálico)

Sistema anterolateral (dolor/sensibilidad térmica, tacto corporal)

Fibras corticoespinales (somatomotoras)

Sistema cordón posterior/lemnisco medial (propiocepción/sensibilidad vibratoria, tacto discriminativo)

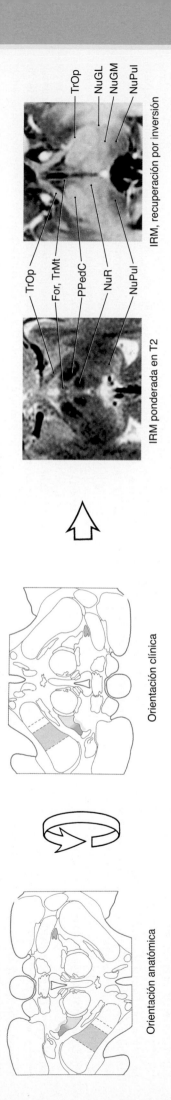

TrOp
NuGL
NuGM
NuPul

IRM, recuperación por inversión

TrOp
For, TrMt
PPedC
NuR
NuPul

IRM ponderada en T2

Orientación clínica

Orientación anatómica

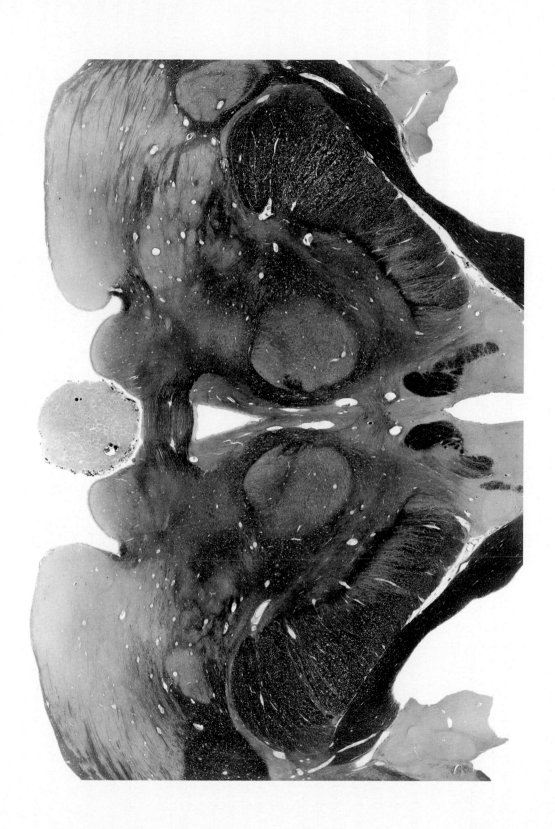

6-30 Representación semiesquemática de la distribución interna de las arterias en el mesencéfalo. A la izquierda de cada corte aparecen las leyendas de las estructuras principales seleccionadas; el patrón característico de la distribución arterial se superpone sobre dichas estructuras a la derecha. Los patrones de distribución general de los vasos que van al mesencéfalo, tal como se muestran aquí, pueden variar de un paciente a otro. Por ejemplo, los territorios contiguos irrigados por vasos cercanos pueden superponerse en distinto grado en las zonas limítrofes, o bien, el territorio de un vaso en particular puede ser mayor o menor de lo que se observa en el patrón general.

ABREVIATURAS

ColI	Colículo inferior	NuGM	Núcleo del cuerpo geniculado medial
ColS	Colículo superior	NuR	Núcleo rojo
DecPCS	Decusación del pedúnculo cerebeloso superior	PBP	Porción basilar del puente
		PCS	Pedúnculo cerebeloso superior
LM	Lemnisco medial	PPedC	Pie del pedúnculo cerebral
NuGL	Núcleo del cuerpo geniculado lateral	SN	Sustancia negra

SÍNDROMES O LESIONES VASCULARES DEL MESENCÉFALO

Síndrome mesencefálico medial (de Weber)

Puede deberse a una oclusión de las ramas paramedianas del segmento P₁ de la arteria cerebral posterior (ACP).

Déficits

- Hemiplejía contralateral del miembro superior (MS), el tronco y el miembro inferior (MI).
- Parálisis homolateral del movimiento ocular: ojo dirigido hacia abajo y hacia fuera, pupila dilatada y fija; ptosis.

Estructuras lesionadas

- Fibras corticoespinales en el pie del pedúnculo cerebral.
- Nervio oculomotor.

Tal combinación de déficits motores a este nivel del tronco encefálico se denomina hemiplejía alternante (o cruzada) superior. Es un patrón que consiste en parálisis homolateral del movimiento ocular (dilatación y ptosis de las pupilas) y hemiplejía contralateral de los miembros superior e inferior. La afectación de las fibras corticonucleares (corticobulbares) en el pie del pedúnculo cerebral puede causar un déficit parcial del movimiento facial y de la lengua en el lado contrario. Estos déficits de los nervios craneales se constatan como una desviación de la lengua hacia el lado opuesto de la lesión al intentar protruirla y una parálisis de la mitad inferior de los músculos faciales en el lado contrario. Aunque con frecuencia son afectadas porciones de la sustancia negra, no es habitual observar acinesia o discinesia.

Lesión mesencefálica central (síndrome de Claude)

Déficits

- Hemiplejía contralateral del miembro superior (MS), el tronco y el miembro inferior (MI).
- Ataxia y temblor contralaterales de origen cerebeloso.

Estructuras lesionadas

- Nervio oculomotor.
- Núcleo rojo y fibras cerebelotalámicas.

En este síndrome, la lesión puede extenderse lateralmente hacia el lemnisco medial y posteriormente a las fibras trigeminotalámicas anteriores contiguas. En tal caso, podría observarse una pérdida o disminución de la sensibilidad postural y vibratoria, y del tacto discriminativo del brazo contralateral, y una pérdida contralateral parcial de la sensibilidad dolorosa y térmica en la cara.

Síndrome de Benedikt

Se debe a una amplia lesión del mesencéfalo que afecta fundamentalmente a las dos áreas diferenciadas de Weber y Claude. Los principales déficits son hemiplejía contralateral de los miembros superior e inferior (fibras corticoespinales), parálisis homolateral del movimiento ocular con pupila dilatada y ptosis (nervio oculomotor), temblor rubral y cerebeloso, y ataxia (núcleo rojo y fibras cerebelotalámicas). Hay ligeras variaciones que dependen de la extensión de la lesión.

Síndrome de Parinaud

Suele causarlo un tumor en la región de la glándula pineal, como un germinoma, un astrocitoma, un pineocitoma/pineoblastoma u otro que afecte a los colículos superiores. Las posibilidades de oclusión

del acueducto mesencefálico en estos casos indican también que la hidrocefalia puede ser un elemento de este síndrome. Los déficits de los pacientes consisten en parálisis de la mirada superior (colículos superiores), hidrocefalia (oclusión del acueducto mesencefálico) y por último ausencia de movimiento ocular debido a la presión ejercida sobre los núcleos de los nervios oculomotor y troclear. Estos pacientes también pueden presentar nistagmo por la afectación del fascículo longitudinal medial.

Hernia del uncus

La hernia del uncus se produce en respuesta a lesiones amplias o de rápida expansión por lo general en el lóbulo temporal, lo que constituye una localización supratentorial. La hernia del uncus es una intrusión del uncus a través de la incisura del tentorio, con la consiguiente presión sobre el nervio oculomotor y el pie del pedúnculo cerebral. Al inicio, las pupilas, de manera unilateral o bilateral, pueden dilatarse o responder poco a la luz, y a continuación se produce debilidad del movimiento oculomotor. A medida que progresa la hernia, las pupilas se dilatan por completo, el movimiento ocular regulado por el nervio oculomotor puede lentificarse o incluso desaparecer, y los ojos se desvían ligeramente hacia los lados a causa de las acciones sin oposición de los nervios abducens. En general se observa debilidad en el lado contralateral del cuerpo debido a la compresión de las fibras corticoespinales en el pie del pedúnculo cerebral. Esta combinación de parálisis oculomotora homolateral y hemiplejía contralateral también se conoce como hemiplejía alternante (o cruzada) superior.

Una situación distinta se presenta cuando la presión de la hernia del uncus desvía todo el mesencéfalo hacia el lado opuesto. En este caso, la raíz del nervio oculomotor puede distenderse o avulsionar en el lado homolateral de la hernia y el pie del pedúnculo cerebral en el lado contralateral puede verse forzado contra el borde del tentorio del cerebelo, con la consiguiente afectación de las fibras corticoespinales localizadas dentro del pie del pedúnculo cerebral. Entonces, el paciente sufre parálisis oculomotora y una hemiplejía de los miembros superior e inferior del mismo lado del cuerpo. Dicha combinación de déficits se denomina síndrome (o fenómeno) de Kernohan. En esta situación, la debilidad de los miembros es un signo de localización falso.

Las lesiones supratentoriales en especial extensas, o bilaterales, también pueden causar rigidez de decorticación (en general, flexión del antebrazo, carpo y dedos con aducción del miembro superior; extensión del miembro inferior con rotación interna y flexión plantar del pie). A medida que la lesión desciende hacia la incisura del tentorio y a través de ésta hacia una localización infratentorial, la rigidez de decorticación origina rigidez de descerebración (miembros superior e inferior extendidos, dedos de los pies que apuntan hacia arriba, pronación del antebrazo y extensión de la cabeza y el cuello: opistótonos).

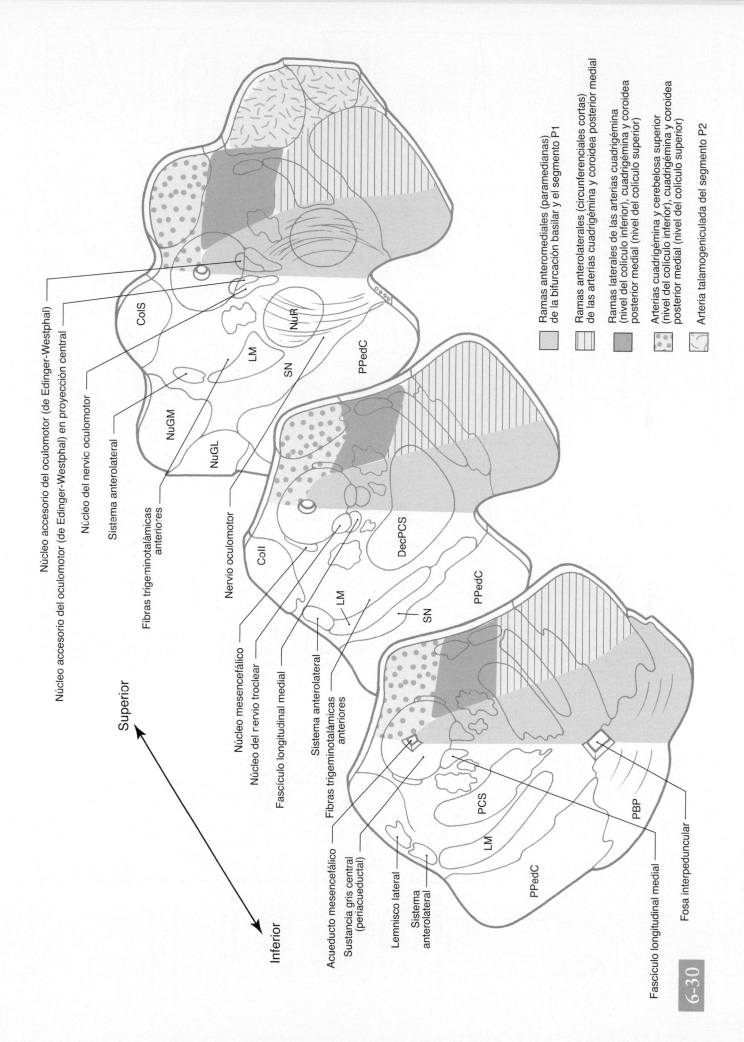

Núcleo accesorio del oculomotor (de Edinger-Westphal)

Núcleo accesorio del oculomotor (de Edinger-Westphal) en proyección central

Núcleo del nervio oculomotor

Sistema anterolateral

Fibras trigeminotalámicas anteriores

Nervio oculomotor

Núcleo mesencefálico

Núcleo del nervio troclear

Fascículo longitudinal medial

Fibras trigeminotalámicas anteriores

Sistema anterolateral

Acueducto mesencefálico

Sustancia gris central (periacueductal)

Lemnisco lateral

Sistema anterolateral

Fascículo longitudinal medial

Fosa interpeduncular

Superior

Inferior

ColS

NuR

LM

SN

PPedC

NuGM

NuGL

ColI

LM

SN

DecPCS

PPedC

PCS

LM

PPedC

PBP

Ramas anteromediales (paramedianas) de la bifurcación basilar y el segmento P1

Ramas anterolaterales (circunferenciales cortas) de las arterias cuadrigémina y coroidea posterior medial

Ramas laterales de las arterias cuadrigémina (nivel del colículo inferior), cuadrigémina y coroidea posterior medial (nivel del colículo superior)

Arterias cuadrigémina y cerebelosa superior (nivel del colículo inferior), cuadrigémina y coroidea posterior medial (nivel del colículo superior)

Arteria talamogeniculada del segmento P2

6-30

6-31A Corte coronal del prosencéfalo a través del **esplenio del cuerpo calloso** y el **pilar del fórnix**, que se extiende hacia el **colículo inferior** y el **punto de salida del nervio troclear**. El plano de este corte también incluye a la **glándula pineal**, la continuación del **atrio** con el **cuerno temporal del ventrículo lateral** y la **porción inferior del hipocampo**. Nótese que en este plano, el **pilar del fórnix** también separa la **cisterna superior** del **ventrículo lateral**. Muchas de las estructuras señaladas en esta figura pueden identificarse fácilmente en la IRM ponderada en T1 junto a la fotografía.

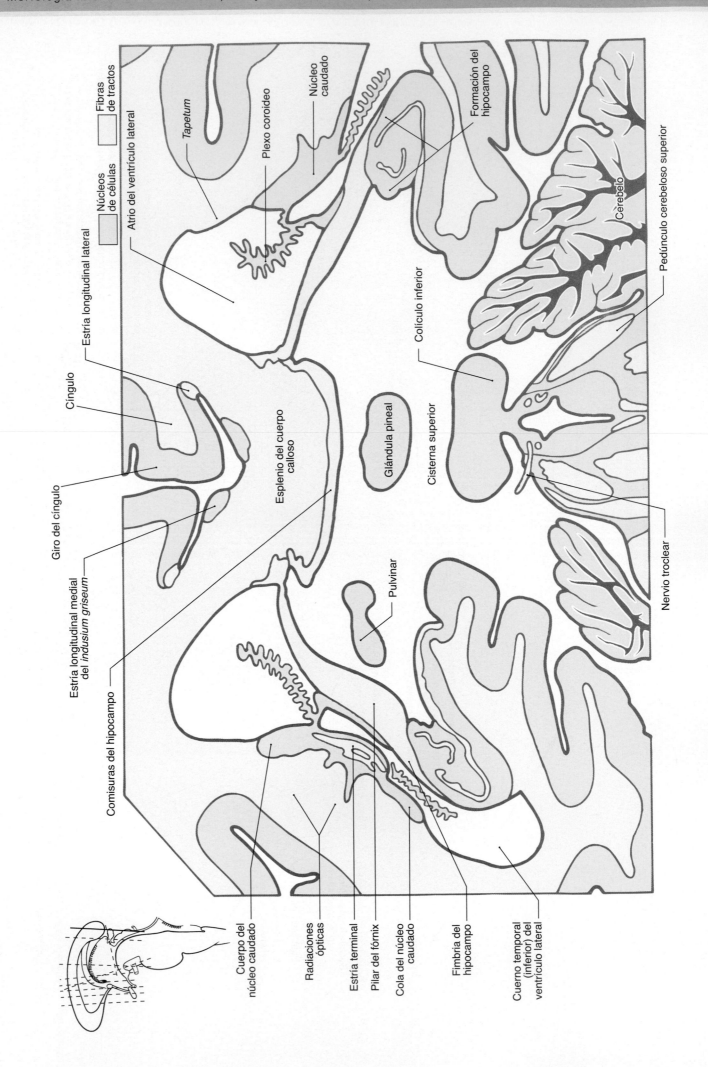

Fibras de tractos

Núcleos de células

Tapetum

Atrio del ventrículo lateral

Plexo coroideo

Núcleo caudado

Estría longitudinal lateral

Formación del hipocampo

Cíngulo

Cerebelo

Giro del cíngulo

Esplenio del cuerpo calloso

Colículo inferior

Pedúnculo cerebeloso superior

Estría longitudinal medial del *indusium griseum*

Glándula pineal

Cisterna superior

Comisuras del hipocampo

Pulvinar

Nervio troclear

Cuerpo del núcleo caudado

Radiaciones ópticas

Estría terminal

Pilar del fórnix

Cola del núcleo caudado

Fimbria del hipocampo

Cuerno temporal (inferior) del ventrículo lateral

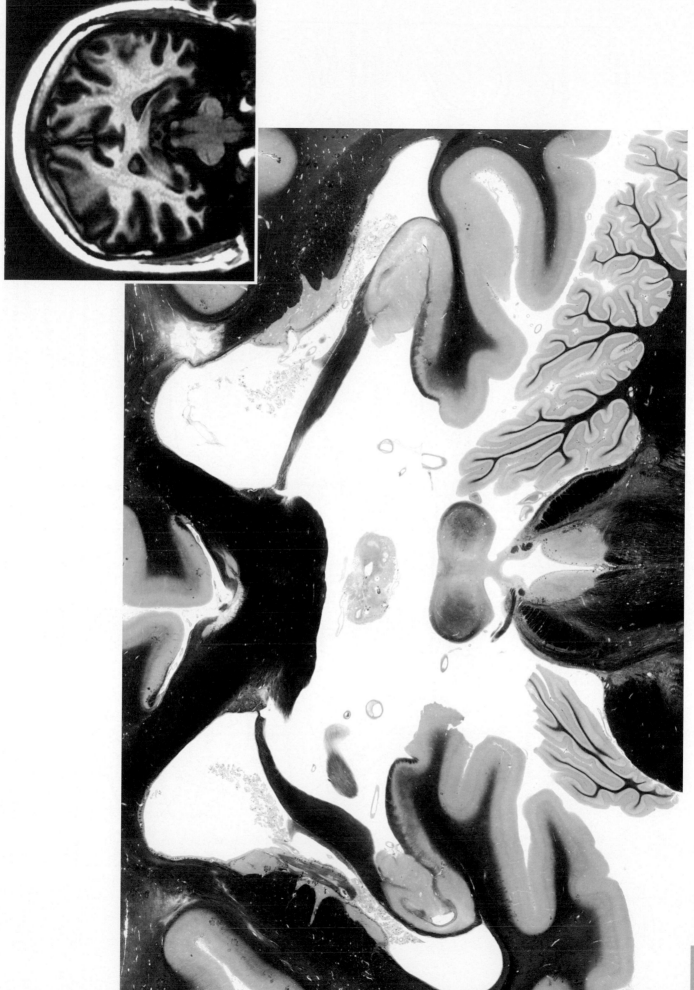

6-31B

6-32A   Corte coronal del prosencéfalo a través del **pulvinar** y de los **núcleos** de los **cuerpos geniculados medial y lateral**, que se extiende hacia la porción **posterior del mesencéfalo**. Las estructuras del mesencéfalo son los **brazos de los colículos superior e inferior**, los **núcleos trocleares**, importantes estructuras en el **tegmento**, y el **acueducto mesencefálico**. Muchas de las estructuras señaladas en esta figura pueden identificarse fácilmente en la IRM ponderada en T1 junto a la fotografía.

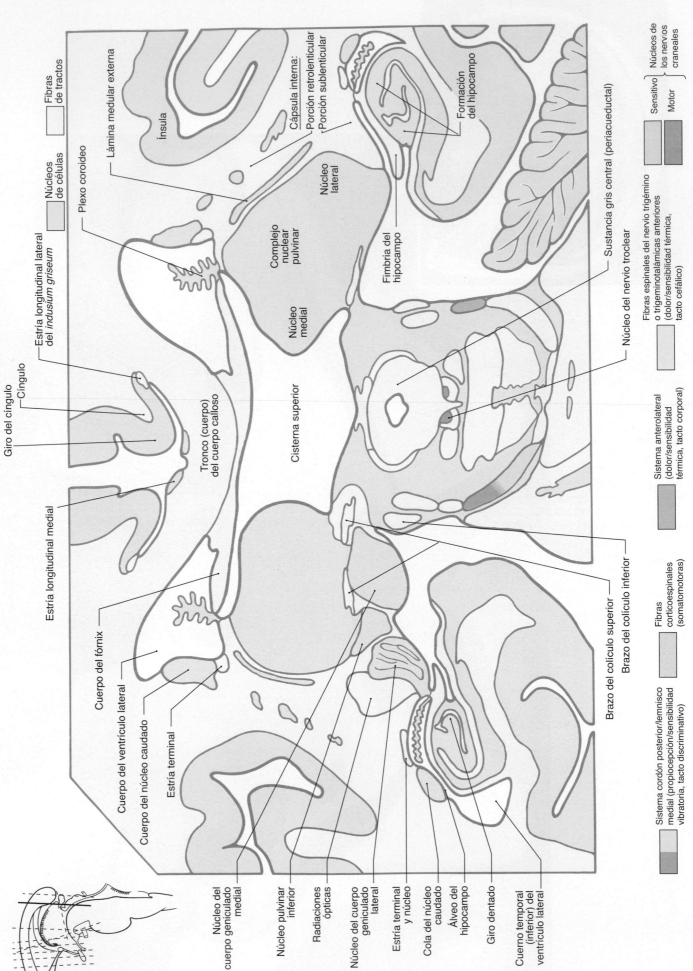

Estría longitudinal lateral del *indusium griseum*

Estría longitudinal medial

Giro del cíngulo
Cíngulo

Cuerpo del fórnix

Cuerpo del ventrículo lateral

Cuerpo del núcleo caudado

Estría terminal

Tronco (cuerpo) del cuerpo calloso

Cisterna superior

Núcleos de células

Plexo coroideo

Lámina medular externa

Ínsula

Fibras de tractos

Cápsula interna:
Porción retrolenticular
Porción sublenticular

Formación del hipocampo

Núcleo lateral

Complejo nuclear pulvinar

Núcleo medial

Fimbria del hipocampo

Sustancia gris central (periacueductal)

Núcleo del nervio troclear

Fibras espinales del nervio trigémino o trigeminotalámicas anteriores (dolor/sensibilidad térmica, tacto cefálico)

Núcleo del cuerpo geniculado medial

Núcleo pulvinar inferior

Radiaciones ópticas

Núcleo del cuerpo geniculado lateral

Estría terminal y núcleo

Cola del núcleo caudado

Álveo del hipocampo

Giro dentado

Cuerno temporal (inferior) del ventrículo lateral

Brazo del colículo superior

Brazo del colículo inferior

Sistema cordón posterior/lemnisco medial (propiocepción/sensibilidad vibratoria, tacto discriminativo)

Fibras corticoespinales (somatomotoras)

Sistema anterolateral (dolor/sensibilidad térmica, tacto corporal)

Sensitivo
Motor
Núcleos de los nervios craneales

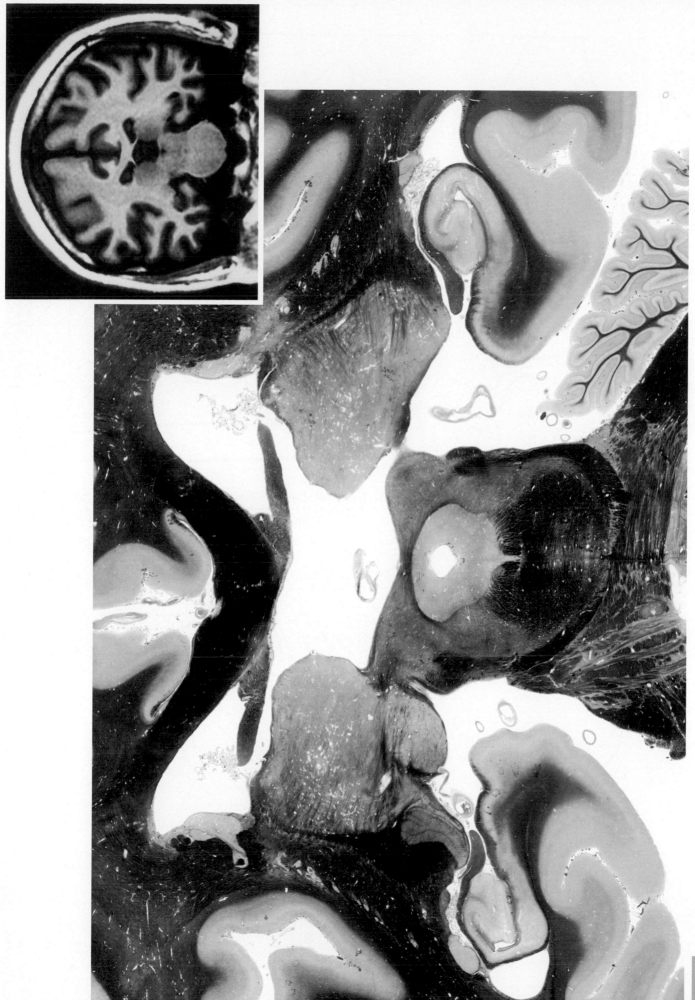

6-32B

6-33A Corte ligeramente oblicuo del prosencéfalo a través de los núcleos pulvinares, ventral posteromedial y ventral posterolateral, el núcleo centromediano, la glándula pineal y los núcleos habenulares adyacentes. El corte se extiende anteriormente a través del núcleo subtalámico (inmediatamente adyacente al **brazo posterior de la cápsula interna**) y termina en la porción **superior del hipotálamo**, justo superior a los cuerpos mamilares, tal como se ve por la posición de la **columna del fórnix** (poscomisural) y el **tracto mamilotálamico**.

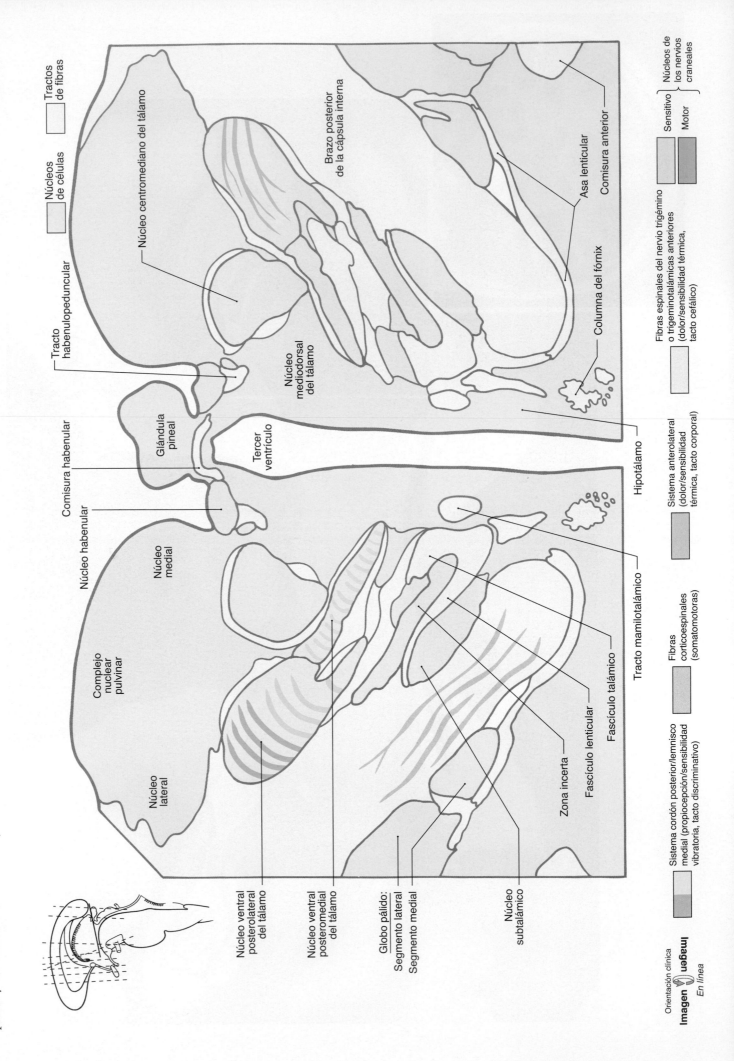

Tractos de fibras

Núcleos de células

Núcleo centromediano del tálamo

Tracto habenulopeduncular

Núcleo mediodorsal del tálamo

Brazo posterior de la cápsula interna

Asa lenticular

Comisura anterior

Columna del fórnix

Comisura habenular

Glándula pineal

Tercer ventrículo

Hipotálamo

Núcleo habenular

Núcleo medial

Complejo nuclear pulvinar

Núcleo lateral

Núcleo ventral posterolateral del tálamo

Núcleo ventral posteromedial del tálamo

Globo pálido:
Segmento lateral
Segmento medial

Núcleo subtalámico

Zona incerta

Fascículo lenticular

Fascículo talámico

Tracto mamilotálamico

Núcleos de los nervios craneales

Sensitivo

Motor

Fibras espinales del nervio trigémino o trigeminotalámicas anteriores (dolor/sensibilidad térmica, tacto cefálico)

Sistema anterolateral (dolor/sensibilidad térmica, tacto corporal)

Fibras corticoespinales (somatomotoras)

Sistema cordón posterior/lemnisco medial (propiocepción/sensibilidad vibratoria, tacto discriminativo)

Orientación clínica

Imagen En línea

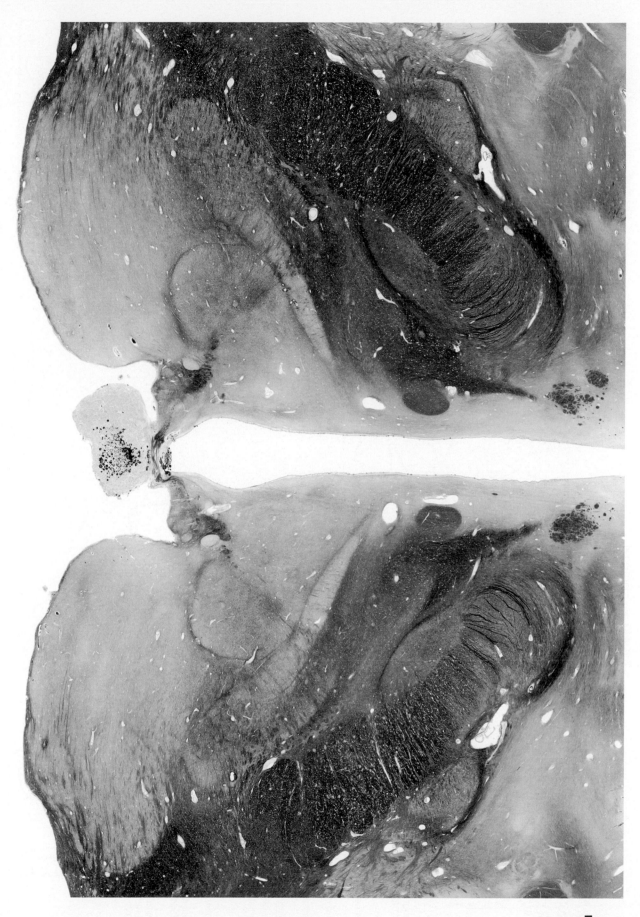

6-34A Corte coronal del prosencéfalo a través del **núcleo dorsal lateral**, los **núcleos talámicos dorsomedial y ventral lateral**, la **masa intermedia (adhesión intertalámica)** y el **núcleo subtalámico**. Pueden identificarse la posición de la **lámina medular interna**, la delicada **zona incierta** que rodea a los **fascículos (lenticular, talámico)**. Muchas de las estructuras señaladas en esta figura pueden identificarse fácilmente en la IRM ponderada en T1 junto a la fotografía.

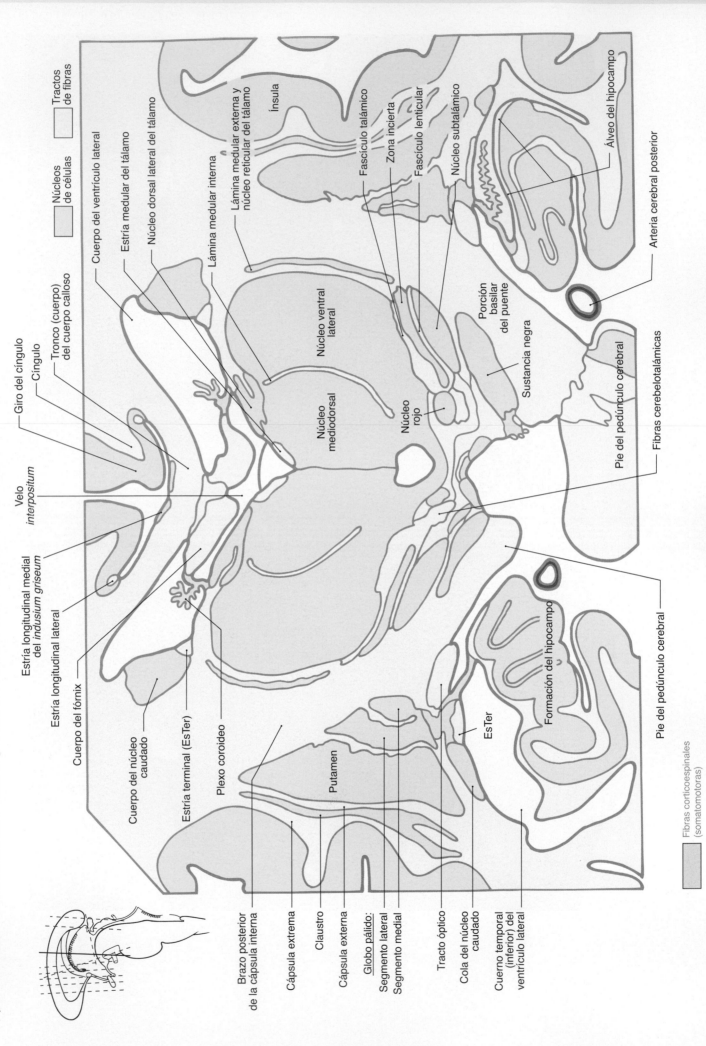

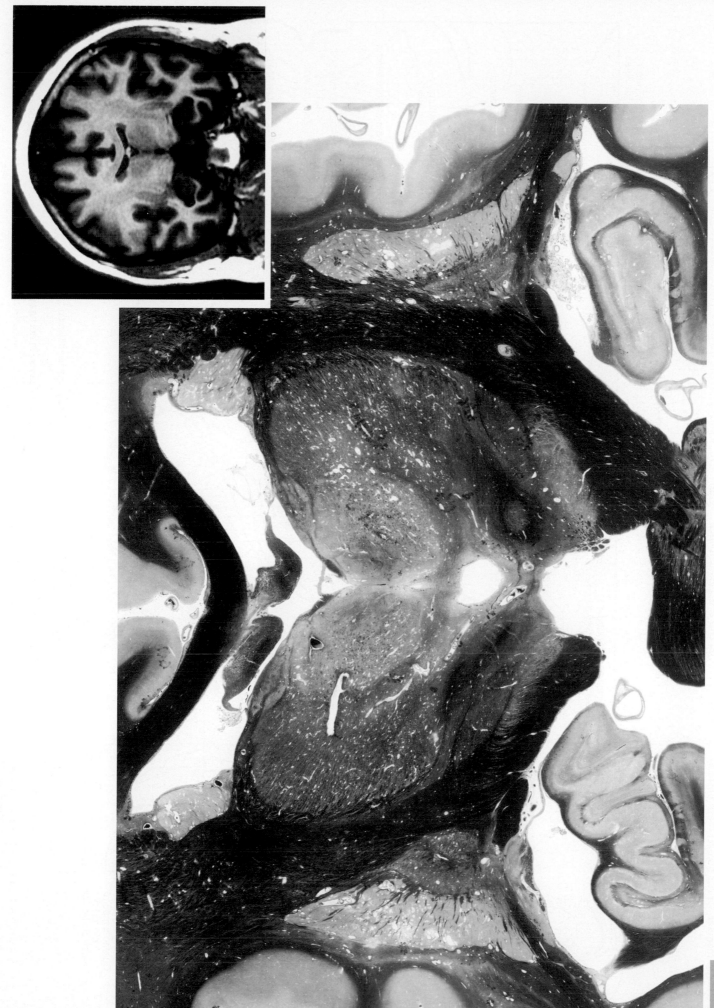

6-34B

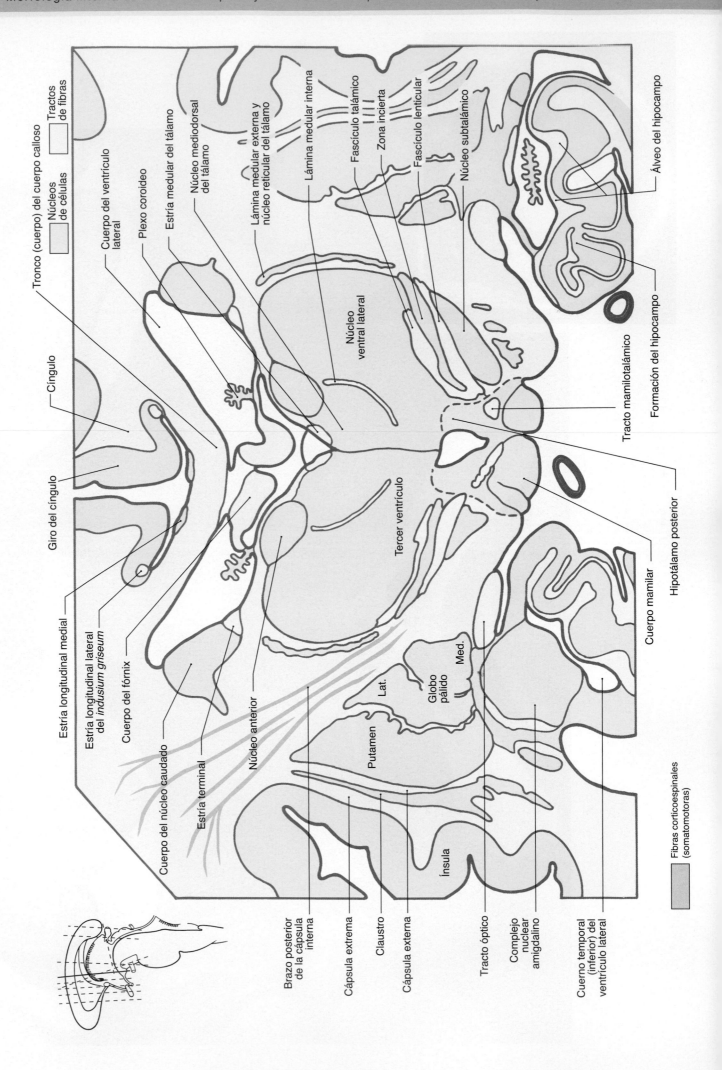

6-35A Corte coronal ligeramente oblicuo del prosencéfalo a través del núcleo anterior del tálamo, los núcleos talámicos mayores mediales y laterales a la **lámina medular interna** y el **cuerpo mamilar**. La relación del **brazo posterior de la cápsula interna con el núcleo lenticular** (neoestriado = globo pálido + putamen) es particularmente reveladora. Muchas de las estructuras señaladas en esta figura pueden identificarse fácilmente en la IRM ponderada en T1 junto a la fotografía. Lat., segmento lateral del globo pálido; Med., segmento medial del globo pálido.

Tronco (cuerpo) del cuerpo calloso

Cuerpo del ventrículo lateral

Plexo coroideo

Estría medular del tálamo

Núcleo mediodorsal del tálamo

Lámina medular externa y núcleo reticular del tálamo

Lámina medular interna

Fascículo talámico

Zona incierta

Fascículo lenticular

Núcleo subtalámico

Álveo del hipocampo

Formación del hipocampo

Tracto mamilotalámico

Hipotálamo posterior

Cuerpo mamilar

Tercer ventrículo

Núcleo ventral lateral

Cíngulo

Giro del cíngulo

Estría longitudinal medial

Estría longitudinal lateral del *indusium griseum*

Cuerpo del fórnix

Cuerpo del núcleo caudado

Estría terminal

Núcleo anterior

Brazo posterior de la cápsula interna

Cápsula extrema

Claustro

Cápsula externa

Ínsula

Putamen

Lat.

Globo pálido

Med.

Tracto óptico

Complejo nuclear amigdalino

Cuerno temporal (inferior) del ventrículo lateral

Fibras corticoespinales (somatomotoras)

Núcleos de células

Tractos de fibras

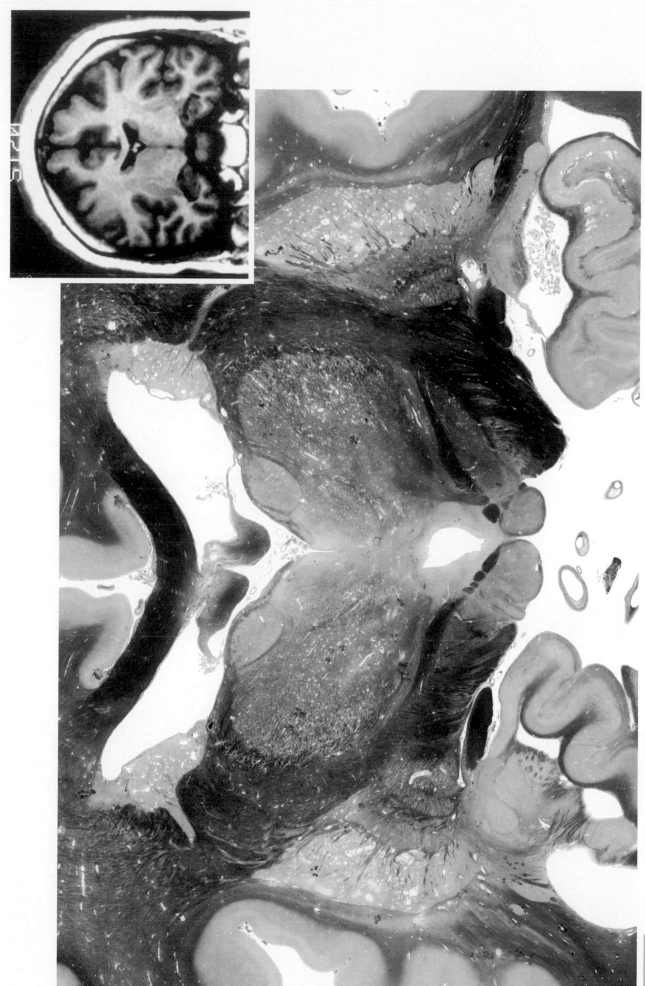

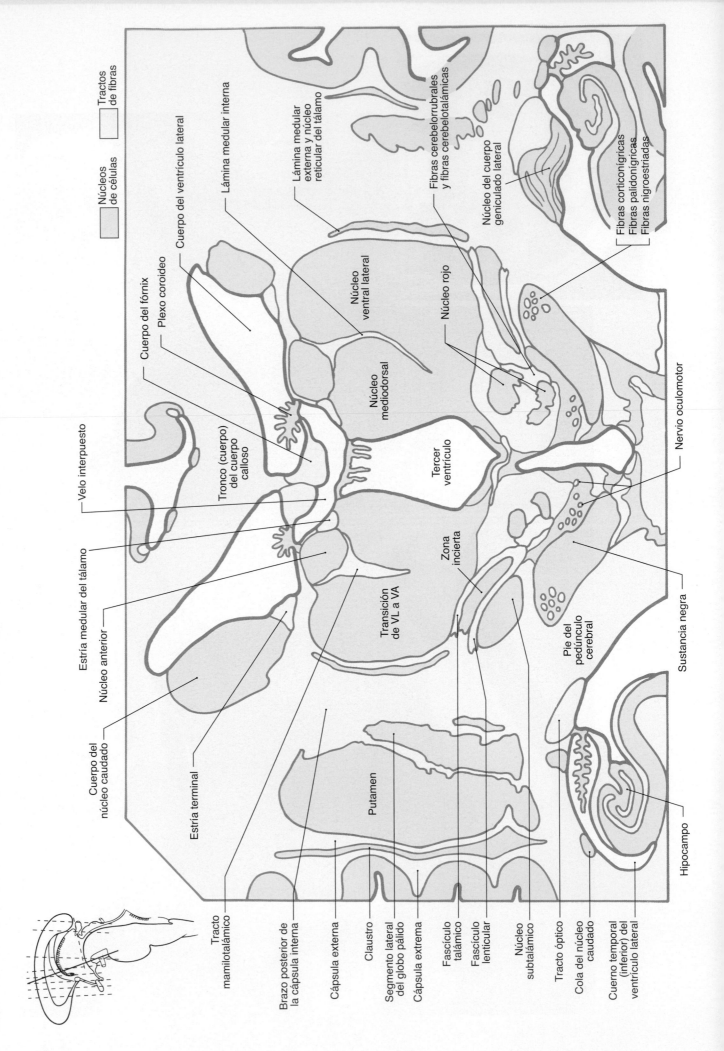

6-36A   Corte ligeramente oblicuo del prosencéfalo a través del **núcleo anterior del tálamo**, la **sustancia negra** y el **pie del pedúnculo cerebral** adyacente lateralmente, y el **núcleo subtalámico**. En este plano del corte puede verse que las **fibras corticoespinales** descienden a través del **brazo posterior de la cápsula interna** hacia el **pie del pedúnculo cerebral**

y hacia la **porción basilar del puente**. El corte también incluye la porción rostral del **tegmento del mesencéfalo**. Muchas de las estructuras señaladas en esta figura pueden identificarse fácilmente en la IRM ponderada en T1 junto a la fotografía. VL, núcleo ventral lateral del tálamo; VA, núcleo ventral anterior del tálamo.

Núcleos de células

Tractos de fibras

Cuerpo del ventrículo lateral

Lámina medular interna

Lámina medular externa y núcleo reticular del tálamo

Fibras cerebelorrubrales y fibras cerebelotalámicas

Núcleo del cuerpo geniculado lateral

Fibras corticonígricas
Fibras palidonígricas
Fibras nigroestriadas

Cuerpo del fórnix

Plexo coroideo

Núcleo ventral lateral

Núcleo rojo

Velo interpuesto

Tronco (cuerpo) del cuerpo calloso

Núcleo mediodorsal

Tercer ventrículo

Nervio oculomotor

Estría medular del tálamo

Núcleo anterior

Transición de VL a VA

Zona incierta

Pie del pedúnculo cerebral

Sustancia negra

Cuerpo del núcleo caudado

Estría terminal

Putamen

Hipocampo

Tracto mamilotalámico

Brazo posterior de la cápsula interna

Cápsula externa

Claustro

Segmento lateral del globo pálido

Cápsula extrema

Fascículo talámico

Fascículo lenticular

Núcleo subtalámico

Tracto óptico

Cola del núcleo caudado

Cuerno temporal (inferior) del ventrículo lateral

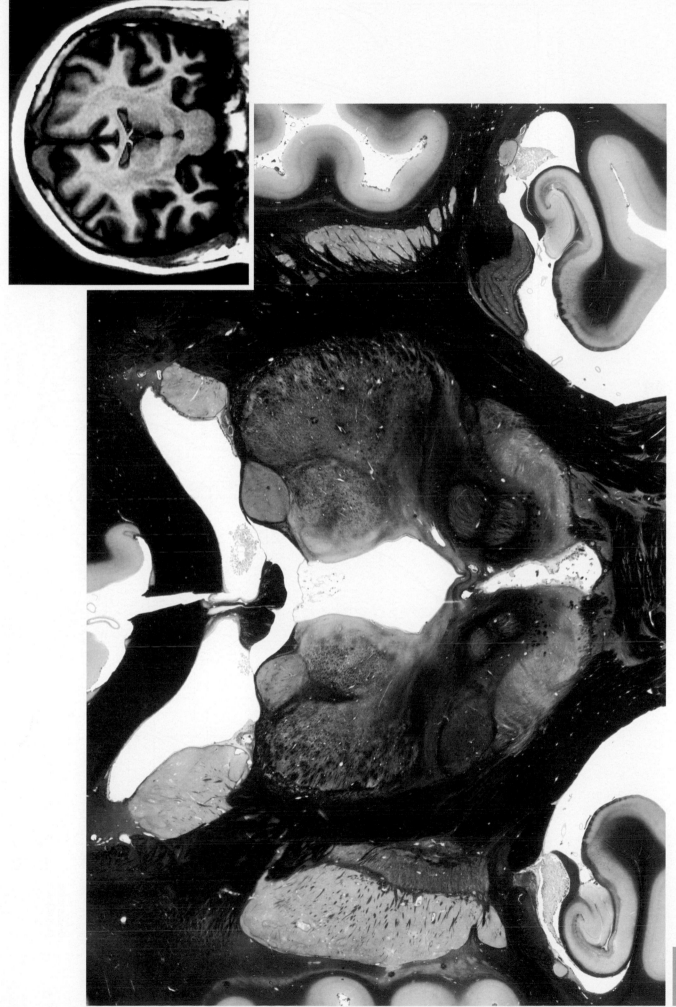

6-36B

6-37A   Corte coronal del prosencéfalo a través del **foramen interventricular**, la **rodilla de la cápsula interna**, el extremo anterior del **tálamo dorsal** y aproximadamente el tercio medio del **hipotálamo**. Este corte muestra claramente que el espacio del **foramen interventricular** contiene el **plexo coroideo**, está situado entre la **columna del fórnix** y el **núcleo talámico anterior**, y está al nivel de la **rodilla de la cápsula interna**. Nótense el **núcleo amigdalino** y el **hipotálamo**. Muchas de las estructuras señaladas en esta figura pueden identificarse fácilmente en la IRM ponderada en T1 junto a la fotografía.

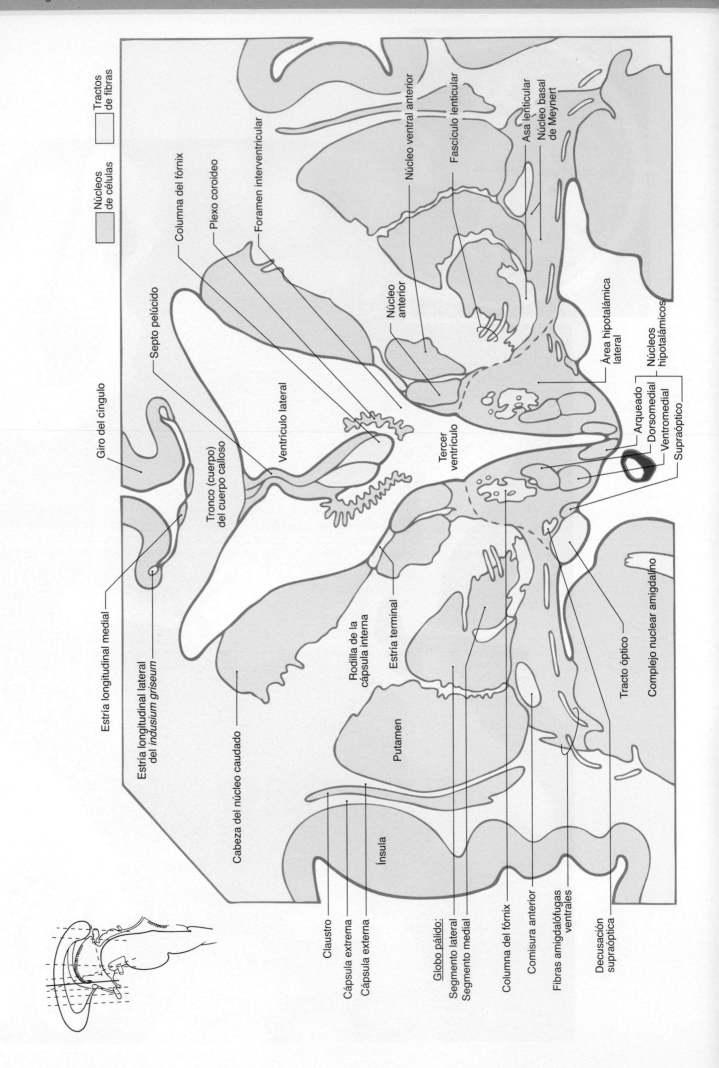

Núcleos de células

Tractos de fibras

Columna del fórnix

Plexo coroideo

Foramen interventricular

Núcleo ventral anterior

Fascículo lenticular

Asa lenticular
Núcleo basal de Meynert

Núcleo anterior

Área hipotalámica lateral

Núcleos hipotalámicos

Septo pelúcido

Giro del cíngulo

Ventrículo lateral

Tronco (cuerpo) del cuerpo calloso

Tercer ventrículo

Arqueado
Dorsomedial
Ventromedial
Supraóptico

Estria longitudinal medial

Estría longitudinal lateral del *indusium griseum*

Cabeza del núcleo caudado

Rodilla de la cápsula interna

Estría terminal

Putamen

Ínsula

Claustro
Cápsula extrema
Cápsula externa

Globo pálido:
Segmento lateral
Segmento medial

Columna del fórnix

Comisura anterior

Fibras amigdalófugas ventrales

Decusación supraóptica

Tracto óptico

Complejo nuclear amigdalino

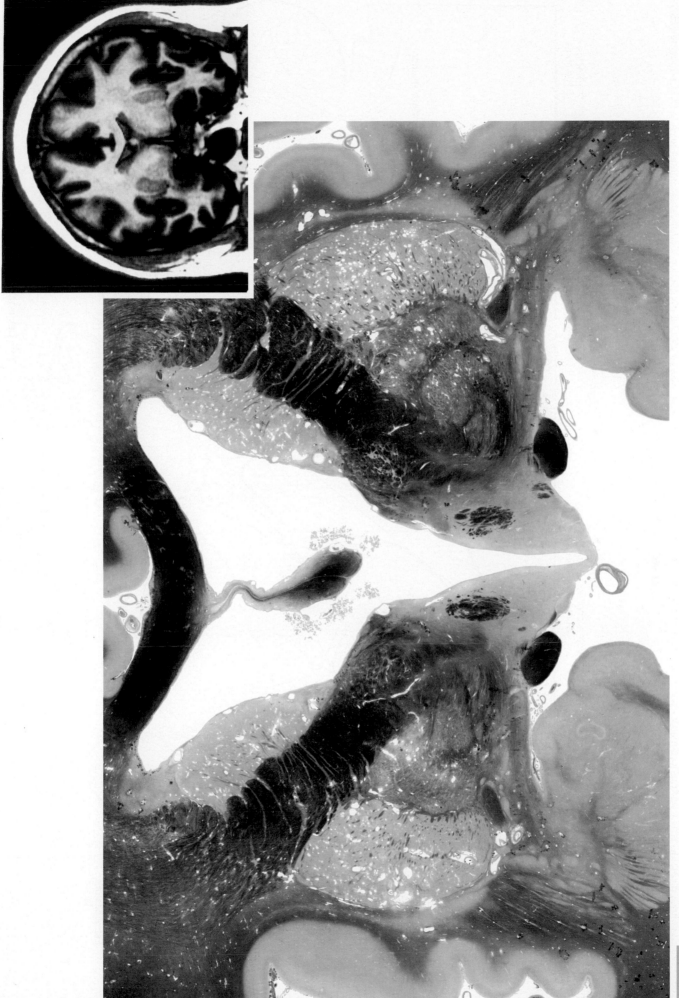

6-37B

6-38A Corte coronal del prosencéfalo a través de la **comisura anterior**, la cara anterior del **hipotálamo**, las **estructuras ópticas** más o menos al nivel de la **interfaz tracto óptico-quiasma**, y el **núcleo lenticular (putamen + globo pálido)**. Con excepción de una porción muy pequeña vista en la línea media del tercer ventrículo, todas las porciones de la comisura anterior están

rodeadas por completo por tejido encefálico. Esta posición está en agudo contraste con el quiasma y tracto ópticos, que siempre están localizados en la superficie del cerebro. Estas diferencias importantes se distinguen claramente entre sí en la IRM (véase la IRM en la página opuesta). Muchas de las estructuras señaladas en esta figura pueden identificarse fácilmente en la IRM ponderada en T1.

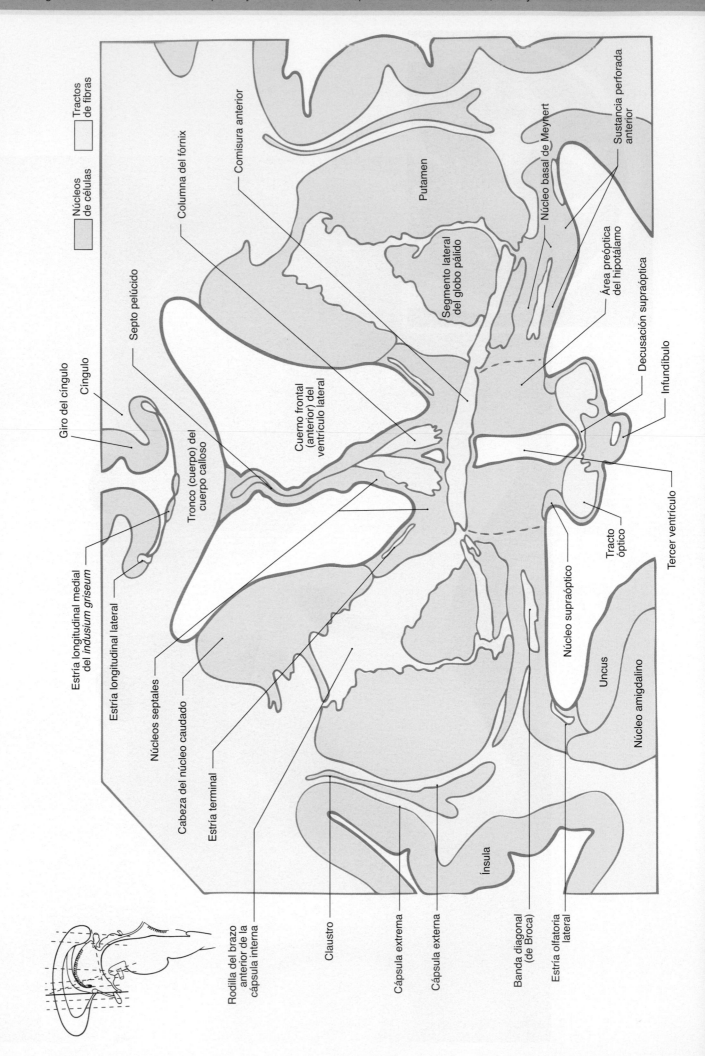

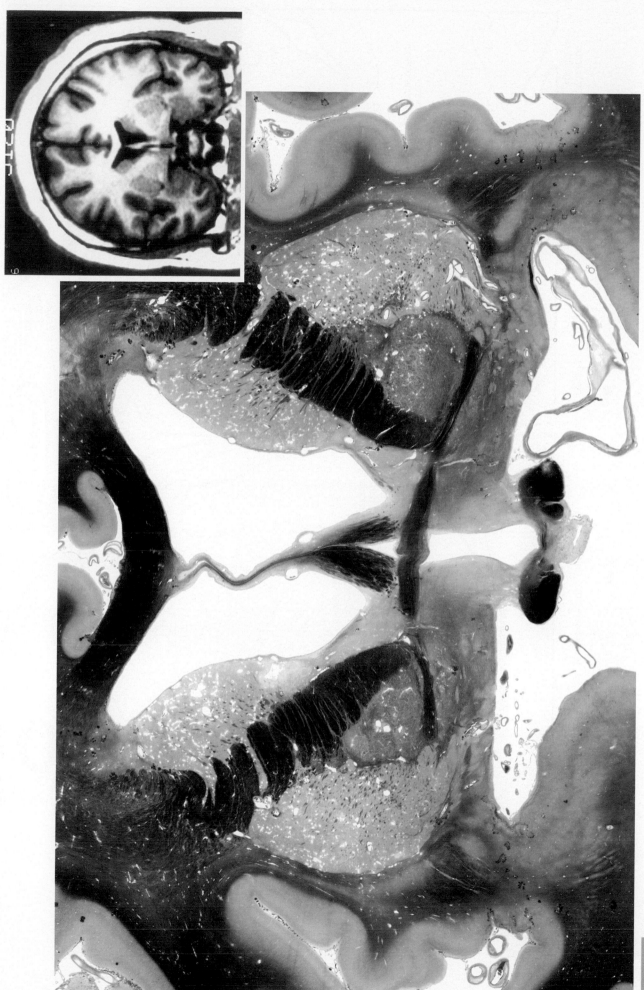

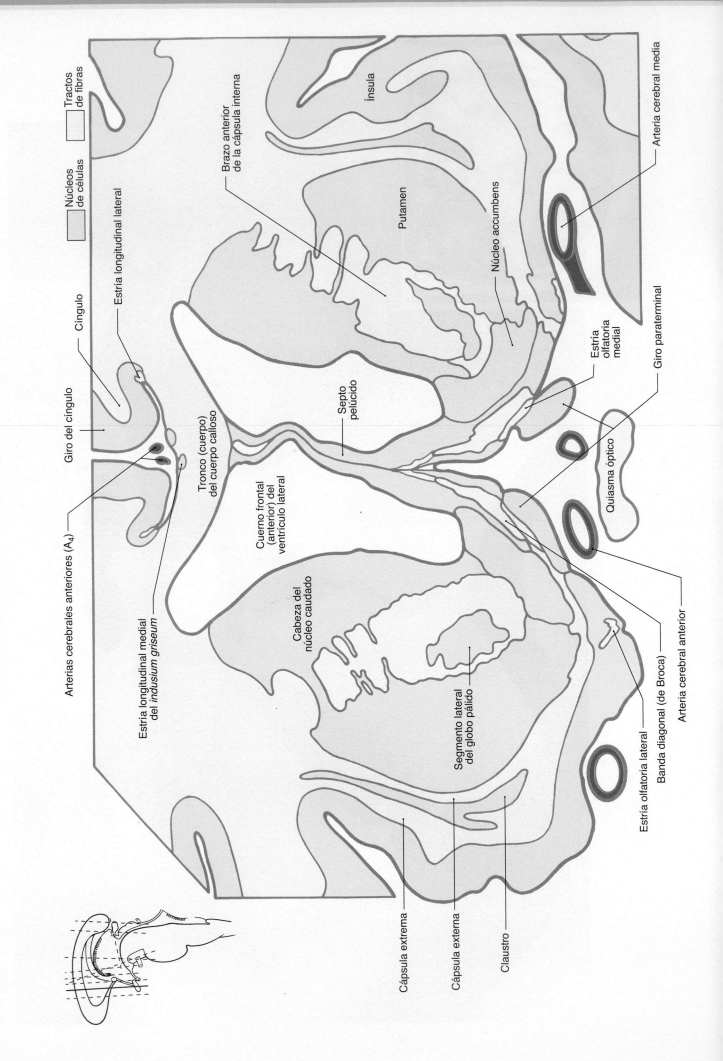

6-39A Corte coronal del prosencéfalo a través de la **cabeza del núcleo caudado**, las porciones anteriores del **quiasma óptico** y el **núcleo accumbens**. Esta última estructura está en el punto (el nivel del **núcleo accumbens**) donde el **núcleo lenticular** se continúa en la **cabeza del núcleo caudado**. Juntas, estas dos estructuras (el **núcleo lenticular** y el **núcleo caudado**) constituyen el **neoestriado**. El **brazo anterior de la cápsula interna** se insinúa entre la **cabeza del núcleo caudado** y el **núcleo lenticular**, así como una pequeña porción anterior del **globo pálido**. Muchas de las estructuras señaladas en esta figura pueden identificarse fácilmente en la IRM ponderada en T1 junto a la fotografía.

Núcleos de células

Tractos de fibras

Estría longitudinal lateral

Cíngulo

Giro del cíngulo

Arterias cerebrales anteriores (A₄)

Estría longitudinal medial del *indusium griseum*

Tronco (cuerpo) del cuerpo calloso

Cuerno frontal (anterior) del ventrículo lateral

Cabeza del núcleo caudado

Segmento lateral del globo pálido

Cápsula extrema

Cápsula externa

Claustro

Estría olfatoria lateral

Banda diagonal (de Broca)

Arteria cerebral anterior

Quiasma óptico

Giro paraterminal

Estría olfatoria medial

Núcleo accumbens

Arteria cerebral media

Putamen

Ínsula

Brazo anterior de la cápsula interna

Septo pelúcido

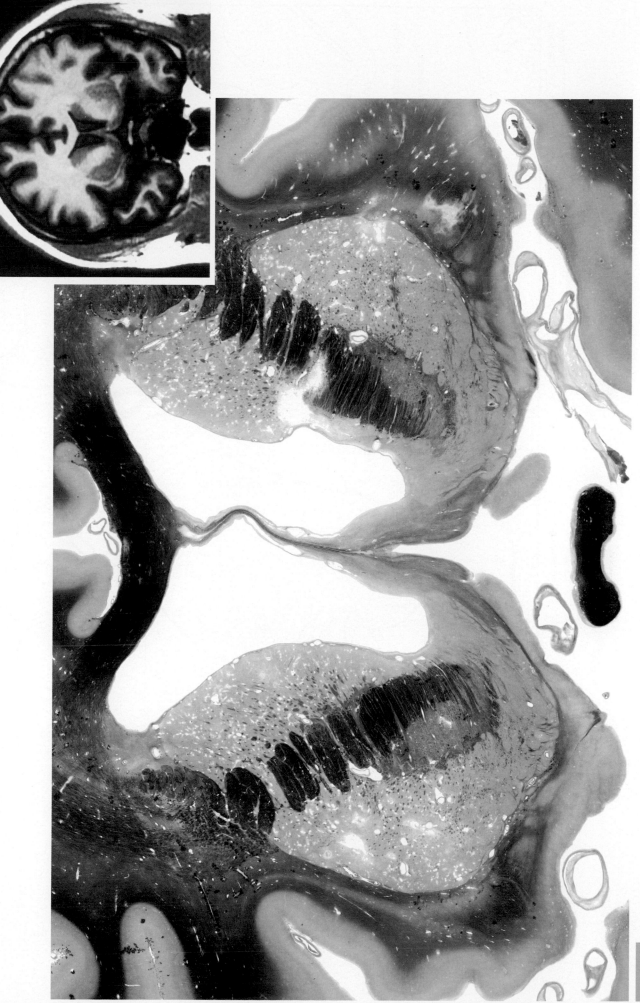

6-39B

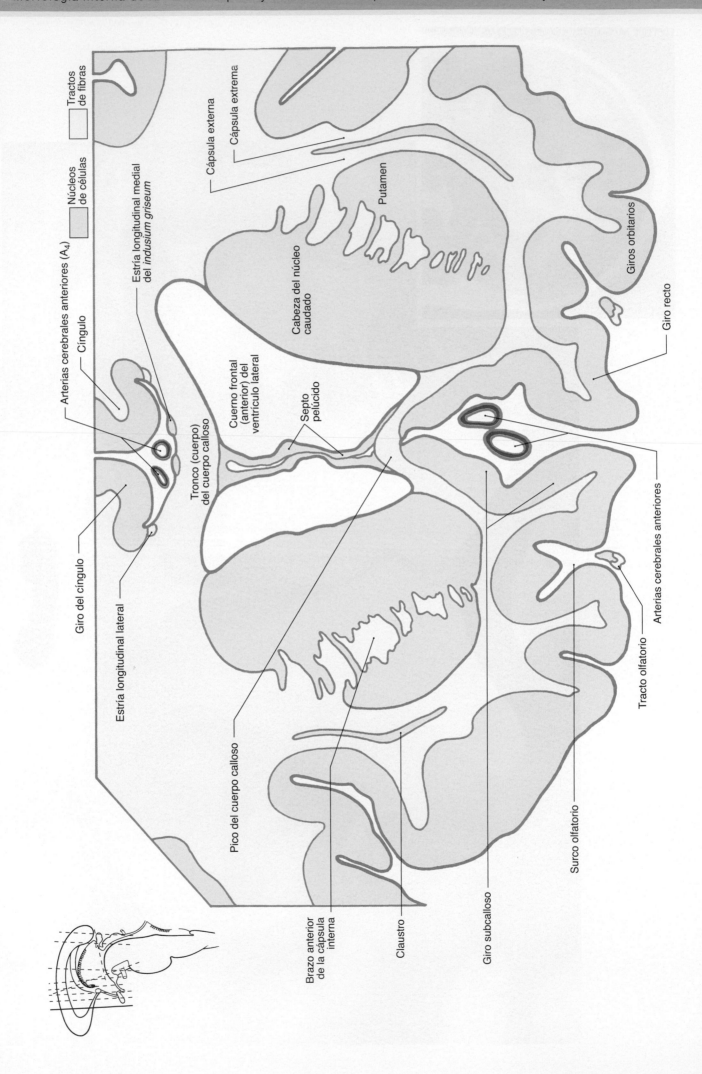

6–40A   Corte coronal del prosencéfalo a través de la **cabeza del núcleo caudado**, el **cuerno frontal (anterior) del ventrículo lateral** y el **brazo anterior de la cápsula interna**. El tamaño y la forma de la cabeza del núcleo caudado y del núcleo lenticular especifican un corte transversal dentro de las porciones anteriores del hemisferio. El aspecto del tracto olfatorio, el más anterior de los nervios craneales, en la cara inferior del lóbulo frontal y más allá, ilustra la ubicación de este corte. Muchas de las estructuras señaladas en esta figura pueden identificarse fácilmente en la IRM ponderada en T1 junto a la fotografía.

Tractos de fibras

Núcleos de células

Cápsula externa

Cápsula extrema

Putamen

Cabeza del núcleo caudado

Giros orbitarios

Giro recto

Arterias cerebrales anteriores (A₄)

Cíngulo

Estría longitudinal medial del *indusium griseum*

Cuerno frontal (anterior) del ventrículo lateral

Septo pelúcido

Tronco (cuerpo) del cuerpo calloso

Arterias cerebrales anteriores

Giro del cíngulo

Estría longitudinal lateral

Tracto olfatorio

Surco olfatorio

Pico del cuerpo calloso

Giro subcalloso

Claustro

Brazo anterior de la cápsula interna

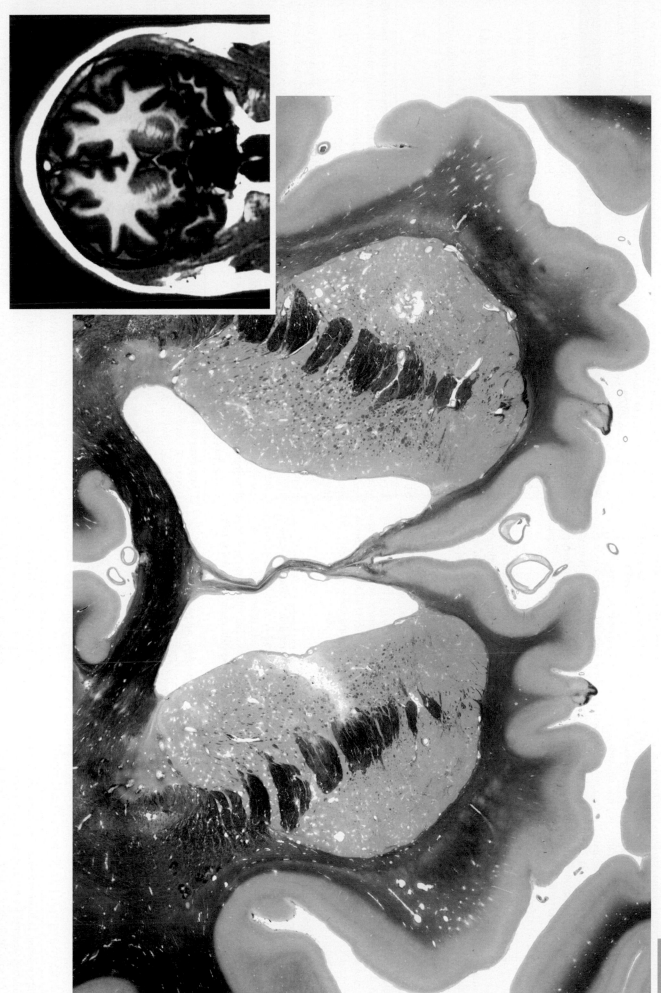

6-40B

SÍNDROMES O LESIONES VASCULARES DEL PROSENCÉFALO

Las lesiones vasculares del prosencéfalo causan una amplia variedad de déficits, incluidos **pérdidas motoras y sensitivas**, y varios **trastornos cognitivos**. Los vasos del prosencéfalo pueden ocluirse a causa de un **trombo**, el cual es una estructura (por lo general un coágulo) formada por productos sanguíneos y con frecuencia unida a la pared vascular. Los déficits pueden presentarse de manera lenta, o con altibajos, a medida que el flujo sanguíneo se ve progresivamente limitado.

Los vasos también pueden ocluirse por una **embolia**. Un cuerpo extraño o **émbolo** (grasa, aire, porción de una placa esclerótica, acumulación bacteriana, etc.) se desprende desde algún lugar distante y entra a la circulación cerebral, luego se aloja en un vaso. Puesto que se trata de un acontecimiento repentino, los **déficits suelen aparecer pronto** y evolucionar con rapidez. La interrupción de la irrigación a una parte del prosencéfalo produce un **infarto** en el área irrigada por el vaso ocluido.

Lesión en el núcleo subtalámico

Las lesiones vasculares pequeñas que tienen lugar en el núcleo subtalámico producen rápidos e imprevisibles movimientos de sacudida de los miembros contralaterales (**hemibalismo**). Los movimientos son más evidentes en el **miembro superior que en el inferior**. La expresión clínica de esta lesión se produce a través de fibras corticoespinales; por lo tanto, estos déficits se localizan en el lado del cuerpo contralateral a la lesión.

Oclusión de las ramas lenticuloestriadas de la cápsula interna

La afectación de la cápsula interna puede causar **hemiplejía contralateral** (fibras corticoespinales) y **pérdida o disminución de la percepción sensitiva** (dolor, sensibilidad térmica, propiocepción) causada por la lesión de las fibras talamocorticales que atraviesan el brazo posterior de la corteza sensitiva subyacente. Si la lesión se extiende hacia la rodilla de la cápsula (con daño de las fibras corticonucleares), *también puede producirse una parálisis parcial de los músculos faciales y del movimiento de la lengua en el lado contrario*.

Infarto de los núcleos posteriores del tálamo

La oclusión de los vasos de las regiones talámicas posteriores causa una **pérdida sensitiva completa** (sensibilidad dolorosa y térmica, tacto, y sensibilidad vibratoria y postural) en el lado contralateral del cuerpo, o bien una **pérdida sensitiva disociada**. En este último caso, el paciente puede experimentar pérdida, sea de la sensibilidad dolorosa y térmica, o de la sensibilidad vibratoria/postural. A medida que la lesión remite, el paciente puede experimentar **dolor persistente intenso, dolor talámico** o **anestesia dolorosa**.

Oclusión de las ramas distales de las arterias cerebrales anterior o media

La oclusión de las ramas corticales de la arteria cerebral anterior (ACA) causa **pérdidas motoras y sensitivas en el pie, la pierna y el muslo contralaterales, debidas a la afectación de los giros paracentrales anterior y posterior (cortezas motora primaria y sensitiva del miembro inferior)**. La oclusión de las ramas corticales de la arteria cerebral media (ACM) causa **pérdidas motoras y sensitivas en el miembro superior, el tronco y la cara del lado contrario, pero no en la pierna ni en el pie**, y una desviación consensual de los ojos en el lado homolateral. Esto refleja la afectación de los giros precentral y poscentral, y de los campos oculares frontales.

Infarto marginal (de la zona limítrofe)

La hipotensión, la hipoperfusión y las embolias sistémicas y repentinas pueden causar infartos en la zona limítrofe entre los territorios irrigados por la ACA, la ACM y la arteria cerebral posterior (ACP). Los infartos de la **zona marginal anterior** (en la unión ACA-ACM) causan hemiparesia contralateral (sobre todo del miembro inferior) y alteraciones en el lenguaje expresivo o la conducta. Los **infartos de la zona marginal posterior** (interfase ACM-ACP) causan déficits visuales y problemas de lenguaje.

6-41 Representación semiesquemática de la distribución interna de las arterias en el diencéfalo, los núcleos basales y la cápsula interna. A la izquierda de cada corte aparecen las leyendas de las estructuras principales seleccionadas; el patrón general de distribución arterial se superpone sobre dichas estructuras a la derecha. Los patrones de distribución general de las arterias del prosencéfalo, tal como se muestran aquí, pueden variar de un paciente a otro. Por ejemplo, los territorios contiguos irrigados por vasos cercanos pueden superponerse en distinto grado en las zonas limítrofes, o el territorio de un vaso en particular puede ser mayor o menor de lo que se observa en el patrón general.

ABREVIATURAS

EsCorC	Esplenio del cuerpo calloso	PPedC	Pie del pedúnculo cerebral
GP	Globo pálido	Put	Putamen
HipT	Hipotálamo	SPA	Sustancia perforada anterior
NuCM	Núcleo centromediano del tálamo	TCorC	Tronco (cuerpo) del cuerpo calloso
NuMD	Núcleo mediodorsal del tálamo	VA	Núcleo ventral anterior del tálamo
NuPul	Complejo nuclear pulvinar	VL	Núcleo ventral lateral del tálamo

Síndrome de la arteria coroidea anterior

La oclusión de la arteria coroidea anterior puede **deberse a émbolos pequeños** o a **una microangiopatía**. Este síndrome también puede ser una complicación de una lobectomía temporal (extirpación del lóbulo temporal para resolver la epilepsia rebelde al tratamiento). Normalmente la zona infartada incluye el tracto óptico, las porciones inferiores de los núcleos basales y las caras inferiores de la cápsula interna.

El paciente experimenta una **hemianopsia homónima** contralateral (lesión del tracto óptico) y una **hemiplejía** contralateral (lesión de las fibras corticoespinales en la transición de la cápsula interna al pie del pedúnculo cerebral). Si el infarto afecta a una parte del brazo posterior suficiente para lesionar también las fibras talamocorticales desde el núcleo posterolateral ventral hasta la corteza somatosensitiva, el paciente también padecerá una **hemianestesia** (o posiblemente una **hemihipoestesia**) en el mismo lado del cuerpo que la **hemiplejía**.

Enfermedad de Parkinson

La **enfermedad de Parkinson** es resultado de una pérdida de las células de la sustancia negra que contienen dopamina. Aunque esta parte del encéfalo se localiza en el mesencéfalo, las terminaciones de estas fibras nigroestriadas se hallan en el putamen y el núcleo caudado. Los signos y síntomas clásicos de esta enfermedad son postura encorvada, temblor en reposo, rigidez, marcha arrastrando los pies o en zigzag, y dificultades para iniciar o mantener el movimiento (**acinesia, hipocinesia o bradicinesia**). Al principio, el temblor y las dificultades para caminar pueden aparecer en un lado del cuerpo, pero lo habitual es que con el tiempo estos signos se extiendan a ambos lados. Se trata de una enfermedad neurodegenerativa que en las últimas fases incluye **demencia**. Puede tratarse (frenar o disminuir su avance) pero no curarse.

Accidente isquémico transitorio

Un **accidente isquémico transitorio** (AIT) es un déficit neurológico temporal (y con frecuencia focal) que suele remitir en 10 a 40 min del inicio de los síntomas. La causa es una oclusión temporal de un vaso o una perfusión inadecuada de un territorio vascular limitado. Los AIT que duran 60 min llegan a causar déficits permanentes. Este acontecimiento vascular puede tener lugar en cualquier parte del sistema nervioso central, pero es más frecuente en el hemisferio cerebral.

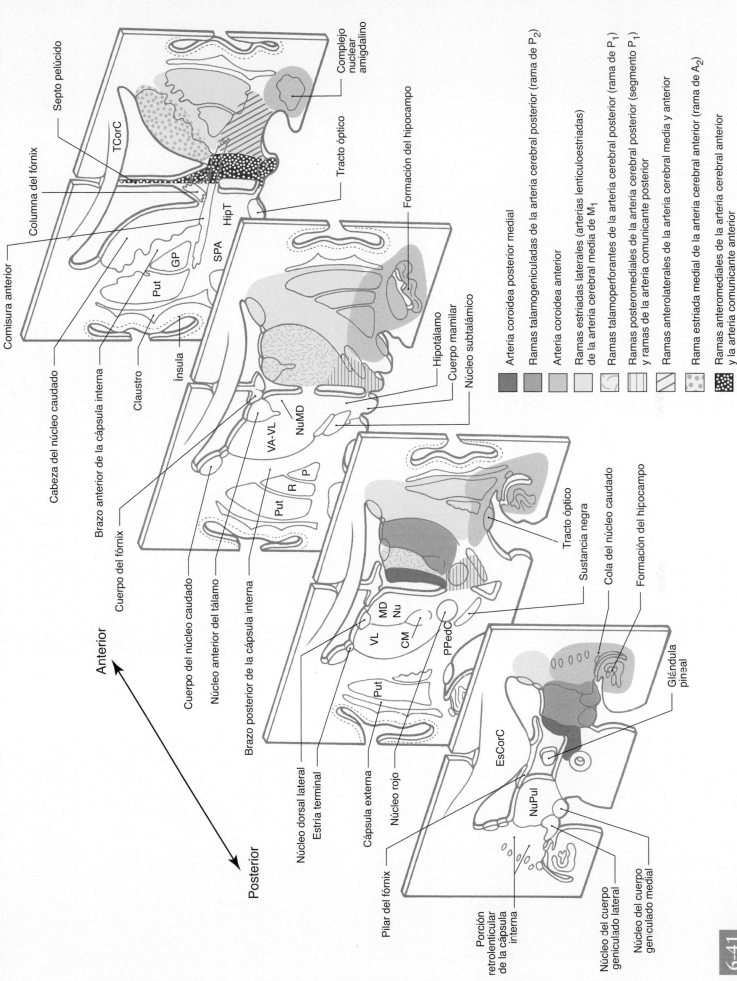

Septo pelúcido

Columna del fórnix

Comisura anterior

Cabeza del núcleo caudado

Brazo anterior de la cápsula interna

Cuerpo del fórnix

TCorC

Put

GP

SPA

HipT

Complejo nuclear amigdalino

Tracto óptico

Formación del hipocampo

Claustro

Ínsula

Anterior

Posterior

Cuerpo del núcleo caudado

Núcleo anterior del tálamo

Brazo posterior de la cápsula interna

Núcleo dorsal lateral

Estria terminal

Cápsula externa

Núcleo rojo

Pilar del fórnix

Porción retrolenticular de la cápsula interna

Núcleo del cuerpo geniculado lateral

Núcleo del cuerpo geniculado medial

VA-VL

NuMD

Put

R

P

VL

MD

Nu

CM

Put

PPedC

EsCorC

NuPul

Hipotálamo

Cuerpo mamilar

Núcleo subtalámico

Tracto óptico

Sustancia negra

Cola del núcleo caudado

Formación del hipocampo

Glándula pineal

Arteria coroidea posterior medial

Ramas talamogeniculadas de la arteria cerebral posterior (rama de P_2)

Arteria coroidea anterior

Ramas estriadas laterales (arterias lenticuloestriadas) de la arteria cerebral media de M_1

Ramas talamoperforantes de la arteria cerebral posterior (rama de P_1)

Ramas posteromediales de la arteria cerebral posterior (segmento P_1) y ramas de la arteria comunicante posterior

Ramas anterolaterales de la arteria cerebral media y anterior

Rama estriada medial de la arteria cerebral anterior (rama de A_2)

Ramas anteromediales de la arteria cerebral anterior y la arteria comunicante anterior

6-41

Morfología interna del encéfalo en cortes teñidos: correlaciones de los planos axial (transversal) y sagital con la IRM

Aunque en el capítulo 1 ya se explicó la organización general del capítulo 7 (el lector tal vez quiera remitirse a ese apartado), aquí se explicarán otra vez sus características especiales. En cada par de páginas opuestas, los cortes teñidos se hallan en un plano axial (transversal) (página de la izquierda) y en un plano sagital (página de la derecha). En cada página, tanto de la derecha como de la izquierda, se encuentran las IRM correspondientes con la misma orientación y en el mismo plano. Además de las leyendas de cada una de las estructuras, en las fotografías aparece una línea gruesa que representa en el corte axial (transversal) el plano aproximado del corte sagital que se muestra en la página opuesta. En el corte sagital, esta línea roja representa el plano aproximado del correspondiente corte axial situado en la página opuesta. El lector puede identificar características en cada imagen y a continuación, tomando esta línea como punto de referencia, ver las estructuras que se localizan superior o inferior al plano (comparación entre axial y sagital) o en posición medial o lateral al plano (comparación entre sagital y axial). Este tipo de presentación constituye un formato útil que sirve de base para una conceptualización tridimensional de las estructuras y de sus relaciones dentro del sistema nervioso central.

La imagen por resonancia magnética (IRM) que aparece en cada página permite al lector comparar la anatomía interna del encéfalo, tal como se ve en los cortes teñidos, con aquellas estructuras tal como se ven en las imágenes clínicas generadas en el mismo plano. Incluso una comparación general revela que muchas de las características, tal como se observan en el corte teñido, pueden identificarse con facilidad en la IRM adyacente.

Este capítulo también tiene una organización en la que las estructuras pueden verse sólo en el plano axial o en el sagital. Las imágenes axiales se hallan en las páginas de la izquierda y siguen una secuencia de superior a inferior (figs. impares 7-1 a 7-9), mientras que las imágenes sagitales se encuentran en las páginas de la derecha y avanzan de medial a lateral (figs. pares 7-2 a 7-10). Así, el lector puede identificar las estructuras y realizar su seguimiento en una serie axial (transversal) fijándose simplemente en las páginas de la izquierda, o en una serie sagital mirando las páginas de la derecha. La flexibilidad inherente de este capítulo habrá de ser de utilidad en una amplia variedad de situaciones educativas y de aprendizaje. En las siguientes ilustraciones se muestran los planos axiales y sagitales de las imágenes de este capítulo.

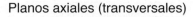

Planos axiales (transversales)

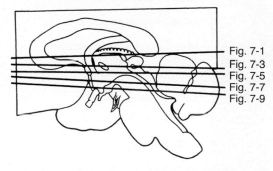

Fig. 7-1
Fig. 7-3
Fig. 7-5
Fig. 7-7
Fig. 7-9

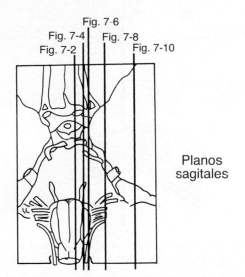

Fig. 7-6
Fig. 7-4   Fig. 7-8
Fig. 7-2   Fig. 7-10

Planos sagitales

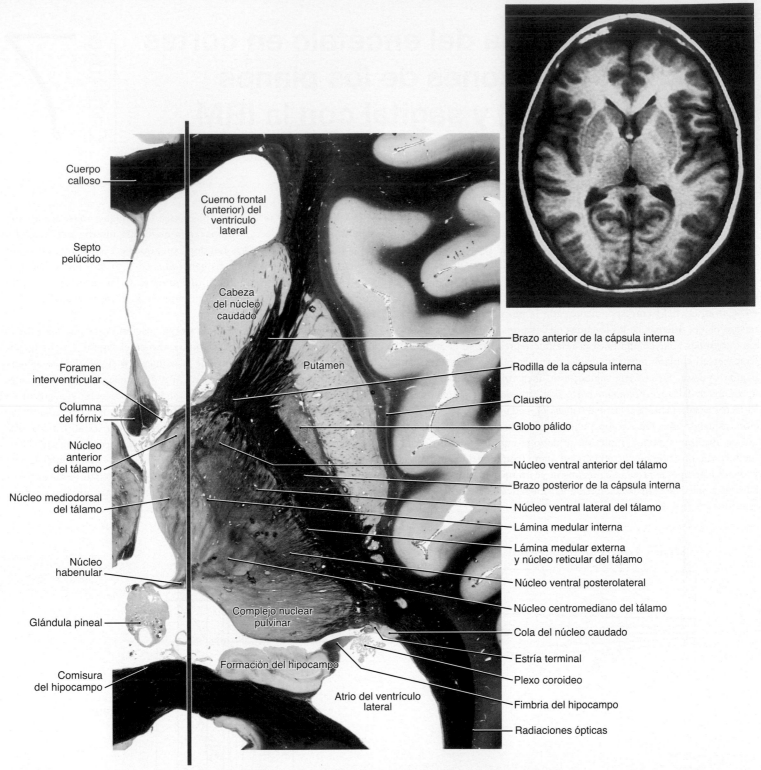

Cuerpo calloso

Cuerno frontal (anterior) del ventrículo lateral

Septo pelúcido

Cabeza del núcleo caudado

Foramen interventricular

Putamen

Columna del fórnix

Núcleo anterior del tálamo

Núcleo mediodorsal del tálamo

Núcleo habenular

Glándula pineal

Complejo nuclear pulvinar

Comisura del hipocampo

Formación del hipocampo

Atrio del ventrículo lateral

Brazo anterior de la cápsula interna

Rodilla de la cápsula interna

Claustro

Globo pálido

Núcleo ventral anterior del tálamo

Brazo posterior de la cápsula interna

Núcleo ventral lateral del tálamo

Lámina medular interna

Lámina medular externa y núcleo reticular del tálamo

Núcleo ventral posterolateral

Núcleo centromediano del tálamo

Cola del núcleo caudado

Estría terminal

Plexo coroideo

Fimbria del hipocampo

Radiaciones ópticas

7-1 Corte axial (transversal) a través de la **cabeza del núcleo caudado** y de varios **núcleos del tálamo** importantes (**anterior, centromediano, pulvinar** y **habenular**). En este plano de corte, la **lámina medular interna** separa el **núcleo mediodorsal** de una hilera lateral que comprende los **núcleos ventrales anterior, lateral** y **posterolateral**. Rostralmente, la lámina medular interna abarca el **núcleo anterior del tálamo**, y el núcleo pulvinar está situado posterior a los núcleos centromediano y ventral posterolateral. En conjunto, los núcleos anterior y pulvinar forman las extensiones anterior y posterior, respectivamente, del **tálamo** (esta porción del diencéfalo suele identificarse como **tálamo dorsal** para diferenciarlo con más especificidad del hipotálamo y el subtálamo). El **núcleo centromediano** se localiza dentro de la **lámina medular interna** y es el mayor de los **núcleos intralaminares**. En este plano axial, los cuatro (de cinco) **brazos** de la cápsula interna (**anterior, rodilla, posterior, retrolenticular**) se ven en relación con sus estructuras adyacentes e importantes. La línea roja gruesa representa el plano aproximado del corte sagital que se muestra en la figura 7-2 (página de enfrente). Muchas de las estructuras señaladas en esta imagen pueden identificarse claramente en la IRM ponderada en T1 adyacente.

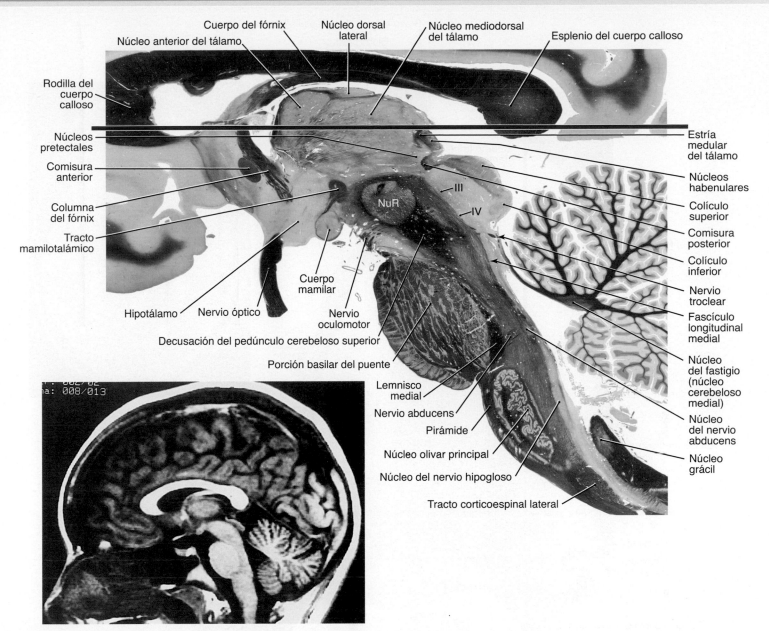

Cuerpo del fórnix
Núcleo anterior del tálamo
Núcleo dorsal lateral
Núcleo mediodorsal del tálamo
Esplenio del cuerpo calloso
Rodilla del cuerpo calloso
Núcleos pretectales
Comisura anterior
Columna del fórnix
Tracto mamilotalámico
Estría medular del tálamo
Núcleos habenulares
Colículo superior
Comisura posterior
Colículo inferior
Nervio troclear
Fascículo longitudinal medial
Núcleo del fastigio (núcleo cerebeloso medial)
Núcleo del nervio abducens
Núcleo grácil
III
IV
NuR
Hipotálamo
Nervio óptico
Cuerpo mamilar
Nervio oculomotor
Decusación del pedúnculo cerebeloso superior
Porción basilar del puente
Lemnisco medial
Nervio abducens
Pirámide
Núcleo olivar principal
Núcleo del nervio hipogloso
Tracto corticoespinal lateral

7-2 Corte sagital a través de la **columna del fórnix**, el **núcleo anterior del tálamo**, el **núcleo rojo** y porciones mediales del **tegmento del puente** (**núcleo del nervio abducens**), el cerebelo (**núcleo del fastigio**), la **porción basilar del puente** y la médula oblongada (**núcleo grácil**). Nótese que las fibras de la porción basilar del puente (**corticoespinal**) se condensan en la unión con la médula oblongada para formar la **pirámide** de la médula oblongada.

Cuando el **fórnix** (del cuerpo a la columna) se arquea alrededor del **núcleo anterior del tálamo**, el espacio formado entre la columna del fórnix y el núcleo anterior del tálamo es el **foramen interventricular** (véase fig. 7-1 en la página de enfrente). La columna del fórnix continúa de inmediato posterior a la **comisura anterior**, como **fórnix poscomisural**, hasta terminar sobre todo en el **cuerpo mamilar**. La pequeña acumulación de fibras que divergen anteriormente a la comisura anterior forman el **fórnix precomisural**: estas fibras no se identifican fácilmente como fascículo sino más bien como fibras organizadas

de forma difusa. Obsérvese la posición relativa del **núcleo rojo** y de la **decusación del pedúnculo cerebeloso superior** dentro del **tegmento del mesencéfalo**.

En este plano sagital pueden apreciarse por completo las estructuras generales observadas a nivel de los **colículos superior** e **inferior**. El corte transversal a través del mesencéfalo a nivel del colículo superior contiene el **núcleo** y las **raíces** del **nervio oculomotor**, el **núcleo rojo**, la **sustancia negra** y el **pie del pedúnculo cerebral**. El corte transversal del mesencéfalo a nivel del colículo inferior se caracteriza por el **núcleo del nervio troclear**, la **decusación del pedúnculo cerebeloso superior**, la **sustancia negra** y el **pie del pedúnculo cerebral**. La línea roja gruesa representa el plano aproximado del corte axial (transversal) que se muestra en la figura 7-1 (página de enfrente). Muchas de las estructuras señaladas en esta imagen pueden identificarse con claridad en la IRM ponderada en T1 adyacente (NuR, núcleo rojo; NC III, núcleo del nervio oculomotor; NC IV, núcleo del nervio troclear).

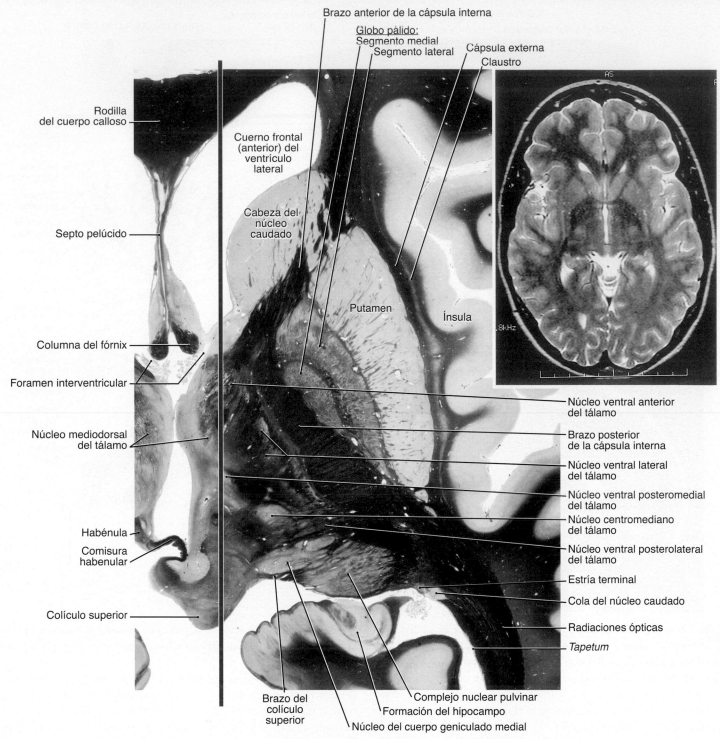

Brazo anterior de la cápsula interna

Globo pálido:
Segmento medial
Segmento lateral · Cápsula externa
Claustro

Rodilla
del cuerpo calloso

Cuerno frontal
(anterior) del
ventrículo
lateral

Cabeza del
núcleo
caudado

Septo pelúcido

Putamen · Ínsula

Columna del fórnix

Foramen interventricular

Núcleo mediodorsal
del tálamo

Habénula

Comisura
habenular

Colículo superior

Brazo del
colículo
superior

Núcleo ventral anterior
del tálamo

Brazo posterior
de la cápsula interna

Núcleo ventral lateral
del tálamo

Núcleo ventral posteromedial
del tálamo

Núcleo centromediano
del tálamo

Núcleo ventral posterolateral
del tálamo

Estría terminal

Cola del núcleo caudado

Radiaciones ópticas

Tapetum

Complejo nuclear pulvinar
Formación del hipocampo
Núcleo del cuerpo geniculado medial

7-3 Corte axial (transversal) a través de la **cabeza del núcleo caudado,** el **núcleo centromediano,** el **cuerpo geniculado medial** y el **colículo superior.** En este plano del corte inferior se observa con claridad la relación de anterior a posterior de los **núcleos ventral anterior, ventral lateral** y **ventral posterolateral,** al igual que la posición relativa del **núcleo centromediano** respecto de los núcleos **ventral posterolateral,** del **cuerpo geniculado medial** y del pulvinar. Como se observa aquí y en las figuras 7-1 y 7-5, las cuatro porciones principales de la cápsula interna son evidentes en el plano axial, las cuales son el **brazo anterior,** la **rodilla,** el **brazo posterior** y el **brazo retrolenticular.** El **brazo sublenticular** (no indicado) contiene radiaciones auditivas y fibras occipitotemporales dispuestas en forma difusa que se extienden desde el **núcleo**

geniculado medial hasta la corteza auditiva y el lóbulo temporal. Los haces principales de fibras en los otros brazos de la cápsula interna son como sigue: **brazo anterior** (radiaciones talámicas anteriores, frontopontinas), **rodilla** (fibras corticonucleares), **brazo posterior** (radiaciones talámicas superiores, corticoespinal, palidotalámica, parietopontina) y **brazo retrolenticular** (radiaciones ópticas, occipitopontinas). Hay otras trayectorias de fibras más pequeñas que también atraviesan estos brazos. La línea roja gruesa representa el plano aproximado del corte sagital que se muestra en la figura 7-4 (página de enfrente). Muchas de las estructuras señaladas en esta imagen pueden identificarse con claridad en la IRM ponderada en T2 adyacente (MGP, segmento medial del globo pálido; LGP, segmento lateral del globo pálido).

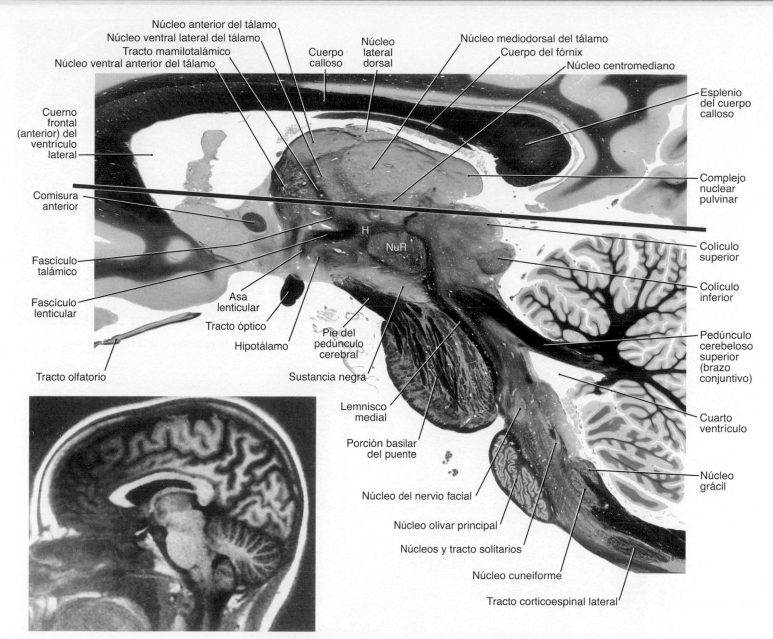

Núcleo anterior del tálamo
Núcleo ventral lateral del tálamo
Tracto mamilotalámico
Núcleo ventral anterior del tálamo
Cuerpo calloso
Núcleo lateral dorsal
Núcleo mediodorsal del tálamo
Cuerpo del fórnix
Núcleo centromediano
Cuerno frontal (anterior) del ventrículo lateral
Esplenio del cuerpo calloso
Comisura anterior
Complejo nuclear pulvinar
H
NuR
Fascículo talámico
Colículo superior
Fascículo lenticular
Asa lenticular
Tracto óptico
Hipotálamo
Pie del pedúnculo cerebral
Sustancia negra
Colículo inferior
Tracto olfatorio
Pedúnculo cerebeloso superior (brazo conjuntivo)
Lemnisco medial
Cuarto ventrículo
Porción basilar del puente
Núcleo gracil
Núcleo del nervio facial
Núcleo olivar principal
Núcleos y tracto solitarios
Núcleo cuneiforme
Tracto corticoespinal lateral

7-4 Corte sagital a través de los **núcleos anterior** y **ventral anterior del tálamo**, el **núcleo ventral lateral del tálamo**, el **núcleo rojo**, el **pie del pedúnculo cerebral**, la **sustancia negra**, áreas centrales del **puente**, el **cerebelo** (y el **pedúnculo superior**) y la **médula oblongada** (**núcleos y tracto solitarios, núcleo olivar principal**). Obsérvese la posición del **núcleo motor del nervio facial** en la unión pontomedular. En este plano sagital, varios de los núcleos del tálamo se hallan delimitados con claridad y puede verse la importante relación entre el **núcleo rojo**, la **sustancia negra** y el **pie del pedúnculo cerebral**. Obsérvese que las fibras del **pie del pedúnculo cerebral** atraviesan la porción basilar del puente (como **fibras corticoespinales**) y que el **lemnisco medial** está situado en la interfase de la **porción basilar del**

puente y el **tegmento del puente** y contiene las fibras del **sistema del cordón posterior medial-lemnisco**.

La forma de lágrima del **núcleo anterior del tálamo**, que se ve con claridad en la imagen, ilustra cómo puede verse el núcleo anterior en algunos cortes coronales que también incluyen el núcleo ventral lateral del tálamo (véanse figs. 6-35 A, B). También destacan muchas estructuras clínicamente importantes del tronco encefálico. La línea roja gruesa representa el plano aproximado del corte axial (transversal) que se muestra en la figura 7-3 (página de enfrente). Muchas de las estructuras señaladas en esta imagen pueden identificarse claramente en la IRM ponderada en T1 adyacente (H, campo H de Forel [área prerrubral]; NuR, núcleo rojo).

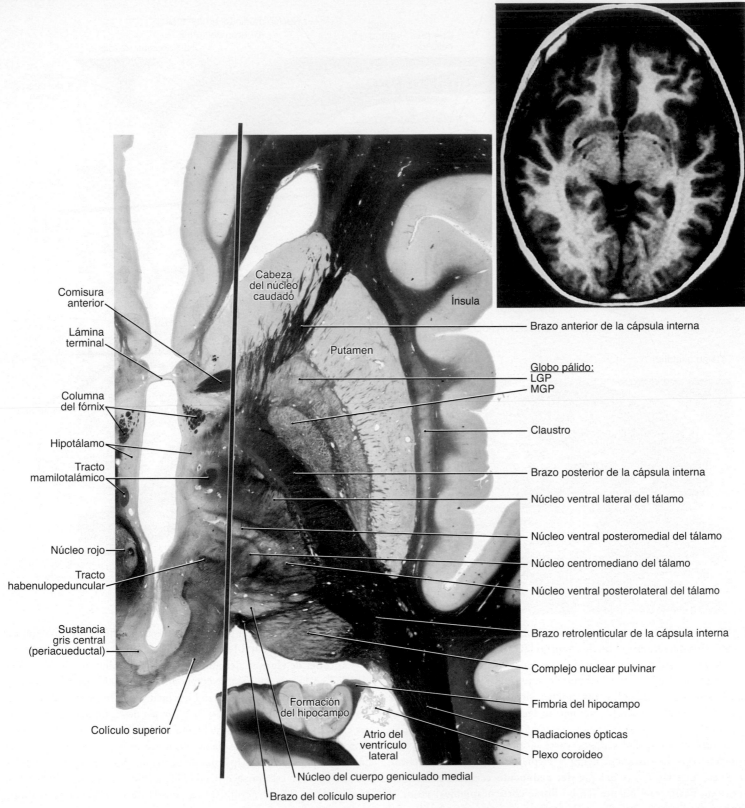

Comisura anterior

Lámina terminal

Columna del fórnix

Hipotálamo

Tracto mamilotalámico

Núcleo rojo

Tracto habenulopeduncular

Sustancia gris central (periacueductal)

Colículo superior

Cabeza del núcleo caudado

Ínsula

Putamen

Núcleo del cuerpo geniculado medial

Brazo del colículo superior

Formación del hipocampo

Atrio del ventrículo lateral

Brazo anterior de la cápsula interna

Globo pálido: LGP MGP

Claustro

Brazo posterior de la cápsula interna

Núcleo ventral lateral del tálamo

Núcleo ventral posteromedial del tálamo

Núcleo centromediano del tálamo

Núcleo ventral posterolateral del tálamo

Brazo retrolenticular de la cápsula interna

Complejo nuclear pulvinar

Fimbria del hipocampo

Radiaciones ópticas

Plexo coroideo

7-5 Corte axial (transversal) a través de la **cabeza del núcleo caudado**, el **núcleo ventral posteromedial**, el **cuerpo geniculado medial**, porciones ventrales del **núcleo pulvinar** y los cuatro brazos de la cápsula interna claramente visibles (**anterior, rodilla, posterior, retrolenticular**).

Este corte axial pasa a través de las porciones superiores del **hipotálamo** y las porciones inferiores y más amplias del **núcleo lenticular**. El **brazo anterior** de la cápsula interna empieza a desaparecer (la **cabeza del núcleo caudado** y el **putamen** se unirán) y siguen conservándose las porciones inferiores de los **núcleos ventral lateral, ventral posterolateral** y **pulvinar** del tálamo.

La **columna del fórnix**, que se encuentra inmediatamente posterior a la **comisura anterior**, se arquea posteriormente para entrar en

los núcleos mamilares, y el **tracto mamilotalámico** se origina de los núcleos mamilares y asciende hasta el **núcleo del tálamo anterior**. Estos núcleos particulares son parte de un **circuito de emoción**, el **circuito Papez**, que va del hipocampo al hipotálamo, al núcleo anterior del tálamo, a la corteza del cíngulo y al hipocampo. Obsérvese la posición relativamente anteroposterior de estos tractos en el corte teñido y en la IRM. La línea roja gruesa representa el plano aproximado del corte sagital que se muestra en la figura 7-6 (página de enfrente). Muchas de las estructuras señaladas en esta imagen pueden identificarse claramente en la IRM ponderada en T1 adyacente (MGP, segmento medial del globo pálido; LGP, segmento lateral del globo pálido).

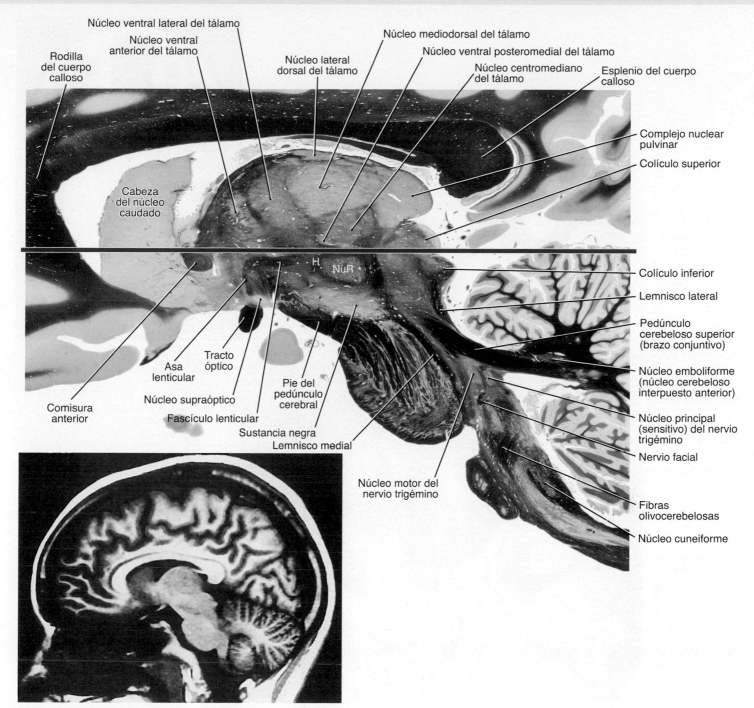

Núcleo ventral lateral del tálamo
Núcleo ventral anterior del tálamo
Rodilla del cuerpo calloso
Núcleo lateral dorsal del tálamo
Núcleo mediodorsal del tálamo
Núcleo ventral posteromedial del tálamo
Núcleo centromediano del tálamo
Esplenio del cuerpo calloso
Cabeza del núcleo caudado
Complejo nuclear pulvinar
Colículo superior
Colículo inferior
Lemnisco lateral
Pedúnculo cerebeloso superior (brazo conjuntivo)
Asa lenticular
Tracto óptico
Núcleo emboliforme (núcleo cerebeloso interpuesto anterior)
Comisura anterior
Núcleo supraóptico
Pie del pedúnculo cerebral
Fascículo lenticular
Sustancia negra
Lemnisco medial
Núcleo principal (sensitivo) del nervio trigémino
Nervio facial
Núcleo motor del nervio trigémino
Fibras olivocerebelosas
Núcleo cuneiforme

7-6 Corte sagital a través de las regiones centrales del **diencéfalo** (**núcleo centromediano**) y el **mesencéfalo** (**núcleo rojo**), y a través de las áreas laterales del **puente** (**núcleo motor del nervio trigémino**) y la **médula oblongada** (**núcleo cuneiforme**). En este plano sagital se observa una clara separación de los núcleos del tálamo junto con las características de la interfase de las estructuras mesencefálicas con el diencéfalo. La **sustancia negra** está situada medial e inmediatamente adyacente al **pie del pedúnculo cerebral**. Obsérvese cómo las fibras de éste se separan en la porción basilar del puente (véase también fig. 7-4), la posición característica del **lemnisco medial**, y la claridad del propio **pie del pedúnculo cerebral** y la **sustancia negra** en la IRM. Algunas de las

fibras que entran a la porción basilar del puente desde el pie del pedúnculo cerebral terminarán en el puente (**corticopontinas**), en los núcleos motores de nervios craneales del tronco encefálico (**corticonucleares**) o se fusionarán como pirámide de la médula oblongada (**corticoespinales**). El pedúnculo cerebeloso superior (**brazo conjuntivo**) es prominente y constituye una trayectoria importante de fibras cerebrales eferentes hacia el tronco encefálico y el tálamo. La línea roja gruesa representa el plano aproximado del corte axial (transversal) que se muestra en la figura 7-5 (página de enfrente). Muchas de las estructuras señaladas en esta imagen pueden identificarse con claridad en la IRM ponderada en T1 adyacente (H, campo H de Forel [área prerrubral]; NuR, núcleo rojo).

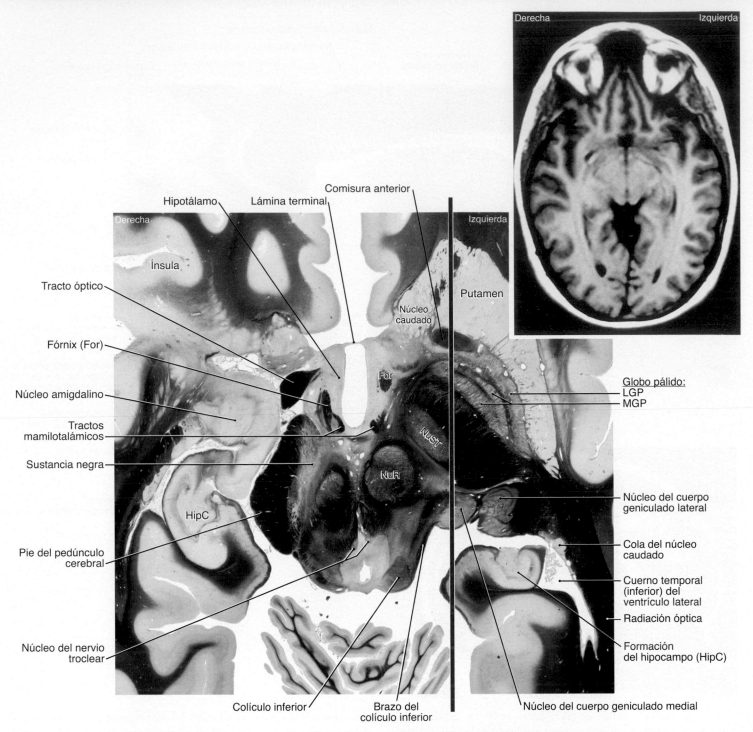

7-7 Corte axial a través del **hipotálamo**, el **tercer ventrículo**, la lámina terminal, el **núcleo rojo**, el **colículo inferior** y los **núcleos de los cuerpos geniculado medial** y **lateral**.

Este corte axial está ligeramente inclinado; *los lados (derecho/ izquierdo) del corte teñido se consideran los mismos que los lados (derecho/izquierdo) de la IRM adyacente.* El lado derecho es más inferior y muestra el **tracto óptico** muy cerca del pie del pedúnculo cerebral, la unión del **fórnix** y el **tracto mamilotalámico** inmediatamente superior al cuerpo mamilar, y el **núcleo amigdalino** y el **hipocampo** en el cuerno temporal medial. El lado izquierdo es más superior y contiene el **fórnix** y el **tracto mamilotalámico** separados dentro del hipotálamo (véase también fig. 7-5), el **núcleo subtalámico** adyacente al pie del pedúnculo cerebral, el **núcleo rojo** y la unión del núcleo caudado y el putamen. También se observan los **núcleos del cuerpo geniculado** del tálamo a la izquierda del paciente; en ambos lados están los **núcleos del nervio troclear.**

El **tracto** óptico siempre está situado en la superficie del pie del pedúnculo cerebral (véase también fig. 7-8 en la página opuesta),

sea cual sea el plano del corte. Al contrario , el fórnix siempre está rodeado por tejido encefálico. Obsérvese también la naturaleza membranosa fina de la **lámina terminal** (véanse también figs. 7-5 y 7-9) que separa la **cisterna de la lámina terminal** (anterior a él) del espacio del tercer ventrículo (posterior a él). Con frecuencia esta estructura separa la sangre en la cisterna de la ausencia de sangre en el tercer ventrículo (véase fig 4-7) o la sangre en el tercer ventrículo de la ausencia de sangre en la cisterna (véase fig. 4-13).

La línea roja gruesa representa el plano aproximado del corte sagital que se muestra en la figura 7-8 (página de enfrente). El plano axial a través del hemisferio, cuando continúa hasta el mesencéfalo, representa un corte casi oblicuo a través del mesencéfalo. Compárese el aspecto del mesencéfalo en este corte axial con el de las figuras 6-24 a 6-29. Muchas de las estructuras señaladas en esta imagen pueden identificarse con claridad en la IRM ponderada en T1 adyacente (MGP, segmento medial del globo pálido; LGP segmento lateral del globo pálido).

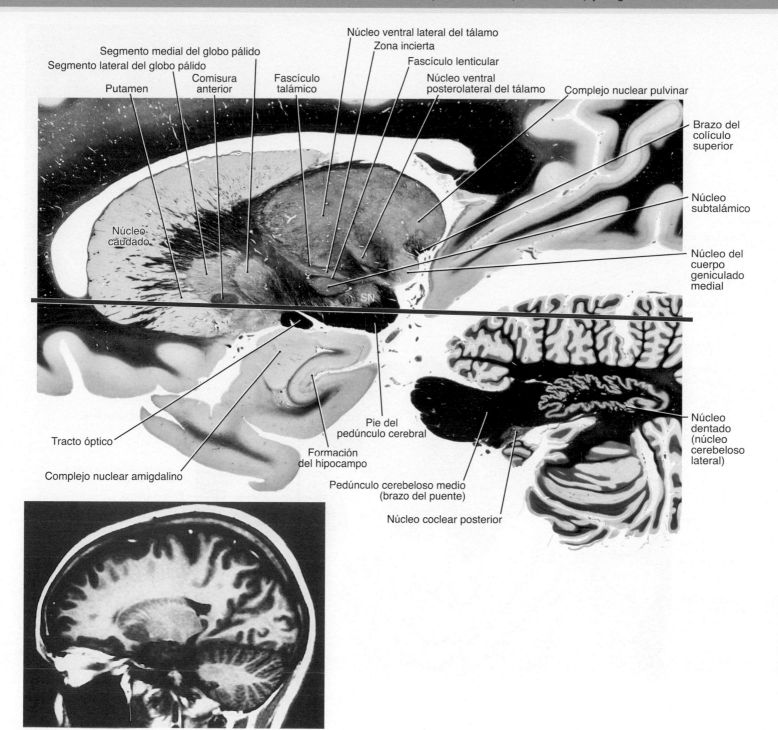

Segmento medial del globo pálido
Segmento lateral del globo pálido
Putamen
Comisura anterior
Fascículo talámico
Núcleo ventral lateral del tálamo
Zona incierta
Fascículo lenticular
Núcleo ventral posterolateral del tálamo
Complejo nuclear pulvinar
Brazo del colículo superior
Núcleo subtalámico
Núcleo del cuerpo geniculado medial
Núcleo caudado
Tracto óptico
Complejo nuclear amigdalino
Pie del pedúnculo cerebral
Formación del hipocampo
Pedúnculo cerebeloso medio (brazo del puente)
Núcleo coclear posterior
Núcleo dentado (núcleo cerebeloso lateral)

7-8 Corte sagital a través del **núcleo caudado**, las porciones centrales a mediales del **diencéfalo** (**núcleo ventral posteromedial, pulvinar**), las porciones laterales del **pedúnculo cerebeloso medio**, los **núcleos del nervio coclear** y el **cerebelo** (**núcleo dentado**). En este plano sagital se observan varias relaciones importantes. En primer lugar, la **cabeza del núcleo caudado** y el **putamen** se unen en el área anterior e inferior al hemisferio. En segundo lugar, son evidentes las estructuras importantes que se encuentran muy próximas a la **zona incierta** y al **núcleo subtalámico**. Tercero, el **núcleo del cuerpo geniculado medial** se localiza característicamente justo inferior al del **pulvinar** y separado

de éste por el **brazo del colículo superior**. Este fascículo de fibras porta una importante conexión en la trayectoria de luz pupilar. Como se ha señalado en otras figuras de este capítulo, el **tracto óptico** tiene una íntima aposición con el **pie del pedúnculo cerebral**, sin importar el plano del corte. Note las relaciones del **complejo amigdalino** y el **hipocampo** en el lóbulo temporal rostral. La línea roja gruesa representa el plano aproximado del corte axial (transversal) que se muestra en la figura 7-7 (página de enfrente). Muchas de las estructuras señaladas en esta imagen pueden identificarse con claridad en la IRM ponderada en T1 adyacente.

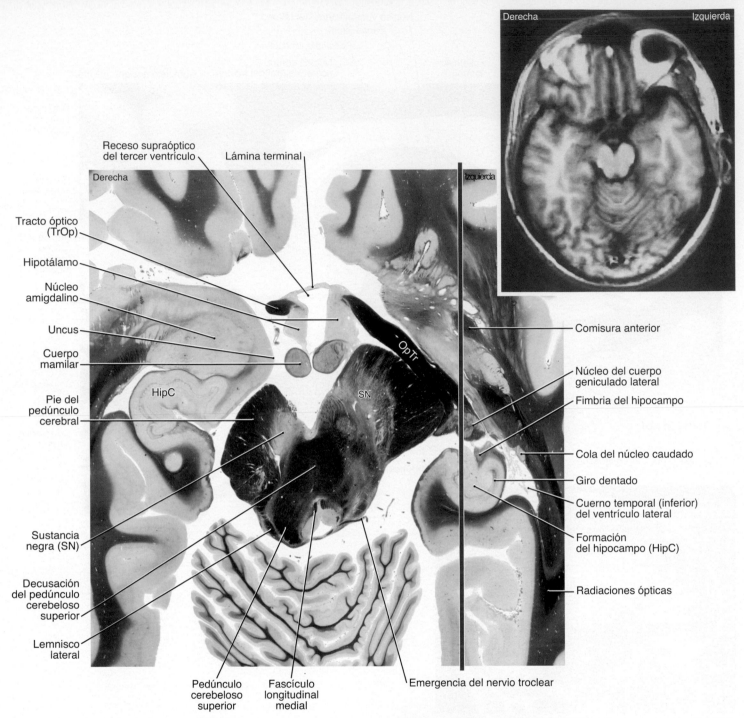

Receso supraóptico
del tercer ventrículo

Lámina terminal

Derecha

Izquierda

Tracto óptico
(TrOp)

Hipotálamo

Núcleo
amigdalino

Uncus

Cuerpo
mamilar

Pie del
pedúnculo
cerebral

Sustancia
negra (SN)

Decusación
del pedúnculo
cerebeloso
superior

Lemnisco
lateral

Pedúnculo
cerebeloso
superior

Fascículo
longitudinal
medial

Emergencia del nervio troclear

Comisura anterior

Núcleo del cuerpo
geniculado lateral

Fimbria del hipocampo

Cola del núcleo caudado

Giro dentado

Cuerno temporal (inferior)
del ventrículo lateral

Formación
del hipocampo (HipC)

Radiaciones ópticas

HipC

SN

OpTr

7-9 Corte axial (transversal) a través de las porciones ventrales del hipotálamo (**receso supraóptico** y **cuerpo mamilar**) y el prosencéfalo (**núcleo amigdalino, formación del hipocampo**), y a través de la **decusación del pedúnculo cerebeloso superior** en el mesencéfalo y del **lóbulo anterior** del cerebelo. Este corte axial está ligeramente inclinado a través de las porciones inferiores del **hipotálamo** como pone de manifiesto la presencia del **receso supraóptico**, una porción más bien pequeña del hipotálamo, las porciones inferiores de los **cuerpos mamilares** y una parte del **núcleo supraóptico**.

Obsérvese la estrecha relación entre el **uncus** y el **pie del pedúnculo cerebral** (también en la IRM), en particular en el lado derecho, y el hecho de que el **núcleo amigdalino** está interno al uncus y en las paredes rostral y medial del cuerno temporal del ventrículo lateral (también en la derecha). Esta aposición íntima del uncus con el pie del pedúnculo cerebral constituye la base anatómica de la lesión de las estructuras mesencefálicas

en los casos de **hernia del uncus,** cuando se produce una compresión o un desplazamiento de las estructuras mesencefálicas que se traduce en lesiones que agrandan el lóbulo temporal y empujan al uncus sobre el borde del tentorio del cerebelo y hacia el mesencéfalo (véase también el cap. 9). Obsérvese también, a la izquierda, que el **tracto óptico** está situado justo adyacente al pie del pedúnculo cerebral y termina en el núcleo del cuerpo geniculado lateral. La **cola del núcleo caudado** se encuentra en la pared lateral del cuerno temporal del ventrículo, y el **hipocampo** se localiza medialmente.

La línea roja gruesa representa el plano aproximado del corte sagital que se muestra en la figura 7-10 (página opuesta). El plano axial a través del hemisferio, cuando se continúa en el mesencéfalo, representa un corte ligeramente oblicuo a través del mesencéfalo. Muchas de las estructuras señaladas en esta imagen pueden identificarse claramente en la IRM ponderada en T1 adyacente.

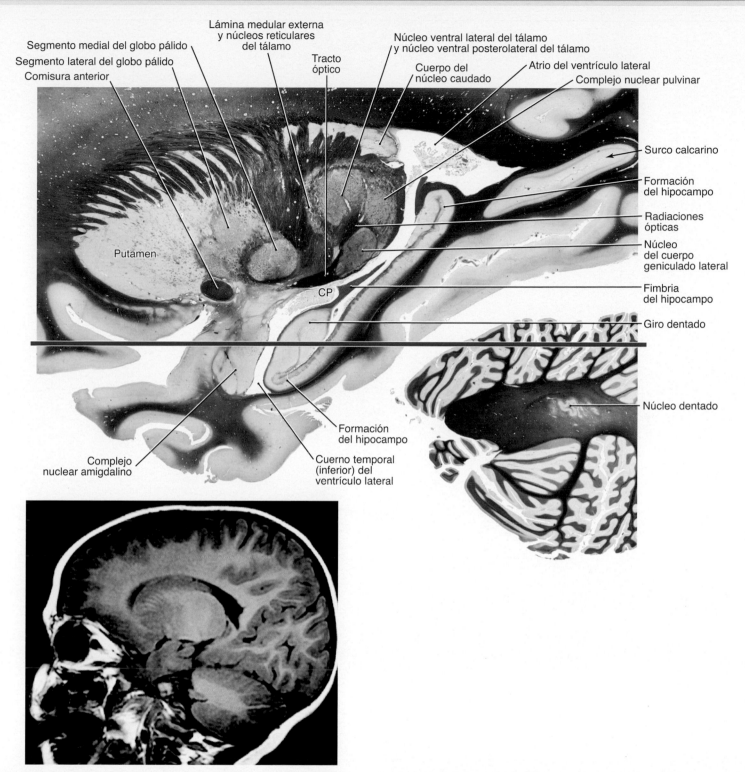

Segmento medial del globo pálido

Segmento lateral del globo pálido

Comisura anterior

Lámina medular externa y núcleos reticulares del tálamo

Tracto óptico

Núcleo ventral lateral del tálamo y núcleo ventral posterolateral del tálamo

Cuerpo del núcleo caudado

Atrio del ventrículo lateral

Complejo nuclear pulvinar

Putamen

CP

Surco calcarino

Formación del hipocampo

Radiaciones ópticas

Núcleo del cuerpo geniculado lateral

Fimbria del hipocampo

Giro dentado

Núcleo dentado

Complejo nuclear amigdalino

Formación del hipocampo

Cuerno temporal (inferior) del ventrículo lateral

7-10 Corte sagital a través del **putamen**, el **núcleo amigdalino** y el **hipocampo**, y a través de las porciones más laterales del **diencéfalo** (lámina medular externa, pulvinar, núcleo del cuerpo geniculado lateral y núcleo ventral posterolateral). Se observa claramente la relación del **núcleo amigdalino**, anterior al espacio del cuerno temporal dentro de la porción anteromedial a lóbulo temporal. Este corte hace énfasis en el hecho de que el **hipocampo**, situado en la pared medial del cuerno temporal, está separado por un **espacio ventricular** del **núcleo amigdalino**, que se encuentra en la pared anterior del mismo espacio ventricular. Esta aposición íntima del hipocampo, el giro parahipocampal, la amígdala y el uncus en el lóbulo temporal medial se

correlaciona con el hecho de que, en casos extremos, la **hernia del uncus** no sólo afecta al **uncus**, sino al **giro hipocampal** e incluso a porciones del hipocampo. En este corte sagital se observa el **tracto óptico** al introducirse en el **núcleo del cuerpo geniculado lateral**, que como en el caso de su homólogo medial (véase fig. 7-8) también se localiza inmediatamente inferior al **núcleo pulvinar**. Este plano sagital también pasa a través del eje largo de la **formación del hipocampo**. La línea roja gruesa representa el plano aproximado del corte axial (transversal) que se muestra en la figura 7-9 (página opuesta). Muchas de las estructuras señaladas en esta imagen pueden identificarse claramente en la IRM ponderada en T1 adyacente.

Tractos, vías y sistemas con orientación anatómica y clínica

El estudio de la **neurobiología de regiones** (estructuras encefálicas en muestras macroscópicas, cortes histológicos del cerebro, cortes teñidos, e IRM y TC) es la base del estudio de la **neurobiología de sistemas** (tractos, vías, y nervios craneales y sus funciones, aplicaciones clínicas, etc.), que a su vez constituyen las bases de la comprensión y del diagnóstico del paciente con deterioro neurológico. A partir de los conceptos aprendidos en los capítulos iniciales, en este capítulo se explora la **neurobiología de sistemas,** con énfasis particular en la **importancia,** las **aplicaciones** y las **correlaciones clínicas.**

Las modificaciones realizadas al capítulo reconocen una realidad fundamental para los usuarios de este libro que se preparan para ser médicos, como ya se definió ampliamente. Aunque es frecuente enseñar la anatomía del sistema nervioso central (SNC) en una **orientación anatómica** (p. ej., en la médula oblongada, la pirámide se localiza "abajo" en la imagen y el cuarto ventrículo se localiza "arriba"), esta información será **vista y utilizada,** en los años clínicos y después, en una **orientación clínica** (la pirámide se localiza "arriba" en la imagen, el cuarto ventrículo se localiza "abajo"). Por lo tanto, es fundamental presentar información de los sistemas en un formato que se asemeje, tanto como sea razonablemente posible, a la forma en que tales sistemas (y sus disfunciones) se ven en el contexto clínico. Con este objetivo, los sistemas seleccionados se ilustran en la **orientación clínica** de la IRM.

ORIENTACIÓN ANATÓMICA

Las vías principales, en especial aquellas esenciales para el diagnóstico del paciente con afectación neurológica, se ilustran en dibujos de línea en una **orientación anatómica.** El formato de cada par de páginas, par e impar o de izquierda y derecha, se diseñó para presentar, de manera exacta y concisa, las relaciones de un tracto o vía determinados. Esto incluye, pero no se limita a: 1) la localización de las células que lo originan; 2) su ruta completa por el neuroeje y el cerebro; 3) la localización de la decusación de tales fibras, si procede; 4) los neurotransmisores relacionados con las neuronas que comprenden el tracto o vía; 5) una revisión breve de su irrigación sanguínea, y 6) un resumen del número de déficits vistos como resultado de lesiones en varios puntos en el tracto o vía.

ORIENTACIÓN CLÍNICA

Doce de las vías de sistemas, con énfasis particular en aquellas esenciales para comprender al paciente con déficits neurológicos, también se ilustran en **orientación clínica.** Tales ilustraciones de las vías no reemplazan sus contrapartes, que se muestran en orientación anatómica, pero están diseñadas para complementar dichos dibujos. Estos pares de páginas tienen un formato que muestra la ruta sobrepuesta sobre la IRM en niveles representativos del SNC (página de la izquierda) y resumen los déficis vistos después de lesiones en varios niveles del SNC que incluyen las vías (página de la derecha). Estas imágenes muestran: 1) la posición de los tractos/fibras en la IRM en niveles representativos; 2) la somatotopía (si procede) del tracto tal como aparece en la IRM/orientación clínica; 3) el trayecto del tracto/fibras por el SNC; 4) los déficits que se correlacionan con la localización de lesiones en varios sitios y niveles, y 5) la lateralidad (D/I) del déficit determinada por la posición de la lesión en la IRM.

Las lesiones intraaxiales del tronco encefálico con **frecuencia causan déficits sensitivos y motores.** Por ello se mencionan ambos tipos de déficits para aquellas lesiones de las vías que se muestran en la IRM. Sin embargo, para las vías sensitivas, los déficits sensitivos se mencionan primero y los motores después. Para las vías motoras, el procedimiento es inverso: los déficits motores se mencionan primero y los sensitivos después. Este enfoque se centra en las vías particulares que se describen, pero al mismo tiempo reconoce la multiplicidad de déficits causados por las lesiones del SNC.

ASPECTOS ADICIONALES

La estructura de un atlas no permite una definición detallada de cada término clínico que se menciona. Sin embargo, las definiciones presentadas aquí siguen la edición actual del *Stedman's Medical Dictionary,* además de ser de fácil acceso a través de cualquier diccionario médico estándar, texto de neurología o colega clínico. La búsqueda de la definición completa de una expresión o término clínicos es una herramienta de aprendizaje potente y eficaz.

El diseño de todas las ilustraciones de este capítulo muestra con claridad la lateralidad del tracto o vía. Es decir, la relación entre la ubicación de la célula de origen y la terminación de las fibras que forman un tracto o vía o las proyecciones de los núcleos de los nervios craneales. Aunque esto está claro en los dibujos anatómicos, tiene particular importancia para el contexto clínico, como se muestra en las ilustraciones de las vías en las IRM. *Esta información es en absoluto esencial para comprender la posición de una lesión y correlacionarla con los déficits encontrados en el paciene con afectación neurológica.* Por ejemplo, ¿se encuentra el déficit en el mismo lado que la lesión (homolateral), en el lado opuesto (contralateral) o en ambos lados (bilateral)? En la historia clínica del paciente el concepto de lateralidad se expresa como "derecha" o con mayor frecuencia con una D dentro de un círculo, "izquierda" o con una I dentro de un círculo, o bien "bilateral" para referirse al lado del (los) déficit(s).

Este capítulo se diseñó para maximizar la correlación entre estructura y función, proporcionar una serie de ejemplos clínicos de cada tracto o vía, y ayudar al lector a que adquiera conocimientos básicos que puedan integrarse con facilidad al contexto clínico.

ESQUEMA DE LA ORIENTACIÓN DE LAS VÍAS CON ORIENTACIÓN ANATÓMICA

8-1 Esquemas de orientación de las vías. Las trayectorias de las vías en **orientación anatómica** se muestran en el presente capítulo en las versiones individualizadas de una representación del sistema nervioso central (SNC). Aunque hay cambios leves en cada ilustración para esquematizar con mayor claridad una vía concreta, la configuración básica del SNC es la que se muestra aquí. Esto permite al lector moverse de una vía a otra sin que requiera aprender una representación o dibujo diferentes de cada vía; asimismo, la lateralidad de la vía, un rasgo fundamental para establecer un diagnóstico, es indicador inherente en toda ilustración. Además, las vías que son en particular esenciales para el diagnóstico, también se muestran en la IRM y están, por lo tanto, en una **orientación clínica**.

El prosencéfalo (telencéfalo y diencéfalo) se muestra en el plano coronal, y el mesencéfalo, el puente, la médula oblongada y la médula espinal se representan a través de sus ejes longitudinales. La cápsula interna se muestra aquí en el plano axial en un intento por mostrar sus brazos y la distribución anteroposterior de las fibras que contiene.

El lector puede familiarizarse con las estructuras y regiones tal como se muestran aquí en virtud de que sus localizaciones y relaciones son transferibles con facilidad a las ilustraciones subsecuentes. Será de utilidad remitir a esta ilustración cuando se estudien las siguientes secciones del capítulo.

Neurotransmisores

Hay tres hechos importantes evidentes en las descripciones de los neurotransmisores que acompañan a cada ilustración de una vía. Se ilustran mediante la indicación, por ejemplo, de que el glutamato se encuentra en las fibras corticoespinales (véase fig. 8-11). **Primero**, se indica la **localización de cuerpos de células neuronales** que contienen un transmisor específico (los cuerpos celulares que contienen glutamato se encuentran en áreas corticales que envían proyecciones a la médula espinal). **Segundo**, el **trayecto de las fibras** que contienen un neurotransmisor específico es evidente a partir de la ruta que sigue el tracto (las fibras corticoespinales glutaminérgicas se encuentran en la cápsula interna, el pie del pedúnculo cerebral, la porción basilar del puente, la pirámide y el tracto corticoespinal lateral). **Tercero**, la **localización de las terminales** que contienen neurotransmisores específicos la indica el (los) sitio(s) de terminación de cada tracto (las terminales glutaminérgicas de las fibras corticoespinales se localizan en la sustancia gris de la médula espinal). Además, la acción de la mayor parte de las sustancias neuroactivas se indica como **excitadora** (+) o **inhibidora** (−). Este nivel de información del neurotransmisor, según se explica aquí en el caso de las fibras glutaminérgicas, se repite en toda ilustración de las vías.

Correlaciones clínicas

Las correlaciones clínicas se diseñaron para proporcionar al lector un panorama de déficits específicos (p. ej., **hemiplejía, temblor en reposo**) vistos en lesiones de toda vía y para proporcionar ejemplos de algunos síndromes o enfermedades (p. ej., **síndrome de Brown-Séquard, enfermedad de Parkinson [EP]**) en los cuales se observan estos mismos déficits. Aunque intencionadamente son breves, las correlaciones referidas destacan ejemplos de déficits de cada vía y proporcionan un mecanismo esencial para ampliar el estudio. Por ejemplo, las palabras en **negritas** de cada correlación son términos o expresiones clínicos que especifican una condición clínica en particular; están disponibles en la edición actual del *Stedman's Medical Dictionary*, pero también se puede obtener su definición a través de cualquier diccionario médico estándar, texto de neurología o colega clínico.

La consulta de tales fuentes, sobre todo de los recursos en línea, impulsará de manera significativa su comprensión de los déficits vistos en el paciente con afectación neurológica. La información ampliada, con base en los déficits mencionados en este capítulo, se integró en algunas de las preguntas del propio capítulo. La remisión a tales fuentes permite al lector recabar puntos clínicos importantes que se correlacionan con la vía bajo estudio y aumentar su conocimiento y comprensión al consultar las palabras y frases resaltadas en letras cursivas.

ABREVIATURAS

BrACInt	Brazo anterior de la cápsula interna	MGP	Segmento medial del globo pálido
BrPCInt	Brazo posterior de la cápsula interna	Mielen	Mielencéfalo
BrRLCInt	Brazo retrolenticular de la cápsula interna	NuCa	Núcleo caudado (+ Put = neoestriado)
Cer	Niveles cervicales de la médula espinal	NuCM	Núcleos centromedianos (e intralaminares)
CInt	Cápsula interna	NuL-V	Núcleos talámicos lateral y ventral con
CuC	Cuerpo calloso		exclusión de VPM y VPL
Dien	Diencéfalo	NuMD	Núcleo mediodorsal del tálamo
For	Fórnix	NuST	Núcleo subtalámico
GP	Globo pálido (paleoestriado)	Put	Putamen (+ NuCa = neoestriado)
HipT	Hipotálamo	RCInt	Rodilla de la cápsula interna
IC	Intumescencia cervical de la médula espinal	SurCin	Surco del cíngulo
ILS	Intumescencia lumbosacra de la médula	SurLat	Surco lateral (acueducto de Silvio)
	espinal	Telen	Telencéfalo
LGP	Segmento lateral del globo pálido	Tor	Niveles torácicos de la médula espinal
LumSac	Nivel lumbosacro de la médula espinal	VenL	Ventrículo lateral
Mes	Mesencéfalo	VPL	Núcleo ventral posterolateral del tálamo
Met	Metencéfalo	VPM	Núcleo ventral posteromedial del tálamo

8-1 ESQUEMA DE LA ORIENTACIÓN DE LAS VÍAS CON ORIENTACIÓN ANATÓMICA

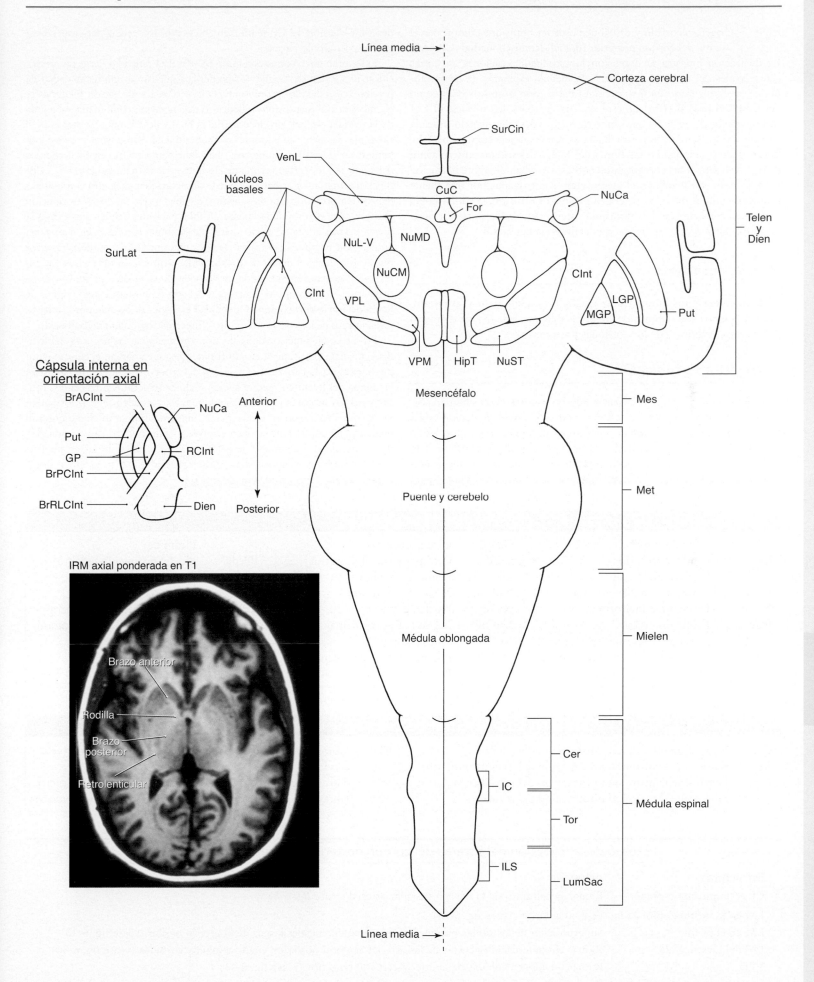

Línea media →

Corteza cerebral

SurCin

VenL

Núcleos basales

CuC

NuCa

For

SurLat

NuL-V

NuMD

NuCM

CInt

VPL

LGP

MGP

CInt

Put

VPM   HipT   NuST

Telen y Dien

Mesencéfalo

Mes

Cápsula interna en orientación axial

BrACInt

NuCa

Anterior

Put

GP

RCInt

BrPCInt

BrRLCInt

Dien

Posterior

Puente y cerebelo

Met

IRM axial ponderada en T1

Brazo anterior

Rodilla

Brazo posterior

Retrolenticular

Médula oblongada

Mielen

Cer

IC

Médula espinal

Tor

ILS

LumSac

Línea media →

SISTEMA DEL CORDÓN POSTERIOR (DORSAL)-LEMNISCO MEDIAL CON ORIENTACIÓN ANATÓMICA

8-2   Origen, recorrido y distribución de las fibras que comprimen el sistema del **cordón posterior** (**dorsal**)-**lemnisco medial** (**CP-LM**). La ilustración muestra la extensión longitudinal, posiciones en cortes transversales del tronco encefálico y la médula espinal, y la somatotopía de las fibras tanto en las porciones del cordón posterior (**CP**) como del lemnisco medial (**LM**) de este sistema en todos los niveles. El **LM** sufre cambios de posición conforme transcurre del mielencéfalo (médula oblongada) en sentido superior hacia la unión mesencéfalo-diencéfalo. En la médula oblongada, las fibras del **LM** y del **sistema anterolateral** (**SAL**) están separadas con amplitud entre sí y reciben diferente irrigación sanguínea, mientras que en el mesencéfalo son irrigadas por una fuente arterial común. A medida que el LM cambia de posición, la somatotopía cambia en consonancia. Las fibras del sistema del cordón posterior postsináptico (en verde) se abordan con detalle en la figura 8-6.

Neurotransmisores

La **acetilcolina** y los aminoácidos excitadores, **glutamato** y **aspartato**, están asociados con algunas de las fibras mielínicas de mayor diámetro del cuerno posterior y de los cordones posteriores.

Correlaciones clínicas

Una pérdida homolateral de la sensibilidad vibratoria, la sensibilidad postural y el tacto discriminativo (**estereoanestesia, grafestesia deteriorada y localización táctil**) en un lado del cuerpo por debajo del nivel de la lesión se correlaciona con una lesión del cordón posterior (**CP**) en el mismo lado de la médula espinal (p. ej., **síndrome de Brown-Séquard**). Aunque la **astereognosia**, la **estereognosia** o la **agnosia** táctil se utilizan en ocasiones para describir la lesión del CP, se utilizan con mayor frecuencia para especificar lesiones del lóbulo parietal.

El término **estereoanestesia** también se utiliza repetidas veces para especificar una lesión de los nervios periféricos que causa una incapacidad de percibir sensibilidades propioceptivas y táctiles. La afectación bilateral (p. ej., **tabes dorsal** [neurosífilis tabética] o **degeneración combinada subaguda de la médula espinal**) produce pérdidas bilaterales. Aunque la **ataxia** es el rasgo más frecuente en pacientes con **tabes dorsal**, éstos también tienen una pérdida de los **reflejos miotáticos**, dolor **lancinante intenso** en el cuerpo por debajo de la cabeza (la mayoría de las veces en la extremidad inferior) y disfunción urinaria. La **ataxia** que puede observarse en pacientes con lesiones del cordón posterior (**ataxia sensitiva**) se debe a que no llega información propioceptiva ni sensibilidad postural. Tales pacientes tienden a colocar a la fuerza sus pies en el piso como intento de estimular la información sensitiva ausente. Un paciente con ataxia leve por enfermedad del cordón posterior puede compensar el déficit motor mediante estímulos visuales. Los pacientes con **degeneración subaguda combinada de la médula espinal** primero tienen signos y síntomas de afectación del cordón posterior, luego signos de **lesión del tracto corticoespinal** (**debilidad espástica de los miembros inferiores**, aumento de los reflejos miotáticos [**hiperreflexia**], **signo de Babinski**).

En dirección superior de la decusación sensitiva, las lesiones del lemnisco medial causan pérdidas contralaterales que abarcan el cuerpo completo, excepto la cabeza. Las lesiones del tronco encefálico que abarcan las fibras del lemnisco medial suelen incluir estructuras adyacentes, causan pérdidas motoras y sensitivas adicionales, y pueden reflejar los patrones de distribución de los vasos (p. ej., **síndromes bulbar medial o pontino medial**). Las lesiones grandes en el prosencéfalo pueden causar una pérdida contralateral completa de las modalidades transmitidas en los cordones posteriores y en los sistemas anterolaterales, o bien producir **dolor** o **parestesia** (p. ej., el **síndrome talámico**).

ABREVIATURAS

CInt	Cápsula interna	GiPoC	Giro poscentral	Pi	Pirámide
CP	Cordón posterior	GiPP	Giro paracentral posterior	PPedC	Pie del pedúnculo cerebral
DecSen	Decusación sensitiva	LM	Lemnisco medial	SAL	Sistema anterolateral
FAI	Fibras arqueadas internas	NuCun	Núcleo cuneiforme	SN	Sustancia negra
FCun	Fascículo cuneiforme	NuGr	Núcleo grácil	TrTegC	Tracto del tegmento central
FGr	Fascículo grácil	NuOlP	Núcleo olivar principal	VPL	Núcleo ventral posterolateral
FLM	Fascículo longitudinal medial	NuR	Núcleo rojo		del tálamo
GangRP	Ganglios de la raíz posterior	PBP	Porción basilar del puente		
	(dorsal)	PCI	Pedúnculo cerebeloso inferior		

SOMATOTOPÍA DE LAS ÁREAS CORPORALES

C	Fibras que transmiten información del cuello	C2	Fibras procedentes aproximadamente del segundo nivel cervical
MI	Fibras que transmiten información del miembro inferior		
MS	Fibras que transmiten información del miembro superior	S5	Fibras procedentes aproximadamente del quinto nivel sacro
T	Fibras que transmiten información del tronco	T5	Fibras procedentes aproximadamente del quinto nivel torácico

Repaso de la irrigación del sistema del cordón posterior (dorsal)-lemnisco medial

Estructuras	Arterias
CP en la médula espinal	Ramas penetrantes de la corona vascular arterial (véase fig. 6-8)
LM en la médula oblongada	Espinal anterior (véase fig. 6-16)
LM en el puente	Superposición de las ramas paramedianas y circunferenciales largas de la arteria basilar (véase fig. 6-23)
LM del mesencéfalo	Ramas circunferenciales cortas de las arterias cerebral posterior, cuadrigémina y coroidea (véase fig. 6-30)
VPL	Ramas talamogeniculadas de la arteria cerebral posterior (véase fig. 6-41)
Brazo posterior de la CInt	Ramas estriadas laterales de la arteria cerebral media (véase fig. 6-41)

8-2 SISTEMA DEL CORDÓN POSTERIOR (DORSAL)-LEMNISCO
MEDIAL CON ORIENTACIÓN CLÍNICA

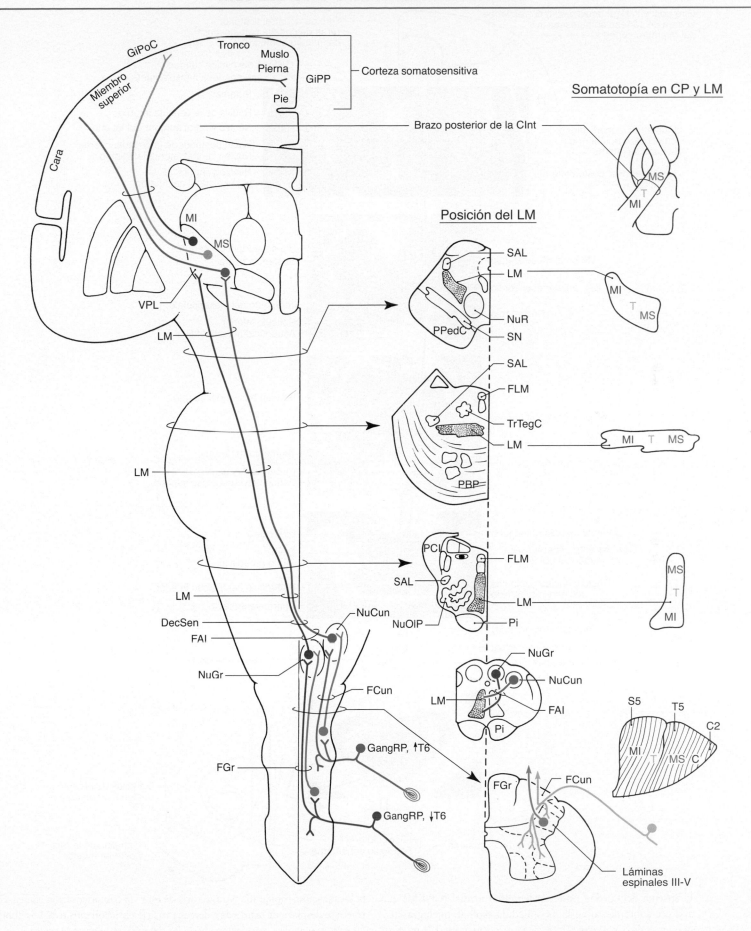

SISTEMA DEL CORDÓN POSTERIOR-LEMNISCO MEDIAL CON ORIENTACIÓN CLÍNICA

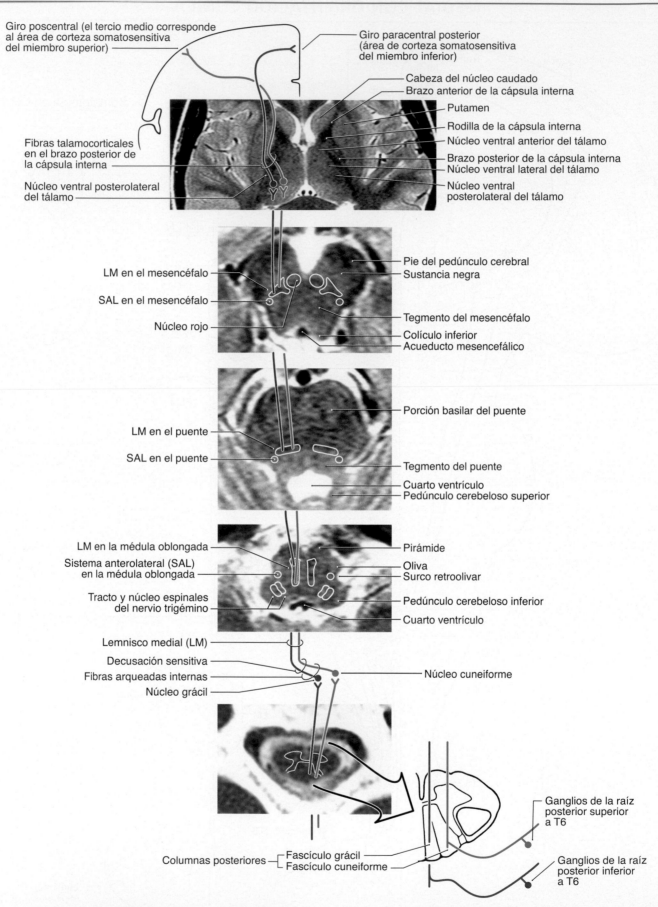

Giro poscentral (el tercio medio corresponde al área de corteza somatosensitiva del miembro superior)

Giro paracentral posterior (área de corteza somatosensitiva del miembro inferior)

Fibras talamocorticales en el brazo posterior de la cápsula interna

Núcleo ventral posterolateral del tálamo

Cabeza del núcleo caudado
Brazo anterior de la cápsula interna
Putamen
Rodilla de la cápsula interna
Núcleo ventral anterior del tálamo
Brazo posterior de la cápsula interna
Núcleo ventral lateral del tálamo
Núcleo ventral posterolateral del tálamo

LM en el mesencéfalo
SAL en el mesencéfalo
Núcleo rojo

Pie del pedúnculo cerebral
Sustancia negra
Tegmento del mesencéfalo
Colículo inferior
Acueducto mesencefálico

LM en el puente
SAL en el puente

Porción basilar del puente
Tegmento del puente
Cuarto ventrículo
Pedúnculo cerebeloso superior

LM en la médula oblongada
Sistema anterolateral (SAL) en la médula oblongada
Tracto y núcleo espinales del nervio trigémino

Pirámide
Oliva
Surco retroolivar
Pedúnculo cerebeloso inferior
Cuarto ventrículo

Lemnisco medial (LM)
Decusación sensitiva
Fibras arqueadas internas
Núcleo grácil

Núcleo cuneiforme

Columnas posteriores — Fascículo grácil
                        Fascículo cuneiforme

Ganglios de la raíz posterior superior a T6

Ganglios de la raíz posterior inferior a T6

8-3A El **sistema del cordón posterior-lemnisco medial** (CP-LM) que aparece sobrepuesto en la TC (médula espinal, mielografía) y la IRM (tronco encefálico y prosencéfalo, IRM ponderada en T2) muestra la localización, topografía y trayectoria de esta vía con orientación clínica. El tracto se desplaza de izquierda a derecha en la decusación sensitiva. Las fibras en rojo y en azul se correlacionan con las del mismo color en la figura 8-2.

SISTEMA DEL CORDÓN POSTERIOR-LEMNISCO MEDIAL CON ORIENTACIÓN CLÍNICA: LESIONES Y DÉFICITS REPRESENTATIVOS

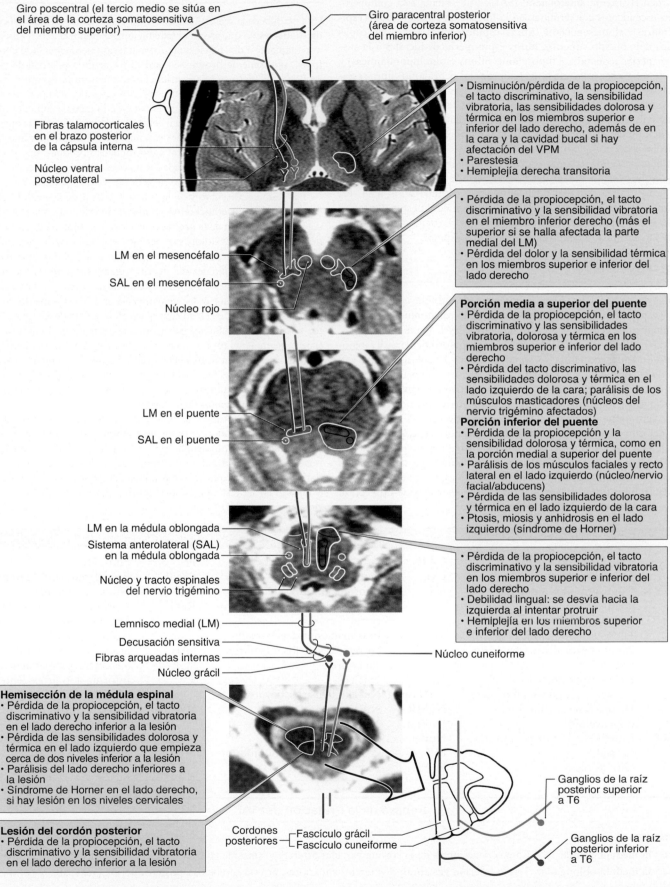

Giro poscentral (el tercio medio se sitúa en el área de la corteza somatosensitiva del miembro superior)

Giro paracentral posterior (área de corteza somatosensitiva del miembro inferior)

Fibras talamocorticales en el brazo posterior de la cápsula interna

Núcleo ventral posterolateral

- Disminución/pérdida de la propiocepción, el tacto discriminativo, la sensibilidad vibratoria, las sensibilidades dolorosa y térmica en los miembros superior e inferior del lado derecho, además de en la cara y la cavidad bucal si hay afectación del VPM
- Parestesia
- Hemiplejía derecha transitoria

LM en el mesencéfalo

SAL en el mesencéfalo

Núcleo rojo

- Pérdida de la propiocepción, el tacto discriminativo y la sensibilidad vibratoria en el miembro inferior derecho (más el superior si se halla afectada la parte medial del LM)
- Pérdida del dolor y la sensibilidad térmica en los miembros superior e inferior del lado derecho

Porción media a superior del puente
- Pérdida de la propiocepción, el tacto discriminativo y las sensibilidades vibratoria, dolorosa y térmica en los miembros superior e inferior del lado derecho
- Pérdida del tacto discriminativo, las sensibilidades dolorosa y térmica en el lado izquierdo de la cara; parálisis de los músculos masticadores (núcleos del nervio trigémino afectados)

Porción inferior del puente
- Pérdida de la propiocepción y la sensibilidad dolorosa y térmica, como en la porción medial a superior del puente
- Parálisis de los músculos faciales y recto lateral en el lado izquierdo (núcleo/nervio facial/abducens)
- Pérdida de las sensibilidades dolorosa y térmica en el lado izquierdo de la cara
- Ptosis, miosis y anhidrosis en el lado izquierdo (síndrome de Horner)

LM en el puente

SAL en el puente

LM en la médula oblongada

Sistema anterolateral (SAL) en la médula oblongada

Núcleo y tracto espinales del nervio trigémino

- Pérdida de la propiocepción, el tacto discriminativo y la sensibilidad vibratoria en los miembros superior e inferior del lado derecho
- Debilidad lingual: se desvía hacia la izquierda al intentar protruir
- Hemiplejía en los miembros superior e inferior del lado derecho

Lemnisco medial (LM)

Decusación sensitiva

Fibras arqueadas internas

Núcleo grácil

Núcleo cuneiforme

Hemisección de la médula espinal
- Pérdida de la propiocepción, el tacto discriminativo y la sensibilidad vibratoria en el lado derecho inferior a la lesión
- Pérdida de las sensibilidades dolorosa y térmica en el lado izquierdo que empieza cerca de dos niveles inferior a la lesión
- Parálisis del lado derecho inferiores a la lesión
- Síndrome de Horner en el lado derecho, si hay lesión en los niveles cervicales

Lesión del cordón posterior
- Pérdida de la propiocepción, el tacto discriminativo y la sensibilidad vibratoria en el lado derecho inferior a la lesión

Cordones posteriores — Fascículo grácil
— Fascículo cuneiforme

Ganglios de la raíz posterior superior a T6

Ganglios de la raíz posterior inferior a T6

8-3B Lesiones representativas del SNC que afectan el sistema del CP-LM lemnisco medial y déficits (cuadros rosados) que se correlacionan con el nivel y la lateralidad de cada lesión. Obsérvese que la lateralidad (D/I) de los déficits está determinada por el hecho de que la lesión sea del lado derecho o izquierdo de la IRM/TC; esto refuerza conceptos clínicos importantes.

SISTEMA ANTEROLATERAL CON ORIENTACIÓN ANATÓMICA

8-4 Extensión longitudinal y somatotopía de las fibras que comprenden el **sistema anterolateral** (SAL). Este sistema está compuesto por fibras ascendentes que terminan en la formación reticular (**fibras espinorreticulares**), el mesencéfalo (**fibras espinotectales** hacia las capas profundas del colículo superior, **fibras espinoperiacueductales** a la sustancia gris periacueductal), el hipotálamo (**fibras espinohipotalámicas**) y núcleos de relevo sensitivo de la porción dorsal del tálamo (**fibras espinotalámicas**). Otras fibras del SAL son las proyecciones espinoolivares hacia los núcleos olivares accesorios. Las fibras espinotalámicas terminan principalmente en el núcleo ventral posterolateral del tálamo, y las fibras reticulotalámicas terminan en algunos núcleos intralaminares y áreas mediales del complejo talámico posterior.

Las fibras descendentes que proceden de la sustancia gris periacueductal y de la porción dorsal del núcleo del rafe entran al núcleo del rafe magno y al área reticular adyacente. Estos últimos sitios, a su vez, proyectan a las **láminas espinales I, II y V de la médula espinal a través de las fibras rafeespinales y reticuloespinales** que participan en la **modulación de la transmisión del dolor en la médula espinal.**

Neurotransmisores

Las células de los ganglios de la raíz posterior (dorsal) que contienen **glutamato** (+), **péptido relacionado con el gen de la calcitonina** y **sustancia P** (+) emiten proyecciones a las láminas espinales I, II (abundantes), V (moderadas) y III, IV (escasas). Algunas fibras espinorreticulares y espinotalámicas contienen **encefalina** (–), **somatostatina** (–) y **colecistocinina** (+). Además de la **encefalina** y la **somatostatina**, algunas fibras espinomesencefálicas contienen **polipéptido intestinal vasoactivo** (+). Las neuronas de la sustancia gris periacueductal y la porción posterior del núcleo del rafe contienen **serotonina** y **neurotensina**, y emiten proyecciones a los núcleos magnos del rafe y la formación reticular adyacente. Las células de estos últimos centros que contienen serotonina y encefalina envían prolongaciones a las láminas espinales I, II y V de la médula espinal. Las fibras rafeespinales **serotoninérgicas** o las fibras reticuloespinales **encefalinérgicas** pueden inhibir fibras sensitivas primarias o neuronas de proyección que transmiten información nociceptiva (dolor).

Correlaciones clínicas

Una pérdida de la sensibilidad dolorosa y térmica en un lado del cuerpo significa una lesión que afecta al **sistema anterolateral**; el déficit empieza aproximadamente a dos niveles inferior a la lesión pero en el lado contralateral (p. ej., **síndrome de Brown-Séquard**). Una pérdida bilateral de las mismas modalidades, pero en una distribución dermatómica, es característica de la **siringomielia**; la comisura blanca anterior se ve afectada por una cavitación (no recubierta de epéndimo) en la zona de la médula espinal central. Una cavitación de la médula espinal central recubierta de células ependimarias es una **hidromielia**. Las lesiones vasculares de la médula espinal (p. ej., **síndrome medular cervical central agudo**) pueden producir una pérdida bilateral y dispersa de las sensibilidades dolorosa y térmica inferior a la lesión, porque el sistema anterolateral tiene doble irrigación vascular.

Las lesiones vasculares de la porción lateral de la médula oblongada (**síndrome de la arteria cerebelosa posteroinferior**) o de la porción lateral del puente (**oclusión de la arteria cerebelosa anteroinferior**) causan pérdida de las sensibilidades dolorosa y térmica en todo el lado contralateral del cuerpo (sistema anterolateral), así como en el lado homolateral de la cara (**tracto y núcleo espinales del nervio trigémino**), junto con otros déficits motores o sensitivos según la afectación de las estructuras que estos vasos irrigan. Obsérvese que el sistema anterolateral y el sistema del cordón posterior-lemnisco medial están separados en la médula oblongada (en distintos territorios vasculares), pero son contiguos entre sí en el mesencéfalo (básicamente en el mismo territorio vascular). Por consiguiente, las lesiones bulbares no causarán déficits relacionados con ambas vías, mientras que una lesión en el mesencéfalo producirá una pérdida contralateral de las sensibilidades dolorosa, térmica, vibratoria y del tacto discriminativo en todo el cuerpo menos en la cabeza.

La pérdida profunda de las modalidades del cordón posterior y el sistema anterolateral, o el **dolor no tratable** o la **parestesia** (p. ej., el **síndrome talámico**), pueden deberse a lesiones vasculares en la porción posterolateral del tálamo. El denominado dolor talámico también puede darse en pacientes que sufren lesiones del tronco encefálico que afectan a las fibras del sistema anterolateral y del sistema del cordón posterior-lemnisco medial.

ABREVIATURAS

CInt	Cápsula interna	GiPP	Giro paracentral posterior	Pi	Pirámide
ColS	Colículo superior	LM	Lemnisco medial	PPedC	Pie del pedúnculo cerebral
ComBA	Comisura blanca anterior (ventral)	MI	Información procedente de regiones de los miembros inferiores	RaEsp	Fibras rafeespinales
EspRet	Fibras espinorreticulares			RetT	Fibras reticulotalámicas
EspT	Fibras espinotalámicas (porción anterior del mesencéfalo y superior)	MS	Información procedente de las regiones de los miembros superiores	Sa	Información procedente de las regiones sacras
				SAL	Sistema anterolateral
EspTec	Fibras espinotectales	Nu	Núcleos	SGP	Sustancia gris periacueductal
FLM	Fascículo longitudinal medial	NuDark	Núcleo de Darkschewitsch	T	Información procedente de las regiones torácicas
FRet	Formación reticular (del mesencéfalo)	NuMRa	Núcleo magno del rafe		
		NuPRa	Núcleo posterior del rafe	VPL	Núcleo ventral posterolateral del tálamo
GangRP	Ganglio de la raíz posterior (dorsal)	NuR	Núcleo rojo	I-VIII	Láminas I-VIII de Rexed
GiPoC	Giro poscentral	PCI	Pedúnculo cerebeloso inferior		
		PCM	Pedúnculo cerebeloso medio		

Repaso de la irrigación del SAL

Estructuras	Arterias
SAL en la médula espinal	Ramas penetrantes de la corona vascular arterial y ramas de la arteria espinal anterior (véanse figs. 6-8 y 6-16)
SAL en la médula oblongada	Tercio inferior, vertebral; dos tercios superiores, arteria cerebelosa posteroinférior (véase fig. 6-16)
SAL en el puente	Ramas circunferenciales largas de la arteria basilar (véase fig. 6-23)
SAL en el mesencéfalo	Ramas circunferenciales cortas de la arteria cerebral posterior y de la arteria cerebelosa superior (véase fig. 6-30)
VPL	Ramas talamogeniculadas de la arteria cerebral posterior (véase fig. 6-41)
Brazo posterior de la CInt	Ramas estriadas laterales de la arteria cerebral media (véase fig. 6-41)

8-4 SISTEMA ANTEROLATERAL CON ORIENTACIÓN ANATÓMICA

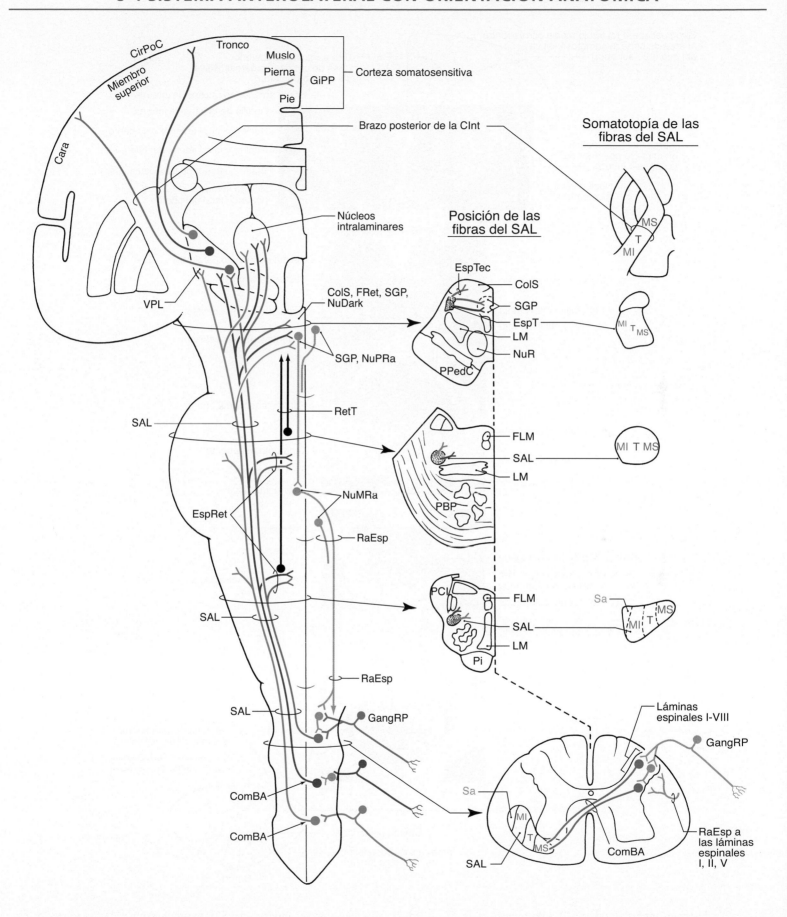

SISTEMA ANTEROLATERAL CON ORIENTACIÓN CLÍNICA

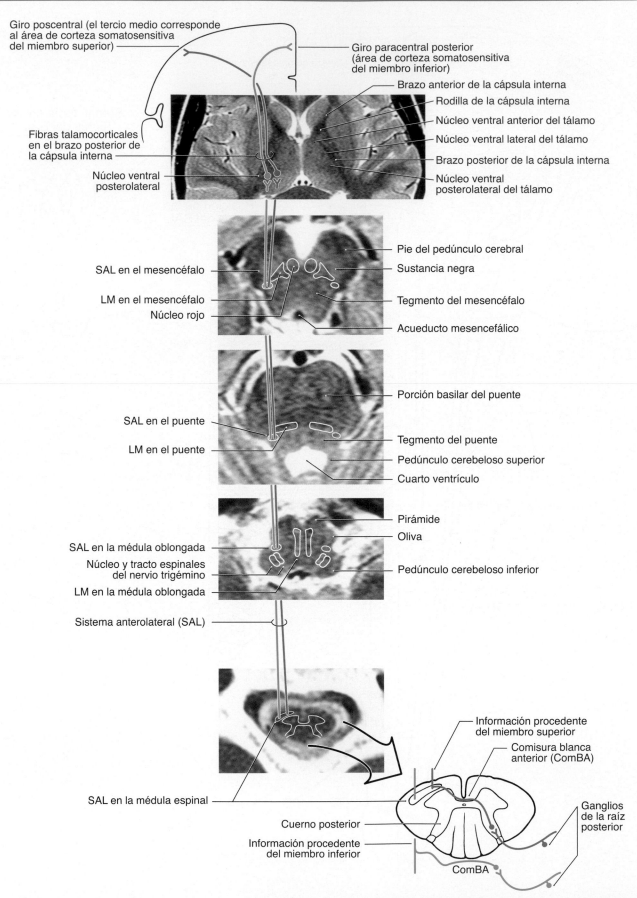

Giro poscentral (el tercio medio corresponde al área de corteza somatosensitiva del miembro superior)

Giro paracentral posterior (área de corteza somatosensitiva del miembro inferior)

Brazo anterior de la cápsula interna

Rodilla de la cápsula interna

Núcleo ventral anterior del tálamo

Núcleo ventral lateral del tálamo

Brazo posterior de la cápsula interna

Fibras talamocorticales en el brazo posterior de la cápsula interna

Núcleo ventral posterolateral

Núcleo ventral posterolateral del tálamo

SAL en el mesencéfalo

Pie del pedúnculo cerebral

Sustancia negra

LM en el mesencéfalo

Núcleo rojo

Tegmento del mesencéfalo

Acueducto mesencefálico

Porción basilar del puente

SAL en el puente

LM en el puente

Tegmento del puente

Pedúnculo cerebeloso superior

Cuarto ventrículo

Pirámide

Oliva

SAL en la médula oblongada

Núcleo y tracto espinales del nervio trigémino

LM en la médula oblongada

Pedúnculo cerebeloso inferior

Sistema anterolateral (SAL)

Información procedente del miembro superior

Comisura blanca anterior (ComBA)

Ganglios de la raíz posterior

SAL en la médula espinal

Cuerno posterior

Información procedente del miembro inferior

ComBA

8-5A **Sistema anterolateral (SAL)** sobrepuesto a la TC (médula espinal, mielografía) y a la IRM (tronco encefálico y prosencéfalo, IRM ponderada en T2) que muestra la localización, topografía y trayectoria de esta vía nerviosa con orientación clínica. Los axones de las neuronas secundarias del SAL se originan en el cuerno posterior, cruzan la comisura blanca anterior y están organizados de manera somatotópica en el tracto. Las fibras azules y verdes se correlacionan con las del mismo color en la figura 8-4.

SISTEMA ANTEROLATERAL CON ORIENTACIÓN CLÍNICA:
LESIONES Y DÉFICITS REPRESENTATIVOS

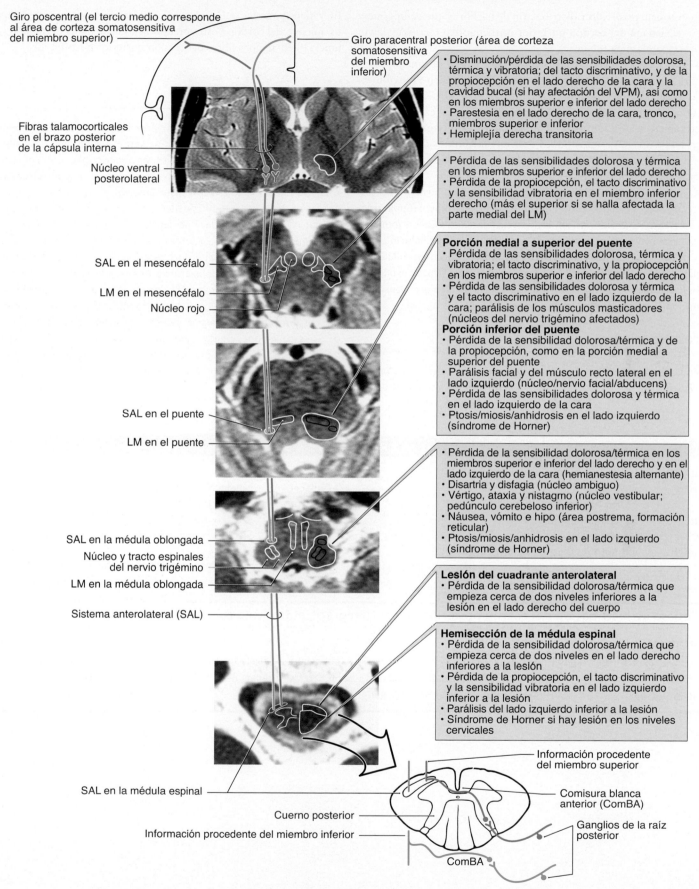

Giro poscentral (el tercio medio corresponde al área de corteza somatosensitiva del miembro superior)

Giro paracentral posterior (área de corteza somatosensitiva del miembro inferior)

Fibras talamocorticales en el brazo posterior de la cápsula interna

Núcleo ventral posterolateral

- Disminución/pérdida de las sensibilidades dolorosa, térmica y vibratoria; del tacto discriminativo, y de la propiocepción en el lado derecho de la cara y la cavidad bucal (si hay afectación del VPM), así como en los miembros superior e inferior del lado derecho
- Parestesia en el lado derecho de la cara, tronco, miembros superior e inferior
- Hemiplejía derecha transitoria

- Pérdida de las sensibilidades dolorosa y térmica en los miembros superior e inferior del lado derecho
- Pérdida de la propiocepción, el tacto discriminativo y la sensibilidad vibratoria en el miembro inferior derecho (más el superior si se halla afectada la parte medial del LM)

SAL en el mesencéfalo

LM en el mesencéfalo

Núcleo rojo

Porción medial a superior del puente
- Pérdida de las sensibilidades dolorosa, térmica y vibratoria; el tacto discriminativo, y la propiocepción en los miembros superior e inferior del lado derecho
- Pérdida de las sensibilidades dolorosa y térmica y el tacto discriminativo en el lado izquierdo de la cara; parálisis de los músculos masticadores (núcleos del nervio trigémino afectados)
Porción inferior del puente
- Pérdida de la sensibilidad dolorosa/térmica y de la propiocepción, como en la porción medial a superior del puente
- Parálisis facial y del músculo recto lateral en el lado izquierdo (núcleo/nervio facial/abducens)
- Pérdida de las sensibilidades dolorosa y térmica en el lado izquierdo de la cara
- Ptosis/miosis/anhidrosis en el lado izquierdo (síndrome de Horner)

SAL en el puente

LM en el puente

- Pérdida de la sensibilidad dolorosa/térmica en los miembros superior e inferior del lado derecho y en el lado izquierdo de la cara (hemianestesia alternante)
- Disartria y disfagia (núcleo ambiguo)
- Vértigo, ataxia y nistagmo (núcleo vestibular; pedúnculo cerebeloso inferior)
- Náusea, vómito e hipo (área postrema, formación reticular)
- Ptosis/miosis/anhidrosis en el lado izquierdo (síndrome de Horner)

SAL en la médula oblongada

Núcleo y tracto espinales del nervio trigémino

LM en la médula oblongada

Sistema anterolateral (SAL)

Lesión del cuadrante anterolateral
- Pérdida de la sensibilidad dolorosa/térmica que empieza cerca de dos niveles inferiores a la lesión en el lado derecho del cuerpo

Hemisección de la médula espinal
- Pérdida de la sensibilidad dolorosa/térmica que empieza cerca de dos niveles en el lado derecho inferiores a la lesión
- Pérdida de la propiocepción, el tacto discriminativo y la sensibilidad vibratoria en el lado izquierdo inferior a la lesión
- Parálisis del lado izquierdo inferior a la lesión
- Síndrome de Horner si hay lesión en los niveles cervicales

Información procedente del miembro superior

SAL en la médula espinal

Comisura blanca anterior (ComBA)

Cuerno posterior

Ganglios de la raíz posterior

Información procedente del miembro inferior

ComBA

8-5B Lesiones representativas del SNC que afectan al **SAL** y déficits (cuadros rosados) que se correlacionan con el nivel y la lateralidad de cada lesión. Obsérvese que la lateralidad (D/I) de los déficits la determina el hecho de que la lesión sea del lado izquierdo o del derecho de la IRM/TC; esto refuerza conceptos clínicos importantes.

SISTEMA DEL CORDÓN POSTERIOR (DORSAL)-POSTSINÁPTICO Y DE LA VÍA ESPINOCERVICOTALÁMICA CON ORIENTACIÓN ANATÓMICA

8-6 Origen, recorrido y distribución de las fibras que comprenden el **sistema del cordón posterior-postsináptico** (*arriba*) y la **vía espinocervicotalámica** (*abajo*).

Las fibras del cordón posterior-postsináptico se originan principalmente de células de la lámina espinal IV (también contribuyen algunas células de las láminas espinales III y V-VII), ascienden en los fascículos posteriores homolaterales y terminan en los núcleos respectivos en la porción inferior de la médula oblongada. Algunas colaterales se dirigen a unos pocos destinos medulares distintos.

Las fibras de la **porción espinocervical** de la **vía espinocervicotalámica** también se originan de células de la lámina espinal IV (menos que de la III y la V). Los axones de estas células ascienden en la porción posterior del cordón lateral (a veces llamado cordón posterolateral) y terminan topográficamente en el núcleo cervical lateral: las proyecciones lumbosacras terminan posterolateralmente y las proyecciones cervicales anteromedialmente. Los axones originados de células del núcleo cervical lateral decusan en la comisura blanca anterior y ascienden hacia sus objetivos en el mesencéfalo y el tálamo. Las células de los núcleos del cordón posterior también transmiten información al tálamo contralateral a través del lemnisco medial.

Neurotransmisores

En algunas proyecciones espinocervicales hay **glutamato** (+) y posiblemente **sustancia P** (+). Puesto que algunas células de las láminas espinales III-V tienen axones que envían colaterales al núcleo cervical lateral y a los núcleos del cordón posterior, también puede haber **glutamato** (y **sustancia P**) en algunas fibras del cordón posterior-postsináptico.

Correlaciones clínicas

Se desconoce si el **cordón posterior-postsináptico** y las **vías espinocervicotalámicas** son circuitos importantes en el sistema nervioso humano. Sin embargo, la presencia de estas fibras puede explicar una observación clínica bien conocida: los pacientes sometidos a una **cordotomía anterolateral** (la lesión se localiza justo anterior al ligamento dentado) por presentar **dolor no tratable** pueden experimentar un alivio completo o parcial, o la recurrencia de la percepción del dolor al cabo de días, semanas o meses. Aunque la cordotomía secciona fibras del **sistema anterolateral** (la principal vía del dolor), esta intervención no afecta al cuerno posterior, a los cordones posteriores ni a las fibras espinocervicales. Por consiguiente, la recurrencia de la percepción del dolor (o incluso el alivio parcial) en estos pacientes puede explicarse por estas proyecciones del cordón posterior-postsináptico y espinocervicotalámicas. A través de estas conexiones puede transmitirse cierta información nociceptiva (dolor) al núcleo ventral posterolateral y a la corteza sensitiva, a través de circuitos que evitan el sistema anterolateral y que no son afectados por la cordotomía.

ABREVIATURAS

ComBA	Comisura blanca anterior (ventral)	**LM**	Lemnisco medial
DecSen	Decusación sensitiva	**NuCerL**	Núcleo cervical lateral
FAI	Fibras arqueadas internas	**NuCun**	Núcleo cuneiforme
FCun	Fascículo cuneiforme	**NuGr**	Núcleo grácil
FGr	Fascículo grácil	**SAL**	Sistema anterolateral
GangRP	Ganglio de la raíz posterior (dorsal)		

Repaso de la irrigación del cuerno posterior, el fascículo grácil, el fascículo cuneiforme y el núcleo cervical lateral

Estructuras	Arterias
FGr, FCun en la médula espinal	Ramas penetrantes de la corona vascular arterial y algunas ramas de la arteria central (del surco) (véase fig. 6-8)
NuCerL	Ramas penetrantes de la corona vascular arterial y ramas de la arteria central (véase fig. 6-8)
NuGr, NuCun	Arteria espinal posterior (véase fig. 6-16)

8-6 SISTEMA DEL CORDÓN POSTERIOR (DORSAL)-POSTSINÁPTICO Y DE LA VÍA ESPINOCERVICOTALÁMICA CON ORIENTACIÓN ANATÓMICA

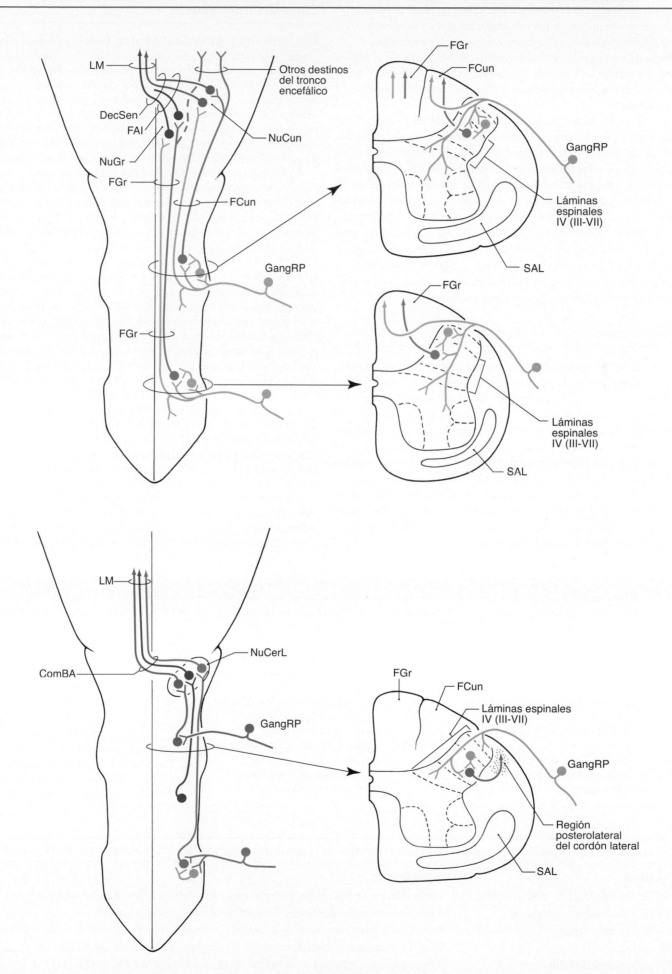

VÍAS DEL NERVIO TRIGÉMINO CON ORIENTACIÓN ANATÓMICA

8-7 Distribución de la información sensitiva general ASG o AS que se origina en los nervios craneales (NC) V (**trigémino**), VII (**facial**), IX (**glosofaríngeo**) y X (**vago**); éstos son nervios mixtos.

Algunas de estas fibras sensitivas primarias terminan en el **núcleo principal (sensitivo) del nervio trigémino**, pero muchas forman el **tracto espinal del nervio trigémino** y terminan en el **núcleo espinal del nervio trigémino**.

Las neuronas del **núcleo espinal del nervio trigémino** y de porciones anterolaterales del núcleo principal (sensitivo) originan las **fibras trigeminotalámicas anteriores** (ventrales) cruzadas. Las colaterales de estas fibras tienen algún efecto en los núcleos motores de los nervios hipogloso, facial (**reflejo corneal, reflejo supraorbitario o trigeminofacial**) y del nervio trigémino; las colaterales mesencefálicas intervienen en el **reflejo mandibular**, también denominado **reflejo miotático-masetérico**. Las colaterales también llegan al núcleo dorsal (motor) del nervio vago (**reflejo emético**), al núcleo salivatorio superior (**lagrimeo/reflejo lacrimal**) y al núcleo ambiguo y la formación reticular adyacente (**reflejo de estornudo**). Las **fibras trigeminotalámicas posteriores** (dorsales) no cruzadas se originan de regiones posteriores del núcleo principal (sensitivo).

Neurotransmisores

Las células de los ganglios del nervio trigémino que contienen **sustancia P** (+) y **colecistocinina** (+) envían proyecciones al núcleo espinal del nervio trigémino, sobre todo a la **porción inferior**. En muchas fibras trigeminotalámicas que se originan del núcleo principal (sensitivo) y en la porción interpolar del núcleo espinal hay **glutamato** (+). Éste también se encuentra en unas pocas fibras trigeminotalámicas de la porción inferior y en casi ninguna de la porción oral. El locus cerúleo (**fibras noradrenérgicas**) y los núcleos del rafe (**fibras serotoninérgicas**) también envían proyecciones al núcleo espinal. Las células que contienen **encefalina** (–) se encuentran en regiones inferiores del núcleo espinal, y las **fibras encefalinérgicas** se encuentran en el núcleo ambiguo y en los núcleos motores de los nervios hipogloso, facial y trigémino.

Correlaciones clínicas

Una pérdida de: 1) **sensibilidad dolorosa, térmica** y **táctil** en el lado homolateral de la cara, la cavidad bucal y los dientes; 2) **parálisis** homolateral de los **músculos masticadores**, y 3) **pérdida homolateral del reflejo corneal** que puede indicar una lesión del ganglio o anterior al ganglio del nervio trigémino. La lesión de las porciones periféricas del nervio trigémino puede ser traumática (fractura de cráneo, sobre todo de los ramos supraorbitario e infraorbitario), inflamatoria (p. ej., **herpes zóster**) o por crecimiento de un tumor (**schwannoma** o **meningioma** vestibulares grandes). El déficit reflejaría la porción periférica del nervio trigémino dañado.

La **neuralgia del trigémino** (**tic doloroso**) es un intenso dolor urente limitado a la distribución periférica del nervio trigémino, normalmente en su división V$_2$ (maxilar). Este dolor puede iniciarse por cualquier contacto con áreas de la cara, como la comisura de la boca, la nariz, los labios o la mejilla (p. ej., afeitarse, maquillarse, masticar o incluso sonreír). Con frecuencia las crisis tienen lugar de imprevisto, pueden ocurrir sólo algunas veces al mes o varias veces en un mismo día y por lo general se observan en pacientes de 40 años de edad o más. Una causa probable de la neuralgia del trigémino es la compresión de la raíz del nervio trigémino por parte de vasos aberrantes, con mayor frecuencia un bucle en la arteria cerebelosa superior. Otras causas pueden ser un tumor, **esclerosis múltiple** (**EM**) y transmisión efáptica (contacto lateral entre fibras paralelas) en el ganglio del nervio trigémino. Alrededor de 2% de los pacientes que se presentan con EM pueden tener neuralgia del trigémino (NTG), mientras que una porción de entre 18 y 20% de los pacientes con NTG bilateral son candidatos probables de EM. Es el tipo más frecuente de neuralgia.

En la médula oblongada, las fibras del tracto espinal del nervio trigémino y el sistema anterolateral son irrigadas por la **arteria cerebelosa posteroinferior** (ACPI, o PICA por sus siglas en inglés). Por consiguiente, la **hemianestesia alternante** (**alternada** o **cruzada**) es un rasgo característico del **síndrome de la PICA**. Se trata de una pérdida de la sensibilidad dolorosa y térmica en un lado del cuerpo y en el lado opuesto de la cara. Los **gliomas pontinos** pueden producir **parálisis de los músculos masticadores** (**afectación motora del nervio trigémino**) y cierta **pérdida de la información táctil** (**afectación del núcleo principal** [**sensitivo**]), así como otros déficits que dependen de las estructuras adyacentes afectadas.

ABREVIATURAS

ASG	Aferente somática general	NuNrFac	Núcleo del nervio facial	TrTP	Tracto trigeminotalámico posterior (dorsal)
CInt	Cápsula interna	NuNrHi	Núcleo del nervio hipogloso		
FRet	Formación reticular	NuR	Núcleo rojo	UTM	Unión temporomandibular
LM	Lemnisco medial	NuSP	Núcleo (sensitivo) principal	VPL	Núcleo ventral posterolateral del tálamo
ManTri	División mandibular del nervio trigémino	OftTri	División oftálmica del nervio trigémino	VPM	Núcleo ventral posteromedial del tálamo
MaxTri	División maxilar del nervio trigémino	PCI	Pedúnculo cerebeloso inferior		
		PPedC	Pie del pedúnculo cerebral		**Ganglios**
NuEspTri	Núcleo espinal del nervio trigémino	SAL	Sistema anterolateral		1. Ganglio del nervio trigémino
NuMes	Núcleo mesencefálico	TrEspTri	Tracto espinal del nervio trigémino		2. Ganglio del cuerpo geniculado
NuMoTri	Núcleo dorsal (motor) del nervio trigémino	TrTA	Tracto trigeminotalámico anterior (ventral)		3. Ganglio superior del nervio glosofaríngeo
					4. Ganglio superior del nervio vago

Repaso de la irrigación del tracto y núcleo espinales del nervio trigémino y de los tractos trigeminotalámicos

Estructuras	Arterias
TrEspTri y NuEspTri en la médula oblongada	Tercio inferior, vertebral; dos tercios superiores, arteria cerebelosa posteroinferior (véase fig. 6-16)
TrEspTri y NuEspTri en el puente	Ramas circunferenciales largas de la arteria basilar (véase fig. 6-23)
Fibras trigeminotalámicas en el mesencéfalo	Ramas circunferenciales cortas de las arterias cerebral posterior y cerebelosa superior (véase fig. 6-30)
VPM	Ramas talamogeniculadas de la arteria cerebral posterior (véase fig. 6-41)
Brazo posterior de la CInt	Ramas estriadas laterales de la arteria cerebral media (véase fig. 6-41)

8-7 VÍAS DEL NERVIO TRIGÉMINO CON ORIENTACIÓN ANATÓMICA

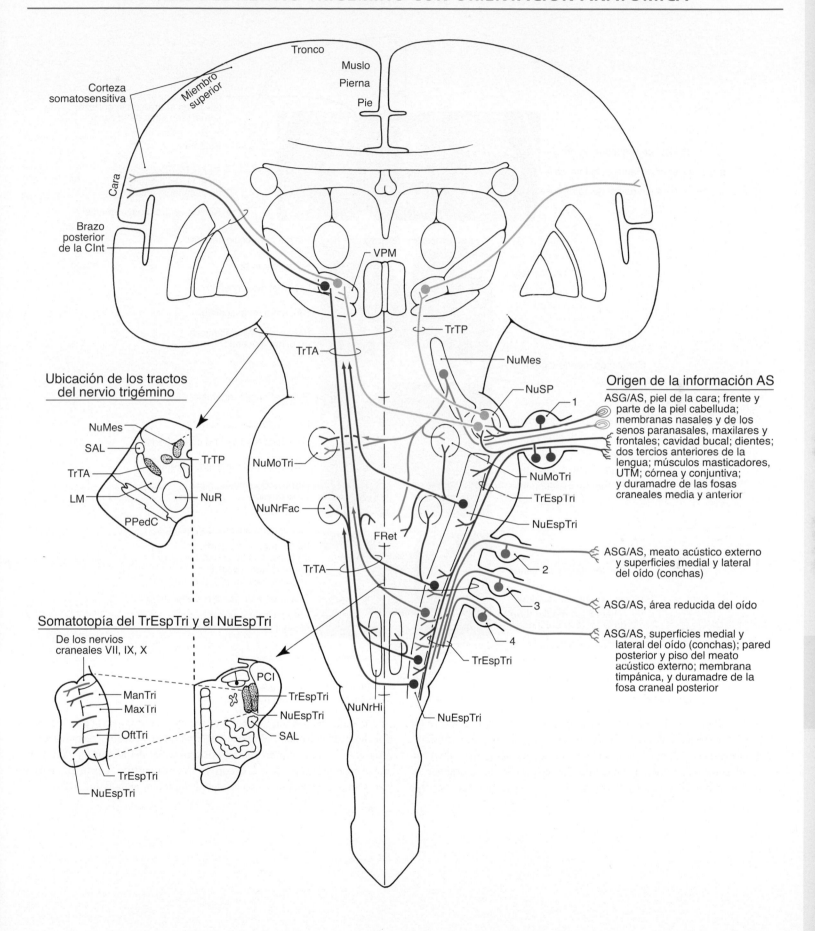

Tronco
Muslo
Pierna
Pie

Corteza
somatosensitiva

Miembro
superior

Cara

Brazo
posterior
de la CInt

VPM

TrTP

TrTA

NuMes

NuSP

1

**Ubicación de los tractos
del nervio trigémino**

NuMes
SAL
TrTA
LM
PPedC
TrTP
NuR

NuMoTri

NuNrFac

FRet

TrTA

Origen de la información AS

ASG/AS, piel de la cara; frente y
parte de la piel cabelluda;
membranas nasales y de los
senos paranasales, maxilares y
frontales; cavidad bucal; dientes;
dos tercios anteriores de la
lengua; músculos masticadores,
UTM; córnea y conjuntiva;
y duramadre de las fosas
craneales media y anterior

NuMoTri
TrEspTri
NuEspTri

2

ASG/AS, meato acústico externo
y superficies medial y lateral
del oído (conchas)

3

ASG/AS, área reducida del oído

4

ASG/AS, superficies medial y
lateral del oído (conchas); pared
posterior y piso del meato
acústico externo; membrana
timpánica, y duramadre de la
fosa craneal posterior

TrEspTri

NuEspTri

Somatotopía del TrEspTri y el NuEspTri

De los nervios
craneales VII, IX, X

PCI

ManTri
MaxTri
OftTri
TrEspTri
NuEspTri

TrEspTri
NuEspTri
SAL

NuNrHi

VÍAS DEL NERVIO TRIGÉMINO CON ORIENTACIÓN CLÍNICA

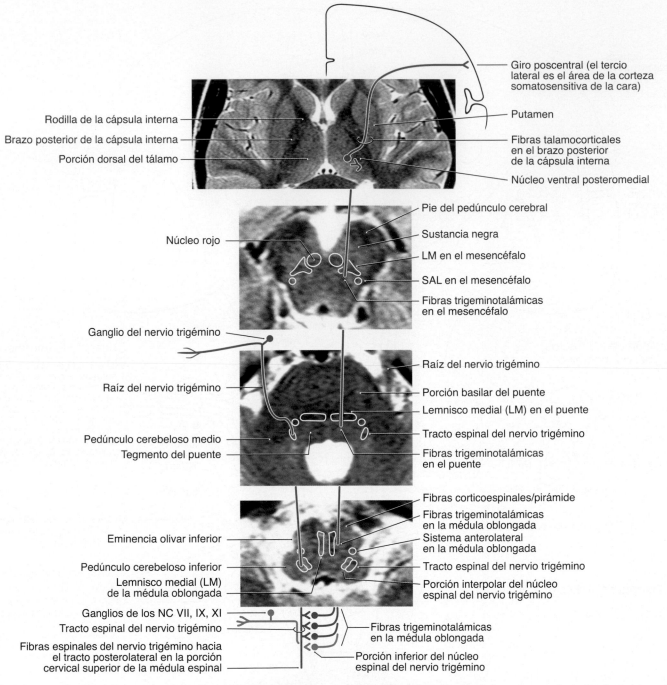

Giro poscentral (el tercio lateral es el área de la corteza somatosensitiva de la cara)

Rodilla de la cápsula interna

Brazo posterior de la cápsula interna

Porción dorsal del tálamo

Putamen

Fibras talamocorticales en el brazo posterior de la cápsula interna

Núcleo ventral posteromedial

Núcleo rojo

Pie del pedúnculo cerebral

Sustancia negra

LM en el mesencéfalo

SAL en el mesencéfalo

Fibras trigeminotalámicas en el mesencéfalo

Ganglio del nervio trigémino

Raíz del nervio trigémino

Raíz del nervio trigémino

Porción basilar del puente

Lemnisco medial (LM) en el puente

Pedúnculo cerebeloso medio

Tegmento del puente

Tracto espinal del nervio trigémino

Fibras trigeminotalámicas en el puente

Fibras corticoespinales/pirámide

Fibras trigeminotalámicas en la médula oblongada

Eminencia olivar inferior

Sistema anterolateral en la médula oblongada

Pedúnculo cerebeloso inferior

Lemnisco medial (LM) de la médula oblongada

Tracto espinal del nervio trigémino

Porción interpolar del núcleo espinal del nervio trigémino

Ganglios de los NC VII, IX, XI

Tracto espinal del nervio trigémino

Fibras espinales del nervio trigémino hacia el tracto posterolateral en la porción cervical superior de la médula espinal

Fibras trigeminotalámicas en la médula oblongada

Porción inferior del núcleo espinal del nervio trigémino

8-8A **Fibras espinales del nervio trigémino** y **trigeminotalámicas** sobrepuestas en la IRM (tronco encefálico y prosencéfalo, IRM poderada en T2) que muestran la localización, topografía y trayectoria de tales fibras con orientación clínica. Las células donde se originan las neuronas primarias en las vías sensitivas del **nervio trigémino** se localizan en el **ganglio del mismo**; las neuronas secundarias están en la **porción inferior** del **núcleo espinal del nervio trigémino**. Las neuronas secundarias se proyectan hacia el **núcleo ventral posteromedial del tálamo** (VPM), y de éste al área de la superficie de la corteza somatosensitiva. Las fibras en rojo y en azul se correlacionan con las del mismo color en la figura 8-7.

VÍAS DEL NERVIO TRIGÉMINO CON ORIENTACIÓN CLÍNICA: LESIONES Y DÉFICITS REPRESENTATIVOS

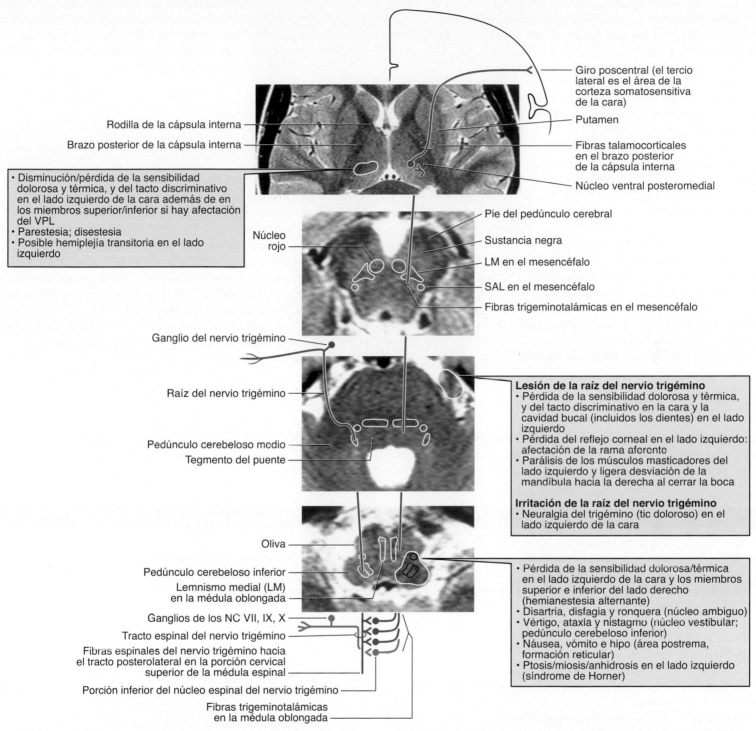

Giro poscentral (el tercio lateral es el área de la corteza somatosensitiva de la cara)

Putamen

Rodilla de la cápsula interna

Brazo posterior de la cápsula interna

Fibras talamocorticales en el brazo posterior de la cápsula interna

Núcleo ventral posteromedial

- Disminución/pérdida de la sensibilidad dolorosa y térmica, y del tacto discriminativo en el lado izquierdo de la cara además de en los miembros superior/inferior si hay afectación del VPL
- Parestesia; disestesia
- Posible hemiplejía transitoria en el lado izquierdo

Núcleo rojo

Pie del pedúnculo cerebral

Sustancia negra

LM en el mesencéfalo

SAL en el mesencéfalo

Fibras trigeminotalámicas en el mesencéfalo

Ganglio del nervio trigémino

Raíz del nervio trigémino

Pedúnculo cerebeloso medio

Tegmento del puente

Lesión de la raíz del nervio trigémino
- Pérdida de la sensibilidad dolorosa y térmica, y del tacto discriminativo en la cara y la cavidad bucal (incluidos los dientes) en el lado izquierdo
- Pérdida del reflejo corneal en el lado izquierdo: afectación de la rama aferente
- Parálisis de los músculos masticadores del lado izquierdo y ligera desviación de la mandíbula hacia la derecha al cerrar la boca

Irritación de la raíz del nervio trigémino
- Neuralgia del trigémino (tic doloroso) en el lado izquierdo de la cara

Oliva

Pedúnculo cerebeloso inferior

Lemnisco medial (LM) en la médula oblongada

Ganglios de los NC VII, IX, X

Tracto espinal del nervio trigémino

Fibras espinales del nervio trigémino hacia el tracto posterolateral en la porción cervical superior de la médula espinal

Porción inferior del núcleo espinal del nervio trigémino

Fibras trigeminotalámicas en la médula oblongada

- Pérdida de la sensibilidad dolorosa/térmica en el lado izquierdo de la cara y los miembros superior e inferior del lado derecho (hemianestesia alternante)
- Disartria, disfagia y ronquera (núcleo ambiguo)
- Vértigo, ataxia y nistagmo (núcleo vestibular; pedúnculo cerebeloso inferior)
- Náusea, vómito e hipo (área postrema, formación reticular)
- Ptosis/miosis/anhidrosis en el lado izquierdo (síndrome de Horner)

8-8B Lesiones representativas del tronco encefálico y del tálamo que afectan elementos del **sistema del nervio trigémino** y los déficits (cuadros rosados) que se correlacionan con el nivel y la lateralidad de cada lesión. La afectación al nervio trigémino (un nervio mixto) suele percibirse como dolor de la frente, la cara o cavidad bucal. Puede presentarse en forma de dolores agudos o lancinantes activados por estímulos en territorios de V$_2$ o V$_3$ del **nervio trigémino** en la periferia de la boca en la cara. Es usual (aproximadamente 80%

de los casos) atribuirlo a compresión de entrada de la raíz del nervio trigémino por una rama aberrante de la **arteria cerebelosa superior**. La propiocepción se traslada a través del **núcleo principal** (**sensitivo**) **del nervio trigémino** y en algunos casos se percibe como presión o desplazamiento, pero no como dolor declarado. Obsérvese que la lateralidad (D/I) de los déficits la determina el hecho de que la lesión sea del lado izquierdo o derecho de la IRM; esto refuerza conceptos clínicos importantes.

VÍAS DEL TRACTO SOLITARIO CON ORIENTACIÓN ANATÓMICA

8-9 El **aporte aferente visceral** (AVE/AV, **gusto**; AVG/AV, **sensibilidad visceral general**) en los nervios craneales (NC) VII (**facial**), IX (**glosofaríngeo**) y X (**vago**) llega a los **núcleos solitarios** a través del **tracto solitario** y termina en las células del núcleo circundante. Todos ellos son nervios mixtos.

Recuérdese que los componentes funcionales AVE y AVG pueden agruparse globalmente como componentes funcionales AV (aferentes viscerales). Lo que con frecuencia se denomina "núcleo" solitario es una serie de pequeños núcleos que en conjunto forman esta columna celular de orientación superoinferior.

Las células del núcleo solitario envían proyecciones a los núcleos **salivatorio, hipogloso, motor dorsal (motor) del nervio vago** y al **núcleo ambiguo**. Las proyecciones del núcleo solitario al núcleo ambiguo son las neuronas intermedias en la vía del **reflejo faríngeo**. El ramo aferente del **reflejo faríngeo** discurre a través del nervio glosofaríngeo, y el ramo eferente se origina del núcleo ambiguo; el ramo eferente va por los NC IX y X. Aunque no se comprueba de manera sistemática, el **reflejo faríngeo** debería evaluarse en los pacientes con **disartria, disfagia** o **ronquera**. Las fibras espinales del tracto solitario son bilaterales con predominio contralateral y envían proyecciones al núcleo frénico, a la columna celular intermediolateral y al cuerno anterior. El núcleo ventral posteromedial (VPM) del tálamo es el centro a través del cual la información aferente visceral se transmite a la corteza cerebral. Véanse las figuras 8-27 a 8-31 y la tabla 8-1 para los reflejos del tronco encefálico.

Neurotransmisores

Las células que contienen **sustancia P** (+) y **colecistocinina** (+) del **ganglio del cuerpo geniculado** (nervio facial) y de los **ganglios inferiores** de los nervios glosofaríngeo y vago envían proyecciones al núcleo solitario. Algunas neuronas del tracto solitario que se dirigen al núcleo dorsal (motor) del nervio vago adyacente contienen **encefalina** (−), **neurotensina** (+, −) y ácido γ-aminobutírico (−). Hay colecistocinina (+), somatostatina (−) y encefalina (−) en las neuronas del tracto solitario, en las células de los núcleos parabraquiales y en algunas neuronas talámicas que se dirigen a las áreas del gusto y a otras áreas viscerales de la corteza.

Correlaciones clínicas

Una pérdida homolateral del gusto (**ageusia**) en los dos tercios anteriores de la lengua y una **parálisis facial** (**de Bell**) homolateral pueden indicar una lesión del ganglio geniculado o el nervio facial anterior al ganglio. Aunque una lesión en el nervio glosofaríngeo causará **ageusia** homolateral en el tercio posterior de la lengua, esta pérdida es difícil de comprobar. Por otro lado, la **neuralgia del nervio glosofaríngeo** (que también puede llamarse **tic glosofaríngeo**) es un **dolor idiopático** localizado en los ramos sensitivos periféricos del noveno nervio en la parte posterior de la faringe y la lengua, y en el área tonsilar. Aunque comparativamente es poco frecuente, la **neuralgia del nervio glosofaríngeo** puede agravarse al hablar o incluso al deglutir. La oclusión de la arteria cerebelosa posteroinferior (ACPI, o PICA por sus siglas en inglés) causa **síndrome de la PICA** o **síndrome bulbar lateral**, además de producir hemianestesia alternante y **ageusia** en el lado homolateral de la lengua, porque la PICA irriga el tracto solitario y los núcleos de la médula oblongada. La **ageusia** rara vez o nunca se comprueba en el **síndrome de la PICA**.

Curiosamente, las lesiones del nervio o del tracto olfatorios (**anosmia**, pérdida de la sensibilidad olfativa; **disosmia**, alteración del sentido olfativo) pueden afectar a la percepción de los sabores. Está claro que la congestión nasal que acompaña a un resfriado afecta notablemente al sentido del gusto.

ABREVIATURAS

AV	Aferente visceral	NuSal	Núcleo salivatorio
AVE	Aferente visceral especial	NuVI	Núcleo vestibular inferior
AVG	Aferente visceral general	NuVM	Núcleo vestibular medial
CardResp	Porción cardiorrespiratoria (inferior) del núcleo solitario	PCI	Pedúnculo cerebeloso inferior
		Tr	Tracto
HipT	Hipotálamo	VPM	Núcleo ventral posteromedial del tálamo
Nu y TrSol	Núcleos y tracto solitarios		
NuAm	Núcleo ambiguo		**Clave numérica**
NuAmig	Complejo nuclear amigdalino		
NuGust	Núcleo gustativo (porción superior del núcleo solitario)	1. Ganglio geniculado del nervio facial	
		2. Ganglio inferior del nervio glosofaríngeo	
		3. Ganglio inferior del nervio vago	
NuNrHi	Núcleo del nervio hipogloso	4. Núcleo dorsal (motor) del nervio vago	
NuPbr	Núcleos parabraquiales		

Repaso de la irrigación del núcleo y del tracto solitarios

Estructuras	Arterias
Nu y TrSol en la médula oblongada	Inferior a la médula oblongada, espinal anterior; superior a la médula oblongada, arteria cerebelosa posteroinferior (véase fig. 6-16)
Fibras ascendentes en el puente	Ramas circunferenciales largas de la arteria basilar y ramas de la arteria cerebelosa superior (véase fig. 6-23)
VPM	Ramas talamogeniculadas de la arteria cerebral posterior (véase fig. 6-41)
Brazo posterior de la CInt	Ramas estriadas laterales de la arteria cerebral media (véase fig. 6-41)

8-9 VÍAS DEL TRACTO SOLITARIO CON ORIENTACIÓN ANATÓMICA

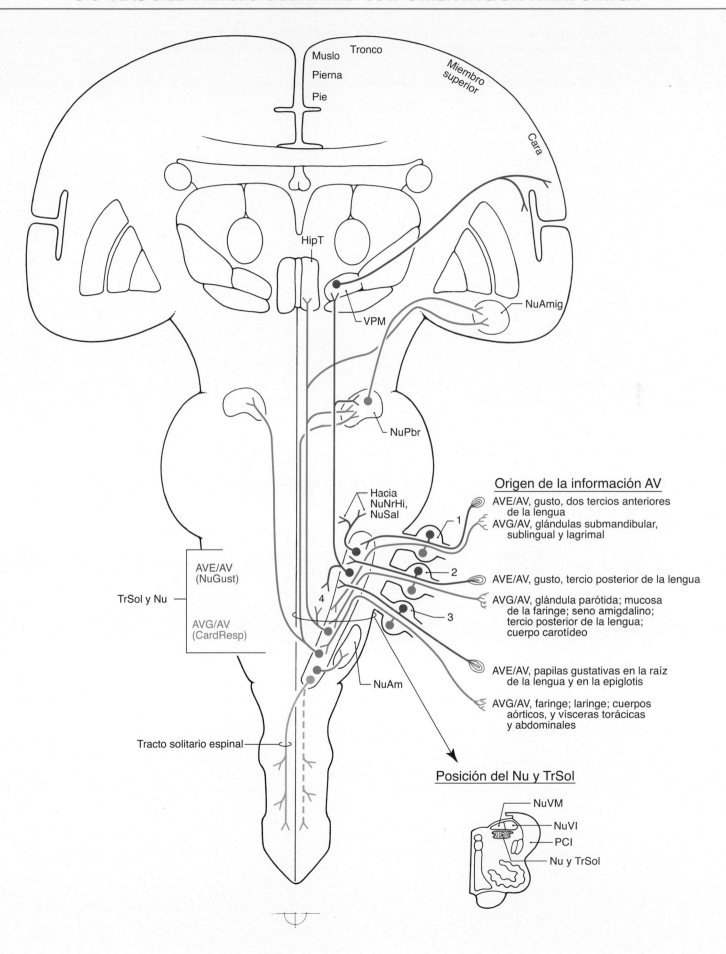

Muslo
Tronco
Pierna
Pie
Miembro superior
Cara

HipT

VPM

NuAmig

NuPbr

Hacia NuNrHi, NuSal

AVE/AV (NuGust)

TrSol y Nu

AVG/AV (CardResp)

NuAm

Tracto solitario espinal

Origen de la información AV

AVE/AV, gusto, dos tercios anteriores de la lengua

AVG/AV, glándulas submandibular, sublingual y lagrimal

1

2

AVE/AV, gusto, tercio posterior de la lengua

AVG/AV, glándula parótida; mucosa de la faringe; seno amigdalino; tercio posterior de la lengua; cuerpo carotídeo

3

AVE/AV, papilas gustativas en la raíz de la lengua y en la epiglotis

AVG/AV, faringe; laringe; cuerpos aórticos, y vísceras torácicas y abdominales

4

Posición del Nu y TrSol

NuVM

NuVI

PCI

Nu y TrSol

RECUADRO EN BLANCO PARA LAS VÍAS SENSITIVAS

8-10 Recuadro en blanco para las vías sensitivas. Se proporciona para autoevaluar la comprensión de las vías sensitivas, para que el profesor pueda ampliar información no explicada en el atlas sobre estas vías, o para ambos fines.

NOTAS

8-10 DIBUJO EN BLANCO PARA LAS VÍAS SENSITIVAS

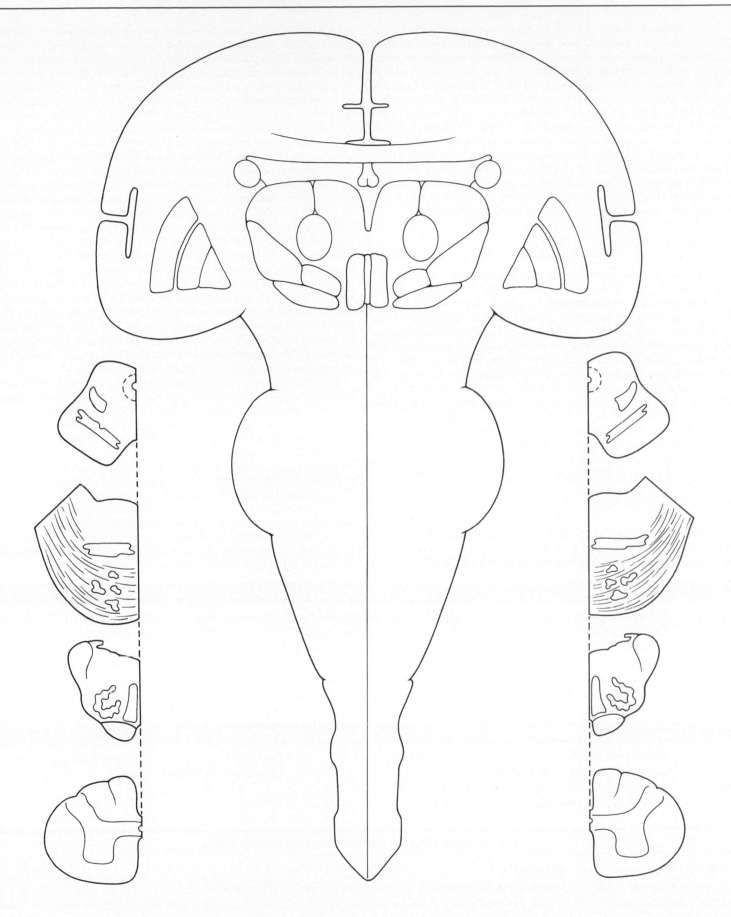

CORTICOESPINALES EN ORIENTACIÓN ANATÓMICA

8-11 Extensión longitudinal de las **fibras corticoespinales** y su localización y somatotopía a niveles representativos en el neuroeje. La somatotopía de las fibras corticoespinales tiene una organización menos compacta en la **porción basilar del puente** de lo que tales fibras lo están en la **cápsula interna**, el **pie del pedúnculo cerebral**, la **pirámide** o la **médula espinal**. En la **decusación motora** (decusación piramidal), las fibras que se originan en las áreas del miembro superior de la corteza motora cruzan superiores respecto a las que se originan en las áreas del miembro inferior. Además de las fibras que se originan desde el **giro precentral** (área somatomotora 4), también se origina un contingente considerable de fibras a partir del **giro poscentral** (áreas 3, 1 y 2); las primeras terminan principalmente en las láminas espinales VI-IX, mientras que las segundas lo hacen sobre todo en las láminas IV y V. Las regiones prefrontales, sobre todo el área 6 y las áreas parietales 5 y 7, también contribuyen al tracto corticoespinal.

Neurotransmisores

Las neuronas corticales pequeñas, que se cree actúan como células de los circuitos locales o en conexiones corticocorticales, contienen **acetilcolina**, **ácido γ-aminobutírico** (−) y **sustancia P** (+, además de otros péptidos). Las fibras eferentes corticales que envían proyecciones a la médula espinal contienen **glutamato** (+). Las **fibras** y terminales **corticoespinales glutaminérgicas** se encuentran en todos los niveles espinales, pero se concentran sobre todo en las intumescencias cervicales y lumbosacras. Esto se relaciona con el hecho de que aproximadamente 55% de las fibras corticoespinales termina en niveles cervicales de la médula espinal, cerca de 20% en niveles torácicos y alrededor de 25% en niveles lumbosacros. Algunas fibras corticoespinales pueden ramificarse y terminar en múltiples niveles espinales. Las neuronas motoras inferiores están influidas por fibras corticoespinales, sea de manera directa o indirecta, por medio de interneuronas. La **acetilcolina** y los **péptidos relacionados con el gen de la calcitonina** se encuentran en estas células motoras grandes y en sus terminaciones en el músculo esquelético.

Correlaciones clínicas

La **miastenia grave** (**MG**), una enfermedad que se caracteriza por debilidad moderada a intensa de los músculos esqueléticos, es causada por anticuerpos circulantes que reaccionan con **receptores de la acetilcolina** postsinápticos nicotínicos. Los síntomas característicos son: 1) **fatigabilidad** muscular progresiva y **debilidad muscular fluctuante**; 2) los **músculos oculares** (**diplopía, ptosis**) suelen ser los primeros en afectarse (45% de los pacientes y en última instancia alrededor de 85% de los casos), y 3) respuesta muscular a **colinérgicos**. En más de 50% de los casos suelen afectarse los **músculos faciales y bucofaríngeos** (**debilidad facial, disfagia, disartria**). También puede observarse debilidad de los músculos de los miembros, pero casi siempre combinada con debilidad facial/bucal.

La lesión de las fibras corticoespinales de un lado de la médula espinal cervical (p. ej., el **síndrome de Brown-Séquard**) causa parálisis (**hemiplejía**) de los **miembros superior e inferior homolaterales**. Con el tiempo, los pacientes también pueden presentar rasgos de lesión de la neurona motora superior (**hiperreflexia, espasticidad**, pérdida de los **reflejos abdominales** superficiales y **signo de Babinski**). La afectación bilateral de la columna superior de C4-C5 puede causar **tetraplejía**; en C1-C2, el **paro respiratorio** y del **corazón** constituyen complicaciones adicionales. Las lesiones unilaterales de la columna a niveles torácicos pueden causar parálisis del miembro inferior homolateral (**monoplejía**). Si la afectación torácica de la médula espinal es bilateral, pueden paralizarse ambos miembros inferiores (**paraplejía**). Pequeñas lesiones en la decusación motora (piramidal) pueden causar **paresia bilateral de los miembros superiores** (lesión en las porciones superiores) o **paresia bilateral de los miembros inferiores** (lesión en las porciones inferiores), según los tipos de entrecruzamiento de las fibras en la decusación. Recuérdese que -plejía, como en **hemiplejía**, se refiere a parálisis, mientras que -paresia, como en **hemiparesia**, se refiere a debilidad o parálisis incompleta.

En dirección superior a la decusación motora (piramidal), las lesiones vasculares de la médula oblongada (los **síndromes bulbar medial** o el **de Déjèrine**), del puente (el **síndrome de Millard-Gubler** o el de **Foville**) o del mesencéfalo (el **síndrome de Weber**) producen **hemiplejías alternantes** (o **cruzadas**). Éstas aparecen como hemiplejía contralateral de los miembros superior e inferior, junto con una parálisis homolateral de la lengua (médula oblongada), los músculos faciales o el músculo recto lateral (puente), y de la mayor parte de los movimientos oculares (mesencéfalo). Los **déficits sensitivos** con frecuencia se ven como parte de tales síndromes. Las lesiones de la cápsula interna (**accidentes cerebrovasculares lacunares**) producen hemiparesia contralateral, a veces combinada con varios signos de los nervios craneales debido a la afectación de fibras corticonucleares. En la **esclerosis lateral amiotrófica** también se observa debilidad bilateral, indicativa de afectación corticoespinal.

ABREVIATURAS

CEs	Fibras corticoespinales	GiPrC	Giro precentral	Pi	Pirámide
CInt	Cápsula interna	LM	Lemnisco medial	PPedC	Pie del pedúnculo cerebral
CNu	Fibras corticonucleares (corticobulbares)	NuOlP	Núcleo olivar principal	SAL	Sistema anterolateral
		NuR	Núcleo rojo	SN	Sustancia negra
FLM	Fascículo longitudinal medial	PBP	Porción basilar del puente	TrCEsA	Tracto corticoespinal anterior
GiPA	Giro paracentral anterior	PCI	Pedúnculo cerebeloso inferior	TrCEsL	Tracto corticoespinal lateral

SOMATOTOPÍA DE LAS FIBRAS CORTICOESPINALES

MI	Posición de las fibras que discurren hacia regiones del miembro inferior de la médula espinal	T	Posición de las fibras que discurren hacia regiones torácicas de la médula espinal
MS	Posición de las fibras que discurren hacia regiones del miembro superior de la médula espinal		

Repaso de la irrigación de las fibras corticoespinales

Estructuras	Arterias
Brazo posterior de la CInt	Ramas estriadas laterales de la arteria cerebral media (véase fig. 6-41)
PPedC en el mesencéfalo	Ramas paramedianas y circunferenciales cortas de la arteria basilar y la arteria comunicante posterior (véase fig. 6-30)
CEs en la PBP	Ramas paramedianas de la arteria basilar (véase fig. 6-23)
Pi en la médula oblongada	Arteria espinal anterior (véase fig. 6-16)
TrCEsL en la médula espinal	Ramas penetrantes de la corona vascular arterial (fibras del MI) y ramas de las arterias centrales (fibras del MS) (véase fig. 6-8)

8-11 TRACTOS CORTICOESPINALES CON ORIENTACIÓN ANATÓMICA

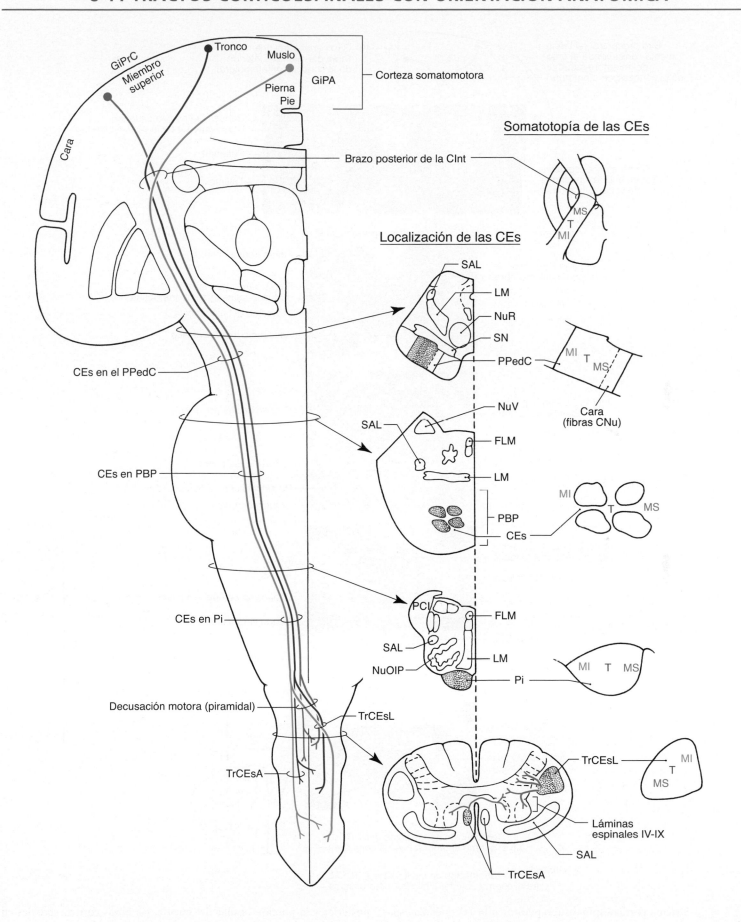

Corteza somatomotora

Somatotopía de las CEs

Brazo posterior de la CInt

Localización de las CEs

SAL
LM
NuR
SN
PPedC
CEs en el PPedC
NuV
SAL
FLM
LM
CEs en PBP
PBP
CEs
Cara
(fibras CNu)
PCI
FLM
CEs en Pi
SAL
NuOIP
LM
Pi
Decusación motora (piramidal)
TrCEsL
TrCEsL
TrCEsA
Láminas
espinales IV-IX
SAL
TrCEsA

TRACTOS CORTICOESPINALES CON ORIENTACIÓN CLÍNICA

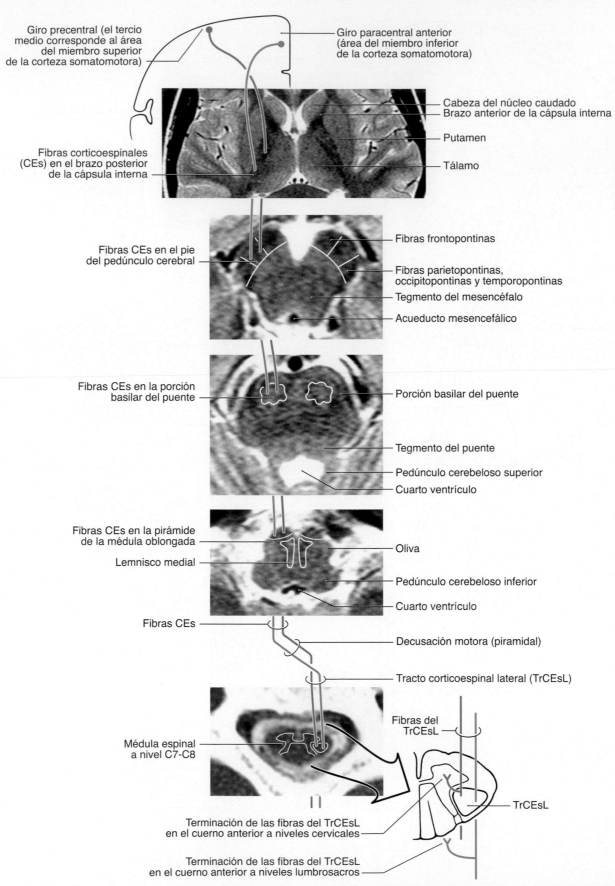

Giro precentral (el tercio medio corresponde al área del miembro superior de la corteza somatomotora)

Giro paracentral anterior (área del miembro inferior de la corteza somatomotora)

Cabeza del núcleo caudado
Brazo anterior de la cápsula interna

Putamen

Tálamo

Fibras corticoespinales (CEs) en el brazo posterior de la cápsula interna

Fibras frontopontinas

Fibras CEs en el pie del pedúnculo cerebral

Fibras parietopontinas, occipitopontinas y temporopontinas

Tegmento del mesencéfalo

Acueducto mesencefálico

Fibras CEs en la porción basilar del puente

Porción basilar del puente

Tegmento del puente

Pedúnculo cerebeloso superior

Cuarto ventrículo

Fibras CEs en la pirámide de la médula oblongada

Oliva

Lemnisco medial

Pedúnculo cerebeloso inferior

Cuarto ventrículo

Fibras CEs

Decusación motora (piramidal)

Tracto corticoespinal lateral (TrCEsL)

Fibras del TrCEsL

Médula espinal a nivel C7-C8

TrCEsL

Terminación de las fibras del TrCEsL en el cuerno anterior a niveles cervicales

Terminación de las fibras del TrCEsL en el cuerno anterior a niveles lumbrosacros

8-12A **Sistema corticoespinal** subrepuesto en la TC (médula espinal, mielografía) y en la IRM (tronco encefálico y prosencéfalo, IRM ponderada en T2) que muestra la localización, topografía y trayectoria de esta vía con orientación clínica. Con excepción del **brazo posterior** y la **porción basilar del puente**, las **fibras corticoespinales** en general están dispuestas de manera compacta en todos los niveles del SNC. Las fibras azules y verdes se correlacionan con las del mismo color en la figura 8-11.

TRACTOS CORTICOESPINALES CON ORIENTACIÓN CLÍNICA: LESIONES Y DÉFICITS REPRESENTATIVOS

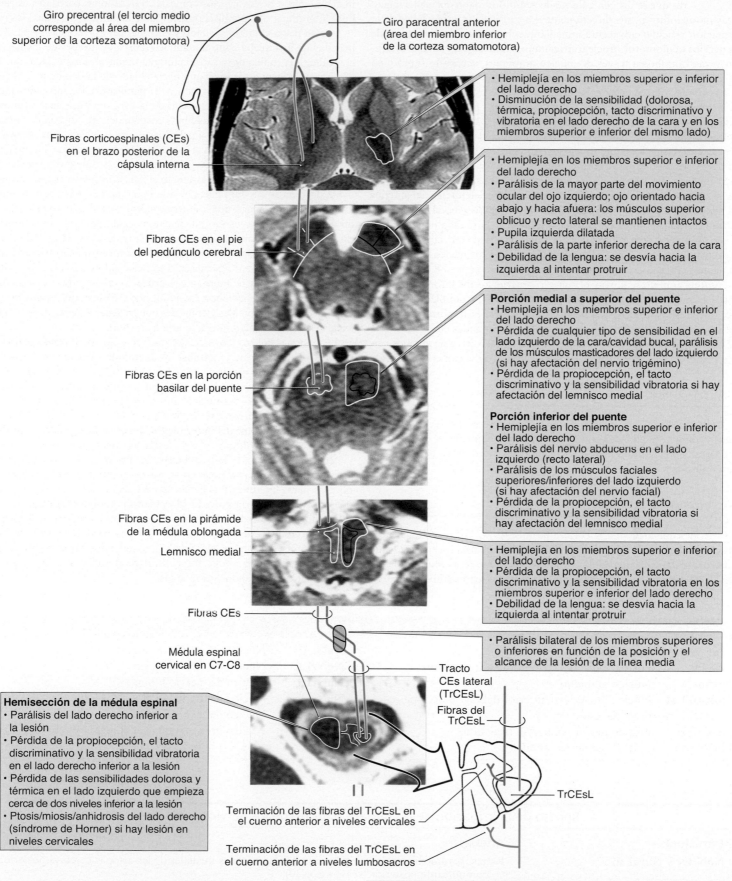

Giro precentral (el tercio medio corresponde al área del miembro superior de la corteza somatomotora)

Giro paracentral anterior (área del miembro inferior de la corteza somatomotora)

Fibras corticoespinales (CEs) en el brazo posterior de la cápsula interna

- Hemiplejía en los miembros superior e inferior del lado derecho
- Disminución de la sensibilidad (dolorosa, térmica, propiocepción, tacto discriminativo y vibratoria en el lado derecho de la cara y en los miembros superior e inferior del mismo lado)

Fibras CEs en el pie del pedúnculo cerebral

- Hemiplejía en los miembros superior e inferior del lado derecho
- Parálisis de la mayor parte del movimiento ocular del ojo izquierdo; ojo orientado hacia abajo y hacia afuera: los músculos superior oblicuo y recto lateral se mantienen intactos
- Pupila izquierda dilatada
- Parálisis de la parte inferior derecha de la cara
- Debilidad de la lengua: se desvía hacia la izquierda al intentar protruir

Fibras CEs en la porción basilar del puente

Porción medial a superior del puente
- Hemiplejía en los miembros superior e inferior del lado derecho
- Pérdida de cualquier tipo de sensibilidad en el lado izquierdo de la cara/cavidad bucal, parálisis de los músculos masticadores del lado izquierdo (si hay afectación del nervio trigémino)
- Pérdida de la propiocepción, el tacto discriminativo y la sensibilidad vibratoria si hay afectación del lemnisco medial

Porción inferior del puente
- Hemiplejía en los miembros superior e inferior del lado derecho
- Parálisis del nervio abducens en el lado izquierdo (recto lateral)
- Parálisis de los músculos faciales superiores/inferiores del lado izquierdo (si hay afectación del nervio facial)
- Pérdida de la propiocepción, el tacto discriminativo y la sensibilidad vibratoria si hay afectación del lemnisco medial

Fibras CEs en la pirámide de la médula oblongada

Lemnisco medial

- Hemiplejía en los miembros superior e inferior del lado derecho
- Pérdida de la propiocepción, el tacto discriminativo y la sensibilidad vibratoria en los miembros superior e inferior del lado derecho
- Debilidad de la lengua: se desvía hacia la izquierda al intentar protruir

Fibras CEs

- Parálisis bilateral de los miembros superiores o inferiores en función de la posición y el alcance de la lesión de la línea media

Médula espinal cervical en C7-C8

Tracto CEs lateral (TrCEsL)

Fibras del TrCEsL

Hemisección de la médula espinal
- Parálisis del lado derecho inferior a la lesión
- Pérdida de la propiocepción, el tacto discriminativo y la sensibilidad vibratoria en el lado derecho inferior a la lesión
- Pérdida de las sensibilidades dolorosa y térmica en el lado izquierdo que empieza cerca de dos niveles inferior a la lesión
- Ptosis/miosis/anhidrosis del lado derecho (síndrome de Horner) si hay lesión en niveles cervicales

TrCEsL

Terminación de las fibras del TrCEsL en el cuerno anterior a niveles cervicales

Terminación de las fibras del TrCEsL en el cuerno anterior a niveles lumbosacros

8-12B Lesiones representativas del SNC que afectan al **sistema corticoespinal** y déficits (cuadros rosados) que se correlacionan con el nivel y lateralidad de cada lesión. En todos los niveles del tronco encefálico el territorio vascular de fibras corticoespinales también es el territorio de un núcleo o raíz de un nervio craneal; el déficit del nervio craneal es la mejor **localización del síntoma**. Advierta que la lateralidad (D/I) de los déficits la determina el hecho de que la lesión sea del lado izquierdo o derecho de la IRM/TC; esto refuerza conceptos clínicos importantes.

FIBRAS CORTICONUCLEARES CON ORIENTACIÓN ANATÓMICA

8-13 Origen, recorrido y distribución de las **fibras corticonucleares** que se dirigen a los núcleos motores del tronco encefálico. Estas fibras influyen, sea directamente o a través de interneuronas de la formación reticular adyacente inmediata, sobre los **núcleos motores de los nervios oculomotor, troclear, trigémino, abducens, facial, glosofaríngeo y vago** (ambos a través del **núcleo ambiguo**), **accesorio** (núcleo en C1-C5/C6) e **hipogloso**.

Las fibras corticonucleares se originan en los campos oculares frontales (áreas 6 y 8 en las porciones posteriores del giro frontal medio), el giro precentral (corteza somatomotora, área 4, muchas) y algunas en el giro poscentral (áreas 3, 1 y 2). Las fibras del área 4 ocupan la rodilla de la cápsula interna, pero las de los campos oculares frontales (áreas 8 y 6) pueden cruzar porciones posteriores del brazo anterior y algunas (de las áreas 3, 1 y 2) pueden ocupar las porciones más anteriores del brazo posterior. Las fibras que se originan en las áreas 8 y 6 terminan en el **núcleo intersticial anterior del fascículo longitudinal medial (centro de la mirada vertical)** y en la **formación reticular pontina paramediana (centro de la mirada horizontal)**; a su vez, estas áreas envían proyecciones a los núcleos tercero, cuarto y sexto, respectivamente. Las fibras del área 4 terminan en los núcleos motores de los nervios craneales o en zonas adyacentes, excepto en los NC III, IV y VI.

Aunque aquí no se ilustra, el colículo superior recibe información cortical del área 8 y del campo ocular parietal (área 7), y también envía proyecciones al NuIRoFLM y a la FRetPP. Además, es importante señalar que las fibras corticales descendentes (muchas originadas en las áreas 3, 1 y 2) envían proyecciones a los núcleos de relevo sensitivo de algunos nervios craneales y a otros núcleos de relevo sensitivo del tronco encefálico.

Neurotransmisores

Hay **glutamato** (+) en muchos **axones corticoeferentes** que inervan de manera directa núcleos motores de los nervios craneales y en las fibras que terminan cerca de varios núcleos motores, pero no en ellos (inervación indirecta).

Correlaciones clínicas

Las lesiones que afectan a la corteza motora (p. ej., **oclusión de las arterias cerebrales**) o al **brazo posterior** de la cápsula interna (p. ej., **accidentes cerebrovasculares lacunares** u oclusión de las **ramas lenticuloestriadas de** M_1) dan lugar a una **hemiplejía** contralateral de los miembros superior e inferior (afectación de fibras corticoespinales) relacionada con determinados signos de los nervios craneales. Las lesiones corticales estrictas pueden producir una **parálisis** transitoria **de la mirada**, en la cual los ojos se desvían hacia el lado lesionado y lejos del lado de la hemiplejía. Además de una **hemiplejía contralateral**, los hallazgos usuales de los nervios craneales, si la **rodilla de la cápsula interna** también está afectada, pueden incluir: 1) **desviación de la lengua** hacia el lado de la debilidad y alejada del lado de la lesión en protrusión, y 2) **parálisis de los músculos faciales** en la mitad inferior contralateral de la cara (**parálisis facial central**). Esto refleja el hecho de que las fibras corticonucleares dirigidas a neuronas motoras del genioglioso y a neuronas motoras faciales que inervan la porción inferior de la cara son principalmente entrecruzadas. La interrupción de fibras corticonucleares dirigidas al núcleo ambiguo puede causar **debilidad de los músculos palatinos** en el lado contralateral a la lesión; la **úvula palatina se desviará** hacia el lado homolateral (lesionado) al intentar la fonación. Además, una lesión que afecte a las fibras corticonucleares dirigidas al núcleo accesorio puede causar caída del hombro homolateral (o incapacidad para elevarlo contra resistencia) por debilidad del trapecio, y dificultad para girar la cabeza (contra resistencia) hacia el lado contrario por debilidad del músculo esternocleidomastoideo. Al contrario que en la **hemiplejía alternante** (o **cruzada**) que se observa en algunas lesiones del tronco encefálico, las lesiones del hemisferio producen déficits de los nervios espinales y craneales que en general, pero no de manera exclusiva, son contralaterales a la lesión cerebral.

Las lesiones del tronco encefálico, sobre todo en el mesencéfalo o el puente, pueden causar: 1) **parálisis de la mirada vertical** (mesencéfalo); 2) **síndrome de Parinaud**, es decir, parálisis de la mirada hacia arriba (tumores en el área de la glándula pineal); 3) **oftalmoplejía internuclear** (lesión del FLM entre los núcleos motores de los NC III y VI); 4) **parálisis de la mirada horizontal** (lesión en el núcleo del nervio abducens + FRetPP), o 5) **síndrome del uno y medio** (véanse también fig. 3-8 y tablas 3-1 y 3-2). En este último caso, la lesión es adyacente a la línea media y afecta al núcleo del nervio abducens, las fibras internucleares del nervio abducens homolateral que cruzan para entrar en el FLM contralateral y las fibras internucleares del núcleo del nervio abducens contralateral que cruzan para entrar en el FLM del lado homolateral (lesionado). El resultado es una pérdida de la abducción homolateral (recto lateral) y de la aducción (recto medial, el "uno"), y una pérdida contralateral de la aducción (recto medial, el "medio"); el único movimiento horizontal que se mantiene es la abducción contralateral a través de las neuronas motoras del núcleo abducens intactas.

ABREVIATURAS

CInt	Cápsula interna	**NuNrAc**	Núcleo del nervio accesorio
FRetPP	Formación reticular pontina paramediana	**NuNrFac**	Núcleo del nervio facial
NuAm	Núcleo ambiguo	**NuNrHi**	Núcleo del nervio hipogloso
NuIRoFLM	Núcleo intersticial anterior del fascículo longitudinal medial	**NuNrOc**	Núcleo del nervio oculomotor
		NuNrTro	Núcleo del nervio troclear
NuMoTri	Núcleo motor del nervio trigémino	**NuPgEW**	Núcleo preganglionar de Edinger-Westphal
NuNrAbd	Núcleo del nervio abducens		

Repaso de la irrigación de los núcleos motores de los nervios craneales

Estructuras	Arterias
NuNrOc y NuPgEW	Ramas paramedianas de la bifurcación basilar y ramas mediales de las arterias cerebral posterior y comunicante posterior (véase fig. 6-30)
NuMoTri	Ramas circunferenciales largas de la arteria basilar (véase fig. 6-23)
NuNrAbd y NuNrFac	Ramas circunferenciales largas de la arteria basilar (véase fig. 6-23)
NuAm	Arteria cerebelosa posteroinferior (véase fig. 6-16)
NuNrHi	Arteria espinal anterior (véase fig. 6-16)

8-13 FIBRAS CORTICONUCLEARES CON ORIENTACIÓN ANATÓMICA

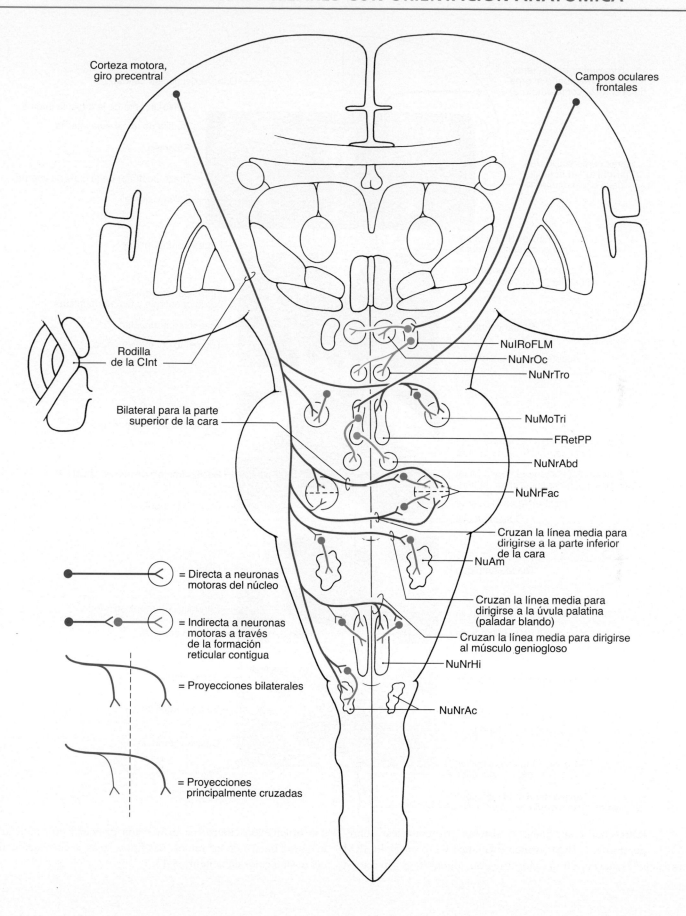

Corteza motora, giro precentral

Campos oculares frontales

Rodilla de la CInt

NuIRoFLM

NuNrOc

NuNrTro

Bilateral para la parte superior de la cara

NuMoTri

FRetPP

NuNrAbd

NuNrFac

Cruzan la línea media para dirigirse a la parte inferior de la cara

NuAm

Cruzan la línea media para dirigirse a la úvula palatina (paladar blando)

Cruzan la línea media para dirigirse al músculo geniogloso

NuNrHi

NuNrAc

= Directa a neuronas motoras del núcleo

= Indirecta a neuronas motoras a través de la formación reticular contigua

= Proyecciones bilaterales

= Proyecciones principalmente cruzadas

FIBRAS CORTICONUCLEARES CON ORIENTACIÓN CLÍNICA

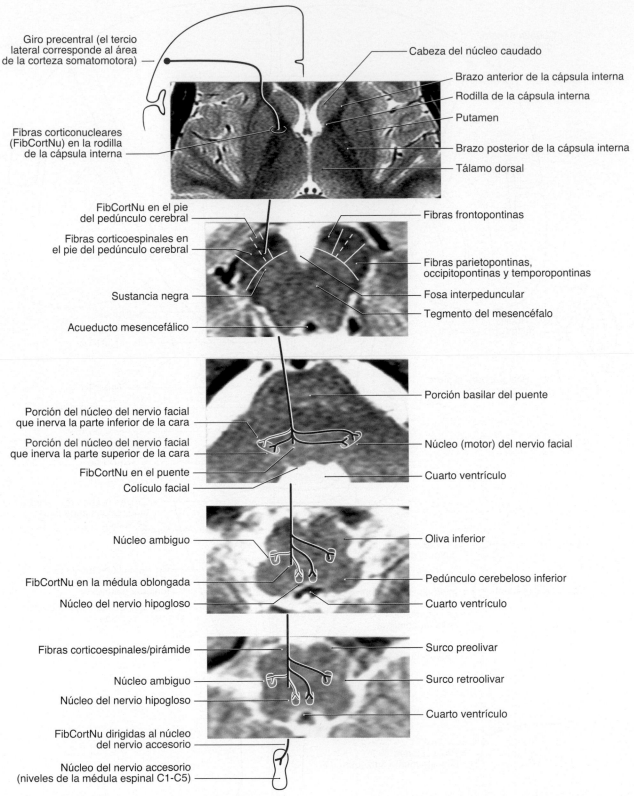

Giro precentral (el tercio lateral corresponde al área de la corteza somatomotora)

Cabeza del núcleo caudado

Brazo anterior de la cápsula interna

Rodilla de la cápsula interna

Putamen

Fibras corticonucleares (FibCortNu) en la rodilla de la cápsula interna

Brazo posterior de la cápsula interna

Tálamo dorsal

FibCortNu en el pie del pedúnculo cerebral

Fibras frontopontinas

Fibras corticoespinales en el pie del pedúnculo cerebral

Fibras parietopontinas, occipitopontinas y temporopontinas

Sustancia negra

Fosa interpeduncular

Tegmento del mesencéfalo

Acueducto mesencefálico

Porción basilar del puente

Porción del núcleo del nervio facial que inerva la parte inferior de la cara

Porción del núcleo del nervio facial que inerva la parte superior de la cara

Núcleo (motor) del nervio facial

FibCortNu en el puente

Cuarto ventrículo

Colículo facial

Núcleo ambiguo

Oliva inferior

FibCortNu en la médula oblongada

Pedúnculo cerebeloso inferior

Núcleo del nervio hipogloso

Cuarto ventrículo

Fibras corticoespinales/pirámide

Surco preolivar

Núcleo ambiguo

Surco retroolivar

Núcleo del nervio hipogloso

Cuarto ventrículo

FibCortNu dirigidas al núcleo del nervio accesorio

Núcleo del nervio accesorio (niveles de la médula espinal C1-C5)

8-14A Fibras que comprimen al **sistema corticonuclear** sobrepuestas en la IRM (tronco encefálico y prosencéfalo, IRM ponderada en T2) que muestran su localización, topografía y trayectoria con orientación clínica. La proyección principal está indicada por el mayor diámetro de los ramos. Las fibras rojas se correlacionan con las del mismo color en la figura 8-13.

FIBRAS CORTICONUCLEARES CON ORIENTACIÓN CLÍNICA:
LESIONES Y DÉFICITS REPRESENTATIVOS

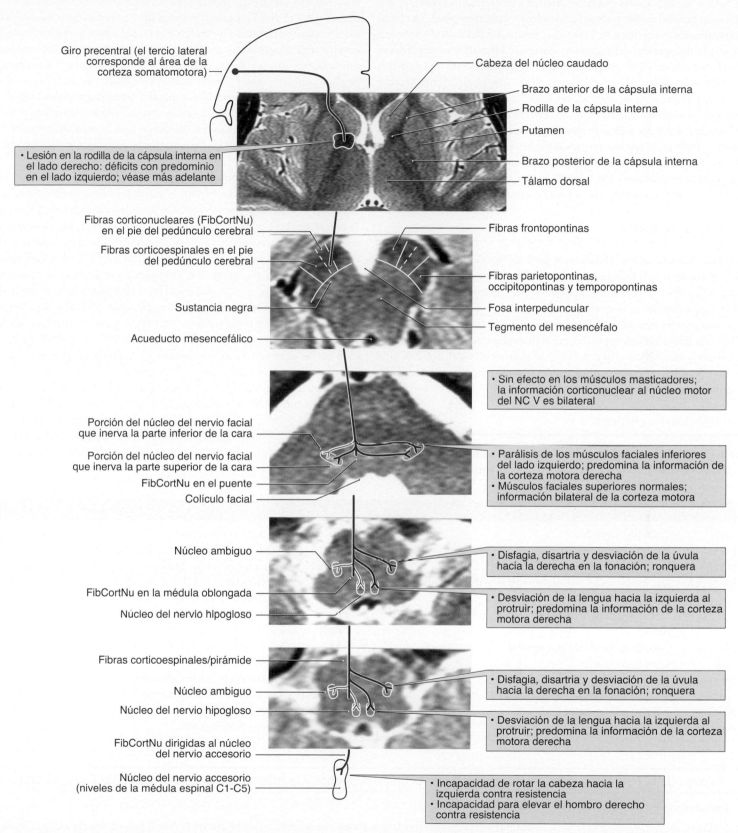

Giro precentral (el tercio lateral corresponde al área de la corteza somatomotora)

Cabeza del núcleo caudado

Brazo anterior de la cápsula interna

Rodilla de la cápsula interna

Putamen

Brazo posterior de la cápsula interna

Tálamo dorsal

• Lesión en la rodilla de la cápsula interna en el lado derecho: déficits con predominio en el lado izquierdo; véase más adelante

Fibras corticonucleares (FibCortNu) en el pie del pedúnculo cerebral

Fibras corticoespinales en el pie del pedúnculo cerebral

Fibras frontopontinas

Fibras parietopontinas, occipitopontinas y temporopontinas

Sustancia negra

Fosa interpeduncular

Acueducto mesencefálico

Tegmento del mesencéfalo

• Sin efecto en los músculos masticadores; la información corticonuclear al núcleo motor del NC V es bilateral

Porción del núcleo del nervio facial que inerva la parte inferior de la cara

Porción del núcleo del nervio facial que inerva la parte superior de la cara

FibCortNu en el puente

Colículo facial

• Parálisis de los músculos faciales inferiores del lado izquierdo; predomina la información de la corteza motora derecha
• Músculos faciales superiores normales; información bilateral de la corteza motora

Núcleo ambiguo

• Disfagia, disartria y desviación de la úvula hacia la derecha en la fonación; ronquera

FibCortNu en la médula oblongada

Núcleo del nervio hipogloso

• Desviación de la lengua hacia la izquierda al protruir; predomina la información de la corteza motora derecha

Fibras corticoespinales/pirámide

Núcleo ambiguo

Núcleo del nervio hipogloso

• Disfagia, disartria y desviación de la úvula hacia la derecha en la fonación; ronquera

• Desviación de la lengua hacia la izquierda al protruir; predomina la información de la corteza motora derecha

FibCortNu dirigidas al núcleo del nervio accesorio

Núcleo del nervio accesorio (niveles de la médula espinal C1-C5)

• Incapacidad de rotar la cabeza hacia la izquierda contra resistencia
• Incapacidad para elevar el hombro derecho contra resistencia

8-14B Lesión representativa de las fibras corticonucleares en la rodilla de la cápsula interna que causa déficits (cuadros rosados) relacionados con la función motora de nervios craneales determinados. La lesión en la **rodilla** de la cápsula interna puede causar en paraticular combinaciones de déficits motores de nervios craneales sin déficits motores de los miembros; no hay **fibras corticonucleares** en el **brazo posterior** ni **fibras corticoespinales** en la rodilla. Obsérvese que la lateralidad (D/I) de los déficits la determina la localización de la lesión en el lado derecho de la rodilla; esto refuerza conceptos clínicos importantes.

TRACTOS TECTOESPINAL Y RETICULOESPINAL CON ORIENTACIÓN ANATÓMICA

8-15 Origen, recorrido y posición en cortes transversales representativos del tronco encefálico y de la médula espinal, y distribución general de los **tractos tectoespinal** y **reticuloespinal**. Las **fibras tectoespinales** se originan en capas más profundas del colículo superior, cruzan la **decusación del tegmento posterior** (**dorsal**) y se distribuyen a niveles de la médula espinal cervical. Diversas regiones de la corteza cerebral (p. ej., frontal, parietal, temporal) envían proyecciones al techo del mesencéfalo, pero las proyecciones corticotectales altamente organizadas se originan en la corteza visual. Las **fibras pontorreticuloespinales** (**reticuloespinales mediales**) tienden a no cruzar, mientras que las de la médula oblongada (**bulborreticuloespinales** o **reticuloespinales laterales**) son bilaterales, pero con un predominio homolateral notable. Las fibras corticorreticulares son bilaterales, con un ligero predominio contralateral, y se originan de varias áreas corticales.

Neurotransmisores

Las proyecciones corticotectales, en especial las de la corteza visual, usan **glutamato** (+). Esta sustancia también se encuentra en la mayor parte de las fibras corticorreticulares. Algunas neuronas del núcleo reticular gigantocelular que envían sus axones a la médula espinal, como las proyecciones reticuloespinales, contienen **encefalina** (–) y **sustancia P** (+). Las **fibras reticuloespinales encefalinérgicas** pueden formar parte del sistema descendente que modula la transmisión del dolor a nivel espinal. Muchas fibras reticuloespinales influyen en la actividad de las neuronas motoras inferiores.

Correlaciones clínicas

No suelen observarse lesiones aisladas tan sólo de **fibras tectoespinales** y **reticuloespinales**, sino que son parte de una variedad de síndromes somatomotores. Las **fibras tectoespinales** envían proyecciones a niveles cervicales superiores, donde influyen en el movimiento reflejo de la cabeza y del cuello. Estos movimientos pueden reducirse o hacerse lentos en caso de afectación de dichas fibras. Las **fibras pontorreticuloespinales** (**reticuloespinales mediales**) son excitadoras de las neuronas motoras extensoras y de las que inervan la musculatura axial; algunas de ellas también pueden inhibir neuronas motoras flexoras. Al contrario, algunas **fibras bulborreticuloespinales** (**reticuloespinales laterales**) son principalmente inhibidoras de neuronas motoras extensoras y de neuronas que inervan músculos del cuello y de la espalda; estas fibras también pueden excitar neuronas motoras flexoras a través de interneuronas.

Las **fibras reticuloespinales** (y **vestibuloespinales**) contribuyen a la **espasticidad** de los pacientes con lesiones de fibras corticoespinales. Estas fibras, en particular las reticuloespinales, también participan en la extensión tónica de los brazos y de las piernas en la **rigidez de descerebración** cuando las neuronas motoras espinales se liberan del control cortical descendente. El aumento repentino de la **rigidez extensora**, que ocurre en los **pacientes con descerebración** cuando se aplica un estímulo nocivo (p. ej., a la piel entre los dedos de los pies) es mediado por **fibras espinorreticulares** que ascienden en el SAL que, a su vez, se ramifican y excitan a los núcleos reticulares cuyos axones, como las **fibras reticuloespinales**, descienden para aumentar el nivel de excitación de las neuronas motoras extensoras. Cuando el estímulo nocivo se retira, el nivel de rigidez que se incrementó de manera momentánea disminuye al nivel previo al estímulo. Esta parte ascendente de la vía del dolor contiene fibras espinorreticulares que cruzan el SAL para terminar en la formación reticular de la médula oblongada, donde activan fibras reticuloespinales descendentes que aumentan la actividad de las neuronas motoras espinales durante el periodo de control elevado sobre las neuronas motoras.

ABREVIATURAS

ColS	Colículo superior	NuRet	Núcleos reticulares
CRet	Fibras corticorreticulares	NuVI	Núcleo vestibular inferior
CTec	Fibras corticotectales	NuVM	Núcleo vestibular medial
DecTegA	Decusación del tegmento anterior (fibras rubroespinales)	PBP	Porción basilar del puente
		PCI	Pedúnculo cerebeloso inferior
DecTegP	Decusación del tegmento posterior (fibras tectoespinales)	Pi	Pirámide
		PPedC	Pie del pedúnculo cerebral
FLM	Fascículo longitudinal medial	SAL	Sistema anterolateral
LM	Lemnisco medial	SN	Sustancia negra
NuGig	Núcleo gigantocelular	TrCEsL	Tracto corticoespinal lateral
NuNrOc	Núcleo del nervio oculomotor	TrRetEsp	Tracto(s) reticuloespinal(es)
NuOlP	Núcleo olivar principal	TrRuEsp	Tracto rubroespinal
NuR	Núcleo rojo	TrTecEsp	Tracto tectoespinal

Repaso de la irrigación del ColS, la formación reticular del puente y la médula oblongada, y los TrTecEsp y TrRetEsp

Estructuras	Arterias
ColS	Ramas circunferenciales largas (rama cuadrigémina) de la arteria cerebral posterior más algunas de las arterias cerebelosa superior y coroidea posterior (véase fig. 6-30)
Formación reticular del puente	Ramas circunferenciales largas de la arteria basilar más ramas de la arteria cerebelosa superior en la porción superior del puente (véase fig. 6-23)
Formación reticular de la médula oblongada	Ramas de la arteria vertebral más ramas paramedianas de la arteria basilar en la unión de la médula oblongada y el puente pontomedular (véase fig. 6-16)
TrTecEsp y TrRetEsp	Ramas de la arteria central (TrTecEsp y TrRetEsp bulbares); tractos que penetran en ramas de la corona vascular arterial (TrRetEsp pontinos) (véanse figs. 6-16 y 6-8)

8-15 TRACTOS TECTOESPINAL Y RETICULOESPINAL CON ORIENTACIÓN ANATÓMICA

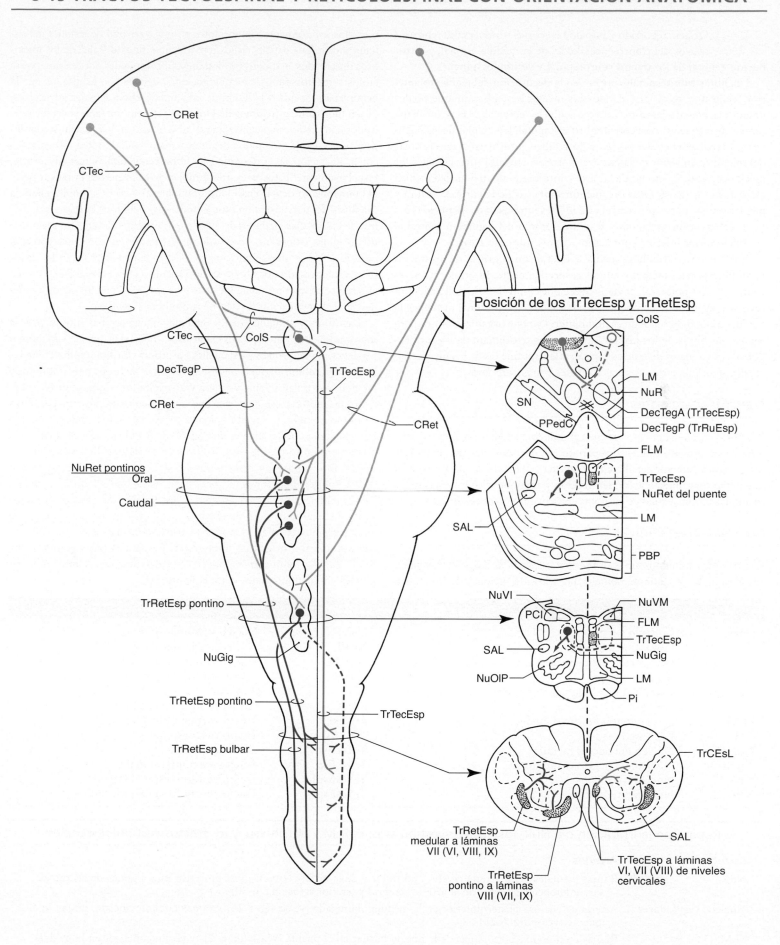

Posición de los TrTecEsp y TrRetEsp

TRACTOS RUBROESPINAL Y VESTIBULOESPINAL CON ORIENTACIÓN ANATÓMICA

8-16 Origen, recorrido y posición en cortes transversales representativos del tronco encefálico y de la médula espinal, y distribución general de los **tractos rubroespinal** y **vestibuloespinal.**

Las **fibras rubroespinales** cruzan en la **decusación del tegmento anterior (ventral)** y se dirigen a todos los niveles espinales, aunque predominan claramente las proyecciones a niveles cervicales. Hay un mapa topográfico en la vía **corticorrubral-rubroespinal.** Las células de las regiones posteromediales del núcleo rojo reciben información de las áreas del miembro superior de la corteza motora y envían proyecciones a los niveles cervicales, pero las de las áreas anterolaterales del núcleo reciben algunas fibras de las áreas del miembro inferior de la corteza motora y pueden enviar pocas proyecciones a niveles lumbosacros. El núcleo rojo también envía proyecciones a través del **tracto del tegmento central** al **complejo olivar inferior** homolateral (fibras rubroolivares).

Los núcleos vestibulares medial y lateral son el origen de los **tractos vestibuloespinales medial y lateral,** respectivamente. El primer tracto es sobre todo homolateral, envía proyecciones a niveles espinales superiores y se considera un componente del fascículo longitudinal medial en la médula espinal. El segundo es homolateral y tiene organización somatotópica; las fibras de los niveles lumbosacros se originan de las regiones dorsales y caudales del núcleo lateral, mientras que las de los niveles cervicales se originan de sus áreas rostrales y más anteriores.

Neurotransmisores

Las fibras corticorrubrales contienen **glutamato** (+). Algunas fibras vestibuloespinales laterales contienen **aspartato** (+), mientras que una parte de la proyección vestibuloespinal contiene **glicina** (–). En el complejo vestibular hay numerosas fibras que contienen ácido γ-**aminobutírico** (–); éstas representan las terminaciones de las fibras corticovestibulares cerebelosas.

Correlaciones clínicas

En los seres humanos no se observan lesiones aisladas de las **fibras rubroespinales** y **vestibuloespinales** pero las afectaciones de los tractos referidos son elementos importantes en una variedad de lesiones del sistema motor. Los déficits en los movimientos finos distales de los miembros observados en monos tras lesiones rubroespinales pueden observarse en los seres humanos. Sin embargo, estos déficits son eclipsados por la **hemiplejía** asociada a la lesión de las fibras corticoespinales adyacentes. El **temblor rúbrico (temblor de Holmes)** y el **temblor/ataxia cerebelosos** (todos con predominio contralateral) observados en los pacientes con **síndrome de Claude** (una lesión del mesencéfalo medial), están relacionados con la afectación del **núcleo rojo** y las **fibras cerebelotalámicas** adyacentes, respectivamente. Estos pacientes también pueden **perder la mayor parte del movimiento ocular** en el lado homolateral y tener la **pupila dilatada (parálisis del nervio oculomotor** y **midriasis)** debido a la lesión simultánea de las raicillas eferentes del nervio oculomotor. El aumento repentino de la rigidez extensora, observado en los pacientes con **descerebración** cuando se aplica un estímulo nocivo (p. ej., a la piel entre los dedos de los pies), está mediado por fibras espinorreticulares (que viajan en el sistema anterolateral) que terminan en neuronas reticuloespinales cuyos axones descienden para excitar las neuronas motoras extensoras.

Las **fibras vestibuloespinales mediales** inhiben sobre todo neuronas motoras que inervan músculos extensores y neuronas que inervan músculos del dorso del tronco y del cuello. Las **fibras vestibuloespinales laterales** pueden inhibir algunas neuronas motoras flexoras, pero sobre todo facilitan los reflejos espinales por vías excitadoras que influyen sobre neuronas motoras espinales que inervan músculos extensores. Las fibras vestibuloespinales y reticuloespinales (véase fig. 8-17) contribuyen a la espasticidad en los pacientes con lesión de las fibras corticoespinales, y a la extensión tónica de los miembros en la **rigidez de descerebración.** En caso de rigidez de descerebración se eliminan los efectos descendentes sobre las neuronas motoras flexoras espinales (corticoespinales, rubroespinales); predomina el efecto descendente del tronco encefálico sobre las neuronas motoras extensoras espinales; éste aumenta por el aporte espinorreticular excitador (a través del SAL) en algunos de los centros que son origen de fibras reticuloespinales (véase también fig. 8-15). Para las lesiones que influyen en la actividad de las fibras rubroespinales y reticuloespinales véase la figura 8-17.

ABREVIATURAS

ColS	Colículo superior		NuVI	Núcleo vestibular inferior
CRu	Fibras corticorrubrales		NuVL	Núcleo vestibular lateral
DecTegA	Decusación del tegmento anterior (fibras rubroespinales)		NuVM	Núcleo vestibular medial
			NuVS	Núcleo vestibular superior
DecTegP	Decusación del tegmento posterior (fibras tectoespinales)		Pi	Pirámide
			PPedC	Pie del pedúnculo cerebral
FLM	Fascículo longitudinal medial		TrCEsL	Tracto corticoespinal lateral
LM	Lemnisco medial		TrRuEsp	Tracto rubroespinal
NuNrFac	Núcleo del nervio facial		TrTecEsp	Tracto tectoespinal
NuNrOc	Núcleo del nervio oculomotor		TrVesEsp	Tractos vestibuloespinales
NuR	Núcleo rojo		TrVesEspL	Tracto vestibuloespinal lateral
NuRetL	Núcleo reticular lateral		TrVesEspM	Tracto vestibuloespinal medial

Repaso de la irrigación del NuR, los núcleos vestibulares, el FLM y el TrRuEsp, y los tractos vestibuloespinales

Estructuras	Arterias
NuR	Ramas mediales de la arteria cerebral posterior y de la arteria comunicante posterior más algunas de las ramas circunferenciales cortas de la arteria cerebral posterior (véase fig. 6-30)
Núcleos vestibulares	Arteria cerebelosa posteroinferior en la médula oblongada (véase fig. 6-16) y ramas circunferenciales largas en el puente (véase fig. 6-23)
FLM	Ramas circunferenciales largas de la arteria basilar en el puente (véase fig. 6-23) y espinal anterior en la médula oblongada (véase fig. 6-16)
TrVesEspM	Ramas de la arteria central (véanse figs. 6-8 y 6-16)
TrVesEspL y TrRuEsp	Ramas penetrantes de la corona vascular arterial más ramas terminales de la arteria central (véase fig. 6-8)

8-16 TRACTOS RUBROESPINAL Y VESTIBULOESPINAL CON ORIENTACIÓN ANATÓMICA

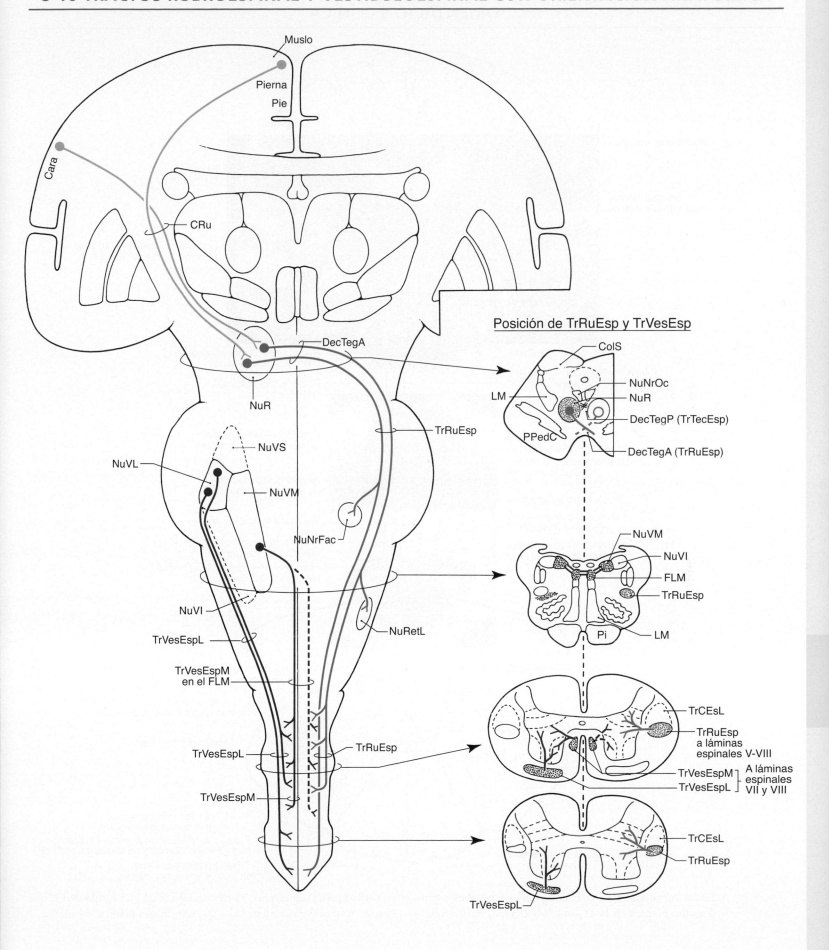

Posición de TrRuEsp y TrVesEsp

FIBRAS RUBROESPINALES, RETICULOESPINALES Y VESTIBULOESPINALES: ORIENTACIÓN CLÍNICA

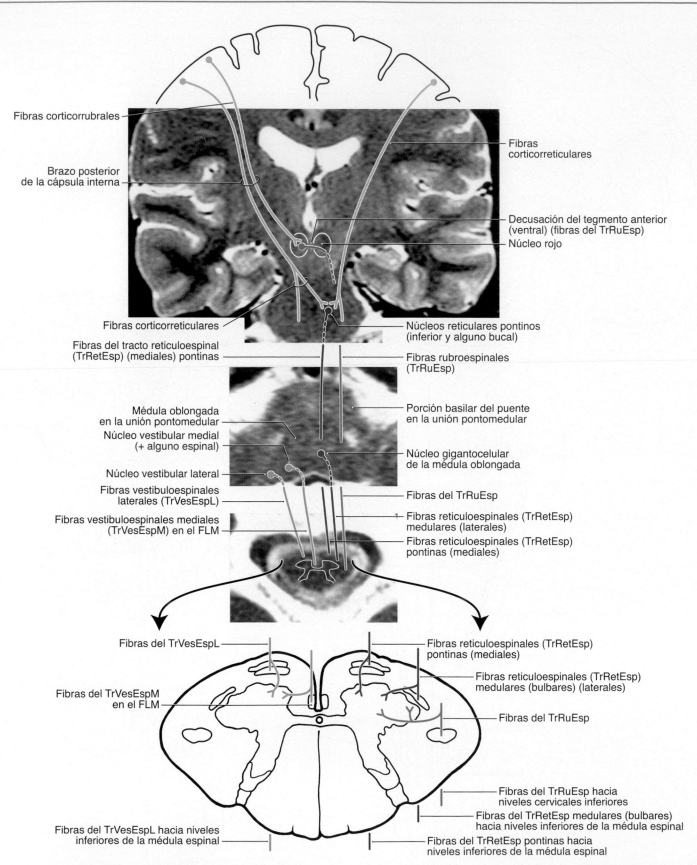

Fibras corticorrubrales

Brazo posterior de la cápsula interna

Fibras corticorreticulares

Fibras del tracto reticuloespinal (TrRetEsp) (mediales) pontinas

Médula oblongada en la unión pontomedular

Núcleo vestibular medial (+ alguno espinal)

Núcleo vestibular lateral

Fibras vestibuloespinales laterales (TrVesEspL)

Fibras vestibuloespinales mediales (TrVesEspM) en el FLM

Fibras
corticorreticulares

Decusación del tegmento anterior (ventral) (fibras del TrRuEsp)

Núcleo rojo

Núcleos reticulares pontinos (inferior y alguno bucal)

Fibras rubroespinales (TrRuEsp)

Porción basilar del puente en la unión pontomedular

Núcleo gigantocelular de la médula oblongada

Fibras del TrRuEsp

Fibras reticuloespinales (TrRetEsp) medulares (laterales)

Fibras reticuloespinales (TrRetEsp) pontinas (mediales)

Fibras del TrVesEspL

Fibras del TrVesEspM en el FLM

Fibras reticuloespinales (TrRetEsp) pontinas (mediales)

Fibras reticuloespinales (TrRetEsp) medulares (bulbares) (laterales)

Fibras del TrRuEsp

Fibras del TrRuEsp hacia niveles cervicales inferiores

Fibras del TrRetEsp medulares (bulbares) hacia niveles inferiores de la médula espinal

Fibras del TrVesEspL hacia niveles inferiores de la médula espinal

Fibras del TrRetEsp pontinas hacia niveles inferiores de la médula espinal

8-17A **Fibras rubroespinales, reticuloespinales** y **vestibuloespinales** sobrepuestas en la TC (médula espinal, mielografía) y en la IRM (tronco encefálico y prosencéfalo, IRM ponderada en T2) que muestran su origen, localización y trayectoria con orientación clínica.

FIBRAS RUBROESPINALES, RETICULOESPINALES Y VESTIBULOESPINALES: ORIENTACIÓN CLÍNICA (LESIONES QUE AFECTAN SU INFLUENCIA SOBRE LAS NEURONAS MOTORAS ESPINALES)

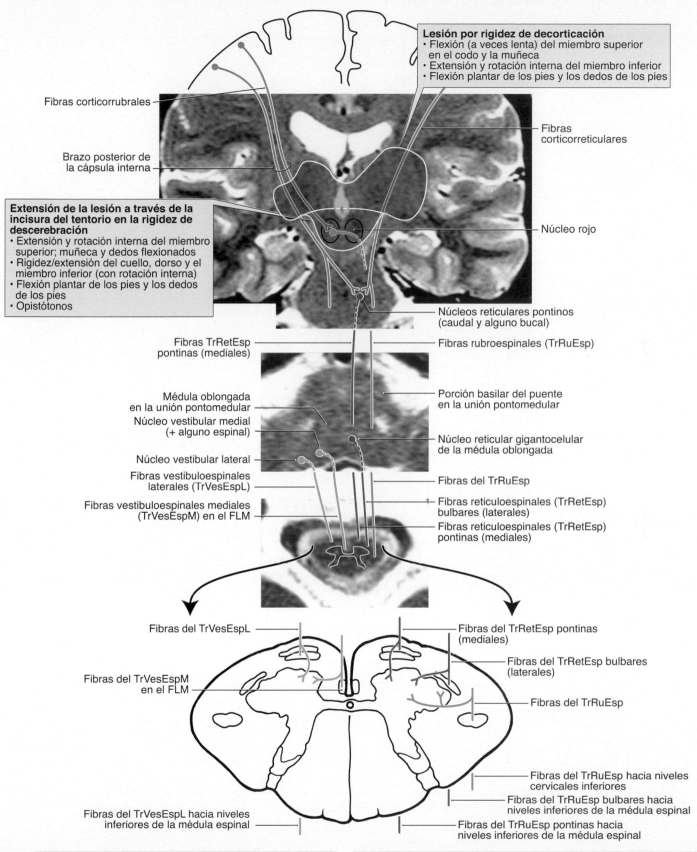

Fibras corticorrubrales

Brazo posterior de la cápsula interna

Lesión por rigidez de decorticación
- Flexión (a veces lenta) del miembro superior en el codo y la muñeca
- Extensión y rotación interna del miembro inferior
- Flexión plantar de los pies y los dedos de los pies

Fibras corticorreticulares

Núcleo rojo

Extensión de la lesión a través de la incisura del tentorio en la rigidez de descerebración
- Extensión y rotación interna del miembro superior; muñeca y dedos flexionados
- Rigidez/extensión del cuello, dorso y el miembro inferior (con rotación interna)
- Flexión plantar de los pies y los dedos de los pies
- Opistótonos

Núcleos reticulares pontinos (caudal y alguno bucal)

Fibras TrRetEsp pontinas (mediales)

Fibras rubroespinales (TrRuEsp)

Médula oblongada en la unión pontomedular

Porción basilar del puente en la unión pontomedular

Núcleo vestibular medial (+ alguno espinal)

Núcleo reticular gigantocelular de la médula oblongada

Núcleo vestibular lateral

Fibras vestibuloespinales laterales (TrVesEspL)

Fibras del TrRuEsp

Fibras vestibuloespinales mediales (TrVesEspM) en el FLM

Fibras reticuloespinales (TrRetEsp) bulbares (laterales)

Fibras reticuloespinales (TrRetEsp) pontinas (mediales)

Fibras del TrVesEspL

Fibras del TrRetEsp pontinas (mediales)

Fibras del TrRetEsp bulbares (laterales)

Fibras del TrVesEspM en el FLM

Fibras del TrRuEsp

Fibras del TrRuEsp hacia niveles cervicales inferiores

Fibras del TrRuEsp bulbares hacia niveles inferiores de la médula espinal

Fibras del TrVesEspL hacia niveles inferiores de la médula espinal

Fibras del TrRuEsp pontinas hacia niveles inferiores de la médula espinal

8-17B Lesiones representativas del prosencéfalo que son **supratentoriales** (localizadas superiores a la incisura del tentorio) y que luego se extienden inferiormente a través de la incisura y pasan a ser **infratentoriales**. Estas lesiones alteran la actividad de las fibras **rubroespinales**, **vestibuloespinales** y **reticuloespinales** que causan el déficit característico (cuadros rosados) observado en tales pacientes. En una **lesión supratentorial** grande (**rigidez de decorticación**), todos los núcleos del tronco encefálico (incluido el núcleo rojo)

están intactos. Cuando la lesión se vuelve **infratentorial**, la influencia del núcleo rojo se suprime, predomina la rigidez extensora y el paciente se torna **descerebrado**. Esta **postura extensora** (de **descerebración**) se intensifica por el arribo de señales provenientes del **sistema anterolateral** (p. ej., estímulo nocivo a la piel entre los dedos del pie); la postura de descerebración incrementa durante la estimulación y disminuye cuando se retira. Véase el capítulo 9 para información adicional de síndromes de hernia.

RECUADRO EN BLANCO PARA LAS VÍAS MOTORAS

8-18 Recuadro en blanco para las vías motoras. Se proporciona para autoevaluar la comprensión de las vías motoras, para que el profesor pueda ampliar información no explicada en el atlas sobre estas vías, o para ambos fines.

NOTAS

8-18 DIBUJO EN BLANCO PARA LAS VÍAS MOTORAS

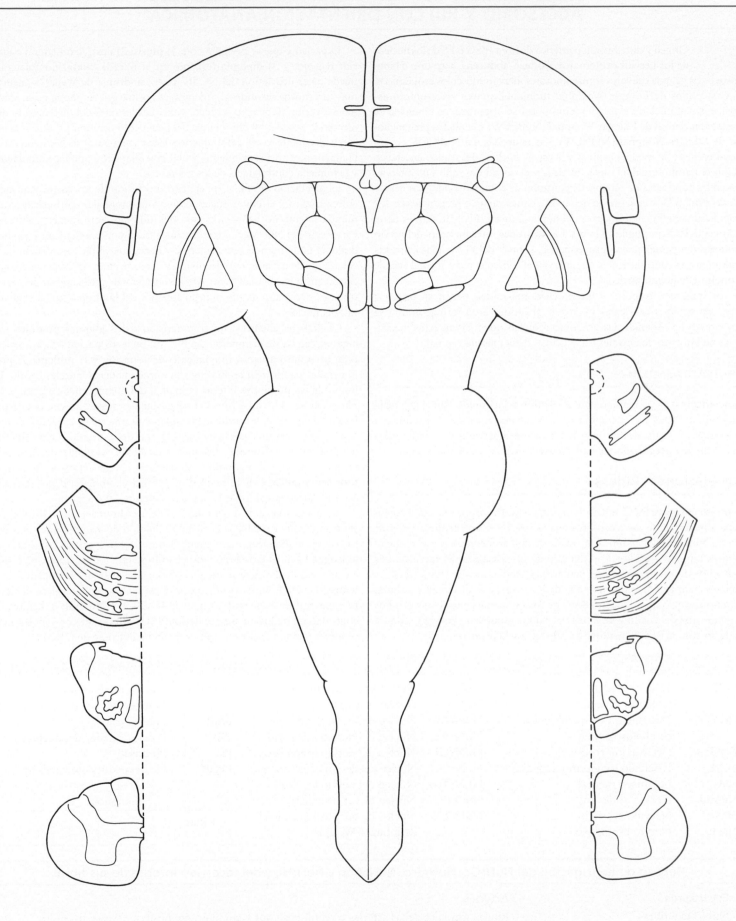

EFERENCIAS DE LOS NERVIOS CRANEALES (III, IV, VI, XI-NÚCLEO DEL NERVIO ACCESORIO Y XII) CON ORIENTACIÓN ANATÓMICA

8-19 Origen y distribución periférica de fibras ESG o ES de los **núcleos de los nervios oculomotor, troclear, abducens, accesorio e hipogloso**; estos grupos celulares somatomotores inervan músculos esqueléticos.

Las células de Edinger-Westphal (**preganglionares visceromotoras**) adyacentes al núcleo del nervio oculomotor se organizan en el **núcleo de proyección central de Edinger-Westphal (NuPCEW)** y el **núcleo preganglionar de Edinger-Westphal (NuPgEW)**. Las **neuronas del NuPCEW** envían proyecciones a la médula espinal y a varios núcleos del tronco encefálico (como el parabraquial, el olivar inferior y el dorsal del rafe) que intervienen en las conductas de estrés y de consumo de comida/bebida. Las neuronas del **NuPgEW** son el origen del aporte parasimpático preganglionar EV dirigido al ganglio ciliar a través del nervio craneal (NC) III; esto es parte de la vía del **reflejo pupilar a la luz**. Las **neuronas internucleares del nervio abducens** (en verde) envían proyecciones, a través del FLM, a las neuronas oculomotoras contralaterales que inervan el músculo recto medial (vía de la **oftalmoplejía internuclear**).

Los **músculos trapecio** y **esternocleidomastoideo** tienen su origen a partir de somitos cervicales inferiores al último arco faríngeo; aquí se denominan ES. Además, las neuronas motoras que inervan estos músculos se hallan entre los niveles C1 y C5/C6 de la médula espinal.

Neurotransmisores

La **acetilcolina** (y probablemente el **péptido relacionado con el gen de la calcitonina**, PRGC) se encuentra en las **neuronas motoras** de los núcleos de los nervios craneales y en sus terminaciones periféricas, y en las células del **núcleo preganglionar de Edinger-Westphal** y el ganglio ciliar.

Correlaciones clínicas

La **miastenia grave (MG)** es causada por autoanticuerpos que pueden bloquear directamente los **receptores nicotínicos de la acetilcolina** o afectar a la membrana postsináptica (a través de la lisis mediada por el complemento), y por tanto reducir el número de sitios viables del receptor. Los trastornos de los movimientos oculares (**diplopía, ptosis**) son los déficits iniciales en aproximadamente 45% de los casos, y se observan en último término en aproximadamente 85% de todos los pacientes con MG. Los movimientos del cuello y de la lengua también pueden verse afectados, y la afectación de ésta contribuye a la **disfagia** y la **disartria**.

El paciente que se presenta con: 1) **ptosis**; 2) desviación lateral e inferior del ojo, y 3) **diplopía** (excepto en la mirada lateral homolateral), puede tener una lesión del NC III (p. ej., **síndrome de Weber** o **aneurismas cavernosos carotídeos**). Además, es posible que la pupila no se afecte (**conservación pupilar**) o se dilate y fije. Las lesiones del mesencéfalo que afectan la raíz del NC III y el pie del pedúnculo cerebral producen **hemiplejía alternante** (o **cruzada**) **superior**. Ésta es una parálisis homolateral de la mayor parte del movimiento ocular con dilatación pupilar homolateral y hemiplejía contralateral de los miembros.

La afectación del FLM (p. ej., EM u oclusión de los vasos pequeños) entre el sexto y el tercer núcleos causa **oftalmoplejía internuclear**; en la mirada lateral, no habrá aducción del músculo recto medial contrario. Una lesión del NC IV (con frecuencia causada por traumatismo) produce **diplopía** en la mirada hacia inferior y hacia lateral (la basculación de la cabeza puede generar algo de alivio), y el ojo se eleva ligeramente cuando el paciente mira recto al frente. Debe considerarse que el núcleo del nervio troclear inerva al músculo oblicuo superior del lado opuesto (contralateral) del núcleo.

La **diabetes mellitus**, un traumatismo o los **gliomas pontinos** son algunas causas de disfunción del NC VI. En estos pacientes, el ojo afectado presenta un ligero movimiento de aducción y la **diplopía** es pronunciada cuando se intenta dirigir la mirada hacia el lado lesionado. La lesión de las porciones inferior y medial del puente puede afectar a las fibras del NC VI y a las fibras corticoespinales adyacentes en la porción basilar del puente, y producir **hemiplejía alternante** (o **cruzada**) **media**. Los déficits son una parálisis homolateral del músculo recto lateral y hemiplejía contralateral de los miembros. El NC XI puede afectarse centralmente (p. ej., **siringobulbia** o **esclerosis lateral amiotrófica**) o en el foramen yugular, con la resultante parálisis homolateral del músculo esternocleidomastoideo y de la parte superior del trapecio.

La afectación central del núcleo o de las fibras del NC XII (p. ej., el **síndrome bulbar medial** o la **siringobulbia**), o de las porciones periféricas (p. ej., **polineuropatía**, traumatismo o tumor), causa desviación de la lengua hacia el lado lesionado cuando se intenta protruir. Una lesión en las caras mediales de la médula oblongada originará **hemiplejía alternante** (o **cruzada**) **inferior**. Esto se caracteriza por una parálisis del lado homolateral de la lengua (lesión de la raíz del NC XII) y hemiplejía contralateral de los miembros (lesión de las fibras corticoespinales en la pirámide), o por **síndrome bulbar medial** (**síndrome de Déjèrine**).

ABREVIATURAS

ColF	Colículo facial	**NrOc**	Nervio oculomotor	**NuPgEW**	Núcleo preganglionar de Edinger-Westphal
ColS	Colículo superior	**NrTro**	Nervio troclear		
DecPCS	Decusación del pedúnculo cerebeloso superior	**NuNrAbd**	Núcleo del nervio abducens	**NuR**	Núcleo rojo
		NuNrAc	Núcleo del nervio accesorio	**PBP**	Porción basilar del puente
DecTro	Decusación troclear	**NuNrHi**	Núcleo del nervio hipogloso	**Pi**	Pirámide
FLM	Fascículo longitudinal medial	**NuNrOc**	Núcleo del nervio oculomotor	**PPedC**	Pie del pedúnculo cerebral
LM	Lemnisco medial	**NuNrTro**	Núcleo del nervio troclear		
NrAbd	Nervio abducens	**NuOlP**	Núcleo olivar principal		**Ganglios**
NrAc	Nervio accesorio	**NuPCEW**	Núcleo de proyección central de Edinger-Westphal	1. Ciliar	
NrHi	Nervio hipogloso				

Repaso de la irrigación del NuNrOc, NuNrTro, NuNrAbd y NuNrHi, y del recorrido interno de sus fibras

Estructuras	Arterias
NuNrOc y fibras	Ramas mediales de las arterias cerebral posterior y comunicante posterior (véase fig. 6-30)
NuNrTro	Ramas paramedianas de la bifurcación basilar (véase fig. 6-30)
NuNrAbd	Ramas circunferenciales largas de la arteria basilar (véase fig. 6-23)
Fibras del NrAbd en la PBP	Ramas paramedianas de la arteria basilar (véase fig. 6-23)
NuNrHi y fibras	Arteria espinal anterior (véase fig. 6-16)

8-19 EFERENCIAS DE LOS NERVIOS CRANEALES (III, IV, VI, XI-NÚCLEO DEL NERVIO ACCESORIO Y XII) CON ORIENTACIÓN ANATÓMICA

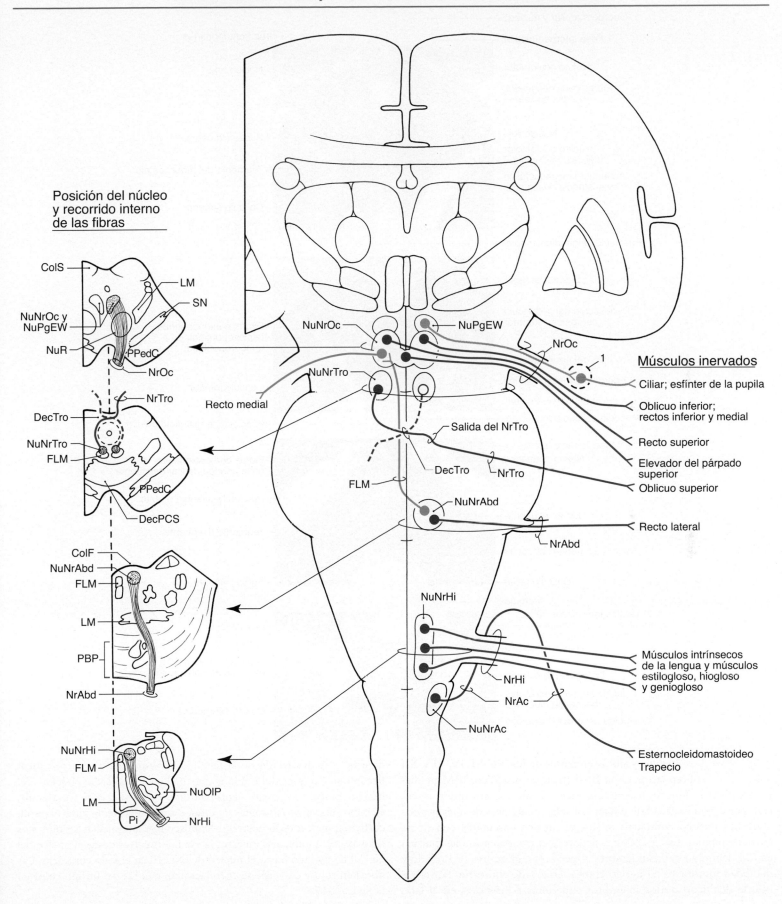

Posición del núcleo y recorrido interno de las fibras

ColS
LM
SN
NuNrOc y NuPgEW
NuR
PPedC
NrOc

NrTro
DecTro
NuNrTro
FLM
PPedC
DecPCS

ColF
NuNrAbd
FLM
LM
PBP
NrAbd

NuNrHi
FLM
LM
NuOlP
Pi
NrHi

NuNrOc
NuPgEW
NrOc
1
NuNrTro
Recto medial
Salida del NrTro
DecTro
NrTro
FLM
NuNrAbd
NrAbd
NuNrHi
NrHi
NrAc
NuNrAc

Músculos inervados

Ciliar; esfínter de la pupila
Oblicuo inferior; rectos inferior y medial
Recto superior
Elevador del párpado superior
Oblicuo superior
Recto lateral
Músculos intrínsecos de la lengua y músculos estilogloso, hiogloso y genigloso
Esternocleidomastoideo Trapecio

EFERENCIAS DE LOS NERVIOS CRANEALES (III, IV, VI Y XII) CON ORIENTACIÓN CLÍNICA

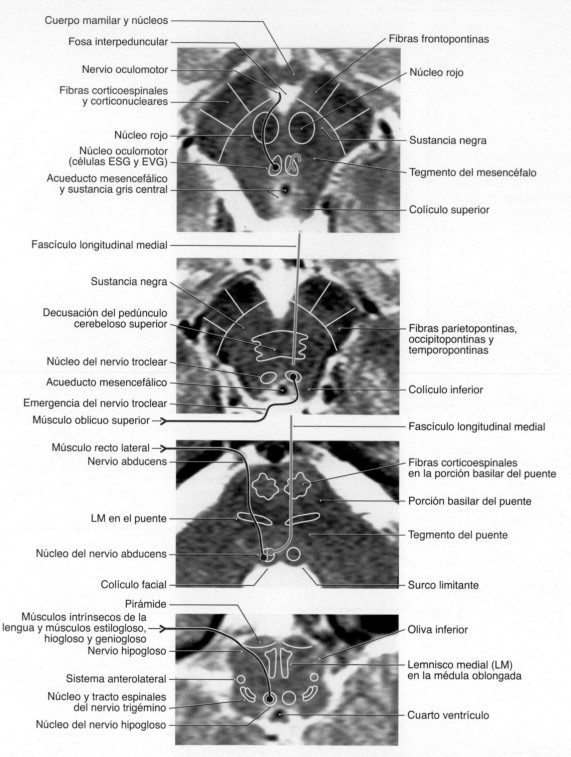

Cuerpo mamilar y núcleos

Fosa interpeduncular

Nervio oculomotor

Fibras corticoespinales
y corticonucleares

Núcleo rojo

Núcleo oculomotor
(células ESG y EVG)

Acueducto mesencefálico
y sustancia gris central

Fibras frontopontinas

Núcleo rojo

Sustancia negra

Tegmento del mesencéfalo

Colículo superior

Fascículo longitudinal medial

Sustancia negra

Decusación del pedúnculo
cerebeloso superior

Núcleo del nervio troclear

Acueducto mesencefálico

Emergencia del nervio troclear

Músculo oblicuo superior →

Fibras parietopontinas,
occipitopontinas y
temporopontinas

Colículo inferior

Fascículo longitudinal medial

Músculo recto lateral →
Nervio abducens

LM en el puente

Núcleo del nervio abducens

Colículo facial

Fibras corticoespinales
en la porción basilar del puente

Porción basilar del puente

Tegmento del puente

Surco limitante

Pirámide

Músculos intrínsecos de la
lengua y músculos estilogloso,
hiogloso y geniogloso
Nervio hipogloso

Sistema anterolateral

Núcleo y tracto espinales
del nervio trigémino

Núcleo del nervio hipogloso

Oliva inferior

Lemnisco medial (LM)
en la médula oblongada

Cuarto ventrículo

8-20A Los **núcleos** y **fibras eferentes de los NC III, IV, VI y XII** sobrepuestos en la IRM (tronco encefálico, IRM ponderada en T2) se muestran con orientación clínica. Conforme transcurren por el tronco encefálico hacia su salida, las raíces de tales nervios craneales pueden compartir varios territorios vasculares con fibras corticoespinales. Las lesiones vasculares del tronco encefálico pueden causar debilidad Tracto de los miembros superiores e inferiores de un lado y debilidad motora de un nervio craneal en el lado contrario. Por ejemplo, la debilidad de los miembros superiores e inferiores en el lado

derecho y la desviación de la lengua a la izquierda al protruir **localiza la lesión** a la médula oblongada en el lado izquierdo; el déficit del nervio craneal es el mejor **signo/síntoma de localización**. En algunos ejemplos los signos/síntomas de larga duración (sistema anterolateral, corticoespinal, cordón posterior-lemnisco medial) pueden ser mínimos o no existir. También se muestra la vía internuclear desde el núcleo del NC VI en un lado hasta el núcleo del NC III en el lado contrario. Las fibras en rojo y en verde se correlacionan con las del mismo color en la figura 8-19.

EFERENCIAS DE LOS NERVIOS CRANEALES (III, IV, VI Y XII) CON ORIENTACIÓN CLÍNICA: LESIONES Y DÉFICITS REPRESENTATIVOS

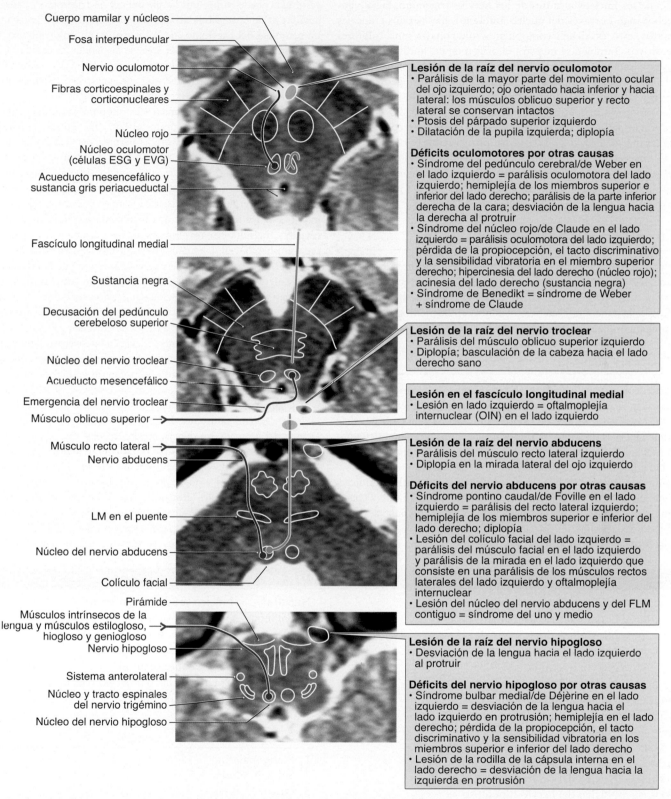

Cuerpo mamilar y núcleos
Fosa interpeduncular
Nervio oculomotor
Fibras corticoespinales y corticonucleares
Núcleo rojo
Núcleo oculomotor (células ESG y EVG)
Acueducto mesencefálico y sustancia gris periacueductal
Fascículo longitudinal medial
Sustancia negra
Decusación del pedúnculo cerebeloso superior
Núcleo del nervio troclear
Acueducto mesencefálico
Emergencia del nervio troclear
Músculo oblicuo superior →
Músculo recto lateral →
Nervio abducens
LM en el puente
Núcleo del nervio abducens
Colículo facial
Pirámide
Músculos intrínsecos de la lengua y músculos estilogloso, hiogloso y geniogloso →
Nervio hipogloso
Sistema anterolateral
Núcleo y tracto espinales del nervio trigémino
Núcleo del nervio hipogloso

Lesión de la raíz del nervio oculomotor
- Parálisis de la mayor parte del movimiento ocular del ojo izquierdo; ojo orientado hacia inferior y hacia lateral: los músculos oblicuo superior y recto lateral se conservan intactos
- Ptosis del párpado superior izquierdo
- Dilatación de la pupila izquierda; diplopía

Déficits oculomotores por otras causas
- Síndrome del pedúnculo cerebral/de Weber en el lado izquierdo = parálisis oculomotora del lado izquierdo; hemiplejía de los miembros superior e inferior del lado derecho; parálisis de la parte inferior derecha de la cara; desviación de la lengua hacia la derecha al protruir
- Síndrome del núcleo rojo/de Claude en el lado izquierdo = parálisis oculomotora del lado izquierdo; pérdida de la propiocepción, el tacto discriminativo y la sensibilidad vibratoria en el miembro superior derecho; hipercinesia del lado derecho (núcleo rojo); acinesia del lado derecho (sustancia negra)
- Síndrome de Benedikt = síndrome de Weber + síndrome de Claude

Lesión de la raíz del nervio troclear
- Parálisis del músculo oblicuo superior izquierdo
- Diplopía; basculación de la cabeza hacia el lado derecho sano

Lesión en el fascículo longitudinal medial
- Lesión en lado izquierdo = oftalmoplejía internuclear (OIN) en el lado izquierdo

Lesión de la raíz del nervio abducens
- Parálisis del músculo recto lateral izquierdo
- Diplopía en la mirada lateral del ojo izquierdo

Déficits del nervio abducens por otras causas
- Síndrome pontino caudal/de Foville en el lado izquierdo = parálisis del recto lateral izquierdo; hemiplejía de los miembros superior e inferior del lado derecho; diplopía
- Lesión del colículo facial del lado izquierdo = parálisis del músculo facial en el lado izquierdo y parálisis de la mirada en el lado izquierdo que consiste en una parálisis de los músculos rectos laterales del lado izquierdo y oftalmoplejía internuclear
- Lesión del núcleo del nervio abducens y del FLM contiguo = síndrome del uno y medio

Lesión de la raíz del nervio hipogloso
- Desviación de la lengua hacia el lado izquierdo al protruir

Déficits del nervio hipogloso por otras causas
- Síndrome bulbar medial/de Déjèrine en el lado izquierdo = desviación de la lengua hacia el lado izquierdo en protrusión; hemiplejía en el lado derecho; pérdida de la propiocepción, el tacto discriminativo y la sensibilidad vibratoria en los miembros superior e inferior del lado derecho
- Lesión de la rodilla de la cápsula interna en el lado derecho = desviación de la lengua hacia la izquierda en protrusión

8-20B Lesiones representativas de las raíces de los NC III, IV, VI y XII y déficits (cuadros rosados) que se correlacionan con cada lesión. Se trata de nervios craneales motores. También se muestra una lesión del fascículo longitudinal medial. Asimismo, se señalan ejemplos adicionales de las causas de déficits relacionados con nervios craneales específicos. Obsérvese que las lesiones de estas raíces de nervios craneales causan déficits motores en el lado de la lesión.

EFERENCIAS DE LOS NERVIOS CRANEALES (V, VII, IX Y X) CON ORIENTACIÓN ANATÓMICA

8-21 Origen y distribución periférica de las fibras que se originan de los **núcleos motores** de los **nervios trigémino, facial, glosofaríngeo** y **vago** (a través del **núcleo ambiguo**); hay nervios craneales (NC) mixtos, esto es, tienen componentes funcionales tanto motores como sensitivos. También se muestra el origen de las fibras parasimpáticas preganglionares EVG o EV desde los **núcleos salivatorios superior** (hacia el nervio facial) e **inferior** (hacia el nervio glosofaríngeo), y desde el **núcleo dorsal (motor) del nervio vago**. El componente funcional de los núcleos motores de los nervios craneales que inervan los músculos que se originan de los arcos faríngeos pueden clasificarse como neuronas ES (véanse figs. 6-1 y 6-2). Los músculos inervados por el nervio trigémino (V) proceden del primer arco, los inervados por el nervio facial (VII) del segundo arco; el músculo estilofaríngeo se origina del tercer arco y está inervado por el nervio glosofaríngeo (IX), y a los músculos derivados del cuarto arco los inerva el nervio vago (X).

Neurotransmisores

La **acetilcolina** se halla en las células de los **núcleos motores de los nervios craneales** y en sus terminaciones periféricas; en estas neuronas motoras también hay **péptido relacionado con el gen de la calcitonina** (**PRGC**). Esta sustancia también se encuentra en las neuronas parasimpáticas **preganglionares** y **posganglionares**.

Correlaciones clínicas

Los pacientes con **miastenia grave** presentan síntomas bucofaríngeos y complicaciones que causan **disartria** y **disfagia**. Estos sujetos tienen dificultades para masticar y tragar, pueden tener la mandíbula caída y una movilidad de los músculos faciales disminuida. También puede producirse un **deterioro auditivo** (debilidad del tensor del tímpano) e **hiperacusia** (aumento de la sensibilidad auditiva por debilidad del músculo estapedio).

Los síntomas son: 1) **pérdida de las sensibilidades dolorosa, térmica** y **táctil** homolaterales de la cara y en las cavidades bucal y nasal; 2) **parálisis** homolateral de los músculos masticadores (la mandíbula se desvía hacia el lado de la lesión al cerrarla), y 3) la pérdida del ramo aferente del **reflejo corneal** puede especificar lesión del NC V (p. ej., **meningioma**,

traumatismo). Sobre todo si es grande (> 2.0-2.5 cm), un **schwannoma vestibular** puede comprimir la raíz del nervio trigémino y causar **pérdida hemifacial de la sensibilidad** que en ocasiones incluye la cavidad bucal. La **neuralgia del trigémino** (**tic doloroso**) es un dolor intenso, repentino e intermitente, que emerge del área de la mejilla, la cavidad bucal o las partes adyacentes a la nariz (distribución de V_2 y V_3; véase también fig. 8-7). Una causa es un bucle aberrante de la **arteria cerebelosa superior** que comprime la raíz del nervio trigémino (véase fig. 3-4).

Los tumores (p. ej., **cordoma** o **schwannoma vestibular**), los **traumatismos** y la **meningitis** pueden afectar al NC VII y causar: 1) **parálisis facial** homolateral (o **parálisis de Bell**); 2) pérdida del sentido del gusto en los dos tercios homolaterales de la lengua, y 3) disminución de la secreción en las glándulas lagrimal, nasal, sublingual y submandibular homolaterales. La afectación distal de la cuerda del tímpano produce solo **parálisis facial** homolateral. Una parálisis de los músculos de un lado de la cara, sin parálisis de los miembros, es una **hemiplejía facial**, mientras que la contracción intermitente e involuntaria de los músculos faciales se denomina **espasmo hemifacial**. Una causa de espasmo hemifacial es la compresión de la raíz del nervio facial por un bucle aberrante de la **arteria cerebelosa anteroinferior**. Estos pacientes también pueden sufrir **vértigo**, **acúfenos** o **hipoacusia** que indican afectación del nervio vestibulococlear adyacente.

Por su origen común desde el núcleo ambiguo, la salida adyacente desde la médula oblongada y el paso a través del foramen yugular, los NC IX y X pueden afectarse al mismo tiempo (p. ej., en la **esclerosis lateral amiotrófica** o en la **siringobulbia**). Los resultados son **disartria, disfagia, disnea**, pérdida del sentido del gusto en el lado homolateral caudal de la lengua y pérdida del **reflejo faríngeo**. La lesión de las estructuras del foramen yugular o de las que lo atraviesan da lugar a una combinación de déficits denominados en general **síndromes del foramen yugular** (o síndrome de Avellis). Dentro del foramen, los déficits pueden reflejar una lesión de los NC IX, X (descrita antes) y XI (debilidad homolateral de los músculos trapecio y esternocleidomastoideo), el **síndrome de Vernet**, mientras que una lesión justo fuera del foramen puede poner en peligro los NC IX a XI además del XII (**síndrome de Collet-Sicard**). En este último caso, junto con los otros déficits, la lengua se desviará hacia el lado de la lesión con la protrusión. Las lesiones bilaterales del NC X pueden ser mortales debido a la parálisis total (y cierre) de los músculos de los pliegues vocales (**músculo vocal**).

ABREVIATURAS

FLM	Fascículo longitudinal medial		NuSalInf	Núcleo salivatorio inferior
LM	Lemnisco medial		NuSalSup	Núcleo salivatorio superior
NrFac	Nervio facial		NuSP	Núcleo (sensitivo) principal
NrGlo	Nervio glosofaríngeo		PBP	Porción basilar del puente
NrTri	Nervio trigémino		SAL	Sistema anterolateral
NrV	Nervio vago		TrEspTri	Tracto espinal del nervio trigémino
NuAm	Núcleo ambiguo		TrTecEsp	Tracto tectoespinal
NuEspTri	Núcleo espinal del nervio trigémino			
NuMes	Núcleo mesencefálico			
NuMoTri	Núcleo motor del nervio trigémino		**Ganglios**	
NuNrAbd	Núcleo del nervio abducens			
NuNrFac	Núcleo del nervio facial		1. Pterigopalatino	
NuNrHi	Núcleo del nervio hipogloso		2. Submandibular	
NuPNrV	Núcleo dorsal (motor) del nervio vago		3. Ótico	
			4. Terminal o intramural	

Repaso de la irrigación del NuMoTri, NuNrFac, NuMD y NuAm, y del recorrido interno de sus fibras

Estructuras	Arterias
NuMoTri y raíz del nervio trigémino	Ramas circunferenciales largas de la arteria basilar (véase fig. 6-23)
NuNrFac y rodilla interna	Ramas circunferenciales largas de la arteria basilar (véase fig. 6-23)
NuMD y NuAm	Ramas de las arterias vertebral y cerebelosa posteroinferior (véase fig. 6-16)

8-21 EFERENCIAS DE LOS NERVIOS CRANEALES (V, VII, IX Y X) CON ORIENTACIÓN ANATÓMICA

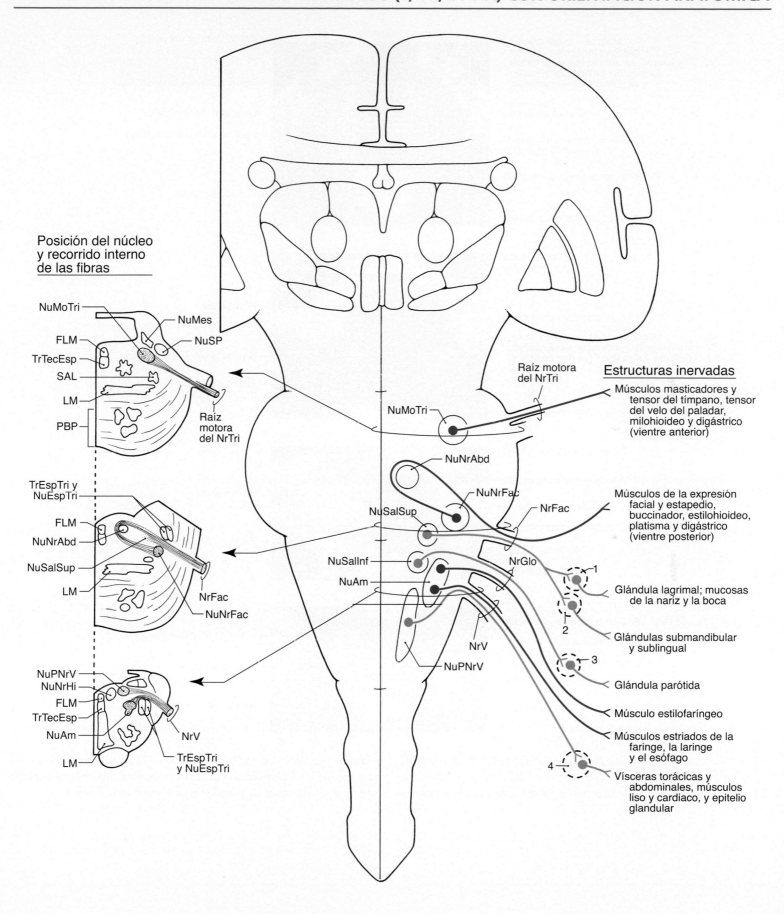

Posición del núcleo
y recorrido interno
de las fibras

NuMoTri
NuMes
FLM
NuSP
TrTecEsp
SAL
LM
PBP
Raíz
motora
del NrTri

TrEspTri y
NuEspTri
FLM
NuNrAbd
NuSalSup
LM
NrFac
NuNrFac

NuPNrV
NuNrHi
FLM
TrTecEsp
NuAm
LM
NrV
TrEspTri
y NuEspTri

Raíz motora
del NrTri

Estructuras inervadas

NuMoTri
Músculos masticadores y
tensor del tímpano, tensor
del velo del paladar,
milohioideo y digástrico
(vientre anterior)

NuNrAbd
NuNrFac
NuSalSup
NrFac
NuSalInf
NuAm
NrGlo

Músculos de la expresión
facial y estapedio,
buccinador, estilohioideo,
platisma y digástrico
(vientre posterior)

1
Glándula lagrimal; mucosas
de la nariz y la boca

2
Glándulas submandibular
y sublingual

NrV
NuPNrV
3
Glándula parótida

Músculo estilofaríngeo

Músculos estriados de la
faringe, la laringe
y el esófago

4
Vísceras torácicas y
abdominales, músculos
liso y cardiaco, y epitelio
glandular

EFERENCIAS DE LOS NERVIOS CRANEALES (V, VII, IX Y X) CON ORIENTACIÓN CLÍNICA

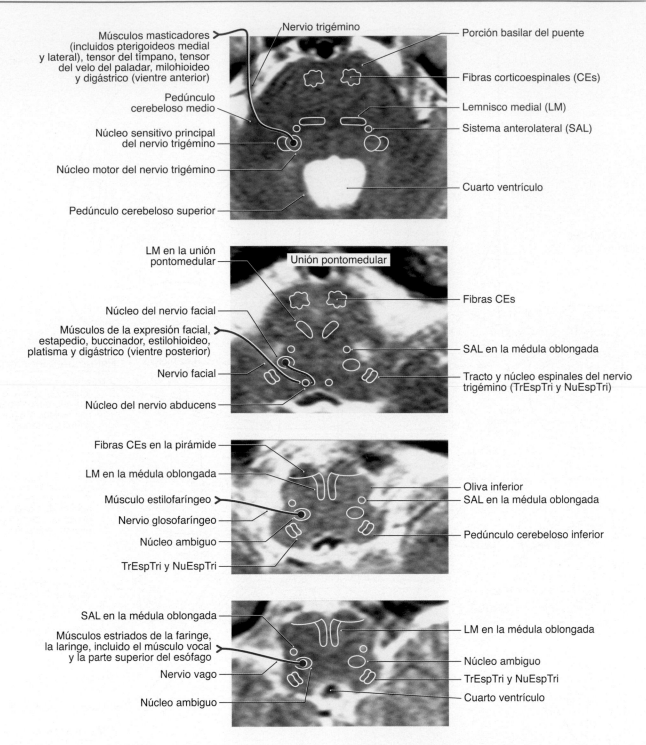

Músculos masticadores (incluidos pterigoideos medial y lateral), tensor del tímpano, tensor del velo del paladar, milohioideo y digástrico (vientre anterior)

Nervio trigémino

Porción basilar del puente

Fibras corticoespinales (CEs)

Pedúnculo cerebeloso medio

Lemnisco medial (LM)

Núcleo sensitivo principal del nervio trigémino

Sistema anterolateral (SAL)

Núcleo motor del nervio trigémino

Cuarto ventrículo

Pedúnculo cerebeloso superior

LM en la unión pontomedular

Unión pontomedular

Fibras CEs

Núcleo del nervio facial

Músculos de la expresión facial, estapedio, buccinador, estilohioideo, platisma y digástrico (vientre posterior)

SAL en la médula oblongada

Nervio facial

Tracto y núcleo espinales del nervio trigémino (TrEspTri y NuEspTri)

Núcleo del nervio abducens

Fibras CEs en la pirámide

LM en la médula oblongada

Oliva inferior

Músculo estilofaríngeo

SAL en la médula oblongada

Nervio glosofaríngeo

Núcleo ambiguo

Pedúnculo cerebeloso inferior

TrEspTri y NuEspTri

SAL en la médula oblongada

LM en la médula oblongada

Músculos estriados de la faringe, la laringe, incluido el músculo vocal y la parte superior del esófago

Nervio vago

Núcleo ambiguo

TrEspTri y NuEspTri

Núcleo ambiguo

Cuarto ventrículo

8-22A Los **núcleos y fibras eferentes de los NC V, VII, IX y X** sobrepuestos en la IRM (tronco encefálico, IRM ponderada en T2) se muestran con orientación clínica. Se trata de **nervios (craneales)** **mixtos** y pueden contener **fibras somatomotoras** o **visceromotoras** (preganglionares), así como **fibras sensitivas generales** o **especiales**. Las fibras en rojo se correlacionan con las del mismo color en la figura 8-21.

EFERENCIAS DE LOS NERVIOS CRANEALES (V, VII, IX Y X) CON ORIENTACIÓN CLÍNICA: LESIONES Y DÉFICITS REPRESENTATIVOS

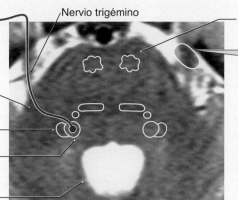

Músculos masticadores (incluidos pterigoideos medial y lateral), tensor del tímpano, tensor del velo del paladar, milohioideo y digástrico (vientre anterior)

Pedúnculo cerebeloso medio

Núcleo sensitivo principal del nervio trigémino

Núcleo motor del nervio trigémino

Pedúnculo cerebeloso superior

Nervio trigémino

Porción basilar del puente

Lesión de la raíz del nervio trigémino
- Parálisis de los músculos masticadores del lado izquierdo y ligera desviación de la mandíbula hacia la derecha al cerrar la boca
- Pérdida de la sensibilidad dolorosa y térmica en el lado izquierdo, y del tacto discriminativo en la cara y la cavidad bucal (incluidos los dientes)
- Pérdida del ramo aferente del reflejo corneal del lado izquierdo

Irritación de la raíz del nervio trigémino
- Neuralgia del trigémino (tic doloroso) en el lado izquierdo de la cara

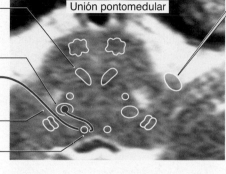

LM en la unión pontomedular

Núcleo del nervio facial

Músculos de la expresión facial, estapedio, buccinador, estilohioideo, platisma y digástrico (vientre posterior)

Nervio facial

Núcleo del nervio abducens

Unión pontomedular

Lesión de la raíz del nervio facial
- Parálisis de los músculos faciales superiores e inferiores del lado izquierdo
- Pérdida de la sensibilidad dolorosa/térmica del lado izquierdo en la superficie posterior del oído y parte del meato acústico
- Pérdida del sentido del gusto en los dos tercios anteriores de la lengua en el lado izquierdo
- Disminución de las secreciones de las glándulas lagrimal, sublingual y submaxilar, y de las membranas mucosas de la boca

Déficits del nervio facial por otras causas
- Lesión de la rodilla de la cápsula interna del lado derecho = parálisis facial inferior del lado izquierdo
- Lesión de la rodilla facial interna derecha = parálisis de los músculos faciales superiores e inferiores del lado derecho
- Irritación de la raíz del nervio facial = tic facial en ese lado

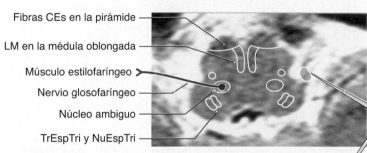

Fibras CEs en la pirámide

LM en la médula oblongada

Músculo estilofaríngeo

Nervio glosofaríngeo

Núcleo ambiguo

TrEspTri y NuEspTri

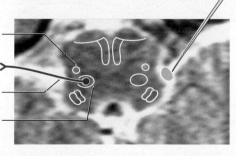

SAL en la médula oblongada

Músculos estriados de la faringe, la laringe, incluidos los músculos vocales y la parte superior del esófago

Nervio vago

Núcleo ambiguo

Lesión de las raíces de los NC IX y X
- Pérdida de la sensibilidad dolorosa/térmica en el lado izquierdo de la membrana timpánica, el meato acústico externo y el oído posterior (reducida)
- Pérdida del sentido del gusto (no comprobable)
- Pérdida de la sensibilidad en las tonsilas, el paladar duro y blando, la pared posterior de la faringe, la raíz posterior de la lengua, las fauces y la abertura de la tuba auditiva
- Disfagia, disartria y ronquera
- Neuralgia del nervio glosofaríngeo
- Pérdida de los reflejos faríngeo, del paladar/úvula
- Descenso del arco izquierdo del paladar, desviación de la úvula hacia la derecha en la fonación

8-22B Lesiones representativas de las raíces de los NC V, VII, IX y X, y déficits (cuadros rosados) que se correlacionan con cada una. Asimismo, se indican los déficits relacionados con los NC V y VII que pueden originarse por otras causas. Obsérvese que las lesiones de las raíces de estos nervios craneales causan déficits motores en el lado de la lesión.

REFLEJOS DE LOS NERVIOS ESPINALES Y CRANEALES

Examinar los **reflejos** es parte esencial de toda exploración neurológica porque proporciona información importante para el diagnóstico del paciente con una afección neurológica. Todos los reflejos tienen un **ramo aferente** (suele ser una **fibra sensitiva primaria** con un cuerpo celular en un ganglio) y uno **eferente** (suele ser una fibra que inerva a un músculo esquelético) que se origina en un núcleo motor. La fibra aferente puede establecer sinapsis directa en la neurona eferente, en cuyo caso se trata de un **reflejo monosináptico**, o puede haber una o más **interneuronas** entre los ramos aferente y eferente; se trata de **reflejos polisinápticos**. En muchos reflejos, la influencia de la neurona motora puede ser tanto monosináptica como polisináptica. En el caso de los nervios craneales, en los reflejos polisinápticos también puede intervenir la formación reticular adyacente inmediata del tronco encefálico.

La **fibra sensitiva primaria** se considera una **neurona de primer orden** en una vía nerviosa. Aunque la neurona de primer orden puede participar en un reflejo, a través de una rama colateral hacia neuronas motoras, también contribuye con información a las vías ascendentes. La fibra sensitiva primaria puede establecer sinapsis directamente en una célula del tracto o puede comunicarse a través de interneuronas. En cualquier caso, esta célula del tracto se considera una **neurona de segundo orden** de la vía nerviosa.

Los **reflejos espinales** pueden depender de información **sensitiva/aferente** que procede del cuerpo, llega a la médula espinal, tiene un efecto sobre las neuronas motoras inferiores y produce una respuesta adecuada. El mismo principio se aplica a los **reflejos de los nervios craneales**. La **información aferente** llega al tronco encefálico por un nervio craneal y tiene un efecto sobre las neuronas motoras, y la **información eferente** sale del tronco encefálico por el mismo nervio craneal o por otro. Debido a estas semejanzas estructurales/funcionales, las vías de los reflejos se encuentran en este lugar del capítulo 8, después de las "Vías sensitivas y motoras y de los nervios craneales". Se describen los circuitos de los reflejos más comprobados, pero sin intención de incluirlos todos.

Los **reflejos** particularmente activos o **hiperactivos**, que suelen demostrarse en los reflejos miotáticos, se especifican como **hiperreflexia**. Los **reflejos reducidos** o **hipoactivos** se describen como **hiporreflexia**. La ausencia completa de actividad refleja como respuesta a un estímulo apropiado es **arreflexia**. Estas desviaciones de la normalidad pueden observarse en los reflejos espinales y en los de los nervios craneales. Las alteraciones de la actividad refleja normal pueden indicar una neuropatía periférica o lesión/trastorno del tronco encefálico, la médula espinal o el prosencéfalo.

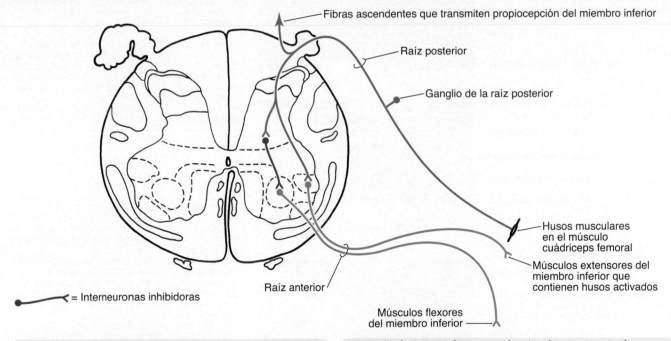

Fibras ascendentes que transmiten propiocepción del miembro inferior

Raíz posterior

Ganglio de la raíz posterior

Husos musculares en el músculo cuádriceps femoral

Músculos extensores del miembro inferior que contienen husos activados

Raíz anterior

Músculos flexores del miembro inferior

= Interneuronas inhibidoras

8-23 El **reflejo miotático** se denomina a veces de manera incorrecta **reflejo osteotendinoso** o **profundo** (éstos son en realidad términos inapropiados); el receptor de este reflejo es el **huso muscular** (profundo al propio músculo, de ahí que lo de **miotático** sea la designación correcta).

El ramo aferente se activa al golpear el tendón de un músculo y al estirar momentáneamente los **husos musculares (primario o secundario)** del músculo. Estos potenciales de acción se propagan por **fibras A-alfa (diámetro de 13 a 20 mm, velocidad de conducción de 80 a 120 m/s)** o **fibras A-beta (6 a 12 mm, 35 a 75 m/s)**. Sus cuerpos celulares se encuentran en los **ganglios de la raíz posterior**; estas fibras excitan de manera **monosináptica** a neuronas motoras que inervan al músculo del cual se

origina la descarga aferente, y el músculo se contrae, de manera que se precipita el reflejo. Las colaterales de los axones aferentes hacen sinapsis con interneuronas que a su vez inhiben a las neuronas motoras que inervan músculos antagonistas.

Los reflejos miotáticos sirven para comprobar la integridad funcional de distintos niveles espinales. Ejemplos de tales **reflejos** y de sus correspondientes niveles son: **tríceps braquial (C7-C8)**, **bíceps braquial (C5-C6)**, **braquiorradial (C5-C6)**, **reflejo aquíleo (S1)**, **reflejo patelar (L2-L4)** y **flexor de los dedos (C7-C8)**. Junto con el reflejo, las prolongaciones centrales envían colaterales ascendentes que transmiten información al **núcleo grácil** o cuneiforme, según el nivel del estímulo, y se percibe la sensación. Aquí se muestra el **reflejo patelar**.

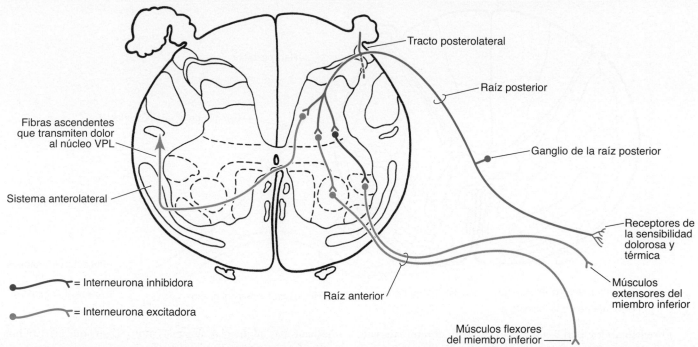

El **reflejo nociceptivo** (también denominado **reflejo de retirada o flexor**) se activa por lesión al tejido; los potenciales de acción se propagan por las **fibras A-delta** (cuyo diámetro es de 1 a 5 mm, con velocidad de conducción de 5 a 30 m/s) y C (0.2 a 5 mm, 0.5 a 2 m/s). Estas fibras aferentes tienen cuerpos celulares en el **ganglio de la raíz posterior** y terminan en interneuronas espinales **inhibidoras o excitadoras**. Cuando a alguien le dan un pisotón en la uña, las neuronas motoras extensoras del miembro inferior estimulado se inhiben y las flexoras se excitan, de manera que el miembro se retira del estímulo nocivo. El mismo principio y disposición de circuitos se aplica cuando la mano recibe un estímulo nocivo y se aparta el miembro superior. Junto con este reflejo, la identificación del dolor se logra mediante neuronas de segundo orden que ascienden por el SAL del lado contrario de la médula espinal.

8-24

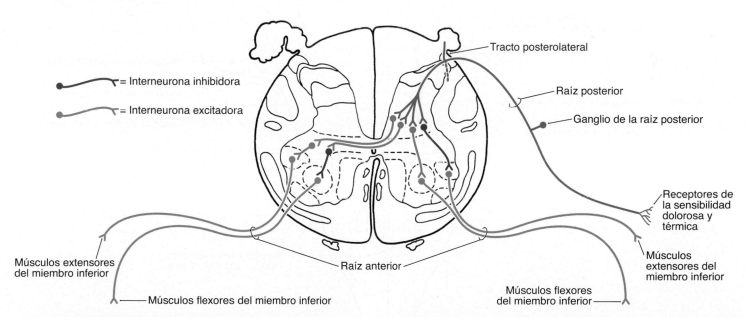

El **reflejo de extensión cruzado** afecta a los miembros de ambos lados del cuerpo. Las fibras aferentes, su información a interneuronas espinales y su respectiva acción (excitadora-inhibidora) en las neuronas motoras espinales flexoras y extensoras **en el lado del estímulo nocivo es la misma del reflejo nociceptivo** (véase fig. 8-24). El estímulo se recibe y se aparta el miembro de ese lado. En un esfuerzo por mantener la estabilidad, **cuando se retira el pie del lado del estímulo, el miembro inferior del lado opuesto se extiende** para mantener la postura y el equilibrio. Por lo tanto, en el lado opuesto del estímulo, las neuronas motoras flexoras se **inhiben** y las extensoras se **excitan**, de manera que el paciente matiene la postura relativa. Este reflejo también da origen a información ascendente que llega al nivel consciente de percepción.

8-25

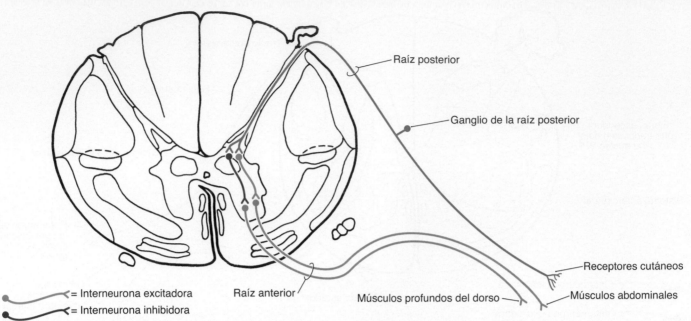

= Interneurona excitadora
= Interneurona inhibidora

Raíz posterior

Ganglio de la raíz posterior

Receptores cutáneos

Raíz anterior

Músculos profundos del dorso

Músculos abdominales

8-26 El **reflejo abdominal** es un reflejo cutáneo; el ramo aferente emerge de receptores localizados en las **fibras A-delta y C**. Al reflejo lo median **niveles espinales torácicos inferiores (T8-T11)** y se activa mediante golpes leves en el abdomen a unos 4 a 5 cm en dirección lateral, y en paralelo, hacia la línea media. Las fibras aferentes llegan a la **raíz posterior** y hacen sinapsis con interneuronas. Algunas de ellas son interneuronas excitadoras que, a su vez, excitan a neuronas motoras inferiores que inervan la musculatura abdominal; los músculos del abdomen se contraen y el tronco se flexiona ligeramente. Otras

interneuronas inhiben las neuronas motoras alfa que inervan músculos profundos del dorso; la inactivación de tales neuronas motoras disminuye la tensión en los músculos profundos del dorso y aumenta la eficacia del reflejo abdominal. Tales músculos profundos extienden el tronco. Se produce una respuesta normal cuando los músculos abdominales se contraen y el ombligo rota ligeramente hacia el lado estimulado. Las sensaciones creadas al golpear la pared abdominal también llegan a las vías ascendentes de la médula espinal y se perciben de manera consciente.

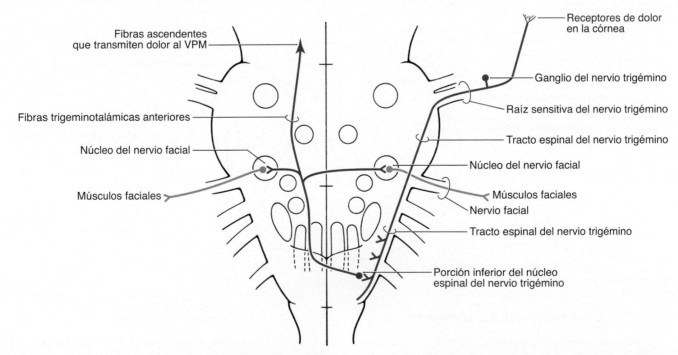

Fibras ascendentes que transmiten dolor al VPM

Fibras trigeminotalámicas anteriores

Núcleo del nervio facial

Músculos faciales

Receptores de dolor en la córnea

Ganglio del nervio trigémino

Raíz sensitiva del nervio trigémino

Tracto espinal del nervio trigémino

Núcleo del nervio facial

Músculos faciales

Nervio facial

Tracto espinal del nervio trigémino

Porción inferior del núcleo espinal del nervio trigémino

8-27 El **reflejo corneal** (también denominado **reflejo palpebral**) tiene su ramo aferente en el **nervio trigémino** (NC V) y su ramo eferente en el **nervio facial** (NC VII). Un estímulo irritante en la córnea activa las fibras C, cuyos cuerpos celulares se encuentran en el **ganglio del nervio trigémino**. Estos axones llegan al tronco encefálico con el nervio trigémino, descienden en el **tracto espinal del nervio trigémino** y terminan en la **porción inferior del núcleo espinal del nervio trigémino**. Las neuronas de la **porción inferior** envían proyecciones al **núcleo ventral posteromedial del tálamo** contralateral y, en

el trayecto, envían de manera bilateral colaterales al **núcleo motor del nervio facial**; la respuesta facial en general es más activa en el lado del estímulo. Los axones de las neuronas motoras del **núcleo del nervio facial** dejan este nervio para salir por último del cráneo a través del **foramen estilomastoideo**. Los axones del **ramo cigomático del nervio facial** inervan el **músculo orbicular del ojo** y los párpados se cierran como respuesta al estímulo nocivo de la córnea. La información nociva que se envía mediante fibras ascendentes llega finalmente a la percepción consciente a través de fibras trigeminotalámicas anteriores.

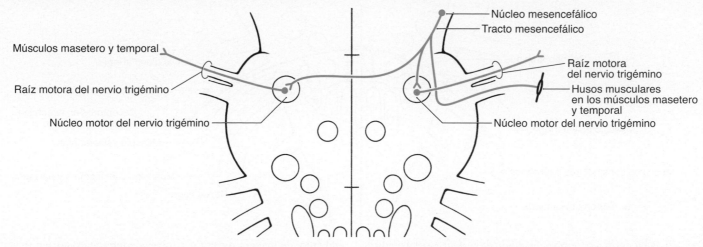

Núcleo mesencefálico
Tracto mesencefálico
Músculos masetero y temporal
Raíz motora del nervio trigémino
Raíz motora del nervio trigémino
Husos musculares en los músculos masetero y temporal
Núcleo motor del nervio trigémino
Núcleo motor del nervio trigémino

8-28 El **reflejo mandibular** es una versión de los nervios craneales de un **refejo miotático espinal**; está mediado por el **nervio trigémino** (NC V). Los axones del ramo aferente establecen sinapsis en las neuronas motoras que inervan músculos esqueléticos (es un **reflejo monosináptico**). Un golpe leve en el mentón estira los **husos musculares** en los **músculos temporal** y **masetero**, de manera que se inician los potenciales de acción en las **fibras A-alfa** (**husos musculares primarios**) y **A-beta** (**husos musculares secundarios**). Esas fibras llegan al encéfalo en la **raíz sensitiva del nervio trigémino** y tienen sus cuerpos celulares aferentes primarios en el **núcleo mesencefálico**. Las colaterales de estas fibras aferentes envían proyecciones directas y bilaterales al **núcleo motor del nervio trigémino**; los axones de tales células motoras salen por la **raíz motora del nervio trigémino** para inervar los **músculos temporal** y **masetero**, que cierran la mandíbula como respuesta al golpe en el mentón. Esta información también alcanza el nivel consciente: el paciente percibe el golpe en el mentón. En los pacientes con esclerosis lateral amiotrófica el reflejo mandibular con frecuencia está aumentado/energizado (**hiperreflexia**).

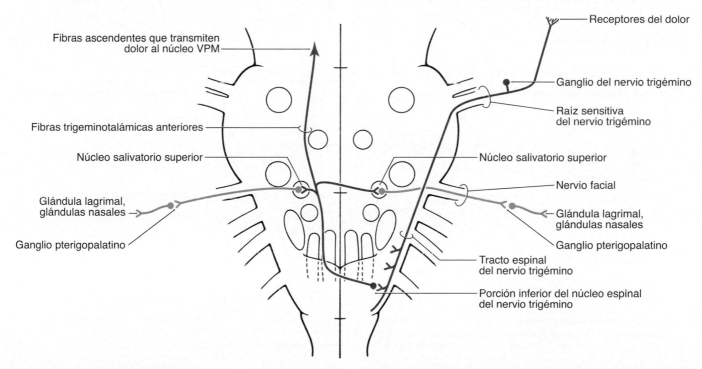

Receptores del dolor
Fibras ascendentes que transmiten dolor al núcleo VPM
Ganglio del nervio trigémino
Raíz sensitiva del nervio trigémino
Fibras trigeminotalámicas anteriores
Núcleo salivatorio superior
Núcleo salivatorio superior
Nervio facial
Glándula lagrimal, glándulas nasales
Glándula lagrimal, glándulas nasales
Ganglio pterigopalatino
Ganglio pterigopalatino
Tracto espinal del nervio trigémino
Porción inferior del núcleo espinal del nervio trigémino

8-29 Existe una variedad de reflejos en los cuales el soporte sensitivo causa una respuesta motora visceral. Los **reflejos lagrimal** (lagrimeo) y **salival** son ejemplos. El reflejo lagrimal se utiliza aquí como ilustración de un **reflejo somatovisceral**. El ramo aferente se activa mediante estimulación de las **fibras C** y **receptores/fibras A-delta** en la córnea y la esclerótica. El mensaje aferente llega al tronco encefálico con el **nervio trigémino** (cuerpos celulares del **ganglio del nervio trigémino**), desciende dentro de su **tracto espinal** y hace sinapsis en la **porción inferior del núcleo espinal del nervio trigémino**. Colaterales de las **fibras trigeminotalámicas** ascendentes (en dirección al núcleo ventral posteromedial del tálamo) envían colaterales hacia el **núcleo salivatorio superior** (**NSS**), sea directamente (como se muestra en la figura) o mediante interneuronas, donde hacen sinapsis. Las fibras preganglionares parasimpáticas del NSS salen con el **nervio facial**, viajan al **ganglio pterigopalatino**, donde hacen sinapsis, y las fibras posganglionares siguen hacia la **glándula lagrimal** y a las **mucosas de la nariz**. Un estímulo nocivo en la córnea causa lagrimeo y aumenta las secreciones nasales, y la incomodidad se percibe a través de fibras ascendentes que en último término llegan a la corteza sensitiva.

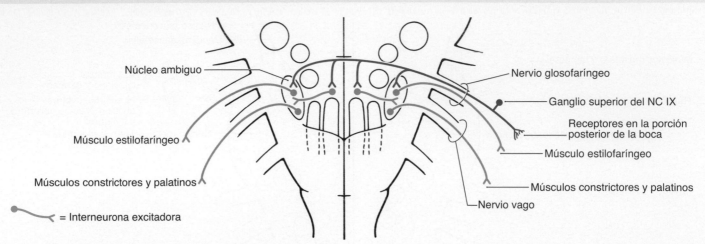

8-30 El **reflejo faríngeo** (también llamado de las **fauces**) está mediado por los **nervios glosofaríngeo** (**NC IX**) y **vago** (**NC X**). El ramo aferente es activado por estimulación cutánea de **fibras** A-delta y tal vez **C** en la porción posterior de la base de la lengua o la porción posterior del techo de la boca (paladar blando). Este espacio entre la boca y la faringe se denomina **istmo de las fauces**, de donde toma su otro nombre. El ramo aferente va a través del NC IX con sus cuerpos celulares en el ganglio superior del propio NC IX; las terminaciones centrales están en el **núcleo**

ambiguo, de manera directa o a través de interneuronas (en la figura se ilustran ambos casos). El ramo eferente del **núcleo ambiguo** transcurre con los NC IX y X hacia el **músculo estilofaríngeo** (a través del NC IX), hasta los **músculos constrictores de la faringe** y los **músculos que mueven el paladar** (a través del NC X). En respuesta a la irritación de la porción caudal de la cavidad bucal, la faringe se contrae y se eleva en un intento de expulsar un objeto molesto; la incomodidad se percibe a través de vías que se dirigen a la corteza cerebral.

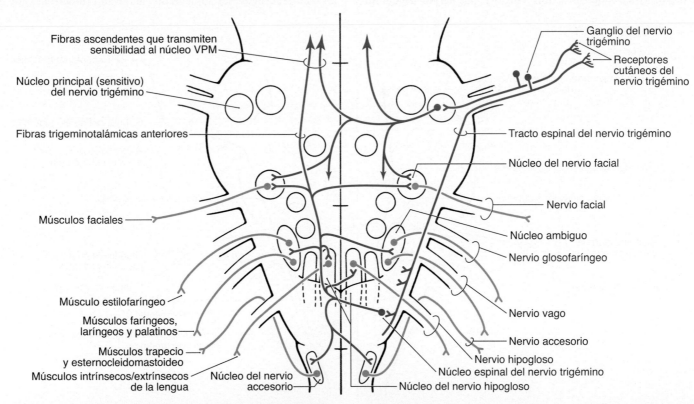

8-31 En los lactantes se observa una variedad de reflejos mediados por los NC V, VII, IX, u XI y XII. Ejemplos de ellos son los **reflejos de succión**; suelen desaparecer hacia el año de edad. Con frecuencia se denominan "reflejos primitivos". Sin embargo, estos reflejos pueden reaparecer en personas con **demencia** o con **enfermedades degenerativas**, o bien con disfunción del **lóbulo frontal.**

El ramo aferente de estos reflejos va por el NC V y se activa al tocar la periferia de la boca (hociqueo) o su interior (succión). Estas fibras aferentes entran al tronco encefálico a través del NC V y tienen cuerpos celulares en el **ganglio del nervio trigémino**. Terminan en el **núcleo espinal del nervio trigémino** (información transmitida por **fibras A-delta** procedentes de **terminaciones nerviosas libres**) y en el **núcleo principal (sensitivo) del nervio trigémino** (información transmitida por **fibras A-beta** de terminaciones como los **corpúsculos de Meissner** y **complejos celulares de Merkel**).

Las fibras secundarias del trigémino, de camino al **núcleo ventral posteromedial** del tálamo desde los **núcleos sensitivos espinal** y **principal del nervio trigémino** envían colaterales a los **núcleos de los nervios facial, ambiguo, accesorio** e **hipogloso**, de manera directa o a través de interneuronas ubicadas en la formación reticular (aquí se muestran solo las directas). En respuesta a la estimulación alrededor o dentro de la boca, los **músculos faciales del lactante responden** (a través del núcleo del nervio facial), **la cabeza se dirige** hacia la fuente del estímulo o se aleja de ella (núcleo del nervio accesorio), los **músculos laríngeos y faríngeos se contraen** durante la **succión** (núcleo ambiguo) y la **lengua se mueve** hacia interior y exterior de la boca o sale en dirección del estímulo (núcleo del nervio hipogloso). Dichos reflejos son esenciales en absoluto para la supervivencia (están orientados a la alimentación, la succión y las respuestas de los músculos de la lengua y de la cara).

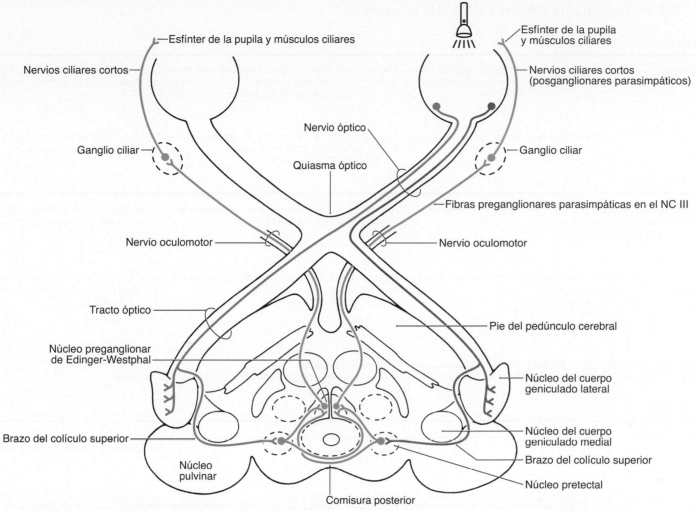

El **reflejo pupilar a la luz** tiene sus ramos aferentes en el **nervio óptico** (NC II) y sus ramos eferentes en el **nervio oculomotor** (NC III).

Al acercar una luz al ojo se produce actividad neural transmitida por fibras del **nervio óptico**, el **quiasma óptico** (donde cruzan algunas fibras), el **tracto óptico** y el **brazo del colículo superior**, que establecen sinapsis bilateralmente en el **núcleo/área pretectal**.

El **núcleo accesorio** (**complejo de Edinger-Westphal**) está compuesto por dos porciones inmediatamente adyacentes al núcleo del nervio oculomotor (véase fig. 6-28). El **núcleo de proyección central de Edinger-Westphal** (**NuPCEW**) se proyecta a varios destinos centrales como la médula espinal, el cordón posterior y los núcleos parabraquial, del nervio trigémino y del nervio facial, pero no al ganglio ciliar. El **núcleo preganglionar de Edinger-Westphal** (**NuPgEW**) se proyecta preferentemente al **ganglio ciliar**; las células del **NuPgEW** son las neuronas preganglionares parasimpáticas del NC III. Tras la recepción de la información retiniana a través de la vía mencionada antes, ambas áreas pretectales emiten proyecciones bilaterales al NuPgEW. A su vez, éste envía **fibras preganglionares parasimpáticas** a través del nervio oculomotor homolateral al **ganglio ciliar**, el cual también a su vez envía **fibras posganglionares**, como **nervios ciliares cortos**, al **músculo esfínter de la pupila** del iris. En el paciente normal, cuando se acerca una luz al ojo se produce un reflejo pupilar en ese ojo (**respuesta directa**) y también en el opuesto (**respuesta consensual**).

Ejemplo uno: en el caso de un paciente con **retinitis pigmentosa** diagnosticada previamente y ausencia total de percepción de la luz en ese ojo, cuando se acerca una luz al ojo ciego, el paciente presenta un **reflejo pupilar a la luz** directo y consensual. La explicación de esta respuesta es que existe una pequeña población (< 1%) de **células ganglionares que contienen melanopsina** en la retina, que se caracterizan por tener grandes cuerpos celulares y **campos dendríticos expansivos**. Estas células son intrínsecamente sensibles a la luz, no dependen de la información procedente de los bastones ni los conos, y se proyectan a destinos centrales como el núcleo supraquiasmático y el NuPgEW. Parece que las células ganglionares que contienen melanopsina no participan en el reconocimiento de la forma (visión, ver en realidad/reconocer cosas en el espacio visual). Su presencia no sólo explica el reflejo pupilar en un ojo ciego, sino que es la explicación probable del hecho de que los pacientes ciegos de ambos ojos puedan tener unos ritmos circadianos razonablemente normales.

Ejemplo dos: en el caso de un paciente con una lesión del nervio óptico, cuando se acerca una luz al ojo del lado lesionado, este paciente no percibe luz en ese ojo, **no hay respuesta pupilar ni directa ni consensual** y el **ramo aferente del reflejo está interrumpido**. En este ejemplo, no llega información a ninguna de las áreas pretectales desde el ojo del lado de la lesión del nervio óptico.

Ejemplo tres: en el caso de un paciente con una lesión de un nervio óptico, cuando se acerca una luz al ojo opuesto al lado de la lesión (el ojo sano), este paciente percibe la luz en ese ojo y hay **una respuesta tanto directa como consensual**. En este ejemplo, el **ramo aferente hacia ambos núcleos pretectales está intacto** y hay una respuesta en el ojo ciego porque su ramo eferente está intacto.

Ejemplo cuatro: en el caso de un paciente con una lesión del nervio oculomotor en un lado, cuando se acerca una luz al ojo del lado de la lesión, el paciente percibe la luz (el **ramo aferente está intacto**), pero no hay una respuesta directa en ese ojo; el **ramo eferente está interrumpido** por la lesión. En esta situación, hay una **respuesta consensual en el ojo opuesto**. Si la luz se acerca al ojo del lado opuesto a la lesión de la raíz del nervio oculomotor, se percibe la luz y hay una respuesta directa, pero no una respuesta consensual.

Tabla 8-1 Flujograma de reflejos habituales adicionales*

Estornudo

Receptores en las mucosas nasales ⟶ Cuerpos celulares en el ganglio del nervio trigémino ⟶ Proyección al núcleo espinal del nervio trigémino ⟶ Proyección del nervio trigémino al núcleo ambiguo (NuAm) y a la formación reticular (FRet)

El paciente estornuda ⟵ Núcleo frénico al diafragma y células del cuerno anterior a los músculos intercostales ⟵ NuAm y FRet al núcleo frénico y células del cuerno anterior

Vómito

Receptores en la faringe y el tubo digestivo discurren a través de los nervios vago y esplácnico ⟶ Cuerpos celulares en el nervio vago inferior y ganglios de la raíz posterior ⟶ Proyección al núcleo solitario (NuSol), núcleo dorsal del nervio vago (NuPNrV)

CCIL envía proyecciones a células preganglionares simpáticas, NuPNrV a células preganglionares parasimpáticas, núcleo frénico al diafragma y células del cuerno anterior a músculos intercostales ⟵ Fibras reticuloespinales a la columna celular intermediolateral (CCIL), al núcleo frénico y a células del cuerno anterior ⟵ NuSol y NuPNrV envían proyecciones a la FRet y ganglios intramurales a través del NuPNrV

Activación de los músculos lisos del tubo digestivo; músculos intercostales y diafragma activados ⟶ El paciente vomita (el reflejo faríngeo puede llevar a un reflejo del vómito)

Deglución

Receptores en la laringe y la faringe ⟶ Cuerpos celulares en ganglios inferiores de los NC IX y X ⟶ Proyecciones a NuPNrV y NuSol; NuSol envía proyecciones a NuPNrV

El paciente deglute ⟵ Contracción a lo largo del esófago ⟵ NuPNrV envía proyecciones a ganglios intramurales del esófago

Barorreceptor

Receptores en cuerpo carotídeo y arco aórtico ⟶ Cuerpos celulares en ganglios inferiores de los NC IX y X ⟶ Proyecciones a NuSol; NuSol envía proyecciones a NuPNrV y a neuronas vasopresoras de la médula oblongada (VaPres)

El tono vascular periférico, y la frecuencia y el gasto cardiacos, aumentan ⟵ CCIL envía proyecciones a células posganglionares que inervan el corazón y vasos periféricos ⟵ VaPres envían proyecciones a CCIL a través de fibras reticuloespinales (disminuye la actividad de NuPNrV, al tiempo que aumenta la actividad simpática)

La tensión arterial y el gasto cardiaco del paciente se mantienen al levantarse desde una postura recostada

Vagovagal

Los receptores vagales pueden estar en las vías aéreas, el tórax y el abdomen (puede ser un estímulo mecánico) ⟶ Cuerpos celulares en ganglios inferiores del NC X ⟶ Envía proyecciones a NuSol

La activación de fibras posganglionares parasimpáticas produce cardioinhibición vagal ⟵ NuPNrV envía proyecciones al ganglio intramural en las vísceras torácicas y abdominales ⟵ NuSol envía proyecciones a NuPNrV

El paciente experimenta bradicardia, hipotensión, palidez y desvanecimiento

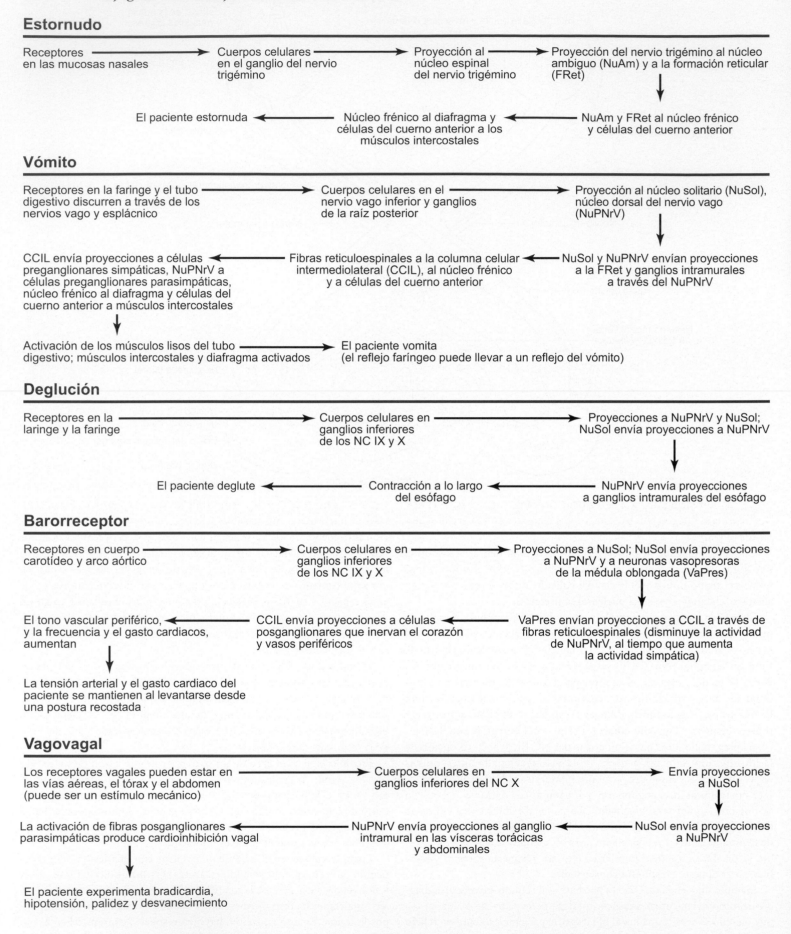

* Todos los reflejos listados son mediados por el tronco encefálico. Como sucede lo mismo con los reflejos del tronco encefálico, las vías pueden abarcar diversos centros o núcleos dentro del tronco encefálico; en la tabla sólo se muestran las vías fundamentales.

DIBUJOS EN BLANCO PARA LA MÉDULA ESPINAL Y EL TRONCO ENCEFÁLICO

8-33 Dibujos en blanco para los reflejos de la médula espinal y nervios craneales/tronco encefálico. Estas ilustraciones se proporcionan para autoevaluar la comprensión de los circuitos relacionados con los reflejos, para que el profesor pueda ampliar información sobre los reflejos que no se explica en el atlas, o para ambos fines. Para aportar mayores posibilidades de repaso, se proporciona un esquema del nivel cervical de la médula espinal y del tronco encefálico.

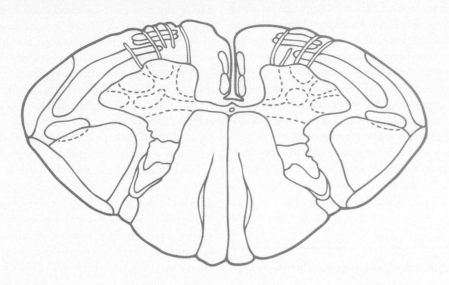

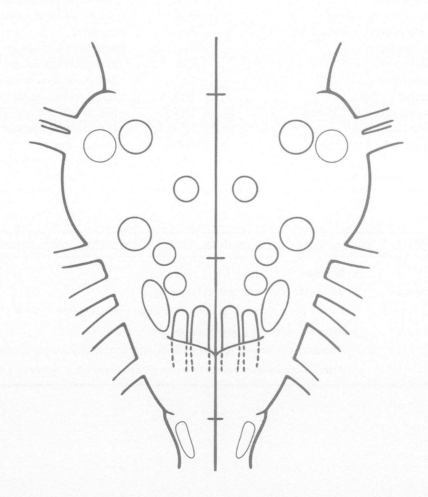

TRACTOS ESPINOCEREBELOSOS CON ORIENTACIÓN ANATÓMICA

8-34 Origen, recorrido y tipo de distribución de las fibras hacia la corteza y núcleos cerebelosos desde la médula espinal (**tractos espinocerebelosos posterior [dorsal] y anterior [ventral], fibras espinocerebelosas rostrales**) y desde el núcleo cuneiforme accesorio (lateral) (**fibras cuneocerebelosas**). También se ilustra la somatotopía de las fibras que entran en el cerebelo a través del cuerpo restiforme, la porción más grande del pedúnculo cerebeloso inferior, o en relación con el pedúnculo cerebeloso superior. Recuérdese que el **cuerpo restiforme + el cuerpo yuxtarrestiforme** equivale al **pedúnculo cerebeloso inferior (PCI)**. Después de que estas fibras llegan al cerebelo emiten colaterales a los núcleos del cerebelo, mientras los axones paternos de las fibras espinocerebelosas y cuneocerebelosas pasan a la corteza, donde terminan como fibras musgosas en la capa celular granulosa. Aunque aquí no se muestran, hay proyecciones espinales importantes a los núcleos accesorios medial y posterior del complejo olivar inferior (**fibras espinoolivares**). Los núcleos olivares accesorios (así como el núcleo olivar principal) envían proyecciones a la corteza cerebelosa y colaterales a los núcleos (véase fig. 8-35).

Neurotransmisores

Se encuentra **glutamato** (+) en algunas **fibras espinocerebelosas**, en sus **fibras musgosas terminales** en la corteza cerebelosa y en los ramos colaterales que inervan los **núcleos del cerebelo**.

Correlaciones clínicas

Las **lesiones**, o los **tumores**, que afectan de manera selectiva **sólo a las fibras espinocerebelosas**, son rarísimos en los seres humanos. La ataxia que se esperaría en los pacientes con **hemisección de la médula espinal** (p. ej., el **síndrome de Brown-Séquard**) es enmascarada por la **hemiplejía** de los miembros superior e inferior homolaterales resultante de la lesión que acompaña a las fibras corticoespinales laterales (y otras). Por otro lado, hay numerosas **ataxias espinocerebelosas** con base hereditaria y muchas afectaciones del cerebelo o sus haces aferentes.

La **ataxia de Friedreich** (**ataxia espinal hereditaria**) es un trastorno recesivo autosómico, cuyos síntomas suelen aparecer entre los 8 y los 15 años de edad. Se produce una **degeneración de los tractos espinocerebelosos anterior y posterior**, así como de los **cordones posteriores** y de los **tractos corticoespinales**. También se observan cambios degenerativos en las **células de Purkinje** del cerebelo, en las células de los **ganglios de la raíz posterior**, en las neuronas de la **columna de Clarke** y en algunos núcleos del puente y de la médula oblongada. Estos pacientes sufren **ataxia** (inicio temprano), **disartria, debilidad/parálisis muscular** (en particular en los miembros inferiores) y alteraciones esqueléticas. La **ataxia** axial y apendicular observada en ellos se correlaciona en parte con la degeneración espinocerebelosa, y también en parte con pérdidas en la propiocepción por la degeneración de las fibras del cordón posterior.

ABREVIATURAS

Cbl	Cerebelo	NuSP	Núcleo (sensitivo) principal del nervio trigémino
CLE	Células limitantes espinales	NuV	Núcleos vestibulares
FCCbl	Fibras cuneocerebelosas	PCI	Pedúnculo cerebeloso inferior
FECblR	Fibras espinocerebelosas rostrales	PCS	Pedúnculo cerebeloso superior
GRP	Ganglio de la raíz posterior (dorsal)	Pi	Pirámide
L	Representación lumbar	Sa	Representación sacra
LM	Lemnisco medial	SAL	Sistema anterolateral
LobFN	Lóbulo floculonodular	T	Representación torácica
NuCbl	Núcleos del cerebelo	TrECA	Tracto espinocerebeloso anterior (ventral)
NuCunAc	Núcleo cuneiforme accesorio (lateral)	TrECP	Tracto espinocerebeloso posterior (dorsal)
NuDC	Núcleo dorsal de Clarke	TrEspTri	Tracto espinal del nervio trigémino
NuEspTri	Núcleo espinal del nervio trigémino	TrRuEsp	Tracto rubroespinal
NuMes	Núcleo mesencefálico	VMS	Velo medular superior
NuMoTri	Núcleo motor del nervio trigémino	Zi	Zona intermedia

Repaso de la irrigación de la sustancia gris de la médula espinal, los tractos espinocerebelosos, el PCI y el PCS

Estructuras	Arterias
Sustancia gris de la médula espinal	Ramas de la arteria central (véase fig. 6-8)
TrECP y TrECA en la médula espinal	Ramas penetrantes de la corona vascular arterial (véase fig. 6-8)
PCI	Arteria cerebelosa posteroinferior (véase fig. 6-16)
PCS	Ramas circunferenciales largas de la arteria basilar y arteria cerebelosa superior (véase fig. 6-23)
Cerebelo	Arterias cerebelosas posteroinferior y anteroinferior, y cerebelosa superior

8-34 TRACTOS ESPINOCEREBELOSOS CON ORIENTACIÓN ANATÓMICA

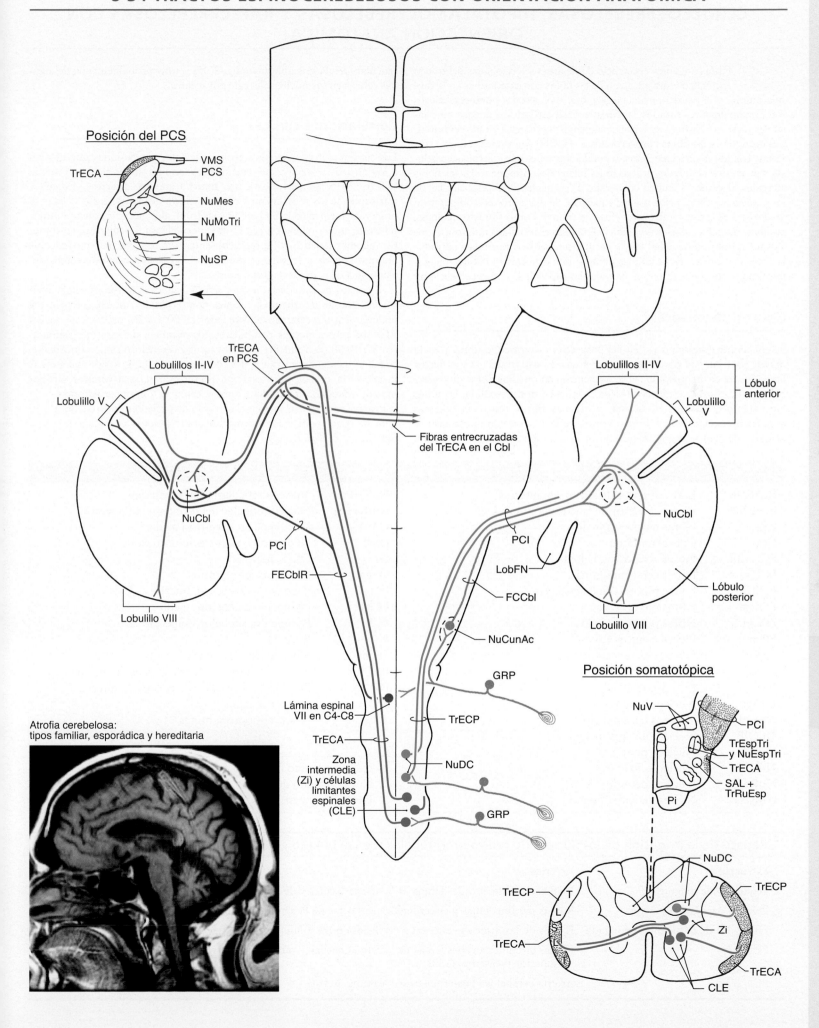

Posición del PCS

Atrofia cerebelosa:
tipos familiar, esporádica y hereditaria

Posición somatotópica

FIBRAS PONTOCEREBELOSAS, RETICULOCEREBELOSAS, OLIVOCEREBELOSAS, CERULEOCEREBELOSAS, HIPOTALAMOCEREBELOSAS Y RAFECEREBELOSAS CON ORIENTACIÓN ANATÓMICA

8-35 Fibras aferentes al cerebelo desde áreas seleccionadas del tronco encefálico y organización de las fibras corticopontinas en la cápsula interna y el pie del pedúnculo cerebral. Los **axones pontocerebelosos** son principalmente cruzados, las **fibras reticulocerebelosas** pueden ser bilaterales (desde el **NuRetTeg**) o principalmente no cruzadas (desde el **NuRetL** y el **NuRetP**), y las **fibras olivocerebelosas** (**FOCbl**) son exclusivamente cruzadas. Las **fibras rafecerebelosas, hipotalamocerebelosas** y **ceruleocerebelosas** son, en diverso grado, proyecciones bilaterales. Aunque todas las fibras aferentes al cerebelo emiten colaterales a los núcleos del cerebelo, las de los axones pontocerebelosos son pequeñas y de diámetros en comparación menores. Los axones olivocerebelosos terminan como **fibras trepadoras,** las fibras reticulocerebelosas y pontocerebelosas como **fibras musgosas,** y los axones hipotalamocerebelosos y ceruleocerebelosos terminan en todas las capas corticales. Estas últimas fibras se han denominado **fibras multiestratificadas** porque se ramifican en todas las capas de la corteza cerebelosa.

Neurotransmisores

Se encuentra **glutamato** (+) en las **proyecciones corticopontinas** y en la mayor parte de las **fibras pontocerebelosas**. El **aspartato** (+) y el **factor liberador de corticotropina** (+) se encuentran en muchas fibras olivocerebelosas. Las fibras ceruleocerebelosas contienen **noradrenalina,** las fibras hipotalamocerebelosas **histamina,** y algunas fibras reticulocerebelosas contienen **encefalina**. Las fibras **serotoninérgicas** que van al cerebelo se originan de neuronas que se encuentran en áreas mediales de la formación reticular (célula gris abierta en fig. 8-35) y, muy probablemente, de algunas células en los núcleos del rafe adyacentes.

Correlaciones clínicas

Los síntomas más frecuentes en los pacientes con lesiones que afectan a los núcleos y tractos que envían proyecciones al cerebelo son **ataxia** (del tronco o los miembros), una **marcha atáxica, disartria, disfagia** y trastornos de los movimientos oculares como **nistagmo.** Estos déficits se observan en enfermedades hereditarias (p. ej., **degeneración olivopontocerebelosa, ataxia telangiectasia** o **ataxia cerebelosa hereditaria**), en tumores (**gliomas del tronco encefálico**), enfermedades vasculares (**síndrome pontino lateral**) o en otros trastornos como la **degeneración cerebelosa alcohólica** o las hemorragias pontinas.

Ejemplos de otras lesiones que causan signos y síntomas cerebelosos son las **lesiones del ángulo cerebelosopontino** (**ACP**), **infarto cerebeloso** y **liponeurocitoma cerebeloso**. Alrededor de 80 a 90% de los tumores del ACP son **schwannomas vestibulares,** los restantes abarcan **meningiomas** (en 5 a 10%). El accidente cerebrovascular cerebeloso es poco frecuente, con una incidencia menor a 1% de todas las TC. Los signos/síntomas inciales son típicos de afectación cerebelosa; **náusea/vómito, vértigo/mareo, nistagmo, ataxia del tronco** y otros. Los **liponeurocitomas** cerebelosos se encuentran sólo en el cerebelo de pacientes de alrededor de 50 años de edad (para más información sobre lesiones cerebelosas, véanse figs. 8-36 y 8-38A, B).

ABREVIATURAS

BrACInt	Brazo anterior de la cápsula interna		**NuRetP**	Núcleos reticulares paramedianos
BrPCInt	Brazo posterior de la cápsula interna		**NuRetTeg**	Núcleo reticular del tegmento del puente
CEs	Fibras corticoespinales		**OAM**	Núcleo olivar accesorio medial
CInt	Cápsula interna		**OAP**	Núcleo olivar accesorio posterior
FCerCbl	Fibras ceruleocerebelosas		**OI**	Oliva inferior
FCPon	Fibras cerebropontinas		**OPon**	Fibras occipitopontinas
FHiCbl	Fibras hipotalamocerebelosas		**PCI**	Pedúnculo cerebeloso inferior
FOCbl	Fibras olivocerebelosas		**PCM**	Pedúnculo cerebeloso medio
FPCbl	Fibras pontocerebelosas		**PCS**	Pedúnculo cerebeloso superior
FPon	Fibras frontopontinas		**Pi**	Pirámide
FRCbl	Fibras reticulocerebelosas		**PPon**	Fibras parietopontinas
HipT	Hipotálamo		**PRCInt**	Porción retrolenticular de la cápsula interna
LM	Lemnisco medial		**PSCInt**	Porción sublenticular de la cápsula interna
LoCer	Núcleo (locus) cerúleo		**SN**	Sustancia negra
NuCbl	Núcleos del cerebelo		**TPon**	Fibras temporopontinas
NuOlP	Núcleo olivar principal			
NuPon	Núcleos pontinos			**Clave numérica**
NuR	Núcleo rojo		1. Núcleo pontino del rafe	
NuRa	Núcleos del rafe		2. Núcleo magno del rafe	
NuRetL	Núcleo reticular lateral		3. Fibras rafecerebelosas	

Repaso de la irrigación de los núcleos de relevo precerebelosos en el puente y la médula oblongada, el PCM y el PCI

Estructuras	Arterias
Tegmento del puente	Ramas circunferenciales largas de la arteria basilar y de la arteria cerebelosa superior (véase fig. 6-23)
Porción basilar del puente	Ramas paramedianas y circunferenciales cortas de la arteria basilar (véase fig. 6-23)
FRet y OI de la médula oblongada	Ramas de las arterias vertebral y cerebelosa posteroinferior (véase fig. 6-16)
PCM	Ramas circunferenciales largas de la arteria basilar y ramas de las arterias cerebelosas anteroinferior y superior (véase fig. 6-23)
PCI	Arteria cerebelosa posteroinferior (véase fig. 6-16)

8-35 FIBRAS PONTOCEREBELOSAS, RETICULOCEREBELOSAS, OLIVOCEREBELOSAS, CERULEOCEREBELOSAS, HIPOTALAMOCEREBELOSAS Y RAFECEREBELOSAS CON ORIENTACIÓN ANATÓMICA

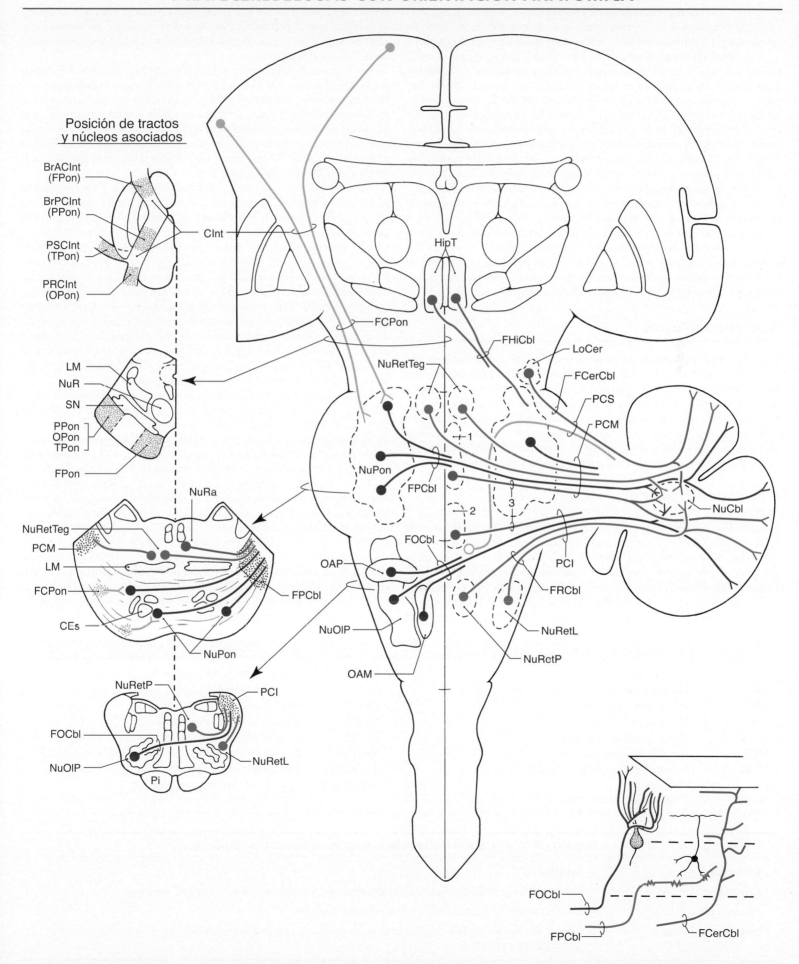

Posición de tractos y núcleos asociados

FIBRAS CEREBELOSAS CORTICONUCLEARES, NUCLEOCORTICALES Y CORTICOVESTIBULARES CON ORIENTACIÓN ANATÓMICA

8-36 Las **fibras corticonucleares cerebelosas** se originan de todas las regiones de la corteza y terminan en una secuencia ordenada (mediolateral y superoinferior) en los núcleos homolaterales del cerebelo.

Las **fibras corticonucleares** de la corteza del vermis terminan en el **núcleo del fastigio**, las de la corteza intermedia en los **núcleos emboliforme y globoso**, y las de la corteza lateral en el núcleo dentado (**NuD**). Asimismo, las fibras corticonucleares cerebelosas del lóbulo anterior suelen terminar en regiones más superiores de los núcleos respectivos, mientras que las del lóbulo posterior terminan en regiones más inferiores. Las **fibras corticovestibulares cerebelosas** se originan principalmente en el vermis y el lóbulo floculonodular, salen del cerebelo a través del **cuerpo yuxtarrestiforme** y terminan en los núcleos vestibulares homolaterales. Las fibras corticonucleares y corticovestibulares se originan en las células de Purkinje.

Las **prolongaciones nucleocorticales** se originan en neuronas nucleares cerebelosas y pasan a la corteza suprayacente con una configuración que se corresponde con la **proyección corticonuclear**; terminan como fibras musgosas. Algunas fibras nucleocorticales son colaterales de axones eferentes cerebelosos. La corteza cerebelosa puede influir en la actividad de las neuronas motoras inferiores mediante muchas combinaciones de circuitos, por ejemplo, la vía **vestibulocerebelosa-vestibuloespinal**.

Neurotransmisores

El **ácido γ-aminobutírico** (**GABA**) (–) se encuentra en las células principales de Purkinje y es el principal neurotransmisor en las proyecciones corticonucleares y corticovestibulares cerebelosas. Sin embargo, en algunas células principales de Purkinje también hay **taurina** (–) y **motilina** (–). Hay muchas **terminales gabaérgicas** en los núcleos del cerebelo y en el complejo vestibular. Algunas de las **fibras musgosas** de la corteza cerebelosa **que contienen glutamato** representan las terminaciones de fibras nucleocorticales que se originan de células en los núcleos del cerebelo.

Correlaciones clínicas

Muchas situaciones pueden dar lugar a una disfunción cerebelosa, entre ellas infecciones víricas (**echovirus**), **enfermedades hereditarias** (véase fig. 8-35), **traumatismos, tumores** (**glioma, meduloblastoma**), oclusión de arterias cerebelosas (**accidente cerebrovascular cerebeloso**), **malformaciones arteriovenosas**, errores del desarrollo (p. ej., el **síndrome de Dandy-Walker** o la **deformidad de Arnold-Chiari**), o la ingesta en exceso de alcohol o toxinas. La sola afectación de la corteza causa

déficits pasajeros a no ser que la lesión sea bastante grande o produzca un aumento de la presión intracraneal. Sin embargo, las lesiones que afectan tanto a la corteza como a los núcleos, o sólo a los núcleos, causarán déficits a largo plazo.

Las lesiones de las estructuras de la línea media (corteza del vermis, núcleos del fastigio) o el lóbulo floculonodular causan **ataxia del tronco** (**titubeo** o **temblor**), **nistagmo** y basculación de la cabeza. Estos pacientes también pueden presentar **marcha con base amplia** (**cerebelosa**), son incapaces de **caminar en tándem** (**del talón a la punta**) y es posible que no puedan caminar sobre los talones o de puntillas. Las lesiones de la línea media suelen causar déficits motores bilaterales que afectan a la musculatura proximal y axial de los miembros.

Las lesiones de las cortezas intermedia y lateral, y de los núcleos globoso, emboliforme y dentado, causan varias combinaciones de los siguientes déficits: **disartria, dismetría** (**hipometría, hipermetría**), **disdiadococinesia, temblor** (**estático, cinético, intencional**), **fenómeno de rebote**, marcha inestable y con **base amplia** (**cerebelosa**), y **nistagmo**. Uno de los déficits observados con mayor frecuencia en caso de lesiones cerebelosas es un **temblor intencional**, que se observa mejor con la prueba del **dedo-nariz**; a medida que el dedo se acerca a la nariz el temblor se intensifica. La **prueba dedo-dedo** también se utiliza para evaluar la función cerebelosa. La **prueba del talón-espinilla** (resbalar el talón por la espinilla opuesta) mostrará **dismetría** en el miembro inferior. Si esta prueba es normal en un paciente con los ojos abiertos, el cerebelo está intacto; si se repite en el mismo paciente con los ojos cerrados y es anómala, indica una lesión en el sistema del cordón posterior-lemnisco medial.

La afectación cerebelosa en áreas intermitentes y laterales (núcleos o corteza y núcleos) causa trastornos del movimiento en el lado corporal de la lesión; el paciente puede ser propenso a las caídas del lado de la lesión. Esto se explica por el hecho de que los núcleos cerebelosos se proyectan al núcleo ventral lateral del tálamo (VL) contralateral, éste se proyecta a la corteza motora homolateral y la corteza motora se proyecta (vía fibras corticoespinales) a la médula espinal contralateral. Otros circuitos (cerebelorrubrales-rubroespinales) y bucles de retroalimentación (cerebeloolivares-olivocerebelosos) siguen vías parecidas. La expresión motora de la afectación cerebelosa unilateral se dirige hacia el lado lesionado a causa de la duplicidad de estas vías cruzadas.

Las lesiones de las fibras eferentes cerebelosas, una vez que han cruzado la línea media en la **decusación del pedúnculo cerebeloso superior**, darán lugar a déficits motores en el lado del cuerpo contralateral a la lesión (excepto la cabeza). Esto se observa en lesiones del mesencéfalo, por ejemplo el **síndrome de Claude**.

ABREVIATURAS

CI	Corteza intermedia	NuVI	Núcleo vestibular inferior
CL	Corteza lateral	NuVL	Núcleo vestibular lateral
CNu	Fibras corticonucleares	NuVM	Núcleo vestibular medial
CV	Corteza del vermis	NuVS	Núcleo vestibular superior
CVes	Fibras corticovestibulares	parNL	Región parvocelular del núcleo cerebeloso lateral
CYR	Cuerpo yuxtarrestiforme	parNM	Región parvocelular del núcleo cerebeloso medial
FLM	Fascículo longitudinal medial	TrVesEspL	Tracto vestibuloespinal lateral
Flo	Flóculo	TrVesEspM	Tracto vestibuloespinal medial
NuC	Fibras nucleocorticales		

Repaso de la irrigación del cerebelo y de los núcleos vestibulares

Estructuras	Arterias
Corteza cerebelosa	Ramas de las arterias cerebelosas posteroinferior y anteroinferior, y cerebelosa superior
Núcleos del cerebelo	Arterias cerebelosa anteroinferior y cerebelosa superior
Núcleos vestibulares	Arteria cerebelosa posteroinferior en la médula oblongada, ramas circunferenciales largas de la arteria basilar en el puente

8-36 FIBRAS CEREBELOSAS CORTICONUCLEARES, NUCLEOCORTICALES Y CORTICOVESTIBULARES CON ORIENTACIÓN ANATÓMICA

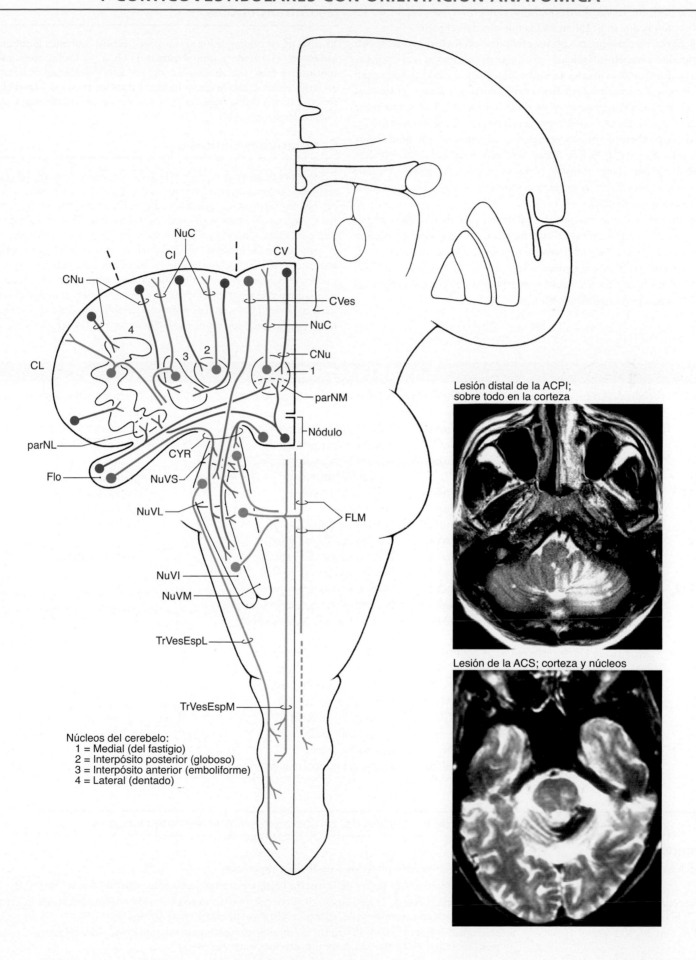

Lesión distal de la ACPI; sobre todo en la corteza

Lesión de la ACS; corteza y núcleos

Núcleos del cerebelo:
1 = Medial (del fastigio)
2 = Interpósito posterior (globoso)
3 = Interpósito anterior (emboliforme)
4 = Lateral (dentado)

FIBRAS EFERENTES CEREBELOSAS CON ORIENTACIÓN ANATÓMICA

8-37 Origen, recorrido, topografía y distribución general de las fibras que se originan en los núcleos del cerebelo.

Las **fibras cerebelófugas** (**fibras eferentes cerebelosas**, que suelen denominarse **cerebelotalámicas**) envían proyecciones a varias áreas del tálamo (núcleos ventrales lateral y anterior), a núcleos intralaminares de relevo además del núcleo centromediano, y a numerosos destinos del mesencéfalo, puente y médula oblongada. La mayor parte de estos últimos núcleos envían proyecciones de nuevo al cerebelo (p. ej., **reticulocerebeloso, pontocerebeloso**), algunos de un modo muy organizado. Por ejemplo, las **fibras cerebeloolivares** del núcleo dentado envían proyecciones al núcleo olivar principal, y las neuronas de éste envían sus axones hacia la corteza cerebelosa lateral, con colaterales que van al núcleo dentado.

Los núcleos del cerebelo pueden influir en la actividad motora por diversas vías: 1) **cerebelorrubral-rubroespinal**; 2) **cerebelorreticular-reticuloespinal**; 3) **cerebelotalámica-talamocortical-corticoespinal**, y 4) otras. Además, pocas fibras cerebeloespinales directas se originan en el núcleo del fastigio y en los núcleos interpuestos. Dichas proyecciones menores tienen poco significado clínico.

Neurotransmisores

Muchas de las células de los núcleos del cerebelo contienen **glutamato** (+), **aspartato** (+) o **ácido γ-aminobutírico** (GABA) (–). En las fibras **rubrocerebelosas** y **talamocerebelosas** hay glutamato y aspartato, mientras que algunas células que se originan de fibras **pontocerebelosas** y **cerebeloolivares** contienen GABA. Algunas proyecciones **cerebelorreticulares** también pueden contener GABA.

Correlaciones clínicas

Las lesiones de los núcleos del cerebelo causan una serie de déficits motores según la localización, tamaño y tipo de la lesión. Las lesiones de la corteza cerebelosa suelen causar déficits que podrían aliviarse dentro de unas cuantas semanas, sobre todo en lesiones más pequeñas. La afectación de la corteza cerebelosa + núcleos, o nada más a los núcleos, puede causar déficits de largo plazo (de meses o años), lo cual en especial puede ser el caso en el paciente geriátrico. Las lesiones que se localizan medialmente, en el vermis, pueden presentarse como una **postura de base amplia, ataxia troncal** e **incapacidad para caminar en tándem**. Las lesiones en las regiones laterales de los hemisferios producen más **disinergia, temblor intencional, disdiadococinesia** y **dismetría**. Muchos de ellos se describen en las figuras 8-36 y 8-38B.

ABREVIATURAS

CblOl	Fibras cerebeloolivares	**NuMoTri**	Núcleo motor del nervio trigémino	**TrECA**	Tracto espinocerebeloso anterior
CblRu	Fibras cerebelorrubrales	**NuNrOc**	Núcleo del nervio oculomotor	**TrRuEsp**	Tracto rubroespinal
CblT	Fibras cerebelotalámicas	**NuOlP**	Núcleo olivar principal	**VMS**	Velo medular superior
CEs	Fibras corticoespinales	**NuPgEW**	Núcleo preganglionar de Edinger-Westphal	**VL**	Núcleo ventral lateral del tálamo
ColI	Colículo inferior			**VPL**	Núcleo ventral posterolateral del tálamo
ColS	Colículo superior	**NuPon**	Núcleos pontinos		
DecPCS	Decusación del pedúnculo cerebeloso superior	**NuR**	Núcleo rojo	**ZI**	Zona incierta
		NuRetL	Núcleo reticular lateral		
FLM	Fascículo longitudinal medial	**NuVI**	Núcleo vestibular inferior		**Clave numérica**
FRet	Formación reticular	**NuVL**	Núcleo vestibular lateral		
FT	Fascículo talámico	**NuVM**	Núcleo vestibular medial	1.	Proyecciones ascendentes al colículo superior, y posiblemente a los núcleos ventrales lateral y ventromedial del tálamo
LM	Lemnisco medial	**NuVS**	Núcleo vestibular superior		
NuCM	Núcleo centromediano del tálamo	**OAM**	Núcleo olivar accesorio medial		
NuD	Núcleo dentado (núcleo cerebeloso lateral)	**OAP**	Núcleo olivar accesorio posterior	2.	Fibras entrecruzadas descendentes que proceden del pedúnculo cerebeloso superior
NuDark	Núcleo de Darkschewitsch	**PBP**	Porción basilar del puente	3.	Fascículo uncinado (de Russell)
NuE	Núcleo emboliforme (núcleo cerebeloso interpósito anterior)	**PCS**	Pedúnculo cerebeloso superior	4.	Cuerpo yuxtarrestiforme a los núcleos vestibulares
		PPedC	Pie del pedúnculo cerebral		
NuF	Núcleo del fastigio (núcleo cerebeloso medial)	**SAL**	Sistema anterolateral	5.	Formación reticular
		SGC	Sustancia gris central (periacueductal)		
NuG	Núcleo globoso (núcleo cerebeloso interpósito posterior)	**SN**	Sustancia negra		
NuI	Núcleo intersticial	**TaCor**	Fibras talamocorticales		

Repaso de la irrigación de los núcleos del cerebelo y sus vías eferentes principales

Estructuras	Arterias
Núcleos del cerebelo	Arteria cerebelosa anteroinferior y cerebelosa superior
PCS	Ramas circunferenciales largas de la arteria basilar y arteria cerebelosa superior (véase fig. 6-23)
Tegmento del mesencéfalo (NuR, CblT, CblRu, NuNrOc)	Ramas paramedianas de la bifuración de la arteria basilar, ramas circunferenciales cortas de la arteria cerebral posterior, ramas de la arteria cerebelosa superior (véase fig. 6-30)
VPL, NuCM, VL, VA	Ramas talamogeniculadas de la arteria cerebral posterior, ramas talamoperforantes del grupo posteromedial de la arteria cerebral posterior (véase fig. 6-41)
ColI	Ramas estriadas laterales de la arteria cerebral media (véase fig. 6-41)

8-37 FIBRAS EFERENTES CEREBELOSAS CON ORIENTACIÓN ANATÓMICA

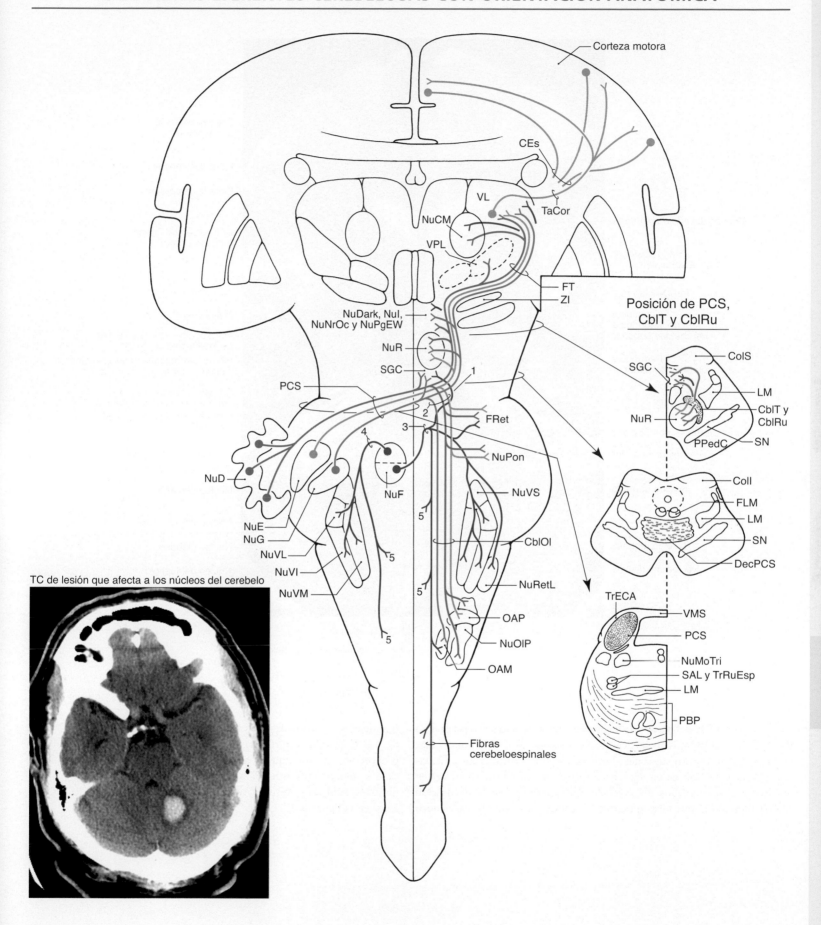

Corteza motora

CEs

VL

TaCor

NuCM

VPL

FT
ZI

NuDark, NuI,
NuNrOc y NuPgEW

NuR

SGC

PCS

1

2

3

FRet

4

NuPon

NuD

NuVS

NuF

5

NuE
NuG

CblOl

NuVL

5

NuVI

NuRetL

NuVM

5

OAP

NuOIP

OAM

Fibras
cerebeloespinales

Posición de PCS, CblT y CblRu

SGC

ColS

LM

NuR

CblT y
CblRu

PPedC

SN

ColI

FLM

LM

SN

DecPCS

TrECA

VMS

PCS

NuMoTri

SAL y TrRuEsp

LM

PBP

TC de lesión que afecta a los núcleos del cerebelo

FIBRAS EFERENTES CEREBELOSAS CON ORIENTACIÓN CLÍNICA

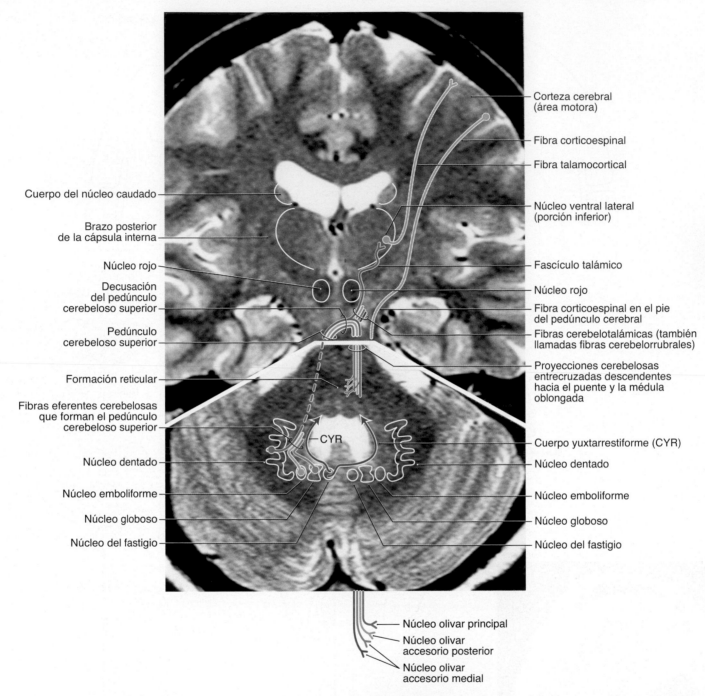

Corteza cerebral (área motora)

Fibra corticoespinal

Fibra talamocortical

Cuerpo del núcleo caudado

Brazo posterior de la cápsula interna

Núcleo ventral lateral (porción inferior)

Núcleo rojo

Fascículo talámico

Decusación del pedúnculo cerebeloso superior

Núcleo rojo

Pedúnculo cerebeloso superior

Fibra corticoespinal en el pie del pedúnculo cerebral

Fibras cerebelotalámicas (también llamadas fibras cerebelorrubrales)

Formación reticular

Proyecciones cerebelosas entrecruzadas descendentes hacia el puente y la médula oblongada

Fibras eferentes cerebelosas que forman el pedúnculo cerebeloso superior

CYR

Cuerpo yuxtarrestiforme (CYR)

Núcleo dentado

Núcleo dentado

Núcleo emboliforme

Núcleo emboliforme

Núcleo globoso

Núcleo globoso

Núcleo del fastigio

Núcleo del fastigio

Núcleo olivar principal
Núcleo olivar accesorio posterior
Núcleo olivar accesorio medial

8-38A **Fibras eferentes de los núcleos del cerebelo** sobrepuestas en la IRM (tronco encefálico y prosencéfalo, IRM ponderadas en T2), que muestran su origen, localización y trayectoria con orientación clínica. Las fibras en azul, gris y verde se muestran en su origen en los **núcleos** derechos **del cerebelo**, entrecruzadas en la **decusación del pedúnculo cerebeloso superior,** y después de decusar descienden o ascienden a varios destinos del tronco encefálico y el tálamo (véase fig. 8-37). Las fibras en rojo se originan en el núcleo del fastigio y envían proyecciones bilateralmente a varios núcleos del tronco de encéfalo, y en un número muy inferior a núcleos seleccionados del tálamo. Las fibras en azul, gris, verde y rojo se correlacionan con las del mismo color en la figura 8-37.

FIBRAS EFERENTES CEREBELOSAS CON ORIENTACIÓN CLÍNICA: LESIONES Y DÉFICITS REPRESENTATIVOS

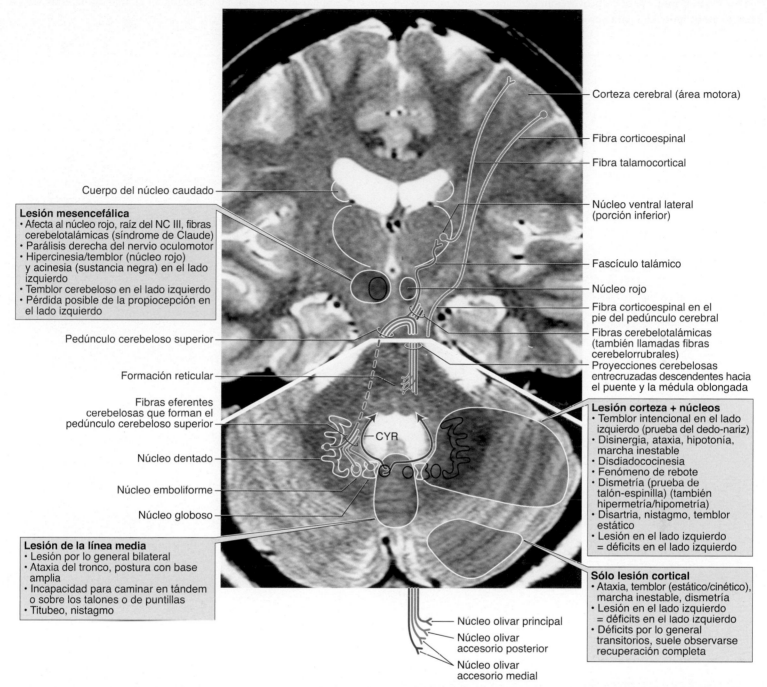

Corteza cerebral (área motora)

Fibra corticoespinal

Fibra talamocortical

Cuerpo del núcleo caudado

Núcleo ventral lateral (porción inferior)

Lesión mesencefálica
- Afecta al núcleo rojo, raíz del NC III, fibras cerebelotalámicas (síndrome de Claude)
- Parálisis derecha del nervio oculomotor
- Hipercinesia/temblor (núcleo rojo) y acinesia (sustancia negra) en el lado izquierdo
- Temblor cerebeloso en el lado izquierdo
- Pérdida posible de la propiocepción en el lado izquierdo

Fascículo talámico

Núcleo rojo

Fibra corticoespinal en el pie del pedúnculo cerebral

Fibras cerebelotalámicas (también llamadas fibras cerebelorrubrales)

Proyecciones cerebelosas entrecruzadas descendentes hacia el puente y la médula oblongada

Pedúnculo cerebeloso superior

Formación reticular

Fibras eferentes cerebelosas que forman el pedúnculo cerebeloso superior

Núcleo dentado

Núcleo emboliforme

Núcleo globoso

CYR

Lesión corteza + núcleos
- Temblor intencional en el lado izquierdo (prueba del dedo-nariz)
- Disinergia, ataxia, hipotonía, marcha inestable
- Disdiadococinesia
- Fenómeno de rebote
- Dismetría (prueba de talón-espinilla) (también hipermetría/hipometría)
- Disartria, nistagmo, temblor estático
- Lesión en el lado izquierdo = déficits en el lado izquierdo

Lesión de la línea media
- Lesión por lo general bilateral
- Ataxia del tronco, postura con base amplia
- Incapacidad para caminar en tándem o sobre los talones o de puntillas
- Titubeo, nistagmo

Sólo lesión cortical
- Ataxia, temblor (estático/cinético), marcha inestable, dismetría
- Lesión en el lado izquierdo = déficits en el lado izquierdo
- Déficits por lo general transitorios, suele observarse recuperación completa

Núcleo olivar principal

Núcleo olivar accesorio posterior

Núcleo olivar accesorio medial

8-38B Lesiones representativas del cerebelo y de fibras cerebelotalámicas en el mesencéfalo (y el núcleo rojo adyacente), y déficits relacionados con ellas (cuadros rosados). Es importante recordar que los déficits motores observados en los pacientes con lesiones cerebelosas se expresan a través del tracto corticoespinal. Por lo tanto, si la lesión es superior a la decusación del pedúnculo cerebeloso superior, los déficits son homolaterales a la lesión; si la lesión es inferior a la decusación, los déficits se presentan en el lado contrario. Son ejemplo los núcleos cerebelosos derechos que van al lado izquierdo del tálamo a la corteza cerebral izquierda en el lado derecho de la médula espinal a través de fibras corticoespinales. Obsérvese que la lateralidad (D/I) la determina el hecho de que la lesión se halle en el lado izquierdo o derecho de la IRM; esto refuerza conceptos clínicos importantes. Para más información sobre los déficits relacionados con lesiones cerebelosas, véase la figura 8-36.

RECUADRO EN BLANCO PARA LAS CONEXIONES EFERENTES CEREBELOSAS

8-39 Recuadro en blanco para las vías que se proyectan a la corteza cerebelosa y para las proyecciones eferentes de los núcleos del cerebelo. Se proporciona para autoevaluar la comprensión de las vías de la corteza del cerebelo y los núcleos del cerebelo, para que el profesor pueda ampliar información no explicada en el atlas sobre estas vías, o para ambos fines.

NOTAS

8-39 DIBUJO EN BLANCO PARA LAS CONEXIONES EFERENTES CEREBELOSAS

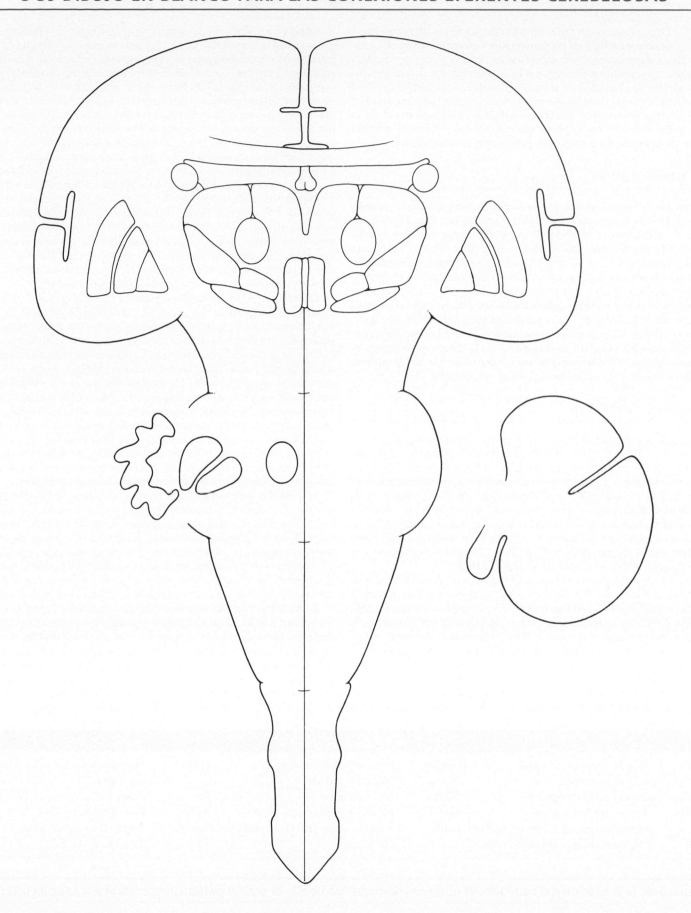

CONEXIONES ESTRIATALES CON ORIENTACIÓN ANATÓMICA

8-40 Origen, recorrido y distribución de las **fibras aferentes hacia el neoestriado**, y de las **proyecciones eferentes desde el neoestriado**. Estas proyecciones son extensas, complejas y en gran medida organizadas topográficamente; aquí sólo se resumen sus pautas generales. Las aferencias al caudado y al putamen surgen de la corteza cerebral (**fibras corticoestriadas**), de los núcleos intralaminares (**talamoestriadas**) y de los núcleos del rafe. Las células **neoestriadas** envían axones al globo pálido (**paleoestriado**) como **fibras estriadopálidas** y hacia la **porción reticular de la sustancia negra** como **proyección estriadonígrica**.

Neurotransmisores

El **glutamato** (+) se encuentra en las fibras corticoestriadas y la **serotonina** en las fibras estriadas del núcleo posterior del rafe. Hay cuatro sustancias neuroactivas relacionadas con las fibras eferentes estriadas: el ácido γ-aminobutírico (**GABA**) (–), la **dinorfina**, la **encefalina** (–) y la **sustancia P** (+). Las proyecciones estriadopálidas **encefalinérgicas** y **gabaérgicas** hacia la porción lateral del globo pálido (origen de fibras palidosubtalámicas) son numerosas, mientras que las terminales **gabaérgicas** y las que **contienen dinorfina** están más concentradas en su segmento medial (fuente de fibras palidotalámicas). También hay encefalina y GABA en las proyecciones estriadonígricas a la porción reticular. La sustancia P y el GABA se encuentran en las fibras estriadopálidas y estriadonígricas. La **dopamina** se encuentra en neuronas de proyección nigroestriada y en sus terminales en el neoestriado.

Correlaciones clínicas

Las alteraciones degenerativas, los trastornos hereditarios, la pérdida neuronal o la pérdida de fibras aferentes en el núcleo caudado, el putamen o la sustancia negra causan trastornos del movimiento relacionados a los **núcleos basales**. Son ejemplo la **corea de Sydenham** (**corea reumática**); la **enfermedad de Huntington** (una enfermedad hereditaria dominante); la **enfermedad de Wilson** (un error genético del metabolismo del cobre); la **enfermedad de Parkinson** (EP; pérdida de las células dopaminérgicas en la porción compacta de la sustancia negra), y la **neurodegeneración asociada con cinasa de pantotenato** (**NACP**; un trastorno hereditario que causa acumulación de hierro en los núceos basales).

La **corea de Sydenham** es una enfermedad que con frecuencia se observa en niños de 5 a 15 años de edad, causada por una infección del estreptococo hemolítico. Los movimientos **coreiformes** son rápidos y fluidos, irregulares, y pueden afectar a músculos de los miembros, la cara, la cavidad bucal y el tronco. Puede observarse **distonía**; es frecuente la debilidad muscular. En la mayoría de los pacientes, la enfermedad remite tras el tratamiento adecuado de la infección.

La **enfermedad de Huntington** es un trastorno hereditario, cuyos síntomas aparecen de manera progresiva entre los 35 y los 45 años de edad. Una característica de esta enfermedad es el exceso de repeticiones CAG en el cromosoma 4 (4p16.3); cuanto mayor es el número de repeticiones, más pronto inicia la enfermedad y es mayor su gravedad. Hay pérdida de **células gabaérgicas** y **encefalinérgicas** en el **neoestriado** (sobre todo el caudado) y en la corteza cerebral. La pérdida de terminales celulares neoestriadas en los segmentos lateral y medial del globo pálido se correlaciona con la aparición de **movimientos coreiformes**, y más tarde con **rigidez** y **distonía**. La pérdida de neuronas corticales se correlaciona con alteraciones en la personalidad y por último con **demencia**. La **corea de Huntington** es rápida, impredecible y puede afectar a los músculos de los miembros, la cara y el tronco. Con frecuencia los pacientes intentan hacer que el movimiento anómalo se parezca a uno que forme parte de un movimiento intencionado (**paracinesia**).

Los síntomas de la **enfermedad de Wilson** (**degeneración hepatolenticular**) aparecen entre los 10 y los 25 años de edad. Se acumula cobre en los núcleos basales y en la corteza frontal, con la consiguiente degeneración esponjosa del putamen. Los pacientes pueden mostrar **movimientos atetoides, rigidez y espasticidad, disartria, disfagia, contracturas** y **temblor**. El movimiento aislado de la mano o del miembro superior se denomina **temblor de aleteo** (**asterixis**). En estos pacientes también puede encontrarse cobre en la córnea (**anillo de Kayser-Fleischer**).

La **enfermedad de Parkinson del adulto** (inicio entre los 45 y 65 años de edad) es una pérdida progresiva de **células dopaminérgicas** en la porción compacta de la sustancia negra, sus terminales en el caudado y el putamen, y sus dendritas que se extienden a la porción reticular de la sustancia negra. Los pacientes muestran de manera característica **temblor de reposo** (el dedo índice hace contacto con el pulgar, y juntos realizan un movimiento circular), **rigidez** (de rueda dentada o cérea) y **bradicinesia** o **hipocinesia**. La lentitud de movimientos también puede manifestarse en el habla (**disartria, hipofonía, traquifonía**) y la escritura (**micrografía**). Estos pacientes presentan una **postura encorvada** hacia el frente y **marcha acelerada**. Rara vez se encuentra la variante de **EP juvenil** (que inicia después de los 20 años de edad), la **EP de comienzo temprano** (que inicia entre los 20 y 40 años de edad) y la **EP del boxeador** (causada por traumatismos craneoencefálicos; llegan a padecerla boxeadores profesionales).

La **NACP** es un trastorno hereditario que aparece en la infancia como una variedad de déficits motores. Su aparición es lenta; incluye **signos de los núcleos basales** (rigidez, coreoatetosis, distonía) y **signos corticoespinales** (signo de Babinski, espasticidad, hiperreflexia) y puede afectar a los miembros superiores e inferiores, músculos profundos de la región lumbar y musculatura de la cara (**risa sardónica**), así como de la cavidad bucal (**tragar, hablar**). En la medida que progresa la enfermedad se deposita hierro en el pálido, que adquiere una apariencia denominada **signo de ojo de tigre**.

La **distonía**, como se observa en algunos pacientes con enfermedad de los núcleos basales, se caracteriza por contracciones musculares aumentadas/mantenidas que causan torsión del tronco o de los miembros y posturas anómalas. Estos pacientes también presentan movimientos repetitivos de los miembros o del cuello (**distonía cervical** o **tortícolis espasmódica**). La distonía puede ser una enfermedad hereditaria progresiva o tener otras causas. Los síntomas pueden aparecer inicialmente durante el movimiento o al hablar, pero en estadios posteriores pueden observarse en reposo.

ABREVIATURAS

CEst	Fibras corticoestriadas	**NigEst**	Fibras nigroestriadas	**prSN**	Porción reticular de la sustancia negra
CInt	Cápsula interna	**NuCa**	Núcleo caudado		
EstNig	Fibras estriadonígricas	**NuRa**	Núcleos del rafe	**Put**	Putamen
EstPal	Fibras estriadopálidas	**NuST**	Núcleo subtalámico	**RaEst**	Fibras rafeestriadas
LGP	Segmento lateral del globo pálido	**pcSN**	Porción compacta de la sustancia negra	**TaEst**	Fibras talamoestriadas
MGP	Segmento medial del globo pálido			**ZI**	Zona incierta

Repaso de la irrigación del caudado, el putamen, la sustancia negra, el pie del pedúnculo cerebral y la cápsula interna

Estructuras	Arterias
Caudado, Put y CInt	Arteria estriada media para la cabeza del caudado y ramas estriadas laterales del cerebro medio para Put y CInt (véase fig. 6-41)
Sustancia negra y pie del pedúnculo cerebral	Ramas paramedianas de la bifurcación de la arteria basilar, ramas circunferenciales cortas de la arteria cerebral posterior y algunas de la arteria cerebelosa superior (véase fig. 6-30)

8-40 CONEXIONES ESTRIATALES CON ORIENTACIÓN ANATÓMICA

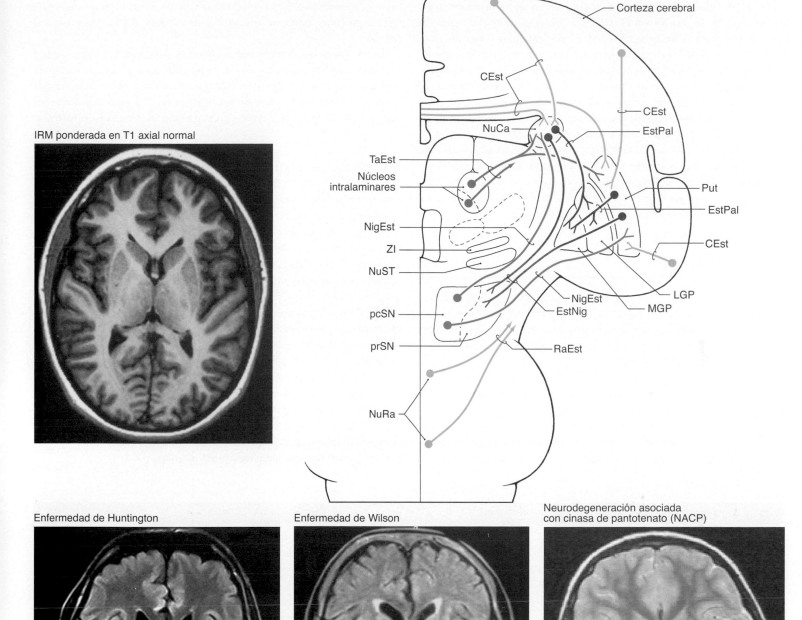

IRM ponderada en T1 axial normal

Enfermedad de Huntington

Enfermedad de Wilson

Neurodegeneración asociada
con cinasa de pantotenato (NACP)

EFERENCIAS DEL GLOBO PÁLIDO Y CONEXIONES NÍGRICAS CON ORIENTACIÓN ANATÓMICA

8-41 Origen, recorrido y distribución de las **proyecciones eferentes del globo pálido** (arriba), y **conexiones de la sustancia negra** (abajo) que no se mostraron en relación con el globo pálido ni en la figura 8-40 (véase también fig. 8-42A). El **asa lenticular** (línea discontinua) discurre alrededor de la cápsula interna y pasa en dirección inferior para unirse a la formación del **fascículo talámico**. Las **fibras palidosubtalámicas** se originan principalmente a partir del segmento lateral del globo pálido, pero las **proyecciones palidotalámicas**, a través del **asa lenticular** y del **fascículo lenticular**, se originan sobre todo de su segmento medial. La **sustancia negra** tiene conexiones extensas, de las cuales las más importantes en clínica son las **fibras dopaminérgicas nigroestriadas**; éstas pueden **excitar o inhibir neuronas estriadas** en función de la vía del estriado (**directa** o **indirecta**) que activen (véase fig. 8-42A). El globo pálido influye en la actividad motora mediante vías **palidotalámicas-talamocorticales-corticoespinales** (y **corticonucleares**).

Neurotransmisores

Las células del globo pálido que contienen **ácido γ-aminobutírico** (GABA) (−) emiten proyecciones palidonígricas, que terminan principalmente en la **porción reticular de la sustancia negra**. Aunque también hay **GABA** en algunos axones subtalamopalidales, esta última proyección contiene fibras **glutaminérgicas** (+).

Las células que contienen **dopamina**, **GABA** (−) y **glicina** (−) se encuentran en la sustancia negra. De éstas, la **dopamina** se encuentra en las neuronas de la porción compacta, que originan proyecciones **nigroestriadas**, **nigroamigdalinas** y otras; el **GABA** se encuentra en las células de la porción reticular, que originan **fibras nigrocoliculares** y **nigrotalámicas**, y la glicina se encuentra en algunas neuronas nígricas

del circuito local. El **glutamato** (+) se encuentra en fibras **corticonígricas** y la **serotonina** (−) está relacionada con las fibras rafenígricas; estas últimas fibras se originan principalmente a partir del núcleo posterior del rafe.

Las proyecciones **dopaminérgicas** hacia la corteza frontal, que aquí se muestran como procedentes sólo de la porción compacta de la sustancia negra, se originan a partir de este grupo de células y del **área tegmental anterior** adyacente. El exceso de actividad en las neuronas que comprenden esta proyección puede tener alguna participación en la **esquizofrenia**.

Correlaciones clínicas

Los trastornos del movimiento asociados a lesiones del neoestriado y de la sustancia negra se comentan en las figuras 8-40 y 8-42B. La **hemorragia** en el núcleo subtalámico, la oclusión de los vasos que irrigan este núcleo o la presencia de un tumor en el mismo causarán movimientos violentos de sacudida de los miembros, en particular de los superiores, una situación llamada **hemibalismo**. El núcleo subtalámico también puede tener una participación en la inhibición del movimiento. A través de las **fibras subtalamopalidales** que se dirigen al segmento medial del globo pálido y las fibras palidotalámicas que se dirigen al lado ventrolateral homolateral del tálamo, el núcleo subtalámico influye en la corteza motora del mismo lado, la cual, a su vez, influye en las neuronas motoras espinales del lado opuesto a la lesión principal.

Los **movimientos hemibalísticos** se observan en el lado contrario de la lesión, debido a que la expresión motora de esta lesión tiene lugar a través del tracto corticoespinal. Las lesiones limitadas al globo pálido, como en la hemorragia de las **arterias lenticuloestriadas**, ramas de M_1, pueden causar **hipocinesia** y **rigidez** sin temblor.

ABREVIATURAS

ALent	Asa lenticular	NuCa	Núcleo caudado
AmiNig	Fibras amigdalonígricas	NuCM	Núcleo centromediano del tálamo
CEs	Fibras corticoespinales	NuPedPon	Núcleo pedunculopontino
CNig	Fibras corticonígricas	NuRa	Núcleos del rafe
ColS	Colículo superior	NuST	Núcleo subtalámico
FLen	Fascículo lenticular (H_2)	PalNig	Fibras palidonígricas
FST	Fascículo subtalámico	pcSN	Porción compacta de la sustancia negra
FT	Fascículo talámico (H_1)	prSN	Porción reticular de la sustancia negra
LGP	Segmento lateral del globo pálido	Put	Putamen
MGP	Segmento medial del globo pálido	STNig	Fibras subtalamonígricas
NigAmi	Fibras nigroamigdalinas	TaCor	Fibras talamocorticales
NigCol	Fibras nigrocoliculares	VA	Núcleo ventral anterior del tálamo
NigST	Fibras nigrosubtalámicas	VL	Núcleo ventral lateral del tálamo
NigT	Fibras nigrotalámicas	VM	Núcleo ventral medial del tálamo
NigTec	Fibras nigrotectales	ZI	Zona incierta
NuAmig	Complejo nuclear amigdalino		

Repaso de la irrigación al globo pálido, el área subtalámica y la sustancia negra

Estructuras	Arterias
MGP/LGP	Ramas estriadas laterales de la arteria cerebral media y ramas de la arteria coroidea anterior (véase fig. 6-41)
NuST	Ramas posteromediales de las arterias cerebral posterior y comunicante posterior (véase fig. 6-41)
SN	Ramas de la bifurcación de la arteria basilar, ramas mediales de la arteria cerebral posterior y de la arteria comunicante posterior, ramas circunferenciales cortas de la arteria cerebral posterior (véase fig. 6-30)

8-41 EFERENCIAS DEL GLOBO PÁLIDO Y CONEXIONES NÍGRICAS CON ORIENTACIÓN ANATÓMICA

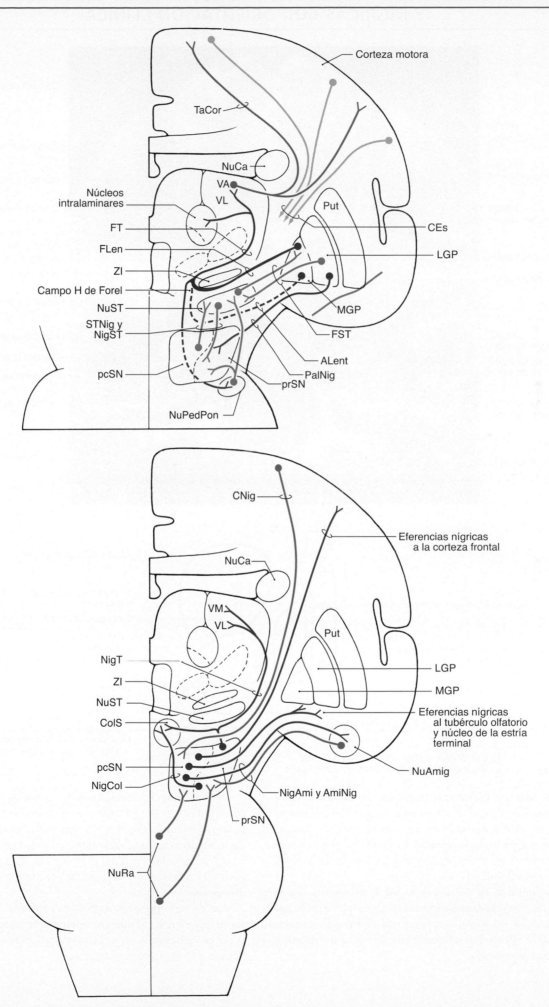

CONEXIONES DE LAS EFERENCIAS DEL GLOBO PÁLIDO, SUBTALÁMICAS Y NÍGRICAS CON ORIENTACIÓN CLÍNICA

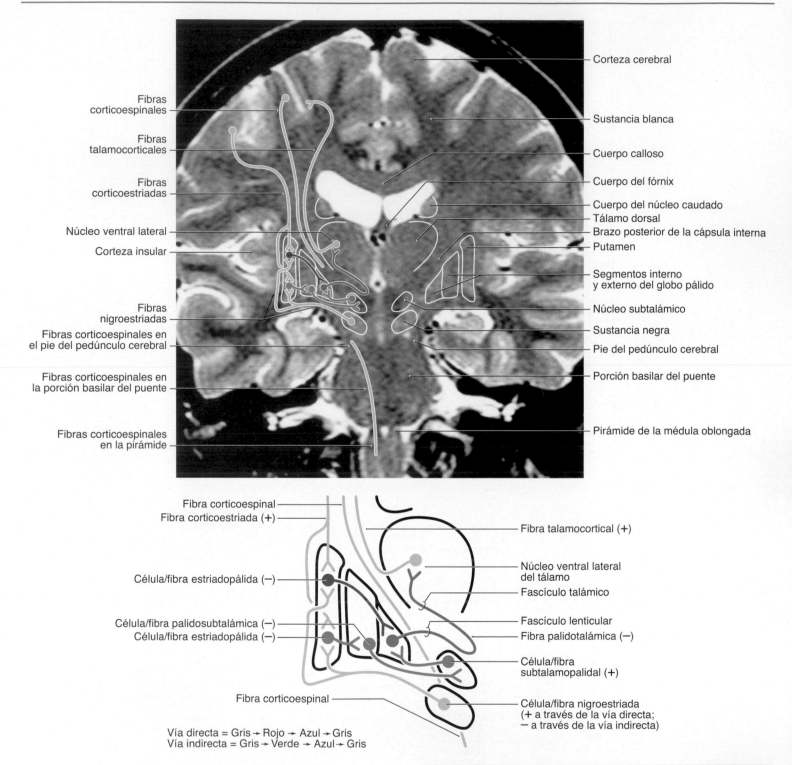

Vía directa = Gris → Rojo → Azul → Gris
Vía indirecta = Gris → Verde → Azul → Gris

8-42A Vías **directa** e **indirecta a través de los núcleos basales,** el núcleo subtalámico y la **sustancia negra** sobrepuestas en la IRM (prosencéfalo, IRM ponderada en T2) con orientación clínica. El esquema de abajo ilustra los tipos específicos de fibras, por su nombre, que comprenden estas dos vías, y especifica si las influencias sinápticas son excitadoras (+) o inhibidoras (−).

La vía directa funciona en esencia de la siguiente manera. La **fibra corticoestriada** (+) excita la **fibra estriadopálida** (−), que inhibe la **fibra palidotalámica** (−). En esta situación, el tálamo está desinhibido (apartado de la inhibición de la fibra palidotalámica) y la actividad del **tálamo y la corteza motora está aumentada.**

La vía indirecta funciona de la siguiente manera. La **fibra corticoestriada** (+) excita la **fibra estriadopálida** (−), que inhibe la **fibra palidosubtalámica** (−). En esta situación, el núcleo subtalámico está desinhibido (apartado de la inhibición de la fibra palidosubtalámica) y la fibra subtalamopalidal (+) excita la fibra palidotalámica (−), que inhibe el tálamo; la actividad del **tálamo y la corteza motora está disminuida.**

Ambas vías funcionan de manera conjunta. Sin embargo, su influencia tiene en cuenta el número diferente de sinapsis en cada vía; los respectivos mensajes se separan temporalmente respecto al momento de llegada a las neuronas destinatarias.

CONEXIONES DE LAS EFERENCIAS DEL GLOBO PÁLIDO, SUBTALÁMICAS Y NÍGRICAS CON ORIENTACIÓN CLÍNICA: LESIONES Y DÉFICITS REPRESENTATIVOS

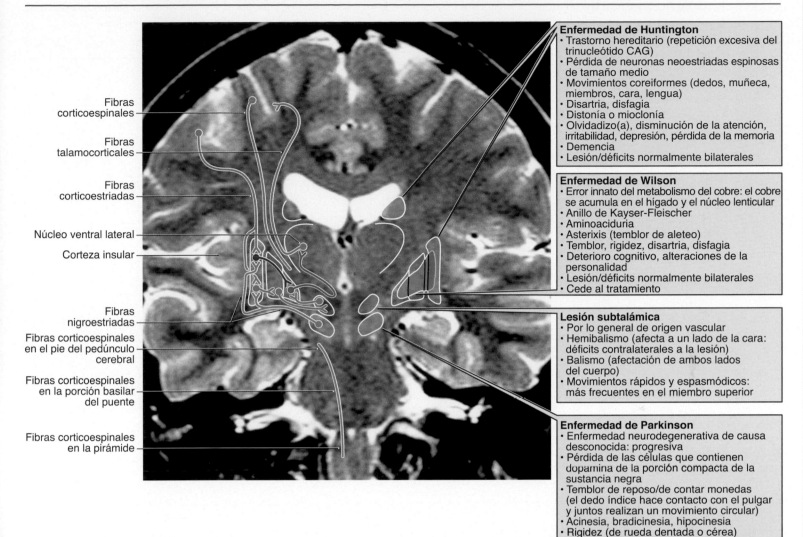

Fibras corticoespinales

Fibras talamocorticales

Fibras corticoestriadas

Núcleo ventral lateral

Corteza insular

Fibras nigroestriadas

Fibras corticoespinales en el pie del pedúnculo cerebral

Fibras corticoespinales en la porción basilar del puente

Fibras corticoespinales en la pirámide

Enfermedad de Huntington
- Trastorno hereditario (repetición excesiva del trinucleótido CAG)
- Pérdida de neuronas neoestriadas espinosas de tamaño medio
- Movimientos coreiformes (dedos, muñeca, miembros, cara, lengua)
- Disartria, disfagia
- Distonía o mioclonía
- Olvidadizo(a), disminución de la atención, irritabilidad, depresión, pérdida de la memoria
- Demencia
- Lesión/déficits normalmente bilaterales

Enfermedad de Wilson
- Error innato del metabolismo del cobre: el cobre se acumula en el hígado y el núcleo lenticular
- Anillo de Kayser-Fleischer
- Aminoaciduria
- Asterixis (temblor de aleteo)
- Temblor, rigidez, disartria, disfagia
- Deterioro cognitivo, alteraciones de la personalidad
- Lesión/déficits normalmente bilaterales
- Cede al tratamiento

Lesión subtalámica
- Por lo general de origen vascular
- Hemibalismo (afecta a un lado de la cara: déficits contralaterales a la lesión)
- Balismo (afectación de ambos lados del cuerpo)
- Movimientos rápidos y espasmódicos: más frecuentes en el miembro superior

Enfermedad de Parkinson
- Enfermedad neurodegenerativa de causa desconocida: progresiva
- Pérdida de las células que contienen dopamina de la porción compacta de la sustancia negra
- Temblor de reposo/de contar monedas (el dedo índice hace contacto con el pulgar y juntos realizan un movimiento circular)
- Acinesia, bradicinesia, hipocinesia
- Rigidez (de rueda dentada o cérea)
- Postura flexionada, marcha con los pies a rastras/festinante; postura inestable
- Rostro sin expresión
- Disartria, hipofonía, micrografía, distonía
- Demencia en etapas tardías

8-42B Lesiones representativas de los núcleos basales, del núcleo subtalámico y de la sustancia negra, y déficits (cuadros rosados) relacionados con cada una de estas localizaciones. Al igual que en el cerebelo, los déficits motores causados por lesiones de los núcleos basales y de las estructuras relacionadas se expresan a través del tracto corticoespinal. Mediante tales circuitos, la actividad de las neuronas talamocorticales se mantiene, aumenta o disminuye con un nivel de actividad correspondiente en el tracto corticoespinal. Además,

hay un elemento temporal/sincronizado en esta vía. La transmisión a través de la ruta directa es más rápida (menos retrasos sinápticos, respuestas talamocorticales/corticoespinales más expeditas), mientras que la vía indirecta es más lenta (más retrasos sinápticos, respuestas talamocorticales/corticoespinales menos expeditas). Obsérvese que la lateralidad (D/I) de los déficits la determina el hecho de que la lesión se encuentre del lado izquierdo o derecho de la IRM; esto refuerza conceptos clínicos importantes.

RECUADRO EN BLANCO PARA LAS CONEXIONES DE LOS NÚCLEOS BASALES

8-43 Recuadro en blanco para las conexiones de los núcleos basales. Se proporciona para autoevaluar la comprensión de las conexiones de los núcleos basales, para que el profesor pueda ampliar información no explicada en el atlas sobre estos núcleos, o para ambos fines.

NOTAS

8-43 DIBUJO EN BLANCO PARA LAS CONEXIONES DE LOS NÚCLEOS BASALES

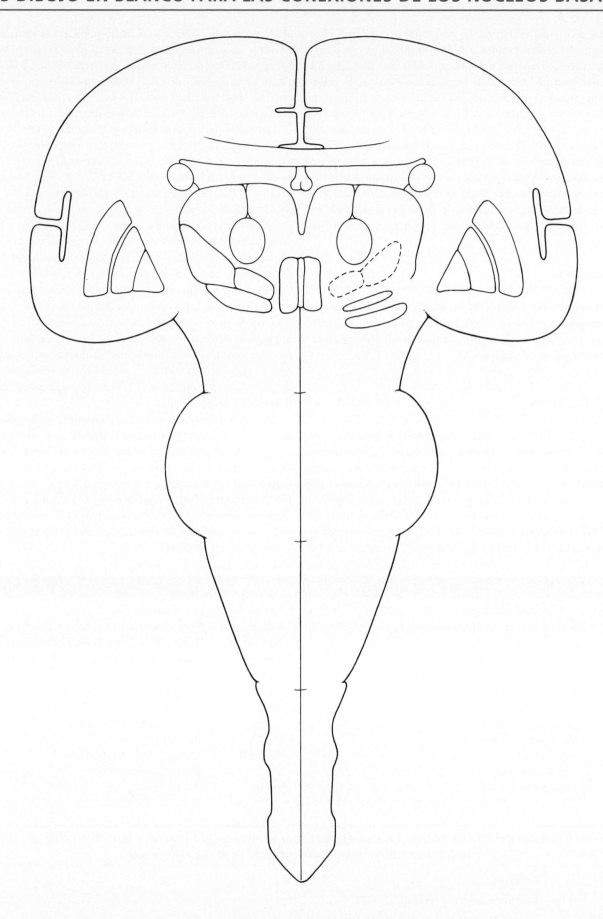

VÍAS PUPILARES

8-44 Origen, recorrido y distribución de las fibras que intervienen en la **vía del reflejo pupilar a la luz**. También se representa la **vía para la inervación simpática del músculo dilatador de la pupila**. La **columna celular intermediolateral** de la médula espinal recibe información predominantemente del núcleo paraventricular y también de células de la zona lateral y posterior del hipotálamo. Esta proyección puede complementarse, en menor grado, mediante fibras que descienden a través de la formación reticular del tronco encefálico. Las **fibras posganglionares simpáticas** que se dirigen hacia la cabeza se originan del **ganglio cervical superior**. Aunque aquí no se muestran, también se originan proyecciones descendentes hacia la columna celular intermediolateral a partir de varias áreas y núcleos del hipotálamo (**fibras hipotalamoespinales**), algunas de las cuales reciben información de la retina.

Neurotransmisores

La **acetilcolina** es el neurotransmisor de las **fibras autónomas preganglionares y posganglionares** que se muestran en la ilustración. Además, en algunas células ganglionares de la retina hay *N*-acetil-aspartil-glutamato (**proyecciones retinogeniculadas**).

Correlaciones clínicas

La **ceguera** total o parcial en uno o ambos ojos puede tener varias causas (p. ej., **gliomas, meningiomas, accidente cerebrovascular, aneurismas, infecciones** y **enfermedades desmielinizantes**); las lesiones pueden ocurrir en cualquier lugar de la vía óptica. Una lesión completa (p. ej., una transección) del nervio óptico causará **ceguera** y pérdida del **reflejo pupilar a la luz** (**respuesta directa**) en el ojo del lado lesionado, y una pérdida del **reflejo pupilar a la luz** (**respuesta consensual**) en el ojo opuesto **cuando se acerque una fuente de luz al ojo ciego**. Por otro lado, al **acercar una luz**

al ojo normal se producirá un **reflejo pupilar a la luz** (**respuesta directa**) en dicho ojo y una respuesta consensual en el ojo ciego. Véase también la figura 8-32. Un **adenoma hipofisario** puede afectar a las fibras cruzadas del quiasma óptico (y producir **hemianopsia bitemporal**) o a las fibras no cruzadas en el lado derecho (o izquierdo) del quiasma óptico. Estas lesiones laterales dan lugar a **hemianopsia nasal derecha** (o **izquierda**).

Las **radiaciones ópticas** (**geniculocalcarinas**) (véanse figs. 8-45 y 8-47) pueden pasar directamente posteriores al labio superior (cuña) del surco calcarino, o seguir una vía arqueada (**asa de Meyer**, o de **Meyer-Archambault**) a través del lóbulo temporal hacia el margen inferior (giro lingual) del surco calcarino. Las lesiones del lóbulo temporal que incluyen al asa de Meyer-Archambault, o a las fibras que llegan al giro lingual, pueden producir una **cuadrantanopsia homónima superior**. Se observa **cuadrantanopsia homónima inferior** en los pacientes con afectación de las porciones superiores (parietales) de las radiaciones geniculocalcarinas, o de tales fibras cuando entran en la cuña. En la figura 8-47B se representan otras lesiones de las vías ópticas y sus correspondientes déficits del campo visual.

La afectación de la corteza visual adyacente al surco calcarino (oclusión de la arteria cerebral posterior periférica) causa **hemianopsia homónima derecha** (o **izquierda**). Excepto cuando no hay afectación macular, este déficit es el mismo que se observa en las lesiones del tracto óptico. En la figura 8-47B en la página 267 se representan otras lesiones de las radiaciones ópticas y de la corteza visual, y sus correspondientes déficits del campo visual.

Las lesiones vasculares (p. ej., el **síndrome bulbar lateral**), los tumores (p. ej., **gliomas del tronco encefálico**) o la **siringobulbia** pueden interrumpir las proyecciones descendentes del hipotálamo (fibras hipotalamoespinales) y del mesencéfalo hacia la columna celular intermediolateral a niveles torácicos altos. Esto puede causar un **síndrome de Horner** (**ptosis, miosis** y **anhidrosis**) en el mismo lado. El **enoftalmos** (ligero hundimiento del bulbo ocular en la órbita), a menudo relacionado con el síndrome de Horner, en realidad no es demasiado evidente en los pacientes afectados.

ABREVIATURAS

BrColS	Brazo del colículo superior	**NrOp**	Nervio óptico
CCIL	Columna celular intermediolateral	**NuGL**	Núcleo del cuerpo geniculado lateral
CisAmb	Cisterna ambiens	**NuGM**	Núcleo del cuerpo geniculado medial
CisCuad	Cisterna cuadrigémina	**NuPgEW**	Núcleo preganglionar de Edinger-Westphal
ColS	Colículo superior	**NuPreTec**	Núcleo pretectal
ComPo	Comisura posterior	**NuPul**	Complejo nuclear pulvinar
FIP	Fosa interpeduncular	**NuR**	Núcleo rojo
FRet	Formación reticular	**PPedC**	Pie del pedúnculo cerebral
GangCerS	Ganglio cervical superior	**QuiOp**	Quiasma óptico
GangCil	Ganglio ciliar	**RComB**	Ramo comunicante blanco
LM	Lemnisco medial	**SN**	Sustancia negra
NrOc	Nervio oculomotor	**TrOp**	Tracto óptico

Repaso de la irrigación del tracto óptico, los núcleos del cuerpo geniculado medial y lateral, el colículo superior y el tegmento del mesencéfalo, incluido el núcleo pretectal

Estructuras	Arterias
TrOp	Coroidea anterior (véase fig. 6-41)
NuGM, NuGL	Ramas talamogeniculadas de la arteria cerebral posterior (véase fig. 6-41)
ColS y NuPreTec	Ramas circunferenciales largas (cuadrigéminas) de la arteria cerebral posterior, coroidea posterior y algunas de la arteria cerebelosa superior (al ColS) (véanse figs. 6-30 y 6-41)
Tegmento del mesencéfalo	Ramas paramedianas de la bifurcación de la arteria basilar, ramas mediales de la arteria cerebral posterior y de la arteria comunicante posterior, ramas circunferenciales cortas de la arteria cerebral posterior (véase fig. 6-30)

8-44 VÍAS PUPILARES

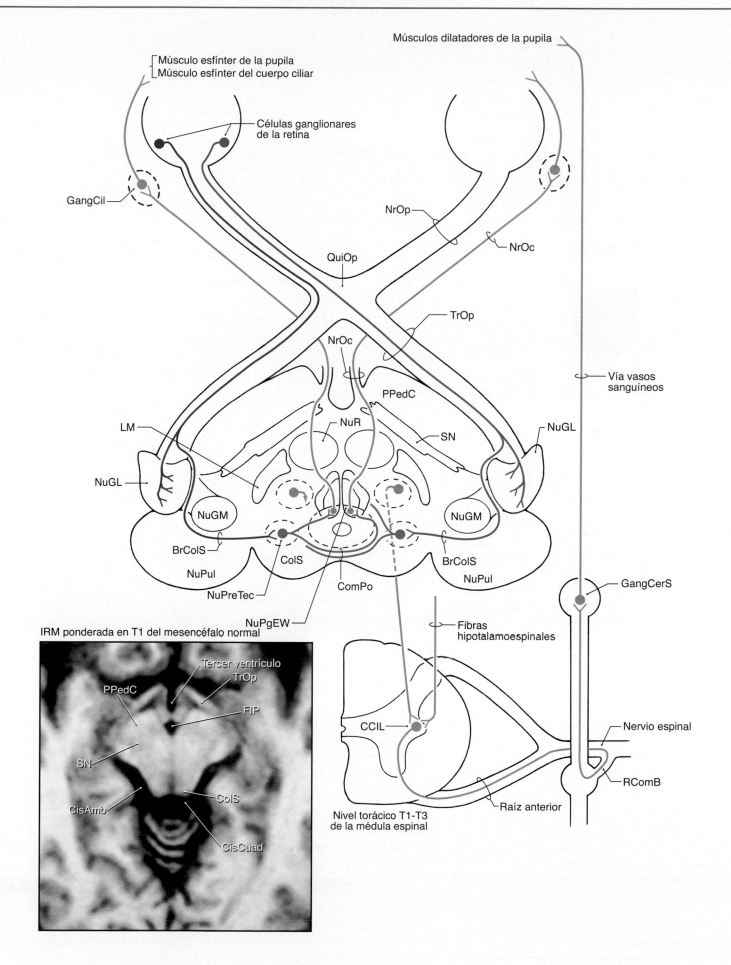

Músculos dilatadores de la pupila

Músculo esfínter de la pupila
Músculo esfínter del cuerpo ciliar

Células ganglionares
de la retina

GangCil

NrOp

NrOc

QuiOp

TrOp

NrOc

Vía vasos
sanguíneos

PPedC

LM

NuR

SN

NuGL

NuGL

NuGM

NuGM

BrColS

BrColS

ColS

GangCerS

NuPul

NuPul

NuPreTec

ComPo

NuPgEW

Fibras
hipotalamoespinales

IRM ponderada en T1 del mesencéfalo normal

Tercer ventrículo

TrOp

PPedC

FIP

CCIL

Nervio espinal

SN

CisAmb

ColS

RComB

Raíz anterior

CisCuad

Nivel torácico T1-T3
de la médula espinal

VÍAS ÓPTICAS

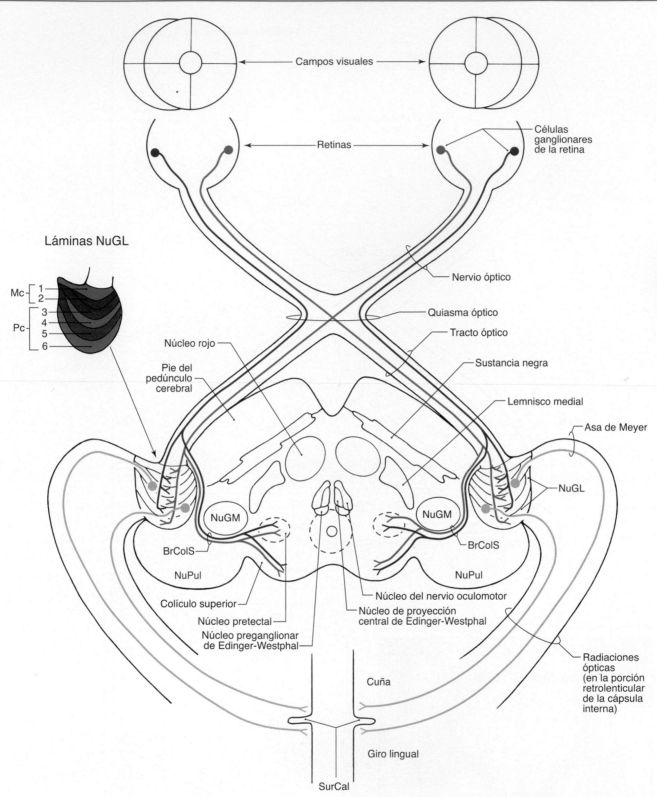

Campos visuales

Retinas

Células ganglionares de la retina

Nervio óptico

Quiasma óptico

Tracto óptico

Sustancia negra

Lemnisco medial

Asa de Meyer

Láminas NuGL

Mc
1
2
Pc
3
4
5
6

Núcleo rojo

Pie del pedúnculo cerebral

NuGL

NuGM

NuGM

BrColS

BrColS

NuPul

NuPul

Radiaciones ópticas (en la porción retrolenticular de la cápsula interna)

Colículo superior

Núcleo pretectal

Núcleo preganglionar de Edinger-Westphal

Núcleo del nervio oculomotor

Núcleo de proyección central de Edinger-Westphal

Cuña

Giro lingual

SurCal

8-45 **Origen, recorrido y distribución de la vía óptica.** Las **fibras retinogeniculadas** no cruzadas terminan en las láminas 2, 3 y 5 (fibras en rojo), mientras que las cruzadas terminan en las láminas 1, 4 y 6 (fibras en azul). Las **fibras geniculocalcarinas** se originan en las láminas 3 a 6. Las vías **retinogeniculadas** y **geniculocalcarinas** se organizan **retinotópicamente** (véase la página opuesta).

Neurotransmisores

Hay **colecistocinina** (+) en algunas fibras geniculocalcarinas. Se encuentra *N*-acetil-aspartil-glutamato en algunas **fibras retinogeniculadas** y en algunas neuronas del cuerpo **geniculado lateral** y de la **corteza visual**.

Correlaciones clínicas

Los déficits observados tras la lesión de varias partes de las vías visuales se describen en las figuras 8-44 y 8-47B.

ABREVIATURAS	
BrColS	Brazo del colículo superior
Mc	Magnocelular
NuGL	Núcleo del cuerpo geniculado lateral
NuGM	Núcleo del cuerpo geniculado medial
NuPul	Complejo nuclear pulvinar
Pc	Parvocelular
SurCal	Surco calcarino

VÍAS ÓPTICAS

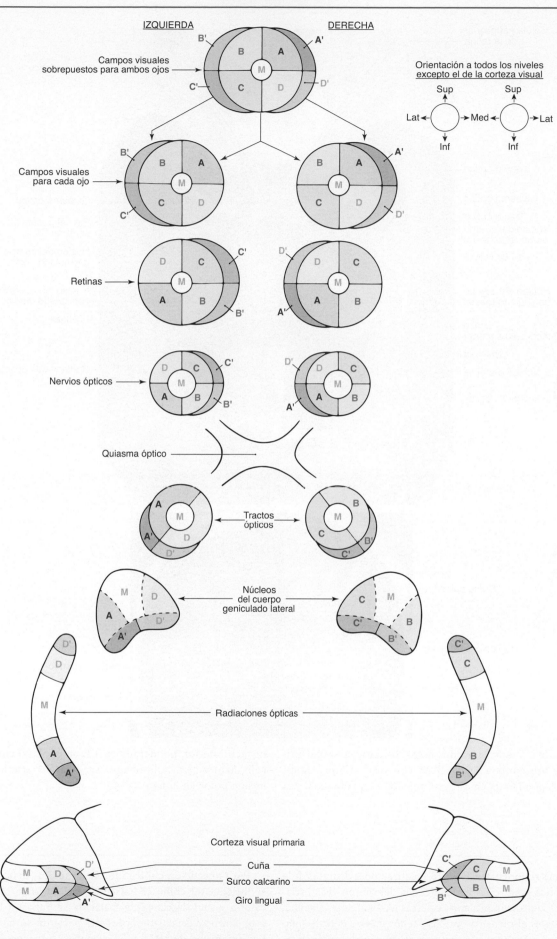

8-46 Representación semiesquemática de la **disposición retinográfica de los campos visuales y de la retina,** y topografía subsiguiente de estas proyecciones a través del sistema óptico. Las letras mayúsculas identifican los campos visuales binoculares (A, B, C, D), la mácula (M) y los campos visuales monoculares (A', B', C', D').

Correlaciones clínicas

En las figuras 8-44, 8-47A y 8-47B se describen los déficits observados después de la lesión de varias partes de las vías ópticas.

VÍAS ÓPTICAS CON ORIENTACIÓN CLÍNICA

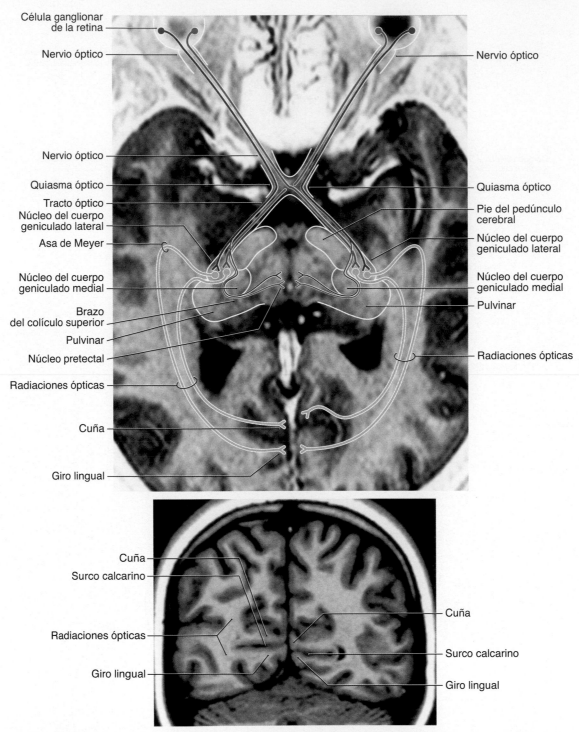

8-47A Vía óptica desde la retina hasta la corteza visual primaria sobrepuesta en la IRM con orientación clínica. La imagen superior, ponderada en T1, está tomada en plano axial y la imagen inferior, ponderada en T1, en el plano coronal. Las fibras en rojo, azul y gris de la imagen superior se correlacionan con las del mismo color en la figura 8-45.

8-47B **Lesiones representativas** en 13 localizaciones distintas de la **vía óptica** y patrones de los déficits del campo visual relacionados con ellas. Como se indica con las letras (A-I), algunas lesiones, en especial las caudales al quiasma óptico, pueden causar déficits comparables del campo visual aunque las lesiones se encuentren en distintas localizaciones de la vía.

Por convención clínica internacional, los déficits del campo visual se ilustran tal como el paciente ve el entorno. Así pues, el ojo y el campo visual derechos del paciente se hallan a la derecha, y el ojo y el campo visual izquierdos del paciente se hallan a la izquierda. Las imágenes de IRM y TC axiales (transversales) y coronales se visualizan como si el observador estuviera situado a los pies del

VÍAS ÓPTICAS CON ORIENTACIÓN CLÍNICA: LESIONES Y DÉFICITS REPRESENTATIVOS

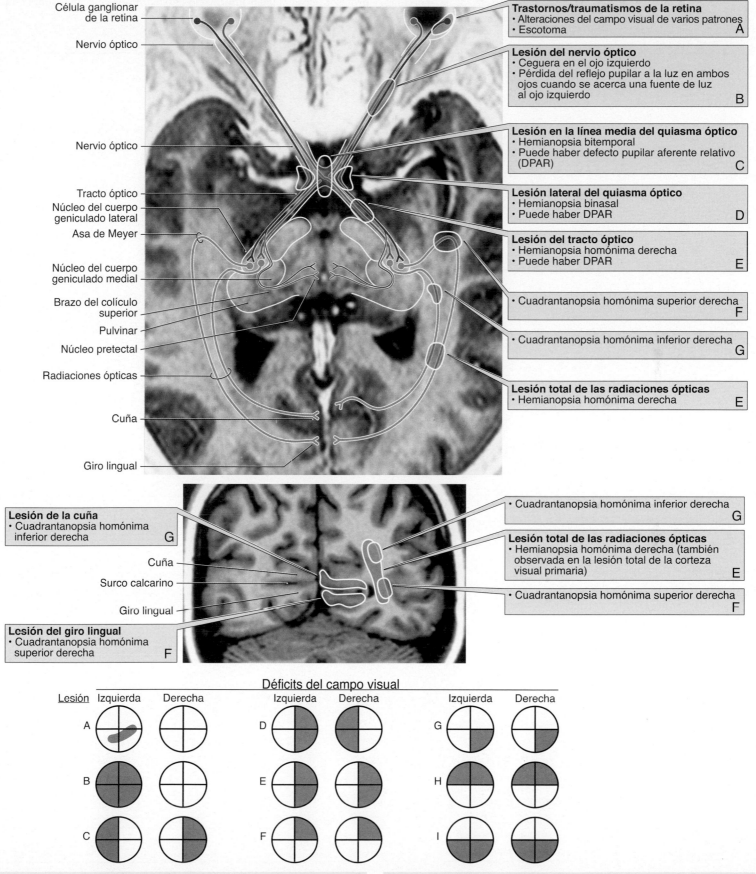

Célula ganglionar de la retina

Nervio óptico

Nervio óptico

Tracto óptico

Núcleo del cuerpo geniculado lateral

Asa de Meyer

Núcleo del cuerpo geniculado medial

Brazo del colículo superior

Pulvinar

Núcleo pretectal

Radiaciones ópticas

Cuña

Giro lingual

Trastornos/traumatismos de la retina
• Alteraciones del campo visual de varios patrones
• Escotoma   A

Lesión del nervio óptico
• Ceguera en el ojo izquierdo
• Pérdida del reflejo pupilar a la luz en ambos ojos cuando se acerca una fuente de luz al ojo izquierdo   B

Lesión en la línea media del quiasma óptico
• Hemianopsia bitemporal
• Puede haber defecto pupilar aferente relativo (DPAR)   C

Lesión lateral del quiasma óptico
• Hemianopsia binasal
• Puede haber DPAR   D

Lesión del tracto óptico
• Hemianopsia homónima derecha
• Puede haber DPAR   E

• Cuadrantanopsia homónima superior derecha   F

• Cuadrantanopsia homónima inferior derecha   G

Lesión total de las radiaciones ópticas
• Hemianopsia homónima derecha   E

Lesión de la cuña
• Cuadrantanopsia homónima inferior derecha   G

Cuña

Surco calcarino

Giro lingual

Lesión del giro lingual
• Cuadrantanopsia homónima superior derecha   F

• Cuadrantanopsia homónima inferior derecha   G

Lesión total de las radiaciones ópticas
• Hemianopsia homónima derecha (también observada en la lesión total de la corteza visual primaria)   E

• Cuadrantanopsia homónima superior derecha   F

Déficits del campo visual

Lesión: A, B, C, D, E, F, G, H, I — Izquierda / Derecha

paciente y con la mirada dirigida a su cabeza (axial) o mirándole de frente (coronal). En este caso, cuando se observa una IRM o una TC, la derecha del observador corresponde a la izquierda del paciente y la izquierda del observador corresponde a la derecha del paciente. Para realizar el diagnóstico del paciente con lesiones del sistema óptico y los déficits del campo visual correspondientes es fundamental en absoluto comprender la manera de utilizar y visualizar esas imágenes en la práctica clínica.

RECUADRO EN BLANCO PARA LAS VÍAS ÓPTICAS

8-48 Recuadro en blanco para las vías ópticas. Se proporciona para autoevaluar la comprensión de la vía óptica, para que el profesor pueda ampliar información no explicada en el atlas sobre estas vías, o para ambos fines.

NOTAS

8-48 DIBUJO EN BLANCO PARA LAS VÍAS ÓPTICAS

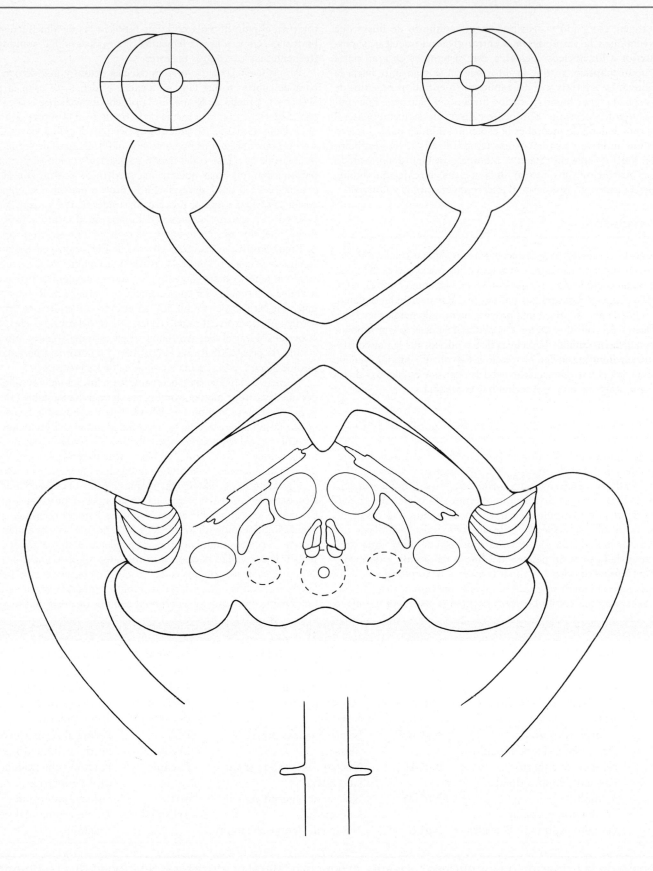

VÍAS AUDITIVAS CON ORIENTACIÓN ANATÓMICA

8-49 Origen, recorrido y distribución del conjunto de fibras que componen la **vía auditiva**. Central al nervio coclear, y **posterior** y **anterior** a los **núcleos cocleares**, este sistema es en gran parte bilateral y multisináptico, ya que la información se transmite hacia la corteza auditiva. La sinapsis y el cruzamiento (o entrecruzamiento) de información puede tener lugar en varios niveles del neuroeje. Por consiguiente, las lesiones centrales raramente causan hipoacusia unilateral total. El **cuerpo geniculado medial** es la estación talámica para el relevo de información auditiva hacia la corteza temporal. El nervio vestibulococlear (NC VIII) es una vía sensitiva aunque está bien documentado que hay una **proyección olivococlear (haz coclear eferente)** que humedece los huesecillos como respuesta al exceso de estímulos auditivos.

Neurotransmisores

El **glutamato** (+) y el **aspartato** (+) se encuentran en algunas células del ganglio espiral y en sus terminaciones centrales en los núcleos cocleares. Las fibras que contienen **dinorfina** y las que contienen **histamina** también están presentes en los núcleos cocleares; las últimas se originan en el hipotálamo. En el locus cerúleo tiene su origen una proyección **noradrenérgica** hacia los núcleos cocleares y el colículo inferior. Las células del núcleo olivar superior que contienen **colecistocinina** y las células de los núcleos del lemnisco lateral que contienen **dinorfina** envían proyecciones al colículo inferior. Aunque aquí no se muestra el haz olivococlear, cabe señalar que en algunas de las células que contribuyen a esta proyección hay **encefalina**.

Correlaciones clínicas: categorías de la hipoacusia

La **sordera de conducción** es causada por problemas del oído externo (obstrucción del conducto, formación de cera) o por trastornos del oído medio (otitis media, **otoesclerosis**). La **sordera nerviosa** (**hipoacusia neurosensorial**) se debe a enfermedades que afectan a la cóclea o a la porción coclear del nervio vestibulococlear. La **sordera central** es resultado de la lesión de los núcleos cocleares o de sus conexiones centrales.

La **pérdida de la audición** puede ser el resultado de un traumatismo (p. ej., **fractura de la porción petrosa del hueso temporal**), enfermedades desmielinizantes, **tumores**, algunos fármacos (**estreptomicina**) o la **oclusión de la arteria laberíntica**. La lesión de la porción coclear del NC VIII (p. ej., **schwannoma vestibular**) causa **acúfenos** o **sordera** (parcial o total) en el oído homolateral. Las hipoacusias de alta frecuencia (**presbiacusias**), como a la voz femenina o para discriminar sonidos, son más frecuentes en los adultos mayores.

Para diferenciar entre una hipoacusia neural y una de conducción, y para descubrir en qué lado se localiza el déficit, se usan la **prueba de Weber** y la **prueba de Rinne**. En la **prueba de Weber** se coloca un diapasón (512 Hz) en la línea media de la frente o en el vértice del cráneo. En el paciente normal, el sonido que se oye (conducido a través de los huesos del cráneo) es el mismo en ambos oídos. En caso de sordera nerviosa (lesiones de la cóclea o del nervio coclear), el sonido se oye mejor en el oído normal, mientras que en una sordera de **conducción el sonido** se oye mejor en el oído afectado. En la **prueba de Rinne** se coloca un diapasón (512 Hz) sobre el proceso mastoides. Cuando deja de percibirse el sonido, se acercan las puntas del diapasón al meato acústico externo, donde vuelve a oírse; esto es lo que ocurre en un sujeto normal (prueba de Rinne positiva). Cuando la enfermedad se localiza en el oído medio, el sonido no se oye en el meato acústico externo una vez que éste ha desaparecido al tener el diapasón sobre el proceso mastoides (prueba de Rinne negativa o anómala). En consecuencia, una prueba de Rinne negativa significa hipoacusia de conducción en el oído sometido a la prueba. En la sordera nerviosa leve (lesiones de la cóclea o del nervio coclear), el sonido se oye al colocar el diapasón sobre el proceso mastoides y moverlo hacia el oído (la prueba de Rinne es positiva). En la sordera nerviosa grave, es posible que no se oiga nada en ninguna de las posiciones.

Además de **hipoacusia** y **acúfenos**, los **schwannomas vestibulares grandes** pueden causar **náusea, vómito, ataxia/marcha inestable** (afectación de la raíz del nervio vestibular), **debilidad de los músculos faciales** (raíz del nervio facial), **alteración de la sensibilidad facial** y **disminución del reflejo corneal** (raíz del nervio trigémino); los últimos dos en el caso de un **schwannoma** grande (< 2 a 3 cm). También puede haber signos generales asociados con un **aumento de la presión intracraneal** (**letargia, cefalea y vómito**).

Las lesiones centrales (p. ej., **gliomas** u **oclusiones vasculares**) con poca frecuencia producen hipoacusias unilaterales o bilaterales que puedan detectarse, con la posible excepción de las lesiones pontinas, que afectan al cuerpo trapezoide y a los núcleos. La lesión de las vías auditivas centrales o de la corteza auditiva primaria puede disminuir la agudeza auditiva, reducir la capacidad para oír determinados tonos o dificultar la localización precisa de los sonidos en el espacio. Los pacientes con afectación de la corteza auditiva secundaria del lóbulo temporal experimentan dificultades para comprender o interpretar sonidos (**agnosia auditiva**).

ABREVIATURAS

BrColI	Brazo del colículo inferior	**GiTT**	Giro temporal transverso	**NuNrAbd**	Núcleo del nervio abducens
ColI	Colículo inferior	**LL**	Lemnisco lateral	**NuNrFac**	Núcleo del nervio facial
ColS	Colículo superior	**LM**	Lemnisco medial	**NuPul**	Complejo nuclear pulvinar
ComColI	Comisura del colículo inferior	**NuCocA**	Núcleo coclear anterior (ventral)	**NuTrap**	Núcleo trapezoide
CTrap	Cuerpo trapezoide	**NuCocP**	Núcleo coclear posterior (dorsal)	**OS**	Oliva superior
DecPCS	Decusación del pedúnculo cerebeloso superior	**NuGL**	Núcleo del cuerpo geniculado lateral	**PCI**	Pedúnculo cerebeloso inferior
FLM	Fascículo longitudinal medial	**NuGM**	Núcleo del cuerpo geniculado medial	**PPedC**	Pie del pedúnculo cerebral
FRet	Formación reticular	**NuLL**	Núcleo del lemnisco lateral	**PSCInt**	Porción sublenticular de la cápsula interna
GangEsp	Ganglio espiral de la cóclea			**SAL**	Sistema anterolateral
				TrEspTri	Tracto espinal del nervio trigémino

Repaso de la irrigación de los núcleos cocleares, el lemnisco lateral (y estructuras relacionadas), el tegmento del puente, el colículo inferior y el núcleo del NuGM

Estructuras	Arterias
Núcleos cocleares	Arteria cerebelosa anteroinferior (véase fig. 6-16)
LL, OS en el puente	Ramas circunferenciales largas de la arteria basilar (véase fig. 6-23)
ColI	Ramas circunferenciales largas (ramas cuadrigéminas) de la arteria basilar y arteria cerebelosa superior (véase fig. 6-30)
NuGM	Ramas talamogeniculadas de la arteria cerebral posterior (véase fig. 6-41)

8-49 VÍAS AUDITIVAS CON ORIENTACIÓN ANATÓMICA

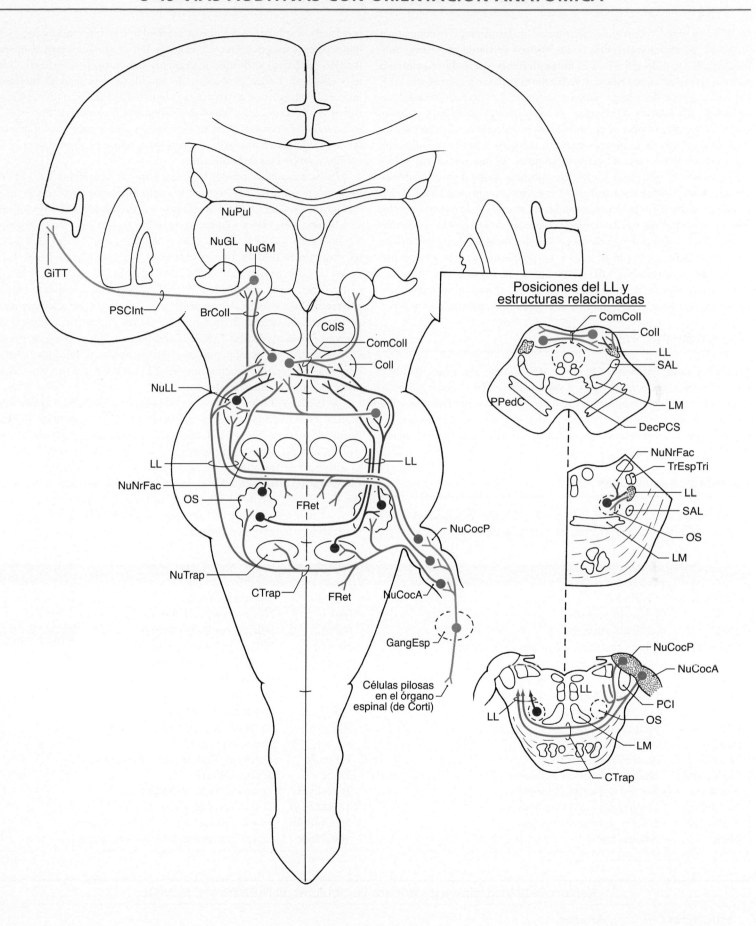

Posiciones del LL y
estructuras relacionadas

Células pilosas
en el órgano
espinal (de Corti)

VÍAS VESTIBULARES CON ORIENTACIÓN ANATÓMICA

8-50 Origen, recorrido y distribución de las principales **conexiones aferentes y eferentes de los núcleos vestibulares** (véanse también figs. 8-16, 8-36 y 8-37). Las **fibras aferentes vestibulares primarias** pueden terminar en los **núcleos vestibulares** o pasar a estructuras cerebelosas a través del **cuerpo yuxtarrestiforme**. Los **axones vestibulocerebelosos secundarios** se originan en los núcleos vestibulares y siguen una ruta parecida hacia el cerebelo. Las proyecciones eferentes de los núcleos vestibulares también siguen un trayecto hasta la médula espinal a través de los **tractos vestibuloespinales** (véanse figs. 8-16, 8-36 y 8-37), lo mismo que hasta los **núcleos motores** de los **nervios oculomotor, troclear** y **abducens** a través del fascículo longitudinal medial. Las estructuras cerebelosas interconectadas de manera más extensa con los núcleos vestibulares son las regiones laterales de la corteza del vermis de los lóbulos anterior y posterior, el **lóbulo floculonodular** y el núcleo cerebeloso del fastigio (medial). Para los propósitos de este atlas, el **nervio vestibulococlear** (**NC VIII**) se considera un nervio sensitivo, si bien tiene el haz olivococlear eferente que inerva al músculo estapedio, el cual funciona para amortiguar los efectos dañinos del ruido excesivo.

Neurotransmisores

El **ácido γ-aminobutírico** (–) es el transmisor asociado a muchas fibras corticovestibulares cerebelosas y a sus terminales en el complejo vestibular; esta sustancia también se encuentra en los axones corticonucleares cerebelosos. El núcleo vestibular medial también tiene fibras que son positivas para la **dinorfina** y para la **histamina**; las últimas se originan en células del hipotálamo.

Correlaciones clínicas

La porción vestibular del NC VIII puede afectarse por muchas de las mismas alteraciones que afectan al nervio coclear. La lesión de los receptores vestibulares del **nervio vestibular** con frecuencia causa **vértigo**. Los pacientes pueden tener la sensación de que su cuerpo se mueve (**vértigo subjetivo**) o de que los objetos del entorno se mueven (**vértigo objetivo**). Tienen problemas de equilibrio, una **marcha inestable** (**atáxica**) y propensión a caer hacia el lado lesionado, pero no presentan signos cerebelosos como **temblor de intención**. Los déficits observados en las lesiones nerviosas, o en las lesiones del tronco encefálico que afectan a los núcleos vestibulares, son **nistagmo, náusea** y **vómito**, junto con **vértigo** y **problemas de la marcha**.

El **schwannoma vestibular** representa aproximadamente 8 a 10% de los tumores del SNC, con frecuencia **causa hipoacusia** (más de 95%), a menudo se caracteriza por **desequilibrio** y **acúfenos** (65 a 70%) y a veces se relaciona con **cefalea** y **embotamiento facial** (alrededor de 30%); esto último indica que la lesión es grande (en general > 2 a 2.5 cm) y que ha invadido la raíz del **nervio trigémino**. En aproximadamente 10% de los casos se produce debilidad facial (**parálisis facial**). Estos déficits vestibulares, junto con sordera parcial o completa, se observan en la **enfermedad de Ménière**. Un paciente que se presenta con **schwannomas vestibulares bilaterales** debe someterse a una evaluación en busca de **neurofibromatosis de tipo 2** (**NF2**). Estas lesiones son de origen genético (dominantes autosómicas), pueden ir acompañadas de lesiones en otras partes del cuerpo (pero menos que la NF1) y a veces se denominan **neurofibromatosis acústica bilateral**.

Las lesiones de estas partes del cerebelo con las cuales el nervio vestibular y sus núcleos se hallan más estrechamente conectadas (**lóbulo floculonodular** y **núcleo del fastigio**) causan **nistagmo, ataxia del tronco, marcha atáxica** y propensión a caer hacia el lado de la lesión. El nistagmo observado en los pacientes con lesiones vestibulares y la **oftalmoplejía internuclear** de algunos pacientes con **esclerosis múltiple** son signos que se correlacionan con la interrupción de las proyecciones vestibulares a los núcleos motores de los NC III, IV y VI a través del fascículo longitudinal medial.

ABREVIATURAS

Cbl	Cerebelo	**NuSol**	Núcleo solitario
ColI	Colículo inferior	**NuVI**	Núcleo vestibular inferior
ColS	Colículo superior	**NuVL**	Núcleo vestibular lateral
CVesCbl	Fibras corticovestibulares cerebelosas	**NuVM**	Núcleo vestibular medial
CYR	Cuerpo yuxtarrestiforme	**NuVS**	Núcleo vestibular superior
DecPCS	Decusación del pedúnculo cerebeloso superior	**PCI**	Pedúnculo cerebeloso inferior
FLM	Fascículo longitudinal medial	**Pi**	Pirámide
GangVes	Ganglio vestibular	**SAL**	Sistema anterolateral
LM	Lemnisco medial	**SGP**	Sustancia gris periacueductal
NuCbl	Núcleos del cerebelo	**SN**	Sustancia negra
NuMes	Núcleo mesencefálico	**TrEspTri**	Tracto espinal del nervio trigémino
NuNrAbd	Núcleo del nervio abducens	**TrSol**	Tracto solitario
NuNrHi	Núcleo del nervio hipogloso	**TrVesEspL**	Tracto vestibuloespinal lateral
NuNrOc	Núcleo del nervio oculomotor	**TrVesEspM**	Tracto vestibuloespinal medial
NuNrTro	Núcleo del nervio troclear	**VesCblPrim**	Fibras vestibulocerebelosas primarias
NuR	Núcleo rojo	**VesCblSec**	Fibras vestibulocerebelosas secundarias

Repaso de la irrigación a los núcleos vestibulares, el NuNrTro y el NuNrOc

Estructuras	Arterias
Núcleos vestibulares	Arteria cerebelosa posteroinferior en la médula oblongada (véase fig. 6-16), ramas circunferenciales largas de la porción basilar del puente (véase fig. 6-23)
NuNrTro y NuNrOc	Ramas paramedianas de la bifurcación de la arteria basilar, ramas mediales de la arteria cerebral posterior y arteria comunicante posterior, ramas circunferenciales cortas de la arteria cerebral posterior (véase fig. 6-30)

8-50 VÍAS VESTIBULARES CON ORIENTACIÓN ANATÓMICA

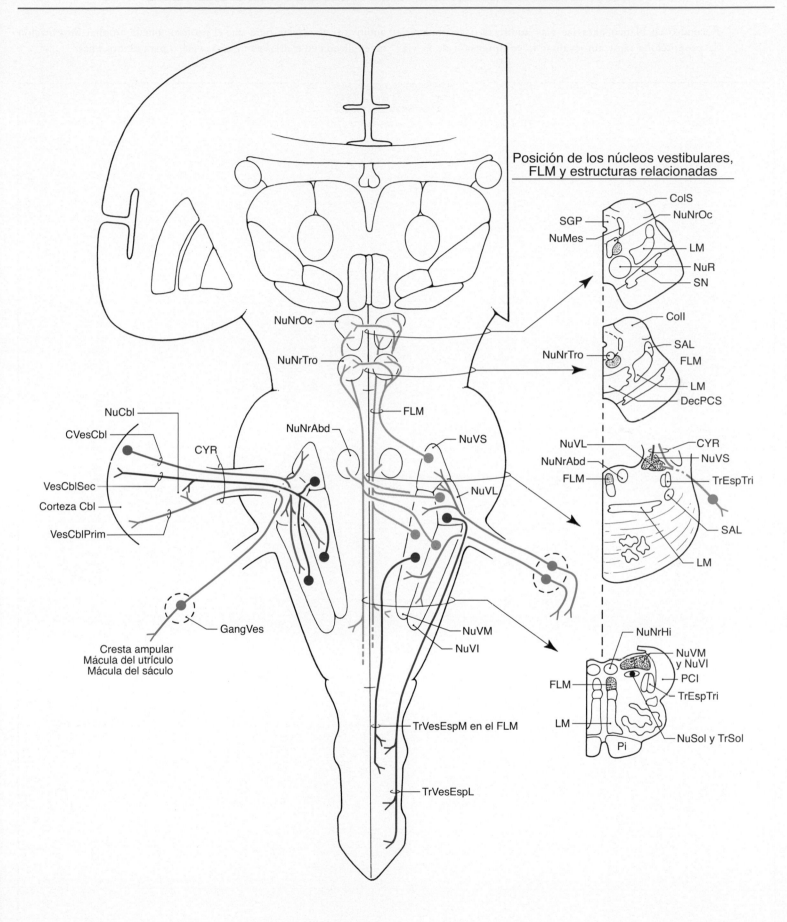

Posición de los núcleos vestibulares, FLM y estructuras relacionadas

RECUADRO EN BLANCO PARA LAS VÍAS AUDITIVAS O VESTIBULARES

8-51 Recuadro en blanco para las vías auditivas o vestibulares. Se proporciona para autoevaluar la comprensión de la vía auditiva o vestibular, para que el profesor pueda ampliar información no explicada en el atlas sobre estas vías, o para ambos fines.

NOTAS

8-51 DIBUJOS EN BLANCO PARA LAS VÍAS AUDITIVAS O VESTIBULARES

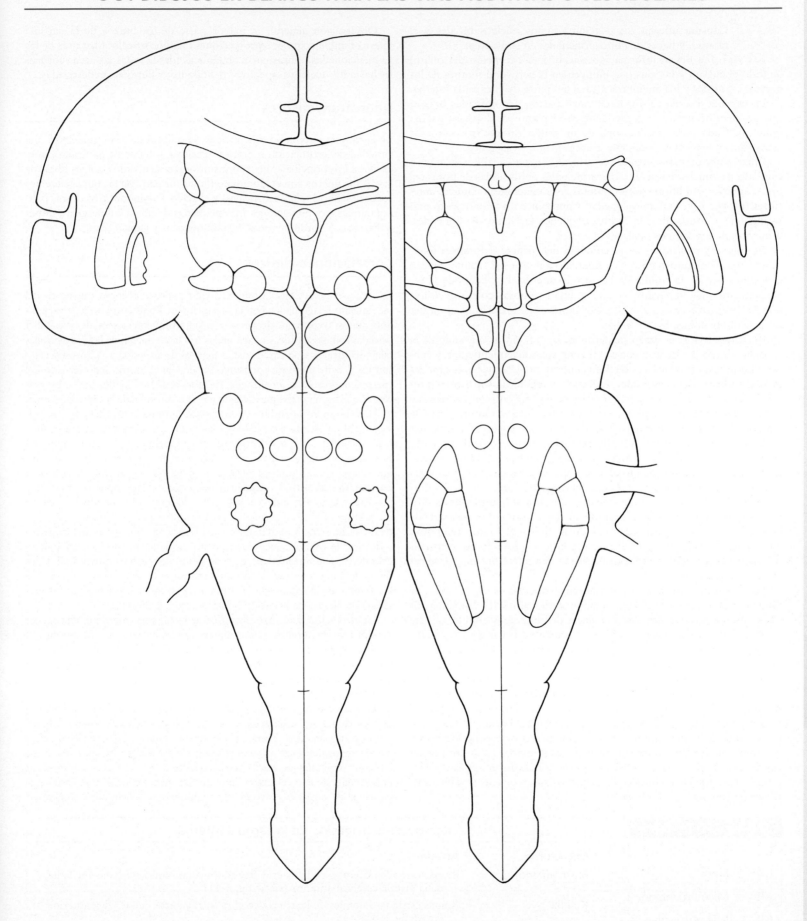

CÁPSULA INTERNA: RELACIONES Y CONTENIDO

8-52 **Cápsula interna**, su relación con los núcleos basales y el tálamo, y haces de fibras principales en el plano axial.

Las vías que llevan información sensitiva (a excepción del olfato) de todo el cuerpo y las vías que influyen en la actividad motora de los nervios craneales y los miembros atraviesan parte de la cápsula interna.

La **cápsula interna** se divide en cinco partes, denominadas **brazos**, que se identifican con más facilidad en el plano axial (véase página opuesta). Cada parte se relaciona de un modo característico con las estructuras adyacentes y contiene grupos de fibras específicos.

Brazo anterior: el **brazo anterior** se localiza entre la cabeza del núcleo caudado y el núcleo lenticular. Las principales poblaciones de fibras del brazo anterior son **fibras frontopontinas**, las **radiaciones talámicas anteriores** (proyecciones talámicas medial y anterior para la corteza frontal y cingular) y, contiguos a la rodilla, pequeños fascículos de fibras descendentes de los campos oculares frontales.

Rodilla: las posiciones de la **columna del fórnix**, el **foramen interventricular**, el **ángulo venoso** y el **tubérculo anterior del tálamo** indican la localización de la **rodilla de la cápsula interna**. Los haces de fibras clínicamente más importantes de la rodilla son **fibras corticonucleares** que envían proyecciones a los núcleos motores de los nervios craneales (véanse también figs. 8-13 y 8-14).

Brazo posterior: el **brazo posterior** es la porción más grande de la cápsula interna, se localiza entre el **tálamo y el núcleo lenticular**, y contiene numerosas poblaciones de fibras importantes. Estos haces grandes incluyen **fibras corticoespinales**, **radiaciones talámicas superiores** (proyecciones ventrales anteriores, ventrales laterales, ventrales posteromediales y posterolaterales para las cortezas sensitiva y motora), y en la región más posterior **fibras parietopontinas**. Los haces de fibras más pequeños, como los de **fibras corticorrubrales, corticorreticulares, corticonígricas, corticosubtalámicas**, la categoría general de las **fibras corticotegmentales** y las **fibras palidotalámicas** que se originan en el segmento medial del globo pálido, atraviesan el brazo posterior.

Porción sublenticular: identificar la **porción sublenticular** es difícil, aunque su recorrido y contenido son bien conocidos. Se extiende entre el núcleo del cuerpo geniculado medial y el lóbulo temporal, en particular la corteza auditiva, y contiene **radiaciones acústicas** (**radiaciones geniculotemporales**), **fibras temporopontinas** y **fibras corticotectales**.

Porción retrolenticular: la **porción retrolenticular** es la gran masa de fibras que se localiza inmediatamente posterior al núcleo lenticular; de ahí su nombre, retrolenticular. Los haces de fibras más grandes de esta porción son las **radiaciones ópticas** (o **geniculocalcarinas**) y las **fibras occipitopontinas**; los haces más pequeños comprenden **fibras corticotectales, corticotegmentales** y algunas **corticorrubrales**.

Recuérdese que las **radiaciones ópticas** están compuestas por fibras que emergen del **núcleo del cuerpo geniculado lateral** y pasan en dirección posterior directo a la **corteza visual primaria**, y por fibras que emergen del núcleo geniculado lateral, se arquean para avanzar hacia el lóbulo temporal, giran de manera abrupta en dirección posterior (**asa de Meyer**) y a continuación avanzan hasta la corteza visual primaria. Estas dos porciones de las radiaciones ópticas llevan información de distintas partes de los campos visuales; las lesiones en estas partes causan déficits visuales específicos (véanse figs. 8-44 a 8-47).

Observación general: la mayor parte de los brazos de la cápsula interna también contiene **proyecciones talamocorticales** (distintas de las ya mencionadas), **fibras corticotalámicas** (desde todas las áreas corticales hasta los núcleos respectivos del tálamo) y **fibras corticoestriadas**.

Neurotransmisores

En la cápsula interna no hay núcleos, sólo fibras de paso que llevan una variedad de información motora y sensitiva, y fibras de naturaleza integradora. Los principales neurotransmisores relacionados con las fibras de la cápsula interna son el **glutamato** (la mayor parte de las fibras eferentes corticales, fibras talamocorticales) y el **ácido γ-aminobutírico** (fibras palidotalámicas), y poblaciones más pequeñas de **fibras colinérgicas, dopaminérgicas, serotoninérgicas, histaminérgicas** y **gabaérgicas**.

Correlaciones clínicas

Las lesiones de la cápsula interna suelen expresarse como **trastornos del movimiento** relacionados con la afectación de **fibras corticoespinales, palidotalámicas** o **corticonucleares** (según la localización general de la lesión) y **pérdidas somatosensitivas** relacionadas con la **afectación de las proyecciones talamocorticales**. Una característica general de las lesiones del prosencéfalo son los déficits motores y sensitivos, todos en el mismo lado (el lado del cuerpo contrario a la localización de la lesión). No hay déficits en los nervios craneales, a no ser que la lesión afecte a la rodilla de la cápsula interna.

Una lesión en la **rodilla de la cápsula interna** causa déficits que por lo general reflejan la afectación de las fibras corticonucleares que se dirigen a los núcleos de los **nervios facial e hipogloso** y al **núcleo ambiguo**. Los músculos faciales están debilitados en la mitad inferior de la cara opuesta a la lesión (una **parálisis central del NC VII** en contraposición a una **parálisis de Bell**), la **lengua se desvía** hacia el lado opuesto al intentar protruir y la **úvula se desvía** hacia el lado lesionado cuando el paciente emite el sonido "a". Además, es posible que el paciente no sea capaz de elevar el hombro homolateral contra resistencia (**debilidad del trapecio**) o de girar la cabeza hacia el lado contrario contra resistencia (**debilidad del esternocleidomastoideo**), en el supuesto de que haya una lesión de las fibras del núcleo accesorio. Esta combinación de déficits es específica de las lesiones de la rodilla y es claramente distinta de los déficits de los nervios craneales causados por lesiones del tronco encefálico.

La afectación del brazo posterior de la cápsula interna puede causar **hemiplejía** o **hemiparesia contralaterales** manifiestas (-plejía se refiere a parálisis y -paresia a debilidad o parálisis incompleta) que pueden afectar a los miembros superiores e inferiores, y **hemianestesia** en el mismo lado de la debilidad. Esta pérdida sensitiva puede afectar solamente al cuerpo o a éste y a la cabeza.

El **síndrome de la arteria coroidea anterior** (también llamado **síndrome de Von Monakow**) se caracteriza por **hemiplejía** y **hemianopsia homónima**, ambas contralaterales respecto a la lesión. Si esta lesión (que se localiza en la parte inferior del brazo posterior) se extiende hacia arriba, también puede afectar a fibras talamocorticales de los núcleos de relevo sensitivo y producir una **hemianestesia** en el mismo lado que los demás déficits. Este vaso irriga porciones de la rodilla y a veces llegan a observarse déficits corticonucleares.

ABREVIATURAS		Repaso de la irrigación de la cápsula interna	
C	Cara	**Estructuras**	**Arterias**
f.	Fibras	Brazo anterior	Ramas estriadas laterales de la arteria cerebral media; ramas estriadas mediales de la arteria cerebral anterior (véase fig. 6-41)
MI	Miembro inferior	Rodilla	Ramas estriadas laterales de la arteria cerebral media; arteria coroidea anterior (véase fig. 6-41)
MS	Miembro superior	Brazo posterior	Ramas estriadas laterales de la arteria cerebral media; arteria coroidea anterior (véase fig. 6-41)
rad.	Radiaciones	Porción sublenticular	Ramas penetrantes de la arteria cerebral media (ramas temporales, angulares)
T	Tronco	Porción retrolenticular	Arteria cerebral posterior; ramas pequeñas de la arteria coroidea anterior

8-52 CÁPSULA INTERNA: RELACIONES Y CONTENIDO

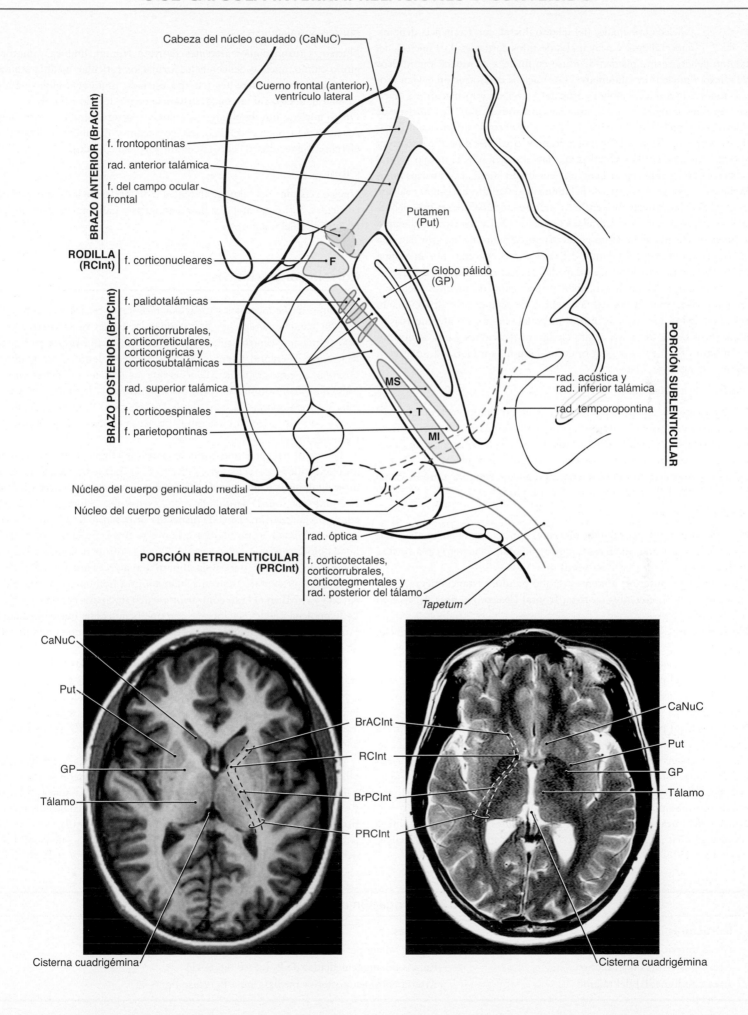

Cabeza del núcleo caudado (CaNuC)

Cuerno frontal (anterior), ventrículo lateral

BRAZO ANTERIOR (BrACInt)
- f. frontopontinas
- rad. anterior talámica
- f. del campo ocular frontal

RODILLA (RCInt) | f. corticonucleares

F

BRAZO POSTERIOR (BrPCInt)
- f. palidotalámicas
- f. corticorrubrales, corticorreticulares, corticonígricas y corticosubtalámicas
- rad. superior talámica
- f. corticoespinales
- f. parietopontinas

Putamen (Put)

Globo pálido (GP)

MS

T

MI

PORCIÓN SUBLENTICULAR
- rad. acústica y rad. inferior talámica
- rad. temporopontina

Núcleo del cuerpo geniculado medial

Núcleo del cuerpo geniculado lateral

rad. óptica

PORCIÓN RETROLENTICULAR (PRCInt) | f. corticotectales, corticorrubrales, corticotegmentales y rad. posterior del tálamo

Tapetum

CaNuC

Put

GP

Tálamo

BrACInt

RCInt

BrPCInt

PRCInt

CaNuC

Put

GP

Tálamo

Cisterna cuadrigémina

Cisterna cuadrigémina

TOPOGRAFÍA DE LAS CONEXIONES TALAMOCORTICALES

8-53 Núcleos principales del **tálamo dorsal**, con frecuencia denominado **tálamo**, y principales destinos corticales. Los núcleos del tálamo generalmente pueden dividirse en **núcleos de asociación, núcleos de relevo** y **núcleos intralaminares**. Los **núcleos de asociación** envían proyecciones a múltiples regiones corticales y reciben información de diversas regiones parecidas (p. ej., pulvinar, centromediano). Los **núcleos de relevo** son aquellos que reciben un tipo específico de información (tacto discriminativo, visión) y la envían a destinos corticales específicos (corteza somatosensitiva, corteza visual primaria); son ejemplos el núcleo ventral posterolateral y el núcleo del cuerpo geniculado lateral. Los **núcleos intralaminares** se localizan dentro de la **lámina medular interna**; el más evidente es el núcleo centromediano; entre los núcleos intralaminares más pequeños se incluyen el central lateral, el central medial y los parafasciculares. El **núcleo reticular del tálamo** es un grupo de neuronas que forman una envoltura alrededor del tálamo, del cual están separadas por la **lámina medular interna**, y de localización medial respecto a la cápsula interna.

Los núcleos del tálamo reciben información de muchas fuentes y envían proyecciones a la corteza cerebral. En seguida se proporciona un resumen de los núcleos más importantes del tálamo, sus aferencias y las áreas/giros corticales a los cuales envían proyecciones y que se ilustran en la figura 8-53 en la página opuesta. Para mayor claridad, se ofrecen algunas generalizaciones.

Núcleos de asociación:

Núcleo mediodorsal: aferentes (amígdala, globo pálido, corteza temporal y orbitofrontal, sistema olfatorio, prosencéfalo basal); **eferentes** (corteza orbitaria, lóbulo frontal medial y lateral [excepto la corteza motora]).

Pulvinar: aferentes (colículo superior, corteza visual [áreas 17, 18, 19], corteza temporal y occipital); **eferentes** (colículo superior, corteza visual [áreas 17, 18, 19], corteza temporal y occipital).

Núcleos de relevo:

Núcleos anteriores del tálamo: aferentes (núcleo mamilar medial, formación del hipocampo); **eferentes** (giro cingular, unas pocas a la corteza límbica y a la corteza orbitofrontal).

Núcleo ventral anterior: aferentes (globo pálido, sustancia negra, áreas corticales 6 y 8); **eferentes** (corteza frontal [excepto el área 4], corteza orbitaria).

Núcleo ventral lateral: aferentes (globo pálido, núcleos del cerebelo, corteza motora [área 4]); **eferentes** (corteza motora [área 4], corteza motora suplementaria).

Núcleo ventral posterolateral: aferentes (sistema cordón posterior-lemnisco medial, sistema anterolateral); **eferentes** (corteza somatosensitiva primaria [áreas 3, 1, 2]).

Núcleo ventral posteromedial: aferentes (núcleos espinales y sensitivos principales, núcleo solitario [gusto]); **eferentes** (área de la cara de la corteza somatosensitiva primaria [áreas 3, 1, 2], opérculo frontal y corteza insular adyacente [áreas del gusto]).

Núcleo del cuerpo geniculado medial: aferente (colículo inferior); **eferentes** (giro temporal transverso [de Heschl, área 41]).

Núcleo del cuerpo geniculado lateral: aferentes (porciones de ambas retinas, área visual 17); **eferentes** (corteza visual primaria [área 17, algunas a 18 y 19]).

Núcleos intralaminares:

Núcleo centromediano: aferentes (corteza frontal, límbica y motora, globo pálido, núcleos del cerebelo, formación reticular, médula espinal, corteza sensitiva); **eferentes** (cuerpo estriado [putamen, globo pálido, caudado], núcleo subtalámico, sustancia negra, lóbulo frontal).

Otros núcleos intralaminares: aferentes (corteza cerebral, formación reticular del tronco encefálico, núcleo accumbens, tubérculo olfatorio); **eferentes** (parecidos al centromediano, giro del cíngulo).

Otros:

Núcleo reticular del tálamo: aferentes (colaterales de las fibras talamocorticales, corticotalámicas, talamoestriadas y palidotalámicas); **eferentes** (núcleos del tálamo).

Correlaciones clínicas

El tálamo recibe mensajes sensitivos y motores extensos, tiene una proyección igualmente extensa hacia todas las partes de la corteza cerebral (y muchos centros subcorticales), y recibe conexiones recíprocas de la corteza cerebral. Como consecuencia, de las lesiones del tálamo se observan distintos déficits. Mientras que las lesiones talámicas pueden presentarse como **tumores** (caso del **astrocitoma**), **degeneraciones neurales** o **encefalopatías**, la mayoría de las veces son de origen vascular y, por lo tanto, no afectan estructuras ubicadas en los territorios vasculares respectivos.

La hemorragia en el **territorio de la arteria talamogeniculada** lesiona los núcleos de relevo sensitivo (VPM y VPL) y puede traducirse en el **síndrome talámico (síndrome de Déjèrine-Roussy)**. Las características de este síndrome son: 1) pérdida de toda la sensibilidad somática en el lado contrario del cuerpo o **pérdida disociada de la sensibilidad** (una pérdida de la sensibilidad postural/vibratoria mayor que la pérdida de la sensibilidad dolorosa/térmica, o viceversa); 2) con la recuperación, aparece una percepción del dolor (**parestesia, hiperpatía**) a veces intensa o duradera, y 3) puede presentarse con una **hemianopsia homónima** o **hemiplejía** del MS y el MI en el lado contrario; pueden desaparecer con el tiempo. La **hemiplejía** puede relacionarse con una hemorragia que comprime la rama posterior lateral adyacente de la cápsula interna o con la presión de la lesión primaria.

Además de las variaciones del síndrome talámico, las **lesiones hemorrágicas talámicas** pueden extenderse al mesencéfalo y provocar distintos **déficits oculomotores** (lesión del NC III o su núcleo), **dilatación pupilar** y ausencia o disminución del **reflejo pupilar a la luz**. Dichas lesiones hemorrágicas también pueden invadir el núcleo subtalámico y aportar movimientos anómalos al cuadro clínico global.

Las lesiones situadas en porciones más anteriores y mediales del tálamo dorsal pueden provocar déficits que por lo general son más globales. El paciente puede experimentar ataxia (**ataxia talámica**) pasajera y tal vez **afasia**. En el caso de una lesión en la región talámica del **territorio de una arteria talamoperforante ácigos** (véase fig. 2-44), la vía del sistema de activación reticular ascendente se interrumpe y puede ser difícil despertar al paciente, regresarlo de un estado de estupor o de un coma.

Repaso de la irrigación del tálamo dorsal

Estructuras	Arterias
Áreas anteriores del tálamo	Ramas talamoperforantes de P_1 (véase fig. 6-41)
Áreas posteriores del tálamo	Ramas talamogeniculadas de P_2 (véase fig. 6-41)
Área caudomedial del tálamo	Arteria coroidea posterior medial, rama P_2 (véase fig. 6-41)

8-53 TOPOGRAFÍA DE LAS CONEXIONES TALAMOCORTICALES

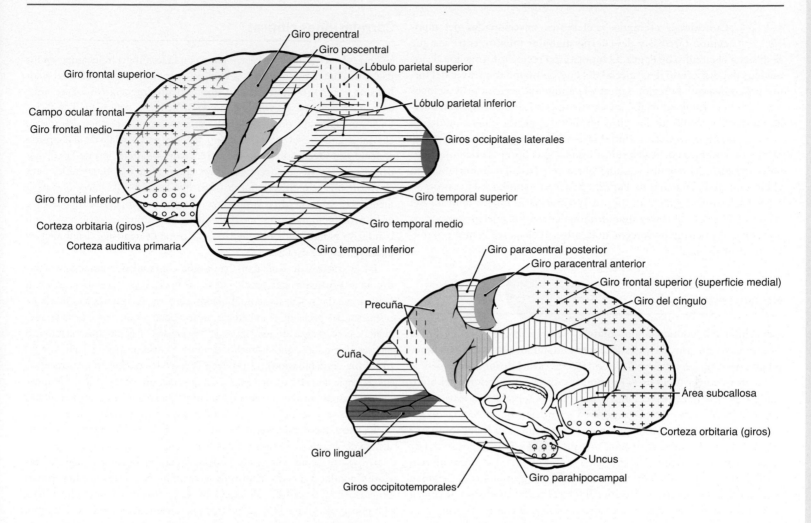

Giro precentral
Giro poscentral
Lóbulo parietal superior
Giro frontal superior
Lóbulo parietal inferior
Campo ocular frontal
Giro frontal medio
Giros occipitales laterales
Giro frontal inferior
Giro temporal superior
Corteza orbitaria (giros)
Giro temporal medio
Corteza auditiva primaria
Giro temporal inferior

Giro paracentral posterior
Giro paracentral anterior
Giro frontal superior (superficie medial)
Precuña
Giro del cíngulo
Cuña
Área subcallosa
Corteza orbitaria (giros)
Giro lingual
Uncus
Giro parahipocampal
Giros occipitotemporales

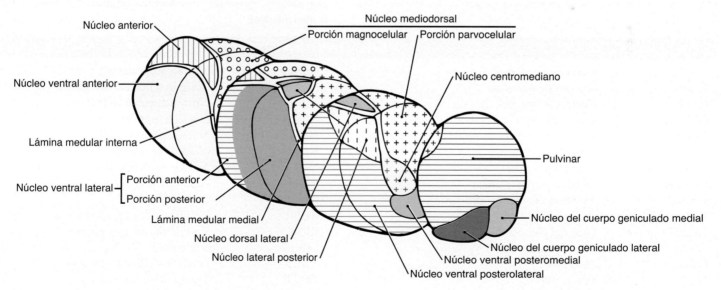

Núcleo anterior
Núcleo mediodorsal
Porción magnocelular   Porción parvocelular
Núcleo ventral anterior
Núcleo centromediano
Lámina medular interna
Pulvinar
Porción anterior
Núcleo ventral lateral
Porción posterior
Núcleo del cuerpo geniculado medial
Lámina medular medial
Núcleo dorsal lateral
Núcleo del cuerpo geniculado lateral
Núcleo lateral posterior
Núcleo ventral posteromedial
Núcleo ventral posterolateral

CONEXIONES DEL HIPOCAMPO CON ORIENTACIÓN ANATÓMICA

8-54 Conexiones aferentes y eferentes seleccionadas del hipocampo (arriba) y del **cuerpo mamilar** (abajo), entre las que se destaca el **circuito de Papez**. El hipocampo recibe información de los núcleos del diencéfalo (en especial del cuerpo mamilar a través del **fórnix poscomisural**), la región septal y la amígdala, y envía proyecciones a todos ellos. También recibe información cortical de los giros frontales superior y medio, de los giros temporal superior y del cíngulo, de la precuña, de la corteza occipital lateral, de los giros occipitotemporales y de las áreas corticales subcallosas. Estas **fibras corticohipocampales** del **giro del cíngulo** son una parte de particular importancia en el **circuito de la emoción de Papez**. El cuerpo mamilar está conectado a los núcleos del tegmento posterior y anterior, al núcleo anterior del tálamo (a través del **tracto mamilotalámico**), a los núcleos septales y, a través del **tracto mamilotegmental**, a los núcleos tegmental pontino y reticulotegmental.

Neurotransmisores

Las células que contienen **glutamato** (+) en el subículo y el cuerno de Ammon envían proyecciones al cuerpo mamilar, otros centros hipotalámicos y el núcleo septal lateral a través del fórnix. También se encuentran **colecistocinina** (+) y **somatostatina** (–) en células del hipocampo que envían proyecciones a los núcleos septales y a estructuras hipotalámicas. Los núcleos septales y el núcleo de la banda diagonal son el sitio de origen de aferencias **colinérgicas** al hipocampo que van al fórnix. Además, se origina una proyección septohipocampal de **ácido γ-aminobutírico** (–) en el núcleo septal medial. Las fibras aferentes del hipocampo que contienen **encefalina** y **glutamato** se originan en la corteza entorrinal adyacente; el locus cerúleo es el sitio de origen de fibras **noradrenérgicas** para el giro dentado, el cuerno de Ammon y el subículo, y las fibras **serotoninérgicas** surgen de los núcleos rostrales del rafe.

Correlaciones clínicas

Se observa una disfunción relacionada con la lesión del hipocampo en los pacientes con un **traumatismo** del lóbulo temporal, como secuela del **alcoholismo** y como resultado de los **cambios neurodegenerativos** observados en las demencias (p. ej., **enfermedad de Alzheimer** y **enfermedad de Pick**). La lesión bilateral (como la del traumatismo craneoencefálico cerrado en choque de automóvil) del hipocampo produce una **pérdida de la memoria reciente** (**sin afectación de la memoria remota**), alteración de la capacidad para recordar acontecimientos recientes (nuevos) y dificultades para convertir una experiencia nueva (algo que se acaba de hacer o experimentar) en un recuerdo a largo plazo que puede recuperarse después. De igual manera, la memoria que depende de la discriminación visual, táctil o auditiva es notablemente afectada, en forma de **agnosias visual**, **táctil** y **auditiva**, respectivamente.

En la **psicosis de Korsakoff** (**síndrome confabulador amnésico** o **síndrome de Korsakoff**) hay pérdida de la memoria, demencia, amnesia y una tendencia a dar respuestas confabuladas. Este tipo de respuesta es fluida (la respuesta del paciente es inmediata, desenvuelta y con una cadencia adecuada), pero consta de una serie de "recuerdos" sin ninguna relación, o incluso inventados, que en realidad nunca existieron o no tienen sentido (de ahí la **confabulación**). Esto puede llevar a la conclusión incorrecta de que el paciente sufre **demencia**. En estos pacientes, además de las lesiones del hipocampo, se ven considerablemente afectados los cuerpos mamilares y el núcleo mediodorsal del tálamo. La psicosis de Korsakoff es irreversible.

La **encefalopatía de Wernicke** (**síndrome de Wernicke-Korsakoff** o **síndrome de Wernicke**) se observa en los pacientes con alcoholismo de largo plazo y se presenta con distintos **déficits del movimiento ocular, alteraciones pupilares, ataxia, confusión** y **temblor**. Se observan alteraciones degenerativas, o pérdida celular, en muchas zonas, pero especialmente en el hipocampo, los núcleos mamilares y el núcleo mediodorsal del tálamo. Esta afección es tratable con **dosis terapéuticas de tiamina** y **mejoras de la alimentación**.

ABREVIATURAS

CA	Comisura anterior	NuAcc	Núcleo accumbens
CAm	Cuerno de Ammon	NuAmig	Complejo nuclear amigdalino
CEnt	Corteza entorrinal	NuAnt	Núcleo anterior del tálamo
CFMed	Corteza frontal medial	NuSep	Núcleos septales
CHipC	Fibras corticohipocampales	NuSM	Núcleo supramamilar
Cin	Cíngulo	NuTeg	Núcleos tegmentarios
CM	Cuerpo mamilar	NuVMHipT	Núcleo ventromedial del hipotálamo
CREspl	Corteza retroesplénica	P	Glándula pineal
EsCuC	Esplenio del cuerpo calloso	QuiOp	Quiasma óptico
For	Fórnix	RCInt	Rodilla de la cápsula interna
GiCin	Giro del cíngulo	RCuC	Rodilla del cuerpo calloso
GiDen	Giro dentado	Sub	Subículo
GiRec	Giro recto	TMed	Porción medial del tálamo
HipC	Hipocampo	TrMT	Tracto mamilotalámico
HipT	Hipotálamo	TrMTeg	Tracto mamilotegmental
LT	Lámina terminal		

Repaso de la irrigación del HipC, el CM, el HiT y el GiCin

Estructuras	Arterias
HipC	Arteria coroidea anterior (véase fig. 6-41)
CM, HipT	Ramas del círculo arterial cerebral (de Willis) (véase fig. 2-21)
NuAnt	Arterias talamoperforantes (véase fig. 6-41)
GiCin	Ramas de la arteria cerebral anterior

8-54 CONEXIONES DEL HIPOCAMPO CON ORIENTACIÓN ANATÓMICA

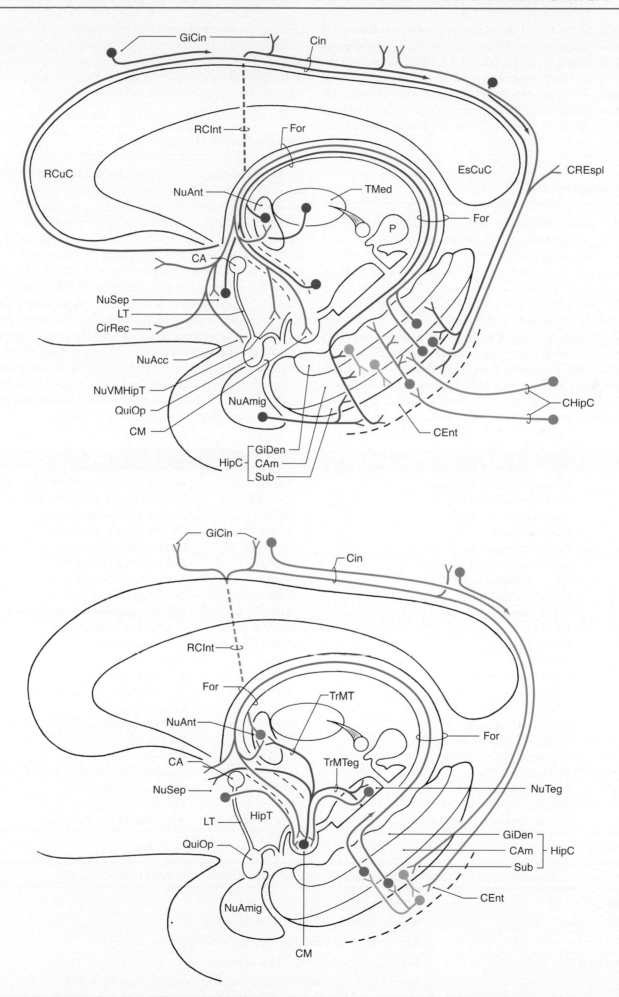

CONEXIONES AMIGDALINAS CON ORIENTACIÓN ANATÓMICA

8-55 Origen, recorrido y distribución de **conexiones aferentes y eferentes seleccionadas del complejo nuclear amigdalino** en los planos sagital (arriba) y coronal (abajo). La amígdala recibe información de centros del tronco encefálico y del prosencéfalo, a través de la **estría terminal** y la **vía anterior amigdalófuga**, y envía proyecciones a ellos. Las **fibras corticoamigdalinas** y **amigdalocorticales** establecen conexiones entre los núcleos amigdalinos basal y lateral y áreas corticales específicas.

Neurotransmisores

Las células del complejo amigdalino contienen **polipéptido intestinal vasoactivo (PIV, +)**, **neurotensina (NT)**, **somatostatina (SOM, –)**, **encefalina (ENC, –)** y **sustancia P (SP, +)**. Estas neuronas envían proyecciones, a través de la **estría terminal** o la **vía ventral amigdalófuga**, a los núcleos septales (PIV, NT), al núcleo del lecho de la estría terminal (NT, ENC, SP), al hipotálamo (PIV, SOM, SP), a los septos del núcleo accumbens, y al caudado y putamen (NT). Las fibras amigdalinas **serotoninérgicas** se originan en el núcleo posterior del rafe y el núcleo amigdalino central superior, los axones dopaminérgicos en el área tegmental anterior y la porción compacta de la sustancia negra, así como las **fibras** del locus cerúleo que **contienen noradrenalina**. El **glutamato (+)** se encuentra en las proyecciones olfatorias a la corteza prepiriforme y el complejo amigdalino. La **acetilcolina** se halla en las aferencias al cuerpo amigdalino procedentes de la sustancia innominada, así como del área septal. En los pacientes con **enfermedad de Alzheimer** y demencia asociada, se constata una pérdida considerable de las **neuronas que contienen acetilcolina** del núcleo basal de la sustancia innominada, la corteza y el hipocampo.

Correlaciones clínicas

Se observan disfunciones relacionadas con la lesión del **complejo amigdalino** en los pacientes con traumatismo de los lóbulos temporales, con **encefalitis por herpes simple**, sometidos a cirugía del lóbulo temporal bilateral para tratar la actividad epiléptica resistente al tratamiento y en algunos trastornos degenerativos del SNC (p. ej., **enfermedad de Alzheimer** y **enfermedad de Pick**). Los cambios en la conducta observados en pacientes con lo que suelen ser lesiones bilaterales del cuerpo amigdalino forman en conjunto el **síndrome de Klüver-Bucy**. En los seres humanos, estos cambios/déficits son: 1) **hiperoralidad**; 2) **agnosia visual, táctil y auditiva**; 3) **placidez**; 4) **hiperfagia** u otras manifestaciones relacionadas con la alimentación; 5) deseo intenso de explorar el entorno inmediato (**hipermetamorfosis**), y 6) lo que suele denominarse **hipersexualidad**. Estas alteraciones en la actitud sexual se presentan en forma de comentarios, indicaciones e intentos de establecer contacto sexual (p. ej., tocar) más que como una relación sexual real. Estos pacientes también suelen presentar **afasia**, **demencia** y **amnesia**.

ABREVIATURAS

AmiCor	Fibras amigdalocorticales	**NuGM**	Núcleo del cuerpo geniculado medial
ArHL	Área hipotalámica lateral	**NuLMT**	Núcleos de la línea media del tálamo
ArTegVen	Área tegmental ventral	**NuMedT**	Núcleo medial del tálamo
BOlf	Bulbo olfatorio	**NuMRa**	Núcleo magno del rafe
CA	Comisura anterior	**NuORa**	Núcleo oscuro del rafe
CEnt	Corteza entorrinal	**NuPaRa**	Núcleo pálido del rafe
CorAmi	Fibras corticoamigdalinas	**NuPbr**	Núcleos parabraquiales
CPrePir	Corteza prepiriforme	**NuPf**	Núcleo parafascicular
EstTer	Estría terminal	**NuPNrV**	Núcleo posterior del nervio vago
For	Fórnix	**NuPRa**	Núcleo posterior del rafe
GP	Globo pálido	**NuPreOp**	Núcleo preóptico
HipT	Hipotálamo	**NuSep**	Núcleos septales
HipTAnt	Hipotálamo anterior	**NuSol**	Núcleo solitario
LoCer	Núcleo (locus) cerúleo	**NuVMHipT**	Núcleo ventromedial del hipotálamo
LT	Lámina terminal	**P**	Glándula pineal
NuAcc	Núcleo accumbens	**pcSN**	Porción compacta de la sustancia negra
NuAmig	Complejo nuclear amigdalino	**Put**	Putamen
NuBa-Lat	Núcleos basal y lateral	**QuiOp**	Quiasma óptico
NuCa	Núcleo caudado	**SGP**	Sustancia gris periacueductal (central)
NuCen-Med	Núcleos central, cortical y medial	**SI**	Sustancia innominada
NuCenS	Núcleo central superior	**Sub**	Subículo
NuEstTer	Núcleo de la estría terminal	**VAmiFug**	Vía amigdalófuga

Repaso de la irrigación del complejo nuclear amigdalino y centros relacionados

Estructuras	Arterias
NuAmig	Arteria coroidea anterior (véase fig. 6-41)
HipT	Ramas del círculo arterial cerebral (de Willis) (véase fig. 6-41)
Tronco encefálico	Véanse las figuras 6-16, 6-23 y 6-30
Tálamo	Arteria talamoperforante, arteria talamogeniculada (véase fig. 6-41)

8-55 CONEXIONES AMIGDALINAS CON ORIENTACIÓN ANATÓMICA

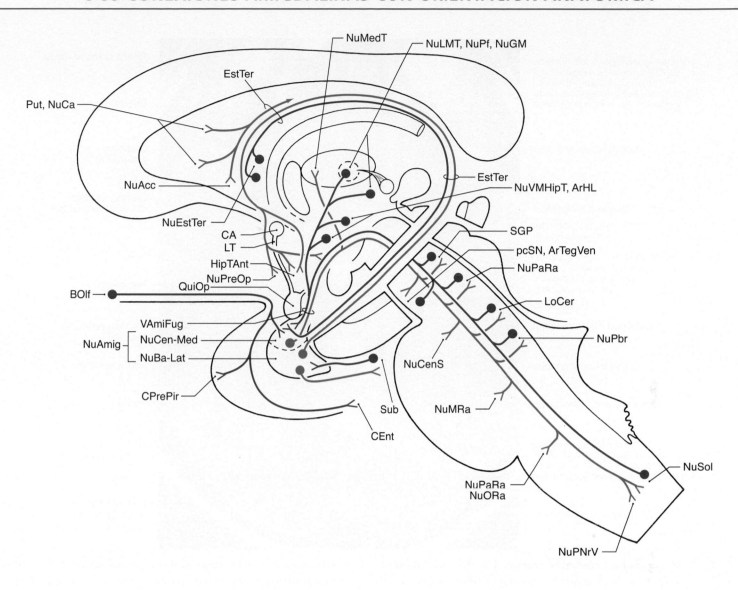

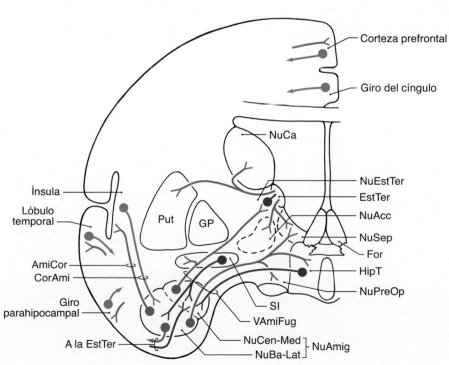

EFERENCIAS DEL HIPOCAMPO Y AMIGDALINAS CON ORIENTACIÓN CLÍNICA

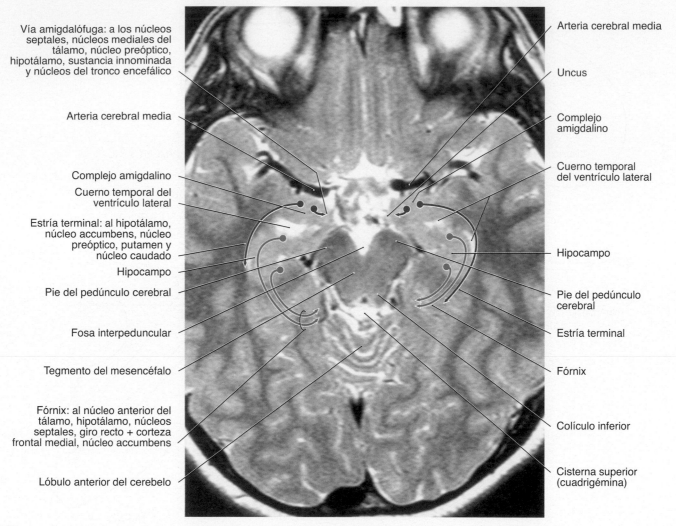

Vía amigdalófuga: a los núcleos septales, núcleos mediales del tálamo, núcleo preóptico, hipotálamo, sustancia innominada y núcleos del tronco encefálico

Arteria cerebral media

Complejo amigdalino

Cuerno temporal del ventrículo lateral

Estría terminal: al hipotálamo, núcleo accumbens, núcleo preóptico, putamen y núcleo caudado

Hipocampo

Pie del pedúnculo cerebral

Fosa interpeduncular

Tegmento del mesencéfalo

Fórnix: al núcleo anterior del tálamo, hipotálamo, núcleos septales, giro recto + corteza frontal medial, núcleo accumbens

Lóbulo anterior del cerebelo

Arteria cerebral media

Uncus

Complejo amigdalino

Cuerno temporal del ventrículo lateral

Hipocampo

Pie del pedúnculo cerebral

Estría terminal

Fórnix

Colículo inferior

Cisterna superior (cuadrigémina)

8-56A **Proyecciones eferentes principales del núcleo amig-dalino y la formación del hipocampo** sobrepuestas en la IRM con orientación clínica. Esta imagen axial es una IRM ponderada en T2. Las flechas de las fibras eferentes y los destinos señalados por tales fibras, indican que estas vías tienen conexiones extensas y difusas.

EFERENCIAS DEL HIPOCAMPO Y AMIGDALINAS CON ORIENTACIÓN CLÍNICA: LESIONES Y DÉFICITS REPRESENTATIVOS

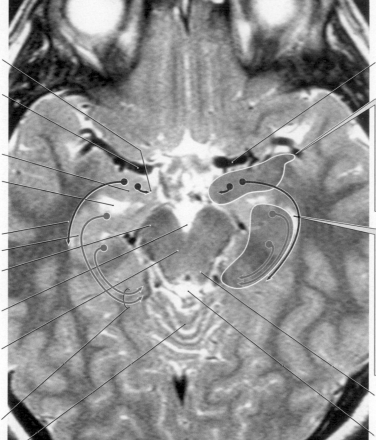

Vía amigdalófuga: a los núcleos septales, núcleos mediales del tálamo, núcleo preóptico, hipotálamo, sustancia innominada y núcleos del tronco encefálico

Arteria cerebral media

Complejo amigdalino

Cuerno temporal del ventrículo lateral

Estría terminal: al hipotálamo, núcleo accumbens, núcleo preóptico, putamen y núcleo caudado

Hipocampo

Pie del pedúnculo cerebral

Fosa interpeduncular

Tegmento del mesencéfalo

Fórnix: al núcleo anterior del tálamo, hipotálamo, núcleos septales, giro recto + corteza frontal medial, núcleo accumbens

Lóbulo anterior del cerebelo

Arteria cerebral media

Lesión o lesiones amigdalinas
- Síndrome de Klüver-Bucy que consiste en hiperoralidad, hiperfagia, agnosia (visual, táctil, auditiva), placidez, hipersexualidad, hipermetamorfosis; sólo se observa en lesiones bilaterales
- Afasia, amnesia, demencia
- Estimulación = arrebatos emocionales
- Lesiones bilaterales más frecuentes y relacionadas con déficits más graves

Lesión o lesiones del hipocampo
- Déficits de memoria graves/de largo plazo en lesiones bilaterales
- Pérdida de la memoria de corto plazo e inmediata, incapacidad para convertir estos recuerdos en memoria de largo plazo; la mayor parte de los recuerdos de largo plazo (memoria remota) está intacta
- Otras enfermedades relacionadas: síndromes de Korsakoff y de Wernicke-Korsakoff, enfermedad de Alzheimer
- Confabulación, amnesia

Colículo inferior

Cisterna superior (cuadrigémina)

Demencia alcohólica y atrofia cerebelosa

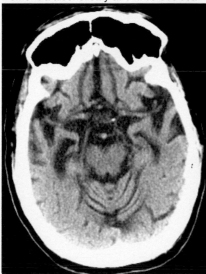

Epilepsia resistente al tratamiento

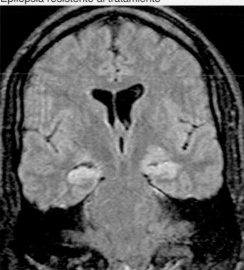

Demencia de tipo Alzheimer

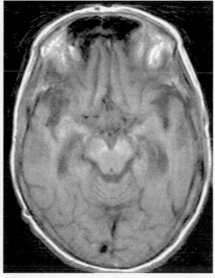

8-56B Lesiones representativas del **núcleo amigdalino** y la **formación del hipocampo**, y déficits (cuadros rosados) que se correlacionan con cada lesión. La lesión de tales regiones de los lóbulos temporales rostral y medial con frecuencia es bilateral; los accidentes de tráfico suelen ser las causas frecuentes. Aunque puede haber afectación de un solo lado, como en el accidente cerebrovascular, los déficits son más graves en caso de afectación bilateral. Las IRM inferiores son ejemplos de condiciones que afectan al hipocampo o la amígdala; los ventrículos agrandados son expresión de pérdida de tejido cerebral.

RECUADRO EN BLANCO PARA LAS VÍAS LÍMBICAS

8-57 Recuadro en blanco para las vías límbicas. Se proporciona para autoevaluar la comprensión de las vías límbicas, para que el profesor pueda ampliar información no explicada en el atlas sobre estas vías, o para ambos fines.

NOTAS

8-57 DIBUJO EN BLANCO PARA LAS VÍAS LÍMBICAS

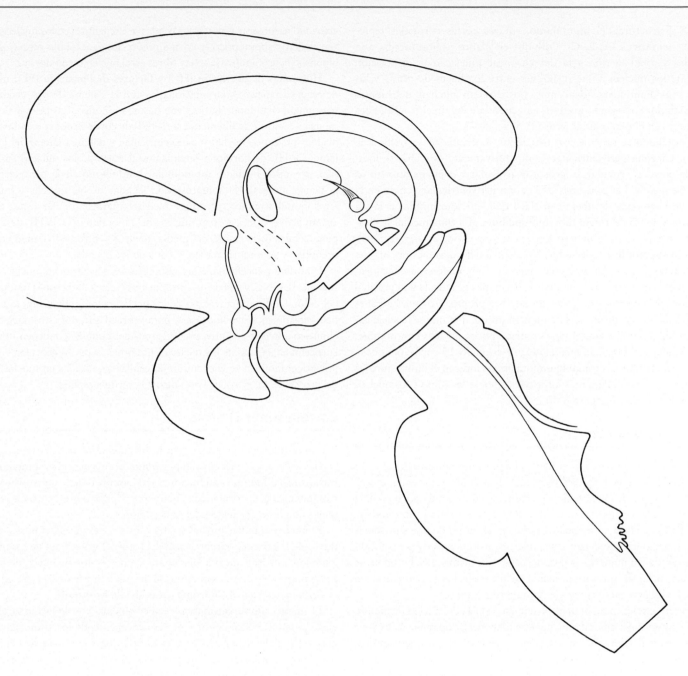

ESTRUCTURAS Y CONEXIONES HIPOTALÁMICAS: CORTES TEÑIDOS

8-58 Estructura del **hipotálamo**, en tres cortes coronales representativos (A, B, C) y dibujos en planos sagital (arriba a la izquierda) y axial (arriba a la derecha) que muestran la disposición general de los núcleos y las relaciones entre los haces de fibras y los núcleos inmediatamente adyacentes. Los diversos **núcleos del hipotálamo** señalados son representativos en general de ese nivel frontal; para más detalles en el plano axial, véase la figura 8-59.

El **hipotálamo** se organiza en tres zonas superinferiores (arriba a la derecha). La **zona periventricular**, comparativamente estrecha, se localiza en la pared ventricular, su grosor es irregular y contiene numerosos núcleos pequeños. Las neuronas de la **zona periventricular** actúan en la síntesis de hormonas de liberación (HL) que son transmitidas a la vía hipofisaria a través del **tracto tuberoinfundibular**. La **zona medial** se localiza justo al lado de la zona periventricular y se divide en tres regiones: una **región supraóptica** (que se localiza dentro del quiasma óptico), una **región tuberal** (dentro del tubérculo cinéreo) y una **región mamilar** (dentro del cuerpo mamilar). En cuanto a la parte más grande, la zona medial se dispone en numerosos núcleos con nombre propio. La **zona lateral** es un área de neuronas dispuestas de manera difusa, a la que se le suele llamar **área hipotalámica lateral**, que contiene pocos núcleos con nombre, pero que incluye el **fascículo medial del prosencéfalo**. Las posiciones de la **columna del fórnix** y del **tracto mamilotalámico** indican el límite entre las zonas medial y lateral. Para más información sobre las zonas y los núcleos del hipotálamo véase la figura 8-59.

Neurotransmisores

Con relación al peso de todo el SNC, el diencéfalo constituye sólo 2% y el hipotálamo, una pequeña parte del diencéfalo, representa menos de 0.2%. A pesar de su tamaño tan reducido, el hipotálamo tiene una influencia amplia e importante sobre el SNC, y en realidad sobre todo el cuerpo. Esto se refleja, al menos en parte, en el hecho de que sus células o las terminaciones que llegan a sus núcleos procedentes de otras localizaciones contienen numerosas sustancias neurotransmisoras. La siguiente lista de neurotransmisores no pretende incluir todos los relacionados con el hipotálamo, pero sirve como ejemplo representativo.

Monoaminas: las monoaminas **histamina** (células del núcleo mediodorsal, área posterior del hipotálamo, núcleos tuberales), **dopamina** (células de la porción caudal del hipotálamo, grupo de células A11, área periventricular) y **serotonina** (fibras de los núcleos mediodorsal, ventromedial, preóptico, supraquiasmático e infundibular) se hallan en el hipotálamo. Algunas de estas células pueden enviar proyecciones a otros núcleos del hipotálamo.

Péptidos: a veces se denominan **péptidos cerebrointestinales** porque inicialmente se aislaron en cerebro e intestino. Los principales péptidos en el hipotálamo son la **neurotensina** (células de la zona periventricular rostral, núcleos preóptico, paraventricular e infundibular, y área lateral del hipotálamo; fibras de estos núcleos y la eminencia media), la **colecistocinina** (células de los núcleos paraventricular, preóptico medial, supraóptico y mediodorsal; fibras del núcleo ventromedial), el **péptido intestinal vasoactivo** (PIV) (células del núcleo supraquiasmático; fibras de las regiones mediodorsal, ventromedial, paraventricular, núcleo anterior, y preóptica) y la **sustancia P** (células y fibras de los núcleos supraóptico, paraventricular, mediodorsal, ventromedial, arqueado y preóptico, y área lateral del hipotálamo). La **angiotensina II** forma parte de una familia de péptidos con

actividad vasoconstrictora; estas células se encuentran en los núcleos paraventricular y supraóptico (y envían proyecciones al lóbulo posterior de la hipófisis [neurohipófisis]), y hay fibras en el núcleo mediodorsal.

Hormonas de liberación (HL) **y factores de liberación** (FL): muchas de estas sustancias están relacionadas con el sistema de proyección que se origina en el hipotálamo y van hasta la hipófisis. Las principales hormonas y factores de liberación son el **FL de corticotropina** (células de los núcleos preóptico medial y paraventricular, y del área lateral del hipotálamo), la **HL de hormona luteinizante** (células de los núcleos supraóptico, preóptico medial e infundibular [este último envía proyecciones a la neurohipófisis]), la **somatostatina** (células de los núcleos infundibular, supraquiasmático, preóptico medial y paraventricular [estas células envían proyecciones a otros núcleos del hipotálamo]) y la **HL de tirotropina** (células de la eminencia media; núcleos ventromedial, mediodorsal, preóptico y supraquiasmático; y zona periventricular).

Dinorfina y encefalina: estas sustancias se encuentran en muchas localizaciones del SNC, y una de sus funciones está relacionada con la modulación del dolor. La **dinorfina** (células de los núcleos supraóptico, supraquiasmático, ventromedial, mediodorsal y paraventricular [todos estos núcleos más el núcleo anterior y el área preóptica medial también contienen fibras]) y la **encefalina** (células de los núcleos supraóptico y paraventricular, y región preóptica) también se encuentran en células localizadas en muchas áreas del prosencéfalo, el tronco encefálico y la médula espinal.

Correlaciones clínicas

Por su naturaleza compacta y su localización, los déficits relacionados con las lesiones que afectan al **hipotálamo** con frecuencia se complican con **trastornos endocrinos, alteraciones del campo visual** y **trastornos de la conducta**. Aquí se mencionan solamente déficits representativos relacionados con lesiones dentro del hipotálamo.

El **núcleo mamilar medial** recibe varias conexiones del hipocampo a través de la **porción poscomisural** del fórnix. Las lesiones de los núcleos mamilares causan incapacidad para convertir los acontecimientos de corto plazo en recuerdos de largo plazo. Esto puede observarse en lesiones vasculares y en **el síndrome (psicosis) de Korsakoff**.

El **núcleo supraquiasmático** recibe información de la retina e interviene en el establecimiento y el mantenimiento de los ritmos circadianos; estos ciclos consisten en una fase de luz y una fase de oscuridad que en conjunto suponen alrededor de 24 h. La afectación de esta área puede modificar, o anular, dichos ritmos.

Los **núcleos supraóptico** y **paraventricular** sintetizan **oxitocina** y **vasopresina**, y las transmiten al lóbulo posterior de la hipófisis a través del **tracto supraopticohipofisario**. La lesión de estos núcleos, o de este tracto, como en una **lesión cerebral por traumatismo** (LCT), puede causar **diabetes insípida** (DI), que se caracteriza por un aumento de la ingesta de agua (**polidipsia**) y de la micción (**poliuria**).

La lesión de los núcleos del **área lateral del hipotálamo** causa una **disminución de la alimentación** y una consiguiente pérdida de peso, mientras que la lesión del núcleo ventromedial (a menudo llamado centro de la saciedad) causa **hiperfagia** y **aumento de peso**. El núcleo mediodorsal, que se encuentra dorsalmente adyacente al núcleo ventromedial, es un centro de conducta; su estimulación produce **falsa ira**, mientras que su destrucción causa una **disminución de la agresividad** y de conductas de la alimentación.

Repaso de la irrigación del hipotálamo

Estructuras	Arterias
Hipotálamo anterior	Grupo anteromedial de A_1 y ComA (véase fig. 2-21)
Hipotálamo medio/caudal	Grupo posteromedial de ComP y P_1 (véase fig. 2-21)

8-58 ESTRUCTURAS Y CONEXIONES HIPOTALÁMICAS: CORTES TEÑIDOS

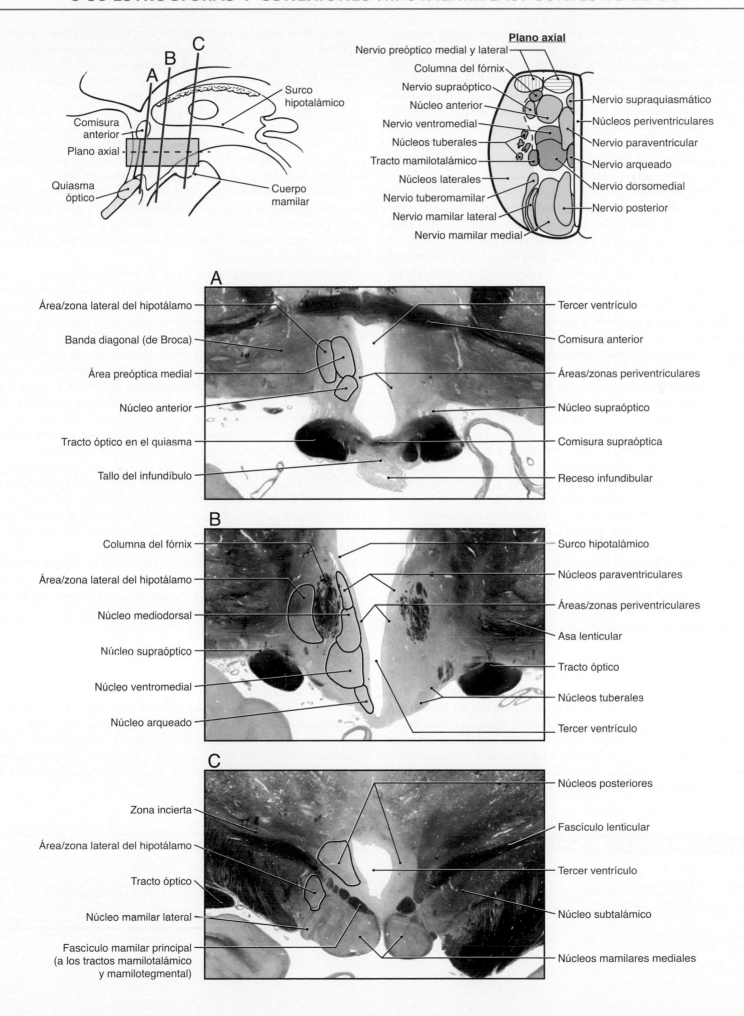

Plano axial

Nervio preóptico medial y lateral
Columna del fórnix
Nervio supraóptico
Núcleo anterior
Nervio ventromedial
Núcleos tuberales
Tracto mamilotalámico
Núcleos laterales
Nervio tuberomamilar
Nervio mamilar lateral
Nervio mamilar medial

Nervio supraquiasmático
Núcleos periventriculares
Nervio paraventricular
Nervio arqueado
Nervio dorsomedial
Nervio posterior

Surco hipotalámico
Comisura anterior
Plano axial
Quiasma óptico
Cuerpo mamilar

A

Área/zona lateral del hipotálamo
Banda diagonal (de Broca)
Área preóptica medial
Núcleo anterior
Tracto óptico en el quiasma
Tallo del infundíbulo

Tercer ventrículo
Comisura anterior
Áreas/zonas periventriculares
Núcleo supraóptico
Comisura supraóptica
Receso infundibular

B

Columna del fórnix
Área/zona lateral del hipotálamo
Núcleo mediodorsal
Núcleo supraóptico
Núcleo ventromedial
Núcleo arqueado

Surco hipotalámico
Núcleos paraventriculares
Áreas/zonas periventriculares
Asa lenticular
Tracto óptico
Núcleos tuberales
Tercer ventrículo

C

Zona incierta
Área/zona lateral del hipotálamo
Tracto óptico
Núcleo mamilar lateral
Fascículo mamilar principal (a los tractos mamilotalámico y mamilotegmental)

Núcleos posteriores
Fascículo lenticular
Tercer ventrículo
Núcleo subtalámico
Núcleos mamilares mediales

ESTRUCTURAS Y CONEXIONES HIPOTALÁMICAS: PROYECCIONES

8-59 Estructura del **hipotálamo** representada en el plano axial que muestra las **tres zonas**, las **regiones de la zona medial**, y sus principales conexiones **aferentes** y **eferentes**. Las conexiones del hipotálamo son complejas y difusas dentro del SNC. Además, muchas de estas conexiones son recíprocas: las estructuras que envían proyecciones al hipotálamo con frecuencia reciben una proyección de retorno desde él. Aquí se ha hecho un esfuerzo por ilustrar el hipotálamo en el plano axial, sus núcleos principales y vías aferentes y eferentes, en un formato semiesquemático. Las aferencias hipotalámicas se muestran en rojo (a la derecha) y las eferencias en azul (a la izquierda).

Zonas: la **zona lateral** (en azul) contiene grupos celulares difusos, los núcleos tuberales y las fibras del haz medial del prosencéfalo. La **zona medial** está organizada en la **región supraóptica** (en verde), la **región tuberal** (en rojo) y la **región mamilar** (en gris); cada región está compuesta por varios núcleos con nombre propio. La **zona periventricular** (en blanco) constituye una fina lámina de células en la pared de la porción hipotalámica del tercer ventrículo. Véase también la figura 8-58.

Fibras retinohipotalámicas: los axones que emergen de las células ganglionares de la retina envían proyecciones bilateralmente al **núcleo supraquiasmático** a través del nervio y el tracto ópticos. Estas proyecciones son fundamentales para el **mantenimiento de los ritmos circadianos**.

Fibras amigdalohipotalámicas: el cuerpo amigdalino envía proyecciones al hipotálamo a través de la **vía amigdalófuga anterior (AFA)** y la **estría terminal (ET)**. Las fibras AFA emergen de la **porción basolateral del cuerpo amigdalino**, transitan medialmente y por debajo del núcleo lenticular, y terminan en el área septal, la zona lateral y las áreas preópticas. Las fibras que forman la ET se originan en la **porción corticomedial del cuerpo amigdalino**, forman un pequeño haz medial al caudado y junto con la vena talamoestriada se dirigen y distribuyen en el área y núcleos septales de las regiones supraóptica y tuberal.

Fibras hipocampohipotalámicas: las células de la formación del hipocampo se unen para formar el **fórnix**. El **fórnix precomisural** tiene una disposición difusa y se distribuye hacia los núcleos septales, preóptico y anterior del hipotálamo, mientras que el principal destino del **fórnix poscomisural**, que tiene una disposición compacta, es el **núcleo mamilar medial**, con menos proyecciones al núcleo mediodorsal y a la zona lateral del hipotálamo. La línea rostrocaudal trazada entre el **fórnix poscomisural** y el **tracto mamilotalámico** generalmente **separa la zona lateral de la zona medial**.

Fibras hipotalámicas del tronco encefálico: aferencias al hipotálamo que se originan dentro del tronco encefálico y ascienden principalmente en el **pedúnculo mamilar** y el **fascículo longitudinal posterior (dorsal)**, con menos fibras que atraviesan **el fascículo medial del prosencéfalo**. Estas proyecciones se originan en los núcleos tegmental y del rafe del mesencéfalo, el locus cerúleo y el núcleo parabraquial lateral, y terminan en la zona lateral y en muchos de los núcleos de las zonas medial y paraventricular. Las **fibras serotoninérgicas** se originan en los **núcleos del rafe**, y las **proyecciones monoaminérgicas** en el **locus cerúleo**.

Otras fibras aferentes: el hipotálamo también recibe **fibras espinohipotalámicas** a través del sistema anterolateral y **fibras corticohipotalámicas** de áreas difusas de la corteza cerebral, entre ellas la occipital, la frontal y la parietal, así como de las cortezas del lóbulo límbico.

Conexiones hipotalámicas eferentes: las flechas de dos puntas de la izquierda indican que el complejo nuclear amigdalino y la formación del hipocampo reciben información de los núcleos del hipotálamo a los cuales emiten proyecciones. Esto mismo también es aplicable al hecho de que muchas áreas corticales que son origen de una **proyección corticohipotalámica** también reciben **fibras hipotalamocorticales**.

El **fascículo longitudinal posterior (dorsal)** contiene fibras que emergen de varios núcleos de las zonas periventricular y medial, y envía proyecciones al tegmento del mesencéfalo, al techo y a la sustancia gris central del tronco encefálico; algunas de estas fibras se dirigen a núcleos motores viscerales.

El **fascículo mamilar principal** es el haz que pasa por afuera de los núcleos mamilares, y justo después se divide en el **tracto mamilotalámico** y el **tracto mamilotegmental**. El primero envía proyecciones al núcleo anterior del tálamo y el segundo sobre todo a los núcleos tegmentales del mesencéfalo.

Las fibras descendentes que se originan en los núcleos paraventricular y posterior del hipotálamo (sobre todo el paraventricular), y en la zona lateral del hipotálamo, influyen sobre los núcleos viscerales motor y sensitivo del tronco encefálico, sobre partes del núcleo ambiguo, las regiones bulbares ventrolaterales y la médula espinal (en específico la **columna celular intermediolateral**). A través de estas fibras descendentes a los núcleos viscerales del tronco encefálico, el hipotálamo influye sobre una amplia variedad de actividades básicas controladas por estas regiones encefálicas. La afectación de estas fibras hipotalamoespinales causa el **síndrome de Horner (ptosis, miosis, anhidrosis** homolaterales), junto con otros déficits característicos de la lesión del mesencéfalo, el tegmento del puente lateral, la porción lateral de la médula oblongada o la porción cervical de la médula espinal.

El **fascículo medial del prosencéfalo** se dispone de manera difusa y contiene fibras que se originan en la zona lateral y ascienden a otras áreas hipotalámicas, olfatorias y basales del prosencéfalo, y algunas fibras que descienden al tronco encefálico.

Correlaciones clínicas

Además de los comentarios clínicos previos, en la figura 8-58 se describen otros muchos ejemplos clínicos de lesiones hipotalámicas. Es importante recordar que las lesiones hipotalámicas pueden manifestarse al inicio como quejas del paciente de diversos **déficits visuales** o de una variedad de alteraciones endocrinas (visceromotoras); una exploración y evaluación exhaustivas revelarán la fuente hipotalámica de la lesión principal.

ABREVIATURAS	
n.	Núcleo
tr.	Tracto

Repaso de la irrigación del hipotálamo

Estructuras	Arterias
Hipotálamo anterior	Grupo anteromedial de A_1 y ComA (véase fig. 2-21)
Hipotálamo medio/inferior	Grupo posteromedial de ComP y P_1 (véase fig. 2-21)

8-59 ESTRUCTURAS Y CONEXIONES HIPOTALÁMICAS: PROYECCIONES

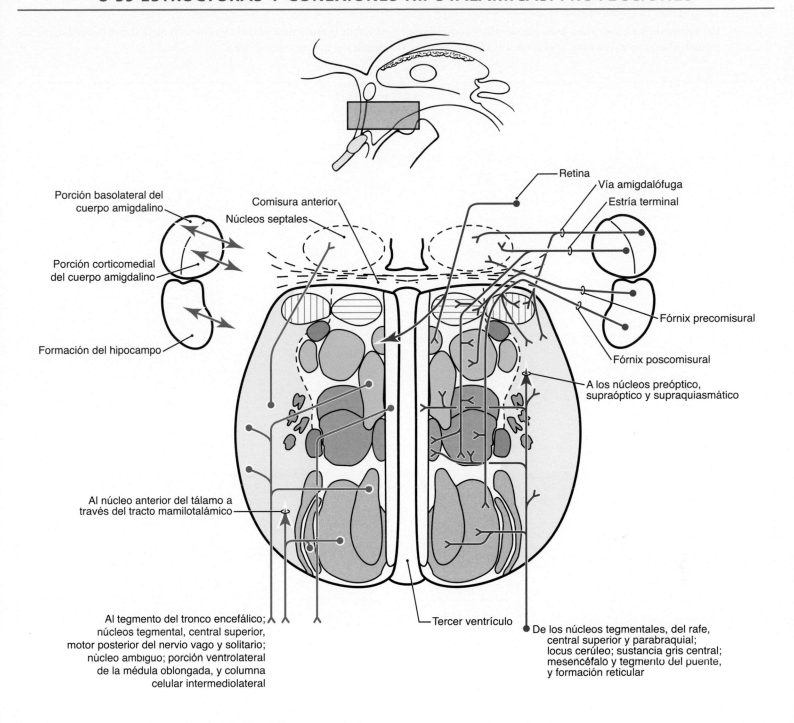

Porción basolateral del cuerpo amigdalino

Porción corticomedial del cuerpo amigdalino

Formación del hipocampo

Comisura anterior

Núcleos septales

Retina

Vía amigdalófuga

Estría terminal

Fórnix precomisural

Fórnix poscomisural

A los núcleos preóptico, supraóptico y supraquiasmático

Al núcleo anterior del tálamo a través del tracto mamilotalámico

Al tegmento del tronco encefálico; núcleos tegmental, central superior, motor posterior del nervio vago y solitario; núcleo ambiguo; porción ventrolateral de la médula oblongada, y columna celular intermediolateral

Tercer ventrículo

De los núcleos tegmentales, del rafe, central superior y parabraquial; locus cerúleo; sustancia gris central; mesencéfalo y tegmento del puente, y formación reticular

Clave para los núcleos

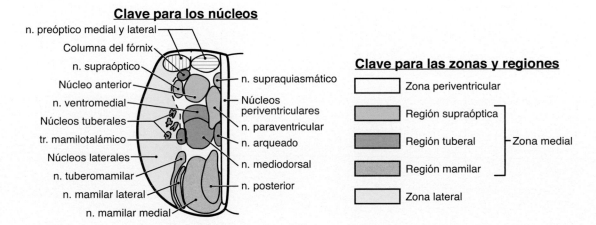

n. preóptico medial y lateral

Columna del fórnix

n. supraóptico

Núcleo anterior

n. ventromedial

Núcleos tuberales

tr. mamilotalámico

Núcleos laterales

n. tuberomamilar

n. mamilar lateral

n. mamilar medial

n. supraquiasmático

Núcleos periventriculares

n. paraventricular

n. arqueado

n. mediodorsal

n. posterior

Clave para las zonas y regiones

Zona periventricular

Región supraóptica

Región tuberal ⎤ Zona medial

Región mamilar

Zona lateral

RECUADRO EN BLANCO PARA LAS ESTRUCTURAS Y CONEXIONES HIPOTALÁMICAS

8-60   Las estructuras y conexiones hipotalámicas son complejas. El recuadro se proporciona por si el profesor desea ofrecer una visión de la estructura y las conexiones del hipotálamo con más o menos detalle del que muestra el atlas.

NOTAS

8-60 DIBUJO EN BLANCO PARA LAS ESTRUCTURAS Y CONEXIONES HIPOTALÁMICAS

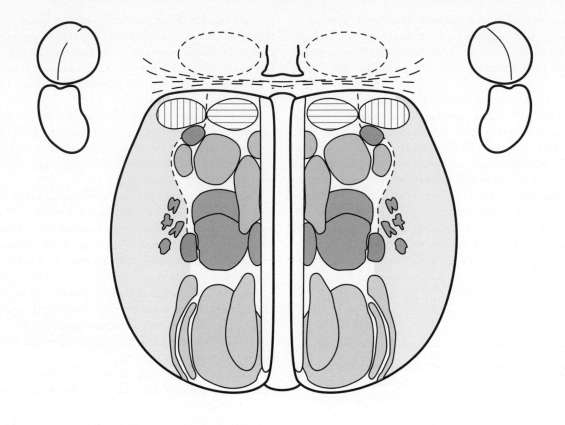

HIPÓFISIS

8-61 Estructura, relaciones y **principales vías de la hipófisis** en el plano sagital. La **hipófisis** consta de dos partes: una que emerge del epitelio bucal en desarrollo (**adenohipófisis, lóbulo anterior**) y otra que emerge del tubo neural en desarrollo (**neurohipófisis, lóbulo posterior**).

La **adenohipófisis**, con frecuencia llamada **lóbulo anterior** de la hipófisis, consta de una parte más grande llamada **porción distal** (o **porción anterior**), una parte pequeña, la **porción intermedia**, y la **porción tuberal**, que es una pequeña extensión del lóbulo anterior que envuelve el tallo infundibular. La **neurohipófisis**, también llamada **lóbulo posterior** de la hipófisis, consta del **lóbulo neural**, la **porción nerviosa** y el **infundíbulo**, o **tallo infundibular**, que une el lóbulo neural con el hipotálamo.

La hipófisis se asienta en la **silla turca** del hueso esfenoides; el **diafragma de la silla**, una pequeña extensión de la duramadre, es una estructura en forma de círculo con un agujero en medio a través del cual pasa el tallo infundibular. Los senos intercavernosos anterior y posterior atraviesan la línea media (y entre los senos cavernosos) en la unión del diafragma de la silla al hueso esfenoides.

Hormonas

Hay numerosas **hormonas** y **sustancias neuroactivas** relacionadas con el hipotálamo y la hipófisis. Tienen importancia particular para la hipófisis las sustancias que se encuentran en los **tractos supraopticohipofisario y tuberoinfundibular** (o **tuberohipofisario**).

Los péptidos **oxitocina** y **vasopresina** (**hormona antidiurética**) se sintetizan en los núcleos paraventricular y supraóptico, y son transportados al lóbulo posterior a través del **tracto supraopticohipofisario**. La **oxitocina** se libera durante el coito, el parto, la lactancia y la regresión del útero tras el parto. La **vasopresina** u hormona antidiurética (**ADH**) interviene en la regulación de la homeostasis del cuerpo y puede aumentar o reducir la producción de orina.

En la zona periventricular y en el núcleo arqueado se sintetizan varias **HL**, con otras contribuciones procedentes de los núcleos paraventricular, preóptico medial, tuberal y supraquiasmático. Estas hormonas son transportadas al sistema porta hipofisario y al lóbulo anterior, desde donde pasan al sistema vascular.

Correlaciones clínicas

Debido a su localización, las lesiones de la hipófisis pueden manifestarse como **trastornos endocrinos, déficits visuales** (la **hemianopsia bitemporal** es el más frecuente), síntomas de **aumento de la presión intracraneal, diplopía** y **cefalea** relacionados con activación de los nervios del diafragma de la silla turca. Además, los tumores de la hipófisis pueden clasificarse según el tamaño: **microadenomas** (menores o iguales a 1 cm) o **macroadenomas** (mayores a 1 cm), o como **secretores** (producción excesiva de hormona) o **no secretores** (ausencia de secreción hormonal). Los tumores hipersecretores son los que suelen observarse en clínica.

La producción excesiva de **hormona del crecimiento** puede producir **gigantismo** o **acromegalia**. En el primer caso, el **exceso de hormona se produce antes de que se cierren las placas epifisarias**; el paciente es anormalmente alto y con una musculatura grande, pero débil. En el segundo caso, el **exceso de hormona se produce después del cierre de las placas epifisarias**; el paciente presenta rasgos faciales grandes, nariz grande y labios gruesos, manos y pies grandes, y trastornos cardiacos (hipertensión, insuficiencia cardiaca).

Una mujer que se presenta con **cefalea** (frecuente), **déficits visuales, amenorrea** y **vértigo** puede tener un **síndrome de la silla vacía**. Puede ser el resultado de un aumento de la presión intracraneal, un tumor hipofisario no tratado o una hernia aracnoidea en la silla. La hipófisis puede estar comprimida o desplazada.

La producción excesiva de **corticotropina** causa el **síndrome de Cushing**. El paciente presenta **obesidad del tronco, cara redondeada ("de luna llena"), hipertensión, acné, osteoporosis**, estrías violáceas y **diabetes mellitus**. La producción excesiva de **hormona luteinizante** puede producir **hipogonadismo** en los hombres (presencia de testículos, pero disfuncionales) o alteración del ciclo ovárico en las mujeres.

La producción excesiva de **prolactina** en las mujeres causa **galactorrea** (producción de leche sin estar embarazadas) y **amenorrea** (ausencia de ciclos menstruales). La **hiperprolactinemia** en los hombres puede manifestarse como **infertilidad, disminución de la libido** o una combinación de estos signos y síntomas.

Un paciente se presenta con micción frecuente (**poliuria**) y necesidad de beber grandes cantidades de agua (**polidipsia**), en particular agua fría, tras un accidente de automóvil. La TC revela un **traumatismo cerebral** y la consiguiente inflamación intracraneal. La rotura del tallo del infundíbulo y la resultante **diabetes insípida** (**DI**), en este caso, pueden estar relacionadas con: 1) el movimiento violento súbito del cerebro dentro del cráneo; 2) la inflamación cerebral en un compartimento supratentorial con un desplazamiento de un lado al otro, o 3) una **hernia transtentorial** (**central**), en la que el cerebro es empujado hacia abajo a través de la incisura del tentorio (véase cap. 9). Una **fractura de la base del cráneo** que afecta a la **silla turca** o al **clivus** puede provocar DI debido a la alteración vascular; las **fracturas del clivus** también pueden lesionar las arterias vertebrobasilares más grandes. Además, la DI puede ser una consecuencia de la hemorragia en la hipófisis o en un tumor localizado dentro de la hipófisis.

La producción excesiva de **vasopresina** (**hormona antidiurética**) produce **hiponatremia** (concentración sanguínea de sodio reducida y disminución de la micción) y **natriuresis** (aumento de la excreción de sodio en la orina). Estos pacientes pueden presentar **hipotensión, deshidratación, cefalea** o problemas más graves, como **coma** y **convulsiones**.

Repaso de la irrigación de la glándula hipófisis

La irrigación arterial de la hipófisis procede de las **arterias hipofisarias inferiores** (ramas de la porción cavernosa de la carótida interna) y de las **arterias hipofisarias superiores** (ramas de la porción cerebral de la carótida interna, A_1 y P_1). El drenaje venoso tiene lugar a través del **sistema porta hipofisario** y las **venas hipofisarias inferiores** en los senos de la duramadre adyacentes.

8-61 HIPÓFISIS

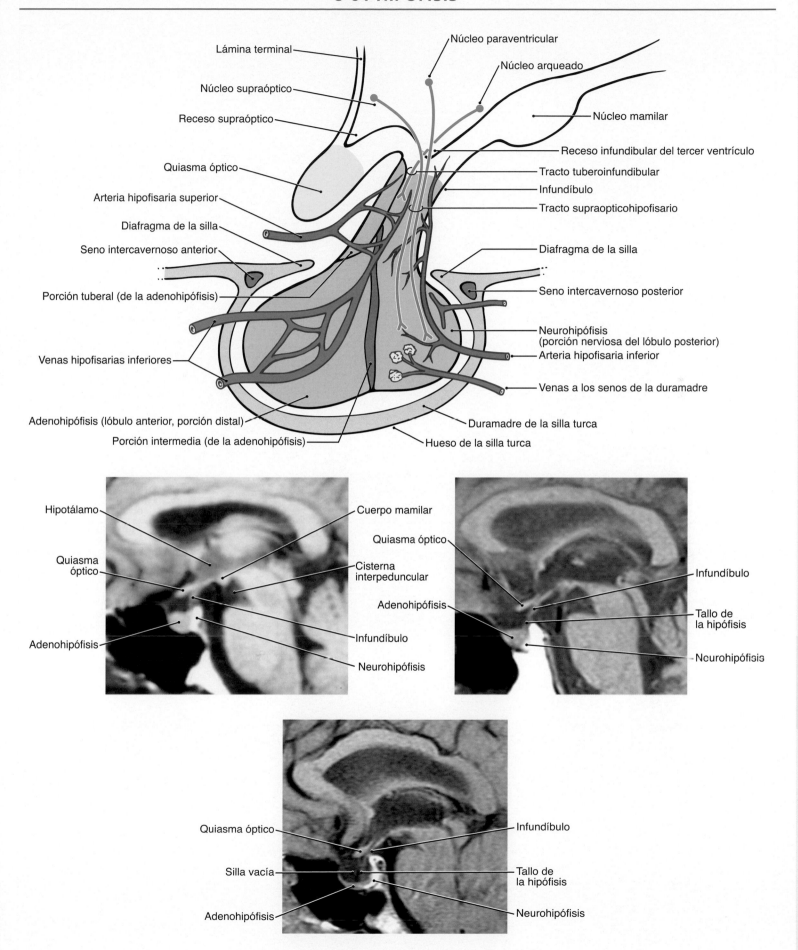

Lámina terminal

Núcleo supraóptico

Receso supraóptico

Quiasma óptico

Arteria hipofisaria superior

Diafragma de la silla

Seno intercavernoso anterior

Porción tuberal (de la adenohipófisis)

Venas hipofisarias inferiores

Adenohipófisis (lóbulo anterior, porción distal)

Porción intermedia (de la adenohipófisis)

Núcleo paraventricular

Núcleo arqueado

Núcleo mamilar

Receso infundibular del tercer ventrículo

Tracto tuberoinfundibular

Infundíbulo

Tracto supraopticohipofisario

Diafragma de la silla

Seno intercavernoso posterior

Neurohipófisis
(porción nerviosa del lóbulo posterior)

Arteria hipofisaria inferior

Venas a los senos de la duramadre

Duramadre de la silla turca

Hueso de la silla turca

Hipotálamo

Quiasma óptico

Adenohipófisis

Cuerpo mamilar

Quiasma óptico

Cisterna interpeduncular

Infundíbulo

Neurohipófisis

Quiasma óptico

Adenohipófisis

Infundíbulo

Tallo de la hipófisis

Neurohipófisis

Quiasma óptico

Silla vacía

Adenohipófisis

Infundíbulo

Tallo de la hipófisis

Neurohipófisis

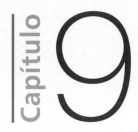
Síndromes clínicos del sistema nervioso central

Parte I

Síndromes de hernia cerebral y de los discos vertebrales

INTRODUCCIÓN Y COMPARTIMENTOS

La cavidad craneal contiene el encéfalo, el líquido cerebroespinal (LCE) y sangre (en vasos sanguíneos), todo dentro de una bóveda de hueso rígido. Esto ofrece la ventaja de una protección esencial para el encéfalo, que es blando y casi gelatinoso, cuando la cabeza recibe un golpe leve. Sin embargo, en el caso de un traumatismo craneal que puede traducirse en una lesión cerebral (edema y hemorragia resultantes) o un suceso intracraneal (hemorragia y una masa de crecimiento rápido), tales lesiones expansivas pueden aumentar la presión intracraneal que intenta desplazar al cerebro. Recuerde que cuando el médico observa una IRM coronal, su derecha es la izquierda del paciente, y su izquierda, la derecha del paciente. Esta es una distinción clínica esencial.

A medida que una masa aumenta de tamaño dentro de un compartimento intracraneal concreto, desplaza el LCE y, en menor medida, la sangre dentro de los vasos, e incrementa la presión dentro de ese compartimento respecto a los compartimentos adyacentes. Cuando una masa aumenta de tamaño hasta agotar todo el espacio del LCE, el diferencial de presión entre el compartimento que contiene la masa (presión más alta) y los compartimentos adyacentes (presión más baja) puede traducirse en una hernia cerebral desde la región de presión más alta hasta una de presión más baja. Estos sucesos, y los déficits resultantes, se denominan **síndromes de hernia.**

Hay gran variedad de sucesos clínicos que pueden preceder a la aparición de un **síndrome de hernia**, por ejemplo una **hemorragia** (epidural, subdural o parenquimatosa), una **masa o tumor** (primario o metastásico), **traumatismos, infartos** o **abscesos cerebrales, infecciones** y distintas **afecciones metabólicas.** Un rasgo común a todos estos sucesos, en mayor o menor grado, es el **edema cerebral** que suele acompañarlos; puede ser un elemento muy importante en la hernia resultante o su propagación.

El **espacio supratentorial**, que se encuentra superior al **tentorio del cerebelo**, está dividido en compartimentos **derecho** (fig. 9-1, rosa) e **izquierdo** (fig. 9-1, azul) por la posición en la línea media de la **falce cerebral** (**hoz del cerebro**). El espacio que hay inferior al **tentorio del cerebelo** no está subdividido, sino que se presenta como un único **compartimento infratentorial** (fig. 9-1, verde). La continuación de los compartimentos supratentoriales con el compartimento infratentorial tiene lugar a través de la **incisura del tentorio**, que contiene el mesencéfalo y los grandes vasos. Aunque no se describe específicamente como un compartimento, el espacio subaracnoideo craneal, y su LCE, es continuo con el espacio subaracnoideo espinal y representa la base anatómica de las hernias que se producen a través del foramen magno (fig. 9-2).

Aunque los síndromes de hernia pueden caracterizarse con base en sus propios rasgos específicos, en presencia de deterioro clínico una hernia puede transformarse en otra. Por ejemplo, una **hernia subfalcial** puede, a medida que la masa aumenta de tamaño, convertirse en una **hernia central**, o una **hernia central** puede contribuir a la aparición de una **hernia amigdalina**. En realidad, una hernia cerebral es un proceso dinámico que puede variar con el cuadro clínico.

Las lesiones medulares o en la cola de caballo (**síndrome de cola de caballo**), en particular las que son resultado de **hernias discales** o de traumatismos, presentan similitudes con las hernias cerebrales, como la compresión mecánica de estructuras neurales con déficits previsibles. Con el reconocimiento de la existencia de estas características comunes, en este capítulo se incluyen muestras selectas de hernias discales y otros síndromes o lesiones medulares para ofrecer una visión más completa de tan importante problema clínico.

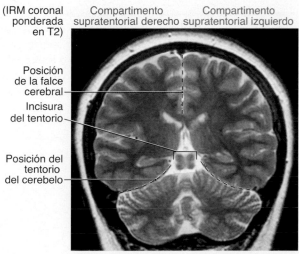

(IRM coronal ponderada en T2)

Compartimento supratentorial derecho — Compartimento supratentorial izquierdo

Posición de la falce cerebral

Incisura del tentorio

Posición del tentorio del cerebelo

Compartimento infratentorial

9-1

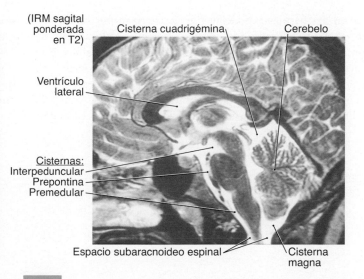

(IRM sagital ponderada en T2)

Cisterna cuadrigémina — Cerebelo

Ventrículo lateral

Cisternas:
Interpeduncular
Prepontina
Premedular

Espacio subaracnoideo espinal — Cisterna magna

9-2

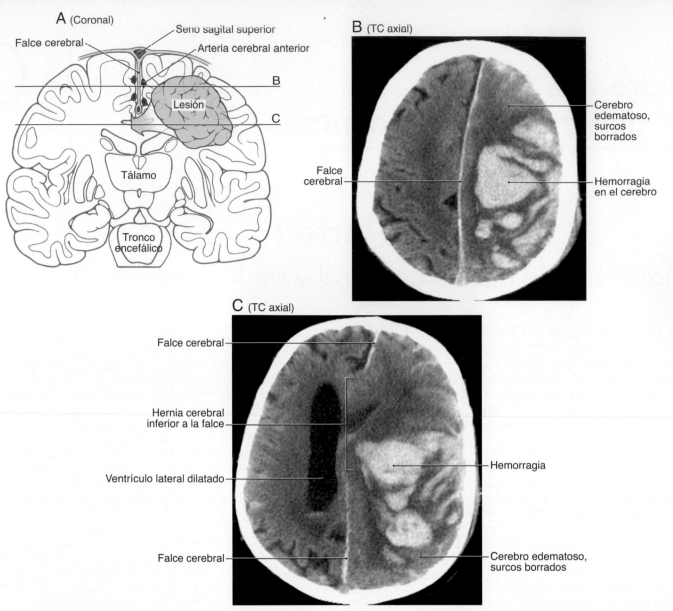

9-3 **Hernia subfalcial (cingulada o de la falce).** Una masa en expansión en el compartimento supratentorial en un lado puede empujar el giro del cíngulo contra el borde de la falce cerebral o inferior a ella (**A**). Estas lesiones con frecuencia están situadas en la zona más superior del hemisferio (p. ej., el **lóbulo parietal**), pero también pueden presentarse en la cara superior del **lóbulo frontal**. Los segmentos de la arteria cerebral anterior (ACA) en particular son candidatos a lesionarse.

En general, las hernias subfalciales se caracterizan por varios rasgos. *Primero*, a excepción de los síntomas generales del aumento de la presión intracraneal (**cefalea, náusea y vómito**), inicialmente el suceso puede ser "asintomático" en el sentido de que el paciente no presenta signos de los tractos largos ni focales. *Segundo*, esta hernia puede poner en peligro la **arteria cerebral anterior** (**ACA**) contra la falce cerebral en el lado de la masa, en el lado opuesto o en ambos lados (**A, B**). Los déficits resultantes reflejan la lesión de las regiones del miembro inferior de las cortezas somatosensiva y motora primarias (debilidad y pérdida de la propiocepción y la exterocepción en un miembro inferior). En función de que la ACA esté ocluida, los déficits pueden ocurrir en el lado de la masa, en el lado opuesto o en ambos. *Tercero*, a medida que evoluciona la hernia, el cerebro es empujado inferiormente al borde de la falce cerebral (**A, C**). Cuando sucede esto, las zonas superiores del diencéfalo pueden estar afectadas y las venas cerebrales internas pueden estar comprimidas, lo que se traduce en **estasis venosa, edema** o **infartos venosos** en las zonas irrigadas por estas venas. *Cuarto*, con el aumento de tamaño de la masa, una hernia subfalcial puede convertirse en una **hernia central** o **transtentorial**, con los consiguientes déficits clínicos. *Quinto*, la lesión del giro del cíngulo también puede causar alteraciones de la conducta, pero éstas quedan enmascaradas por otros déficits más evidentes.

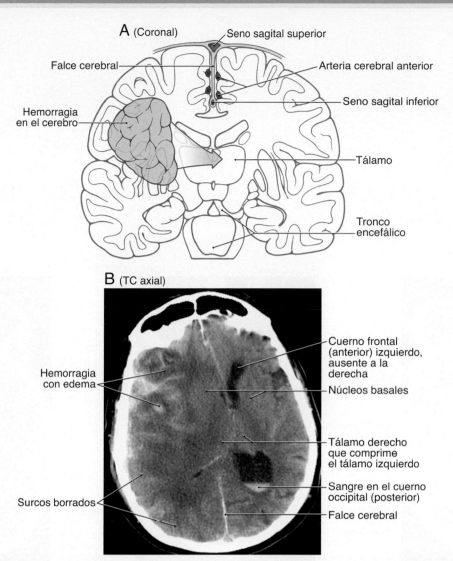

A (Coronal)

Seno sagital superior

Falce cerebral

Arteria cerebral anterior

Seno sagital inferior

Hemorragia
en el cerebro

Tálamo

Tronco
encefálico

B (TC axial)

Hemorragia
con edema

Cuerno frontal
(anterior) izquierdo,
ausente a la
derecha

Núcleos basales

Tálamo derecho
que comprime
el tálamo izquierdo

Sangre en el cuerno
occipital (posterior)

Surcos borrados

Falce cerebral

9-4 | **Estadio diencefálico** de una **hernia central.** Las masas en expansión en los lóbulos frontal, parietal y, en menor medida, occipital, o en la región central del hemisferio (núcleos basales, cápsula interna y tálamo lateral) pueden propiciar un desplazamiento cerebral hacia el lado opuesto; esto constituye el **estadio diencefálico (talámico) de una hernia central (A, B).**

Una **masa supratentorial** dentro del hemisferio que aumenta de tamaño y comprime el lado contralateral del cerebro se traducirá en una cascada de déficits característicos de las estructuras lesionadas durante el evento. El hemisferio puede ser afectado por un **crecimiento tumoral** hasta una etapa crítica, un **accidente cerebrovascular,** un evento hemorrágico, como un **hematoma traumático,** o hemorragia a causa de una **malformación arteriovenosa (MAV);** el hemisferio se edematiza de manera significativa, los surcos suelen quedar obliterados y la línea media claramente borrada **(A, B).** Estos signos y síntomas comprenden una **disminución del nivel de consciencia** (que refleja la afectación del sistema de activación reticular ascendente), la **posible aparición de diabetes insípida** (si el tallo hipofisario queda dañado a medida que el cerebro se desplaza), un **aumento general del tono muscular** y alteraciones respiratorias que acompañan a estos síntomas motores. La respiración inicialmente puede ser normal con bostezos o suspiros esporádicos, pero puede ir seguida de la posible aparición de patrones rítmicos ascendentes y descendentes característicos de la **respiración de Cheyne-Stokes** (respiración cuya profundidad aumenta

y luego disminuye, seguida de un periodo de **apnea**). En este estadio, las pupilas son pequeñas, pero mínimamente reactivas, ambos ojos giran hacia el lado opuesto a la rotación de la cabeza (**maniobra de ojos de muñeca**) y ambos ojos miran hacia la oreja irrigada con agua fría (**prueba calórica con frío**). Un estímulo nocivo produce un movimiento del miembro superior para desviar la fuente de la agresión. De acuerdo con el alcance de la lesión, el paciente puede presentar **reflejos de Babinski** (extensión y abertura en abanico de los dedos del pie) unilateral, contralateral o bilateral, y **hemiparesia** de los miembros superior e inferior (afectación de las fibras corticoespinales; el **reflejo de Babinski** aparece en el mismo lado que la debilidad).

Un resultado probable de una masa supratentorial que aumenta de tamaño es la **rigidez de decorticación** (también denominada **postura de decorticación**). El nivel de consciencia, alerta y capacidad de activación está reducido. Los **miembros inferiores, el tronco** y la **musculatura del cuello están extendidos** (**opistótonos**), lo cual representa un aumento de la actividad en las fibras reticuloespinales y vestibuloespinales que se proyectan a las neuronas motoras extensoras de la médula espinal, y los **miembros superiores están flexionados** (aumento de la actividad en las fibras rubroespinales que se proyectan a las neuronas motoras flexoras de la médula espinal cervical). Con la eliminación de la modulación cortical (**decorticación**), los núcleos del tronco encefálico son impulsados a niveles más altos de actividad por centros infratentoriales como el **cerebelo,** los **núcleos vestibulares** y la **médula espinal.**

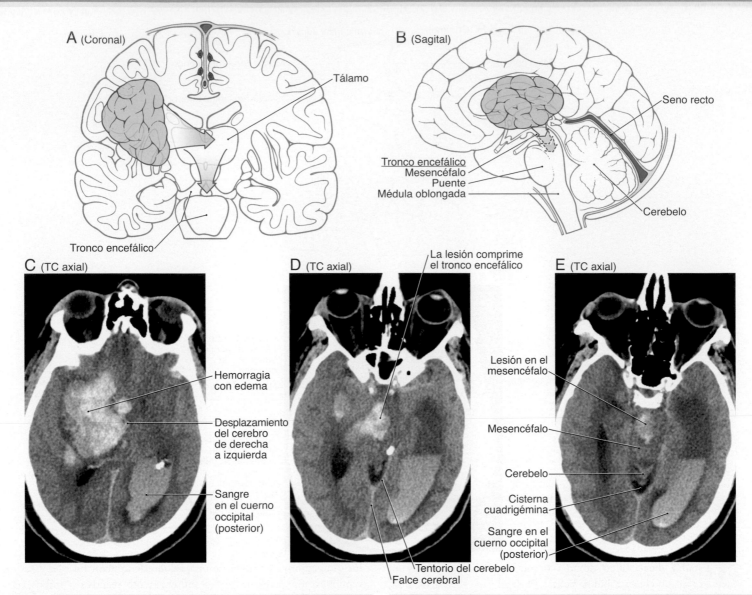

A (Coronal)

Tálamo

Tronco encefálico

B (Sagital)

Seno recto

Tronco encefálico
Mesencéfalo
Puente
Médula oblongada

Cerebelo

C (TC axial)

Hemorragia
con edema

Desplazamiento
del cerebro
de derecha
a izquierda

Sangre
en el cuerno
occipital
(posterior)

D (TC axial)

La lesión comprime
el tronco encefálico

Tentorio del cerebelo
Falce cerebral

E (TC axial)

Lesión en el
mesencéfalo

Mesencéfalo

Cerebelo

Cisterna
cuadrigémina

Sangre en el
cuerno occipital
(posterior)

9-5 **Hernia transtentorial** o **central**. A medida que una masa supratentorial aumenta de tamaño, y cuando no existe la posibilidad de controlar o invertir la presión, el cerebro se desplaza inferiormente a través de la incisura del tentorio; esto constituye una **hernia transtentorial** o **central (A, B)**. El cerebro se desplaza de una región de mayor presión (superior al tentorio) a una de menor presión (inferior al tentorio).

Cuando se supera la capacidad de los compartimentos supratentoriales, el cerebro se hernia inferiormente y pone en peligro al mesencéfalo e incluso niveles más inferiores. En este ejemplo, una gran masa supratentorial (**A, B, C**) se extiende a través de la incisura del tentorio y entra al tronco encefálico (**D, E**). Esta serie de eventos puede presentarse de manera súbita o imprevista, o ser previsible con base en el deterioro clínico durante el estadio diencefálico/talámico.

La **rigidez de decorticación**, que puede aparecer durante el estadio diencefálico, puede convertirse en **rigidez de descerebración** (también denominada **postura de descerebración**). En esta situación hay una rigidez corporal total; los miembros inferiores, el tronco y el cuello, y los

miembros superiores están extendidos. Esta postura refleja un aumento de la influencia de los **tractos vestibuloespinales** y **reticuloespinales**, en especial de estos últimos, sobre las neuronas motoras espinales extensoras y pérdida del núcleo rojo (lesión mesencefálica) y su influencia sobre las neuronas motoras espinales flexoras cervicales. Por consiguiente, predomina la actividad de las neuronas motoras espinales extensoras.

Los patrones respiratorios son irregulares y pueden oscilar entre **taquipnea** (respiración rápida) y **respiración de Cheyne-Stokes** (respiración cuya profundidad aumenta y luego disminuye, seguida de un periodo de **apnea**). Las pupilas están fijas, dilatadas en posición central, o tienen una forma irregular, y puede haber pérdidas visuales (de detección difícil o imposible) como resultado de la compresión de la arteria cerebral posterior en la incisura del tentorio. En general, la rotación de la cabeza o la irrigación calórica con agua fría de una oreja se traduce en **movimientos oculares desconjugados**. Después de que se haya producido una **hernia central**, la probabilidad de una **recuperación significativa es baja** (**inferior a 5%**) aun cuando se inicie un tratamiento y éste sea satisfactorio.

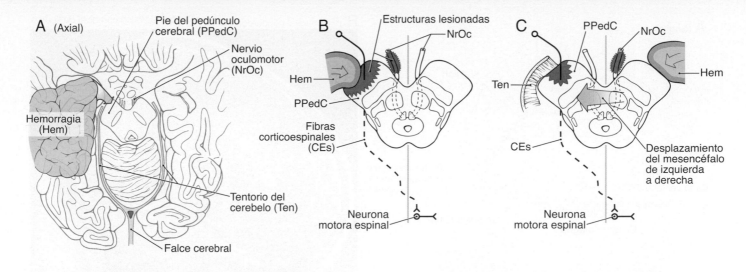

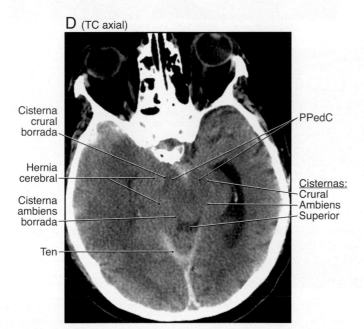

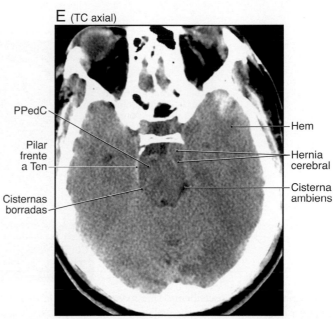

9-6 **Hernia del uncus.** Una masa que se expande con rapidez, como un hematoma, una neoplasia o un infarto con edema resultante, situada en el lóbulo temporal, puede causar una hernia del uncus. El uncus, y con frecuencia porciones del giro parahipocampal, se introducen por la parte superior del borde del tentorio del cerebelo, a través de la incisura del tentorio, y comprimen el mesencéfalo (**A**). Uno de los primeros signos es una **pupila dilatada** que responde con lentitud; si es unilateral, el lado de la pupila dilatada predice el lado de la hernia en aproximadamente 90% de los casos. La pupila dilatada también puede estar fija y no responder a los estímulos. Con frecuencia, la respiración es normal (**eupneica**) en los estadios iniciales y hay una respuesta apropiada a los estímulos nocivos; el paciente puede hiperventilar a medida que evoluciona la hernia. Como consecuencia de la dilatación pupilar, la mayor parte del movimiento ocular está ausente (**parálisis del nervio oculomotor**), y **los movimientos oculares durante la rotación de la cabeza o la irrigación calórica con agua fría pueden estar desconjugados.** En el mismo intervalo, el paciente puede ponerse **hemiparético** (lesión de las fibras corticoespinales en el pie del pedúnculo cerebral) con un **reflejo de Babinski** en el lado hemiparético, experimentar déficits

visuales (compresión de la arteria cerebral posterior que irriga la corteza visual) y presentar una disminución del nivel de consciencia o capacidad de activación (**somnolencia** o **estupor**).

Este tema presenta dos variaciones. La *primera* es una hernia que lesiona el mesencéfalo (**nervio oculomotor** [NC III] y **pie del pedúnculo cerebral**) en el lado de la hernia y se traduce en déficits oculomotores, y hemiparesia en el lado contrario (con síntomas adicionales) (**B, D**). Esencialmente, esto es un **síndrome de Weber:** una **hemiplejía alternante** (o **cruzada) superior.** La *segunda* es una hernia que desplaza el mesencéfalo de un lado hacia el otro, lo que lesiona la raíz del nervio oculomotor (NC III) en el lado de la hernia y provoca una lesión del pie del pedúnculo cerebral (y las fibras corticoespinales) en el lado opuesto (**C, E**) en ocasiones por comprimir el borde del tentorio (**E**). *Esta hernia en el NC III provoca déficits oculomotores en el lado de la hernia y hemiparesia de los miembros superior e inferior del mismo lado.* La lesión del pie del pedúnculo cerebral en el lado opuesto de la hernia es la causa de los déficits corticoespinales en el mismo lado que los déficits oculomotores (**C**). Esto es un **síndrome de Kernohan,** también denominado **fenómeno de Kernohan.** En este caso, los déficits corticoespinales son un **falso signo localizador.**

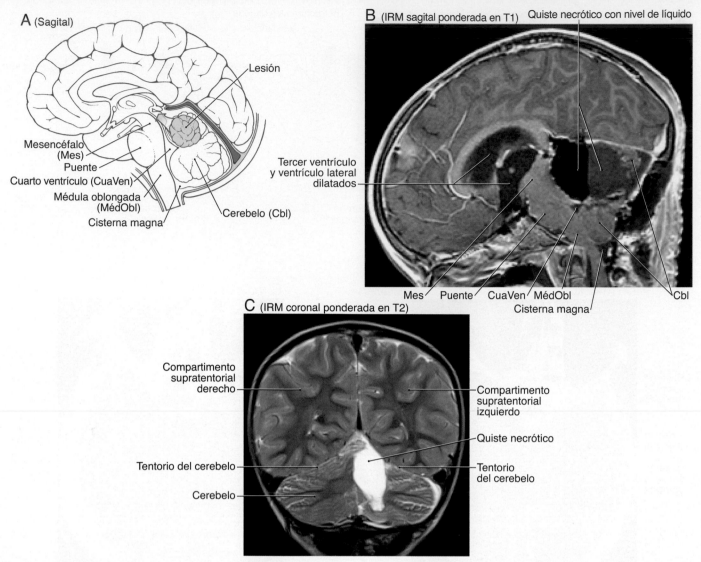

A (Sagital)

Lesión

Mesencéfalo (Mes)

Puente

Cuarto ventrículo (CuaVen)

Médula oblongada (MédObl)

Cisterna magna

Tercer ventrículo y ventrículo lateral dilatados

Cerebelo (Cbl)

B (IRM sagital ponderada en T1) Quiste necrótico con nivel de líquido

Mes Puente CuaVen MédObl Cbl

Cisterna magna

C (IRM coronal ponderada en T2)

Compartimento supratentorial derecho

Tentorio del cerebelo

Cerebelo

Compartimento supratentorial izquierdo

Quiste necrótico

Tentorio del cerebelo

9-7 **Hernia cerebelosa ascendente.** Una masa situada en la fosa posterior (infratentorial), en particular en el cerebelo, puede empujar las estructuras cerebrales superiormente a través de la **incisura del tentorio** (**A**). Una lesión en la fosa posterior puede presentar los signos/síntomas fundamentales del **aumento de la presión intracraneal: cefalea, náusea o vómito**. Además, puede haber **parálisis del nervio abducens y papiledema** (este último se observa en un periodo de 4 a 6 días); ambos se ven agravados por el aumento de la presión intracraneal. En este ejemplo, la lesión afecta principalmente a las estructuras cerebelosas mediales con la consiguiente presentación de **marcha de base amplia, titubeo** y **vértigo** (**B, C**).

Las posibles consecuencias adicionales de este tipo de lesión son las siguientes: compresión de la arteria cerebral posterior (ACP) (posibles déficits visuales, **hemianopsia homónima**), compresión de la arteria cerebelosa superior (ACS) entre el tentorio y el cerebelo (infarto de la corteza y los núcleos cerebelosos y signos/síntomas motores cerebelosos), oclusión del acueducto mesencefálico (aumento de la presión intracraneal, **hidrocefalia**) y la compresión del mesencéfalo posterior (mirada voluntaria hacia arriba afectada y mirada horizontal intacta; **síndrome de Parinaud**). Al reconocer que en una persona sana se producen aproximadamente 450 mL de líquido cerebroespinal cada 24 h (buena parte de él en los ventrículos laterales y el tercer ventrículo), la oclusión súbita del acueducto mesencefálico puede convertirse rápidamente en una urgencia médica. Ésta se crea porque sólo se necesitan alrededor de 150 mL (de los 450 mL) de líquido cerebroespinal en cualquier momento dado; el resto tiene que circular y reabsorberse o, de lo contrario, pueden aparecer complicaciones considerables.

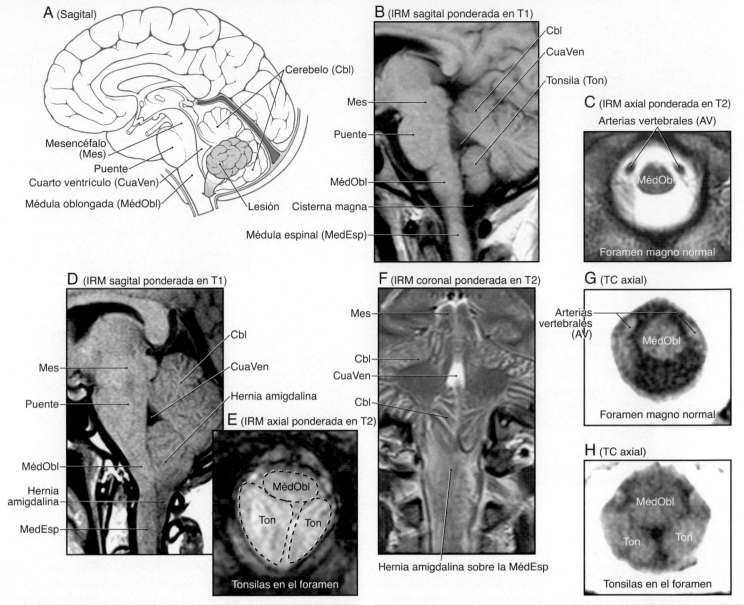

A (Sagital)

Cerebelo (Cbl)

Mesencéfalo (Mes)
Puente
Cuarto ventrículo (CuaVen)
Médula oblongada (MédObl)
Lesión

B (IRM sagital ponderada en T1)

Cbl
CuaVen
Tonsila (Ton)
Mes
Puente
MédObl
Cisterna magna
Médula espinal (MedEsp)

C (IRM axial ponderada en T2)
Arterias vertebrales (AV)
MédObl
Foramen magno normal

D (IRM sagital ponderada en T1)

Cbl
CuaVen
Hernia amigdalina
Mes
Puente
MédObl
Hernia amigdalina
MedEsp

E (IRM axial ponderada en T2)
MédObl
Ton
Ton
Tonsilas en el foramen

F (IRM coronal ponderada en T2)
Mes
Cbl
CuaVen
Cbl
Hernia amigdalina sobre la MédEsp

G (TC axial)
Arterias vertebrales (AV)
MédObl
Foramen magno normal

H (TC axial)
MédObl
Ton
Ton
Tonsilas en el foramen

9-8 **Hernia amigdalina.** La hernia de las tonsilas cerebelosas a través del foramen magno puede ser una secuela de una masa cerebelosa que aumenta de tamaño (**A**) o de una lesión supratentorial que desciende a través de la incisura del tentorio y produce un cono de presión dirigido hacia el foramen magno. Sin embargo, existen situaciones en las que las tonsilas pueden encontrarse en el foramen, e inferior a él, sin signos ni síntomas neurológicos. Esto puede suceder cuando las tonsilas descendieron durante el desarrollo o descendieron con lentitud a lo largo de un periodo prolongado.

Por lo general, las cisternas de la fosa posterior están abiertas y el foramen magno contiene la médula oblongada, las arterias cerebelosas posteroinferior y vertebral, y líquido cerebroespinal (LCE) (**B**, **C** y **G**).

Con una hernia, las tonsilas descienden a través de la cisterna magna y entran en el foramen y con el tiempo en el espacio subaracnoideo espinal (**D-F, H**).

Una hernia súbita puede comprimir la médula oblongada, **poner en peligro los centros cardiaco y respiratorio** que se encuentran allí y causar un rápido deterioro clínico. En un principio se produce un aumento inmediato de la presión arterial, seguido de un aumento igual de rápido de la frecuencia cardiaca (**taquicardia**) y la frecuencia respiratoria (**taquipnea**), seguido de un descenso igual de rápido. Una hernia amigdalina puede aparecer de manera súbita y ser rápidamente mortal si no se trata como una urgencia médica. En general, hay que evitar la **punción lumbar** (PL) si se piensa que puede haber un aumento de la presión intracraneal.

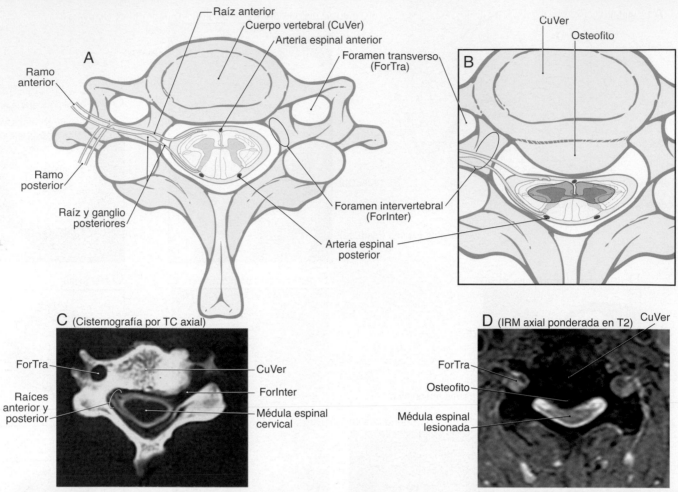

C (Cisternografía por TC axial)

ForTra
Raíces
anterior y
posterior
CuVer
ForInter
Médula espinal
cervical

D (IRM axial ponderada en T2) CuVer

ForTra
Osteofito
Médula espinal
lesionada

9-9 **Síndrome medular central.** La médula espinal cervical normal tiene forma oval, está situada dentro de la duramadre y está separada del conducto vertebral óseo por un **espacio epidural (A, C)**. El **síndrome medular central** es la **lesión medular incompleta** (se conserva parte de la función motora/sensitiva tres o más segmentos inferiores al nivel de la lesión) que se observa con mayor frecuencia. Una **lesión medular completa** es la pérdida de todas las funciones motoras y sensitivas aproximadamente tres niveles espinales inferiores a la lesión espinal. Un 3% de los pacientes que en un principio presenta lesión completa puede recuperar algunas funciones en un plazo de 24 h. Las lesiones completas que duran más de 72 h en la práctica no tienen ninguna probabilidad de recuperación. Los factores que contribuyen al **síndrome de lesión medular incompleta** son la hiperextensión de la columna vertebral (frecuente en los niveles cervicales) en los adultos mayores con estenosis del conducto vertebral complicada por **osteofitos** o hipertrofia del **ligamento amarillo (B, D)**. En los jóvenes, la hiperextensión puede ocurrir durante traumatismos deportivos o golpes en la cara/frente con o sin fracturas.

El síndrome medular central se presenta como **debilidad de los miembros** (mayor en el miembro superior [**MS**] y menor en el inferior [**MI**]), **déficits sensitivos irregulares** (sensibilidad dolorosa y térmica) y **retención urinaria**. Estos déficits se correlacionan principalmente con la lesión del cuerno frontal (anterior) en los niveles cervicales y de las fibras mediales del tracto corticoespinal lateral (**debilidad bilateral de los MS**), la alteración del sistema anterolateral teniendo en cuenta su somatotopía (**pérdida irregular de la sensibilidad dolorosa y térmica**) y la lesión de las fibras visceromotoras descendentes en las zonas centrales de la médula espinal (**disfunción esfinteriana/retención urinaria**). La afectación de la arteria espinal anterior puede ser un factor contribuyente en algunos casos. A medida que estos pacientes se restablecen (90% puede deambular con ayuda al cabo de 4 a 6 días), primero se recuperan los MI, luego la vejiga, seguida de los MS, y la sensibilidad reaparece de forma intermitente. Los pacientes jóvenes evolucionan mucho mejor que los adultos mayores (una recuperación de aproximadamente 95% o más *vs*. 40% o más).

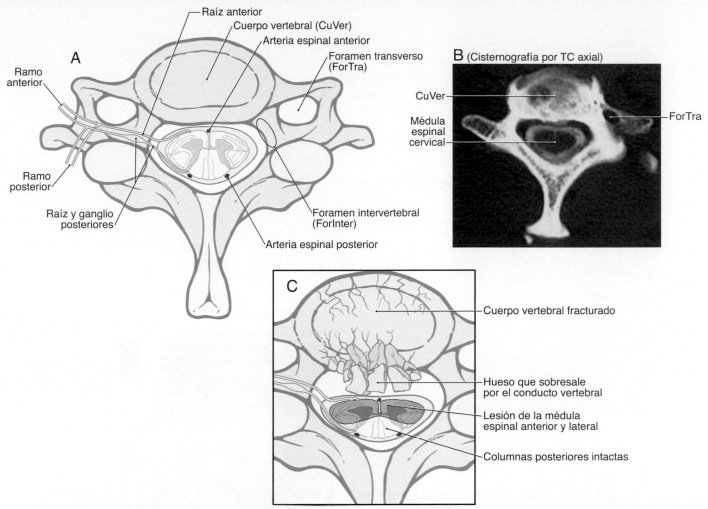

A

Ramo anterior

Ramo posterior

Raíz y ganglio posteriores

Raíz anterior
Cuerpo vertebral (CuVer)
Arteria espinal anterior
Foramen transverso (ForTra)

Foramen intervertebral (ForInter)
Arteria espinal posterior

B (Cisternografía por TC axial)

CuVer
Médula espinal cervical

ForTra

C

Cuerpo vertebral fracturado

Hueso que sobresale por el conducto vertebral

Lesión de la médula espinal anterior y lateral

Columnas posteriores intactas

9-10 **Síndrome medular anterior.** Las características morfológicas de la médula espinal cervical y sus relaciones se describen en la figura 9-9 y se muestran adicionalmente aquí (**A, B**). El **síndrome medular anterior (SMA)** no sólo afecta al territorio de la arteria espinal anterior, sino que es más amplio, en el sentido de que afecta a todas las regiones medulares excepto las columnas posteriores. También se clasifica como **lesión medular incompleta,** ya que se conserva parte de la función sensitiva (tacto discriminativo, sensibilidad vibratoria y propiocepción en las columnas posteriores) inferior al nivel de la lesión; esto también se llama **pérdida sensitiva disociada** (pérdida del sentido somatosensitivo, doloroso y térmico, pero se conserva la propiocepción inferior al nivel de la lesión). Una causa frecuente de SMA es la cirugía vascular, en particular la que puede poner en peligro las ramas de la aorta que en última instancia irrigan la médula espinal. Los sucesos desencadenantes también pueden comprender la compresión de la médula espinal anterior después de un traumatismo a consecuencia de lesiones que provoquen fragmentos de discos intervertebrales o huesos (derivados de una fractura del cuerpo vertebral) que afecten la médula espinal (**C**). Este patrón de compresión puede poner en peligro la arteria espinal anterior, la corona vascular arterial en la superficie anterolateral de la médula espinal o la propia médula espinal.

Los déficits se presentan como una **parálisis** inferior al nivel de la lesión (alteración bilateral de las fibras corticoespinales): **paraplejía** si se da en los niveles medulares torácicos y más inferior, y **cuadriplejía** si se da en los niveles medulares cervicales. Los déficits adicionales comprenden una **pérdida bilateral de la sensibilidad dolorosa y térmica** (lesión bilateral del sistema anterolateral [SAL]) y **disfunción intestinal y vesical** (fibras visceromotoras descendentes). La función de las columnas posteriores (propiocepción, tacto discriminativo y sensibilidad vibratoria) permanece intacta. El pronóstico de esta lesión espinal incompleta es grave; tan sólo 15% recupera un nivel funcional. Puede regresar un control motor mínimo y la función sensitiva necesaria para que el paciente evite lesiones ulteriores.

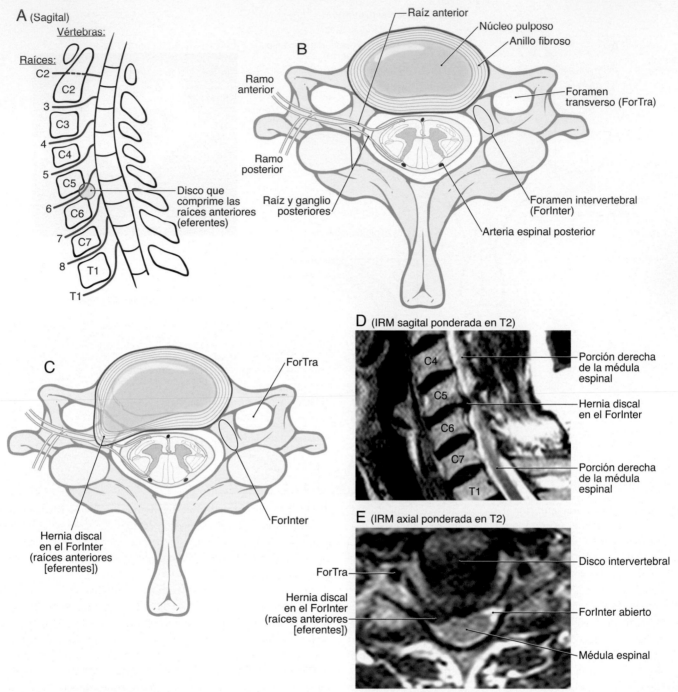

A (Sagital)

Vértebras:

Raíces:

C2

C2

3

C3

C3

4

C4

C4

5

C5

C5

6

C6

C6

7

C7

C7

8

T1

T1

Disco que comprime las raíces anteriores (eferentes)

B

Raíz anterior

Núcleo pulposo

Anillo fibroso

Ramo anterior

Foramen transverso (ForTra)

Ramo posterior

Raíz y ganglio posteriores

Foramen intervertebral (ForInter)

Arteria espinal posterior

C

ForTra

ForInter

Hernia discal en el ForInter (raíces anteriores [eferentes])

D (IRM sagital ponderada en T2)

C4

C5

C6

C7

T1

Porción derecha de la médula espinal

Hernia discal en el ForInter

Porción derecha de la médula espinal

E (IRM axial ponderada en T2)

ForTra

Hernia discal en el ForInter (raíces anteriores [eferentes])

Disco intervertebral

ForInter abierto

Médula espinal

9-11 **Raíces anteriores (eferentes) en los niveles cervicales.** Los nervios espinales cervicales salen de la médula espinal y discurren en sentido lateral, ligeramente inferiores, hacia sus respectivos forámenes intervertebrales (véanse figs. 2-1 y 2-2). Esta relación significa que la mayoría de las hernias discales que ocurren en los niveles cervicales afectan a la **raíz anterior (eferente).** Los nervios espinales cervicales salen de la médula espinal superior a sus vértebras respectivamente numeradas; C1 entre la vértebra C1 y la base del cráneo, la raíz C4 superior a la vértebra C4 en el foramen intervertebral C3-C4, la raíz C6 superior a la vértebra C6 en el foramen intervertebral C5-C6, y así sucesivamente (**A**). La raíz C8 sale entre las vértebras C7 y T1; por consiguiente, inferior a T1 todos los nervios espinales salen inferiores a

sus vértebras respectivamente numeradas (p. ej., la raíz T1 inferior a la vértebra T1 en el foramen intervertebral T1-T2).

Un ejemplo de lesión que afecta a una **raíz eferente** es una hernia discal en el espacio intervertebral C5-C6 que comprime la raíz C6 (**B-D**). La hernia discal invade claramente el foramen intervertebral en el lado derecho, especialmente cuando se compara con el izquierdo (**D, E**). En este caso, los déficits reflejan la lesión de la raíz C6 y comprenden **debilidad de los extensores del antebrazo y la muñeca, incapacidad para flexionar (dorsiflexión) la muñeca** e **hipoestesia en el dermatoma C6** (parte posterior del hombro, cara lateral del MS y pulgar). Las pérdidas reflejan la lesión de la raíz a ese nivel, no superior ni inferior al mismo.

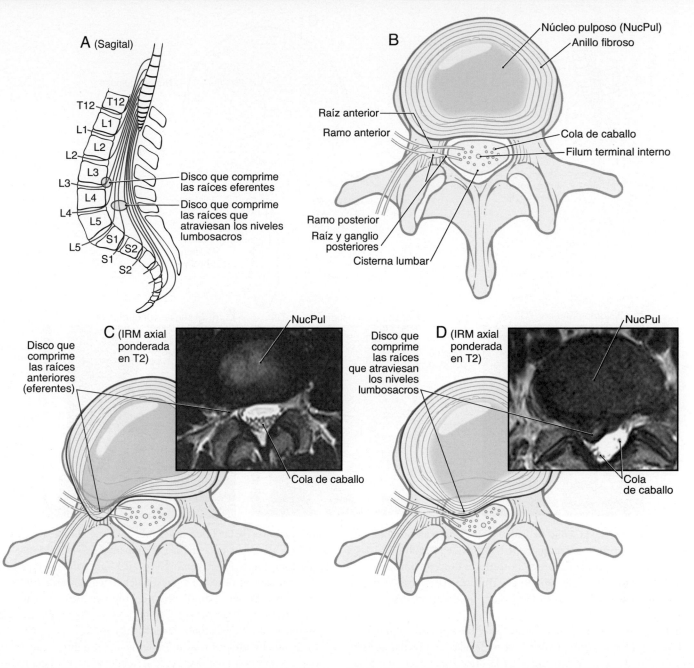

A (Sagital)

T12
L1
L2
L3
L4
L5
S1
S2

T12
L1
L2
L3
L4
L5
S1
S2

Disco que comprime las raíces eferentes

Disco que comprime las raíces que atraviesan los niveles lumbosacros

B

Núcleo pulposo (NucPul)
Anillo fibroso

Raíz anterior
Ramo anterior

Cola de caballo
Filum terminal interno

Ramo posterior
Raíz y ganglio posteriores
Cisterna lumbar

NucPul

C (IRM axial ponderada en T2)

Disco que comprime las raíces anteriores (eferentes)

Cola de caballo

NucPul

D (IRM axial ponderada en T2)

Disco que comprime las raíces que atraviesan los niveles lumbosacros

Cola de caballo

9-12 **Raíccs nerviosas anteriores (eferentes) y que atraviesan en los niveles lumbosacros.** De acuerdo con la dirección de la hernia discal, las hernias en los niveles lumbosacros pueden lesionar raíces **anteriores (eferentes)** o cuando **atraviesan descendiendo** para llegar al foramen de salida (**A, B**).

Una hernia discal lumbar que sobresale superior o lateralmente y entra en el espacio subarticular de un nivel intervertebral lesiona la **raíz anterior (eferente)** a ese nivel; esta raíz tiene una distribución limitada. Por ejemplo, una hernia que se extiende en sentido superior o muy lateralmente en el espacio intervertebral L3-L4 lesiona la raíz L3, lo que ocasiona **debilidad de la extensión de la rodilla**, dolor en la cara anterior del muslo y **disminución de la sensibilidad** en la cara medial del muslo distal, así como **disminución del reflejo patelar** (tendón rotuliano) (**A, C**).

Las lesiones que pueden dañar las raíces que atraviesan el nervio espinal se observan con frecuencia en los niveles lumbosacros; la mayoría de

las hernias de este tipo ocurren en L4-L5 o L5-S1, y las que se extienden posterolateralmente pueden comprimir las raíces que atraviesan en los niveles lumbosacros. Esto refleja la naturaleza descendente de las raíces a estos niveles para formar la cola de caballo (véase fig. 2-4). Por ejemplo, una hernia discal medial a la zona/espacio subarticular en el espacio intervertebral L4-L5 puede evitar la raíz L4 (la raíz a ese nivel) y comprimir las raíces que descienden para salir a niveles inferiores, por ejemplo, L5 y S1-S5 (**A, D**). En este ejemplo, los déficits reflejan una lesión de estas raíces que se traduce en **debilidad de la flexión de rodilla; flexión plantar del tobillo y extensión del dedo gordo; pérdida de los reflejos aquíleo, bulbocavernoso y anocutáneo (reflejo anal), e hipoestesia en estos respectivos dermatomas (glúteos, cara posterior del muslo y la pierna, cara lateral de la pierna y la mayor parte del pie).** Estas pérdidas reflejan la lesión de las raíces que descienden y salen a niveles inferiores, no de las raíces a nivel de la hernia discal.

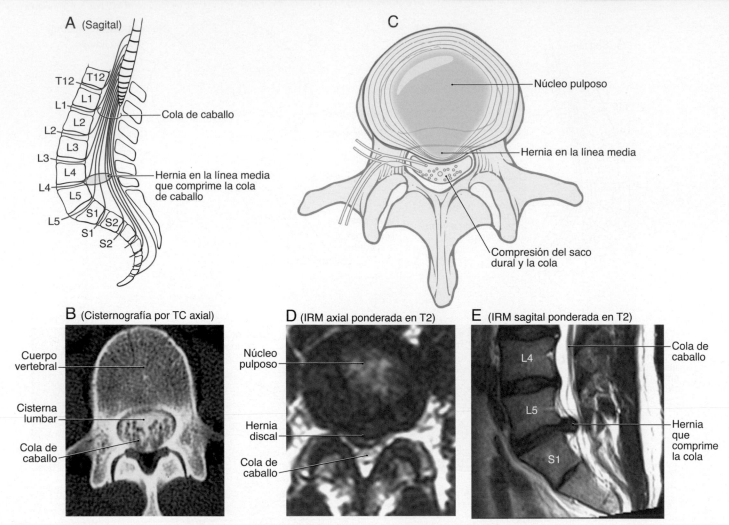

A (Sagital)

T12
L1
L2
L3
L4
L5
S1
S2

Cola de caballo

Hernia en la línea media que comprime la cola de caballo

C

Núcleo pulposo

Hernia en la línea media

Compresión del saco dural y la cola

B (Cisternografía por TC axial)

Cuerpo vertebral

Cisterna lumbar

Cola de caballo

D (IRM axial ponderada en T2)

Núcleo pulposo

Hernia discal

Cola de caballo

E (IRM sagital ponderada en T2)

Cola de caballo

L4

L5

S1

Hernia que comprime la cola

9-13 **Síndrome de la cola de caballo.** La **cisterna lumbar** está situada aproximadamente entre los niveles vertebrales L1-L2 y S2, y contiene las raíces anteriores y posteriores descendentes que conjuntamente forman la **cola de caballo (A, B).** Esta cisterna es la principal localización para obtener una muestra de líquido cerebroespinal con fines diagnósticos.

Las hernias discales se presentan casi en el mismo porcentaje en los niveles L4-L5 y L5-S1 (aproximadamente 45% en cada nivel). Las grandes roturas discales que tienen lugar en la línea media en L4-L5 son una de las principales causas del **síndrome de la cola de caballo,** seguidas de otros sucesos como las **metástasis,** los fragmentos óseos derivados de un traumatismo vertebral, el **hematoma epidural espinal** o las

complicaciones de las infecciones (afectación y compresión vasculares). La hernia discal, u otra masa o fragmentos en la columna vertebral, puede comprimir el saco dural y las raíces que contiene **(C-E).**

Los problemas vesicales e intestinales (**retención urinaria, incontinencia por rebosamiento** y **disminución del tono del esfínter anal**) son hallazgos precoces y con frecuencia sistemáticos. Otros rasgos característicos comprenden **anestesia en silla de montar** (hipoestesia en el periné, los genitales, el ano, los glúteos y la cara interna de los muslos, que refleja la raíz coccígea [Coc 1] y las raíces S2-S5), **debilidad de los miembros inferiores** (lesión de múltiples raíces motoras), posible pérdida del **reflejo aquíleo** (nivel S1), lumbalgia o **ciática** (dolor que irradia hacia inferior por la cara posterior del muslo y la pierna) y **disfunción sexual** (un hallazgo posterior).

Síndromes clínicos del sistema nervioso central

Parte II
Síndromes representativos de accidente cerebrovascular

Después de la enfermedad cardiaca, definida en términos amplios, y del cáncer, el **accidente cerebrovascular** (**ACV**) es la causa más común de incapacidad y muerte en Estados Unidos. De todos los pacientes que presentan una aparición súbita de disfunción neurológica, 90 a 95% de los casos son de origen vascular; los restantes se relacionan con tumores, convulsiones o tienen origen psicológico. El **ACV** es la interrupción del suministro de sangre a un área localizada del cerebro, lo que provoca déficits neurológicos que con frecuencia pueden indicar el tipo, la ubicación, la extensión y la gravedad del episodio. En 80 a 85% de los casos el ACV es **isquémico** (también llamado **oclusivo**); 15 a 30% de los casos son de origen **hemorrágico**.

El **accidente cerebrovascular isquémico** puede ser resultado de un bloqueo arterial causado por un **trombo** (coágulo de productos sanguíneos, adherido o no a la pared del vaso) o por un **émbolo** (coágulo de trombos desprendidos, bacterias, vegetación u otras sustancias extrañas). Los **ACV isquémicos** producen un área localizada de circulación reducida de sangre, lo que con toda probabilidad se convertirá en **infarto** franco. El accidente cerebrovascular oclusivo puede tratarse con **activador tisular del plasminógeno** (**tPA**, o activador tisular del plasminógeno recombinante, rtPA) generalmente de 3 a 4.5 h después de la aparición de los síntomas. El accidente cerebrovascular hemorrágico no puede tratarse con tPA debido a la posibilidad de exacerbar la hemorragia. Existen lineamientos específicos para administrar tPA/rtPA. Posterior a un ACV isquémico, puede haber un área central de pérdida permanente de tejido encefálico y un área inmediatamente adyacente de cerebro rescatable; esta región es la **penumbra**. Si se da tratamiento oportuno, puede recuperarse la penumbra en el cerebro normal situado externamente y sobrevivirá y regresará a la función neurológica normal o relativamente normal. El tratamiento rápido con tPA/rtPA es un factor importante para recuperar la penumbra.

Los ACV hemorrágicos pueden deberse a una fuga o rompimiento, en general de una arteria, en el encéfalo (**parenquimatosa** o **intracraneal**), el tronco encefálico (**mesencéfalo, puente, médula oblongada**), meninges (**extradurales, subdurales, subaracnoideas**) y otros ejemplos. La hemorragia en las **meninges** y sus espacios asociados con frecuencia se relaciona con traumatismos y puede presentarse con signos y síntomas únicos y específicos. La rotura de un aneurisma intracraneal en el espacio subaracnoideo es fuente de sangre en aproximadamente 75% de los casos.

Un **accidente isquémico transitorio** (**AIT**) es una pérdida súbita de función que suele resolverse en un plazo de 5 a 60 min, muchas veces en cuestión de minutos y ciertamente en menos de 24 h. El **AIT** es una reducción o bloqueo temporales del suministro sanguíneo a un territorio vascular en particular que causa déficits que son temporales pero característicos de regiones o sistemas específicos del cerebro. Estos **AIT** varían mucho en función de que la oclusión temporal esté en el **sistema de la arteria carótida interna**, el **sistema arterial cerebral posterior** o en el **sistema vertebrobasilar**. El AIT puede ser el anuncio de un ACV inminente. Por ejemplo, poco más de 15% de ACV isquémicos son precedidos por un AIT. Esta secuencia de eventos es de particular preocupación en **AIT crecientes**, esto es, cuando ocurren más de dos en un plazo de 24 h; esto constituye una emergencia médica.

Una caída sistémica de la presión arterial (**hipoperfusión**) puede causar una reducción de perfusión en las partes periféricas de los territorios arteriales (las **zonas limítrofes**) y puede provocar un **infarto limítrofe**. Los infartos limítrofes de los **territorios periféricos de las arterias cerebrales media y posterior** (ACM, ACP) pueden causar debilidad de las extremidades superior e inferior proximales y **síndrome de hombre en barril**. Las **lesiones limítrofes** en la sobreposición de las ramas periféricas de la **ACM-ACP** pueden causar **agnosia visual, ceguera cortical** y el **síndrome de Balint** (**ataxia ocular, apraxia ocular, simultagnosia**). Los déficits por lo general se presentan de forma repentina y pueden ir acompañados de cefalea de diversa gravedad y posiblemente síncope o signos focales que llegan a ser el reflejo de lesiones en las raíces de los nervios craneales o núcleos, hemiplejía, pérdida sensitiva y afectación cognitiva.

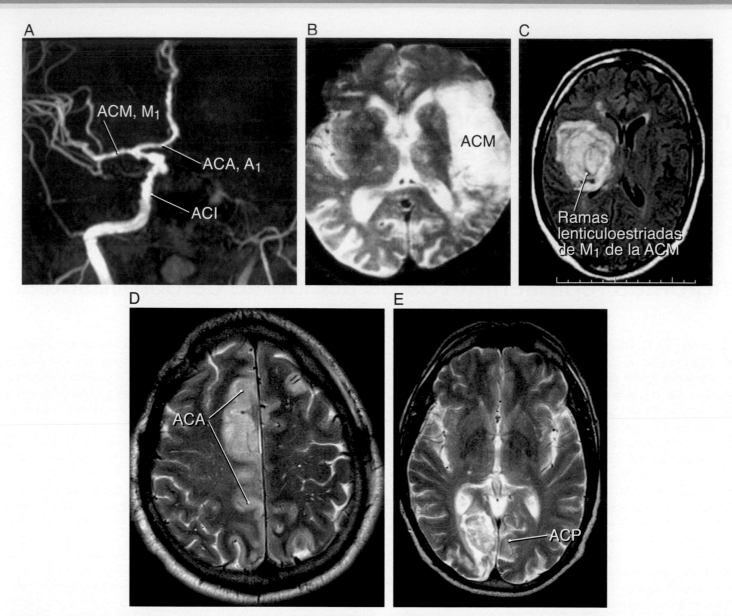

A — ACM, M₁ / ACA, A₁ / ACI

B — ACM

C — Ramas lenticuloestriadas de M₁ de la ACM

D — ACA

E — ACP

9-14 Las lesiones vasculares incluyen a la **arteria carótida interna** (ACI) y sus principales ramas, las **arterias cerebrales anterior** (ACA) y **media** (ACM). En A, el paciente tiene una patología vascular significativa (vista como un contorno de vasos irregular en lugar de liso) en la ACI derecha (cavernosa y partes de la carótida, con estrechamiento); la lesión vascular se extiende hacia la ACA y la ACM (A). Es muy probable que la ACI derecha de este paciente llegue a ocluirse con el tiempo. El infarto grande en la porción lateral del hemisferio cerebral derecho (la arteria cerebral media, territorio de la ACM) es resultado de la obstrucción de la ACM derecha (B). Los territorios vasculares de la ACM, ACA y ACP (B, D, E) representan las tres regiones vasculares principales dentro del hemisferio. Dado que la ACP se origina desde el **sistema vertebrobasilar**, algunas porciones de la corteza occipital posterior y media pueden quedar a salvo. Los territorios vasculares de la ACA y la ACM (B, C, E) representan dos de los tres territorios vasculares principales del hemisferio cerebral. Una variante de este tema se presenta cuando la oclusión de la ACI puede causar lesiones significativas en los tres territorios vasculares (ACA, ACM, ACP: B, D, E). Hay dos explicaciones posibles. Primera, el paciente pudo haber tenido oclusiones simultáneas de la ACI y del segmento P1 de la ACP, suceso posible en caso de enfermedad vascular sistémica grave. Una segunda explicación es una oclusión de la ACI en un paciente con ACP fetal persistente (véase fig. 2-43) en ese lado. La ACP fetal surge del segmento intracraneal de la ACI y persiste en 22 a 25% de los adultos. Algunas funciones de particular importancia representadas en estos territorios respectivos son: somatomotora y somatosensitiva para la cara, la mano y el miembro superior, del tronco a la cadera (B, ACM); somatomotora y somatosensitiva para la cadera y el miembro inferior (D, ACA), y pérdida visual (E, ACP). Los déficits respectivos son: 1) debilidad y déficit sensitivo del miembro superior (MS), el tronco y la cara del lado derecho (B); 2) debilidad y déficits sensitivos del miembro inferior (MI) del lado izquierdo (B), y 3) una hemianopsia homónima izquierda. Los casos vasculares en B y en C comparten ciertas similitudes: uno incluye a ramas corticales de la ACM, respeta porciones de la cápsula interna y los núcleos basales (B), y el otro implica una lesión dentro de los núcleos basales (C) que respeta a la corteza. Estos **vasos lenticuloestriados** surgen de **M1**; las lesiones al territorio vascular pueden no afectar al vaso progenitor **M1** y la corteza queda a salvo.

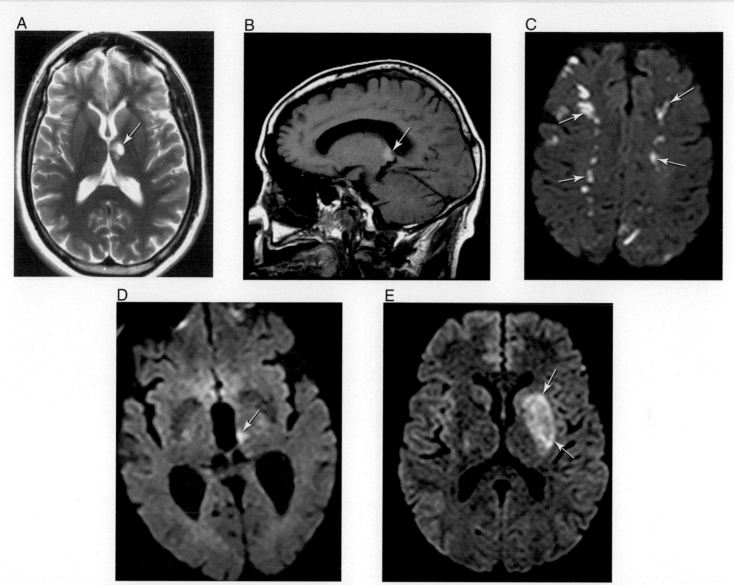

9-15 Lesiones vasculares en el tálamo, la sustancia blanca subcortical y los núcleos basales. El territorio de la **arteria talamoperforante** (A, flecha) abarca el núcleo talámico anterior, el núcleo ventral anterior y regiones anteriores del núcleo mediodorsal significativas. Este vaso surge de P1, entra en la sustancia perforada posterior e irriga las partes del tálamo involucradas en la estimulación de la corteza cerebral. Las lesiones unilaterales pueden causar **letargia** o **somnolencia**; las lesiones bilaterales pueden provocar **coma**. Las porciones posteriores del tálamo, como el pulvinar, los núcleos de los cuerpos geniculados y el núcleo ventral posterolateral (B, flecha) están irrigadas por la **arteria talamogeniculada**, que por lo general es una rama de P2. En este caso particular (C), un paciente masculino se sometió a cirugía del corazón y después de la operación experimentó **hipoperfusión** sistémica e infartos múltiples en las **zonas limítrofes ACM-ACA** en los lados derecho e izquierdo. También es posible que un **derrame embólico** haya contribuido a la situación de este hombre. El territorio vascular (D, flecha) de la **arteria coroidea posteromedial** está en el tálamo dorsal mesocaudal. Este vaso surge sobre todo de P2, rodea el mesencéfalo y el tálamo posterior, entra en el techo posterior del tercer ventrículo e irriga el plexo coroideo del tercer ventrículo, la glándula pineal, el tálamo posterior dorsomedial y la habénula. Esta lesión vascular (E, flechas) está en el territorio de las **ramas laterales estriadas** de M1 (E). Está en el mismo territorio que la figura 9-14 D, pero no afecta al tálamo y está situada sobre todo en el putamen y en el brazo anterior de la cápsula interna.

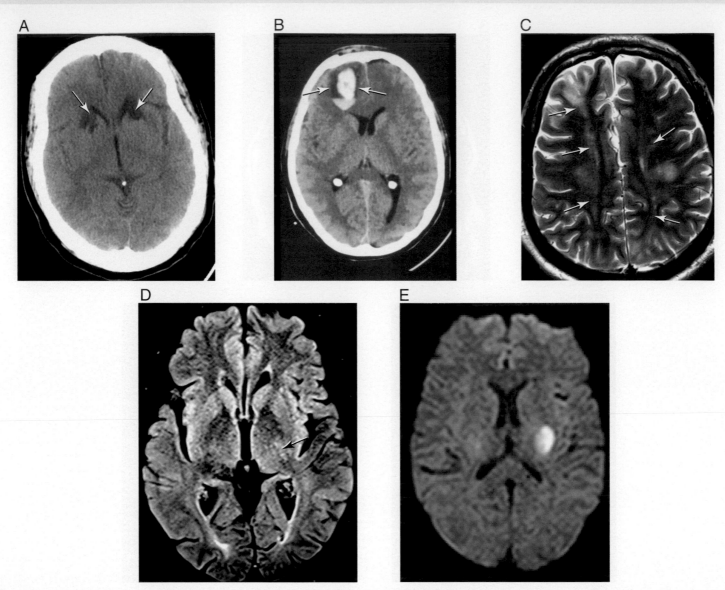

9-16 Lesiones vasculares en los núcleos basales, el hemisferio cerebral y las zonas limítrofes. Las áreas bilaterales hipodensas en esta TC (**A**, flechas) están en la cabeza del núcleo caudado y se extienden hacia porciones del brazo anterior de la cápsula interna (**A**). Este territorio vascular está irrigado por la **arteria estriada medial** (**arteria de Heubner**). Tal vaso por lo general es rama del segmento A$_2$ proximal. Esta **hemorragia intrahemisférica** (**B**, flechas) hacia el lóbulo frontal fue producto de la rotura de un aneurisma localizado en la **unión ACA-Acom**, con la disección consecuente de la corteza orbitofrontal. Esta localización de formaciones de aneurisma es bastante común en la circulación carotídea interna. Las áreas bilaterales hiperintensas (**C**, flechas) en la unión de los **territorios periféricos de la ACA y la ACM** ilustran **infartos limítrofes**. En la figura 9-15 C se analizan los déficits esperados de un infarto limítrofe ACA-ACM. La imagen axial ponderada por difusión (IPD) muestra un área brillante (**D**, flecha) aproximadamente en la mitad posterior del brazo posterior de la cápsula interna. Ésta es la ubicación de las fibras corticoespinales del cuerpo, menos la cabeza. La lesión provocó debilidad de los miembros superior e inferior del lado opuesto: lesión a la izquierda, déficits a la derecha. Para efectos de práctica (**E**): 1) ¿qué estructuras podrían verse afectadas por esta lesión?; 2) ¿cuáles son los déficits probables?, y 3) ¿cuál es el territorio vascular?

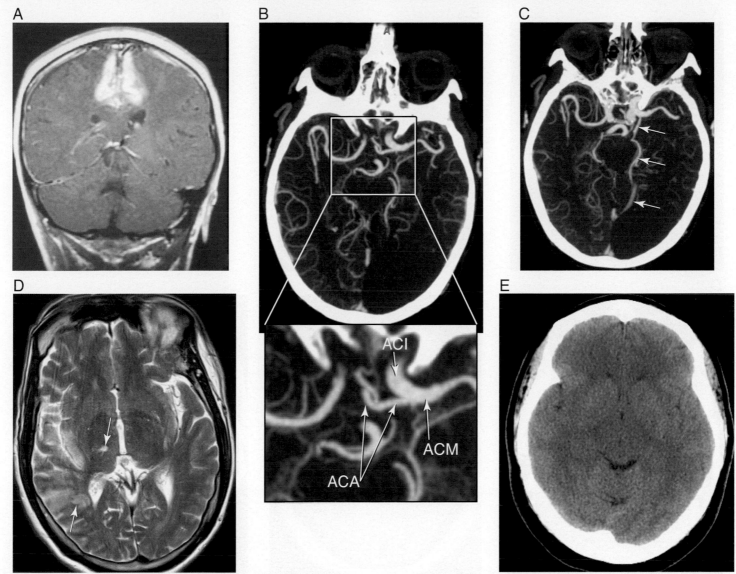

9-17 Lesiones vasculares relacionadas con el desarrollo arterial variante y el accidente cerebrovascular lacunar. Corte coronal (**A**) a través de las porciones posteriores del hemisferio y el cerebelo, que muestra **lesiones bilaterales en el territorio de la ACA**, probablemente en el segmento A_5. En la mayoría de los casos, la **ACA** que surge de cada lado irriga su respectivo hemisferio. En situaciones poco frecuentes (**B**, flechas), cerca de 2% de los casos, una sola ACA (**ácigos o impar**) surge del área general de la **unión ACI-ACM** y se ramifica para irrigar ambos hemisferios (**B**). En tales casos, las lesiones o la oclusión del vaso ácigos causan déficits bilaterales. El angiograma (**B**, marcas/flechas) muestra una ACA acigótica que surge de la ACM izquierda como vaso troncal y se ramifica de inmediato, una rama hacia el hemisferio derecho y otra hacia el izquierdo. No es raro que un paciente con una anomalía vascular tenga alteraciones adicionales. El paciente con las anomalías vasculares en **B** también presentó una **ACP fetal** (**C**, flechas). Este patrón, que se observa en 25% de

individuos, es una retención del patrón fetal, en el que la ACP surge de la ACM y, conforme avanza el desarrollo, no se une con el sistema vertebrobasilar característico de la mayoría de los adultos. Las dos ACP surgen en la bifurcación de la arteria basilar. Cada ACP tiene ramas proximales que en gran medida irrigan al tálamo, ramas intermedias que irrigan las áreas temporales y ramas periféricas que irrigan la corteza visual y las regiones temporales adyacentes. Es probable que la pequeña lesión lacunar (**D**, flecha superior) sea una oclusión de las ramas periféricas de la **arteria talamogeniculada** y el defecto inferior (**D**, flecha inferior) en las radiaciones ópticas y la corteza adyacente sea por lesiones en las **ramas periféricas de la ACP**. El desvanecimiento de los giros y los surcos (**E**), la casi completa obliteración del cuerno frontal (anterior) del ventrículo lateral y el tercer ventrículo, y el pequeño tamaño de la cisterna cuadrigémina, indican un posible **aumento de la presión intracraneal** (**E**), que puede presentarse como **cefalea, náusea, vómito** y **cambios en la actividad mental**.

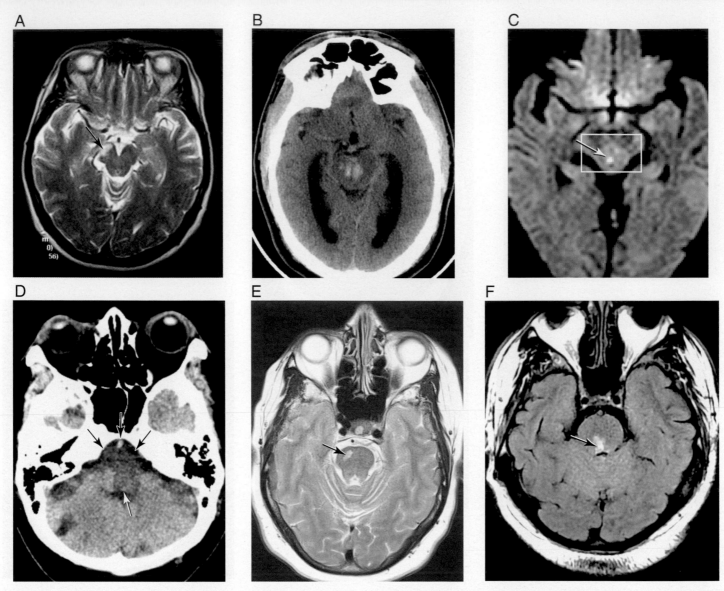

9-18 Lesión vascular en el tronco encefálico. La lesión pequeña en el pie del pedúnculo cerebral derecho (**A**, flecha) es resultado de lesiones en el vaso penetrante del área inmediata; en este caso, los candidatos probables son las ramas pequeñas de P_1 o ramas similares de la **arteria cuadrigémina**, también de la rama de P_1. Las lesiones en las porciones medias del pie del pedúnculo cerebral afectan las fibras corticoespinales (hemiplejía derecha en este caso) y las fibras corticonucleares (lengua, facial, úvula, encogimiento de hombros, debilidad al rotar la cabeza cuando se intentan movimientos). Las lesiones vasculares en el mesencéfalo (**B**) pueden ser producto de una lesión supratentorial grande que se proyecte inferiormente a través de la incisura del tentorio hacia el mesencéfalo. En tales casos, el paciente puede presentar dilatación de pupilas, trastornos en los movimientos oculares e irregularidades respiratorias, y un paciente decorticado puede exhibir **postura de descerebración**. Las lesiones en el tronco encefálico pueden ser muy pequeñas (**C**, lesión pequeña en la IRM axial y detalle) como en este caso que afecta sobre todo al núcleo del nervio troclear. El déficit principal es la debilidad del músculo oblicuo superior contralateral. Las causas de un **síndrome de enclaustramiento** (**D**, flechas) incluyen la oclusión de la arteria basilar con infarto de porciones basilares y otras varias del tegmento del puente, y la **mielinólisis pontina central**. La lesión básica destruye los tractos motores en la porción basilar del puente y los nervios craneales inferiores, pero en gran medida respeta los tractos sensitivos ascendentes y los nervios craneales superiores. En un examen inicial, el paciente parece apático pero una observación cuidadosa revela que la sensibilidad está intacta y que el paciente puede comunicarse mediante movimientos oculares. Las lesiones pequeñas en el tronco encefálico (**E**) pueden ser resultado de oclusiones o enfermedad de los vasos pequeños, o de distorsiones del tronco encefálico debidas a una hernia central (**hemorragia de Duret**) o a la **desmielinización**. En este caso, la lesión pequeña está en el área de las fibras corticoespinales, lo que causa la debilidad de los miembros superior e inferior del lado izquierdo. Una lesión pequeña está centrada en el tegmento del puente derecho (**F**), sobre todo en la formación reticular pontina paramediana (**FRPP**) y en el lemnisco medial. Esto causa diversos trastornos del movimiento ocular en el plano horizontal en los dos ojos.

A

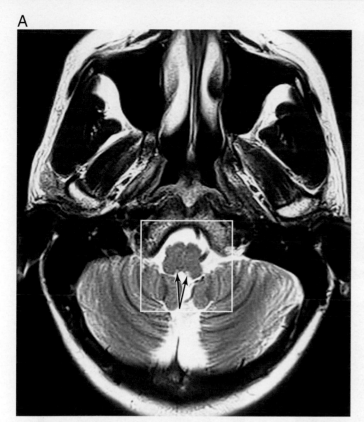

B

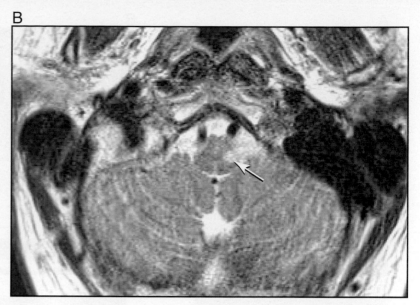

9-19 Ejemplos de lesiones pequeñas en la médula oblongada. Una paciente se presenta con **vómito resistente al tratamiento** y se hace una IRM en un intento de identificar la causa del problema. Este caso requirió vigilancia. La revisión cuidadosa de todas las IRM reveló dos lesiones pequeñas (flechas en el detalle del punto A para las lesiones bulbares bilaterales) sólo en una IRM; las lesiones eran bilaterales en la porción inferior de la médula oblongada en el **área postrema**, el **centro emético** (del vómito) del tronco encefálico. En (B, flecha) la lesión vascular de las porciones inferior y lateral de la médula oblongada causó un **déficit sensitivo alternante:** pérdida de la sensibilidad dolorosa y térmica del lado izquierdo de la cara y la cavidad bucal, y pérdida de la sensibilidad dolorosa y térmica en el lado derecho del cuerpo. Aunque se ven déficits adicionales en síndromes bulbares laterales más grandes, los déficits

sensitivos alternantes son los más comunes que se ven combinados. Éste es el territorio arterial de la **arteria cerebelosa posteroinferior;** en consecuencia, se le suele llamar **síndrome PICA (síndrome bulbar lateral** o de **Wallenberg).** La porción medial de la médula oblongada está irrigada por ramas penetrantes (una a la derecha, la siguiente a la izquierda, y así sucesivamente) de la **arteria espinal anterior.** La oclusión de una rama penetrante causa infarto en un lado de la porción medial de la médula oblongada. Esto a su vez provoca un **síndrome bulbar medial (síndrome de Déjèrine)** (véanse figs. 1-16 y 8-12 A, B). En este caso, la lesión se encuentra a la izquierda, por lo que hay una **hemiplejía derecha** (fibras corticoespinales), **pérdida de la sensibilidad vibratoria y de la propiocepción del lado derecho del cuerpo** (lemnisco medial) y **desviación de la lengua hacia la izquierda al protruir** (nervio hipogloso).

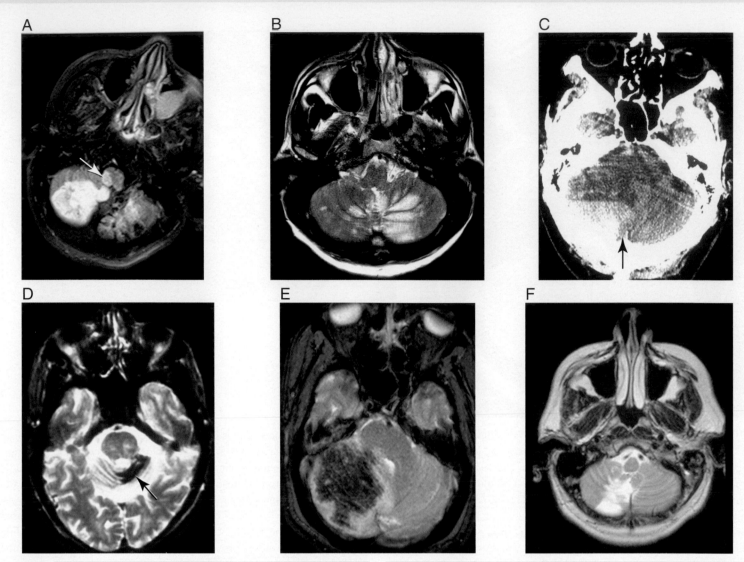

9-20 Lesiones vasculares de la médula oblongada y del cerebelo. La **arteria cerebelosa posteroinferior** (**ACPI, o PICA por sus siglas en inglés**) surge de la arteria vertebral, pasa alrededor de la médula oblongada al cual le envía importantes ramas penetrantes, y continúa para irrigar las caras medial e inferior de la corteza cerebelosa. Según donde esté localizada la obstrucción vascular podrán verse diferentes patrones y déficits. La obstrucción de la arteria vertebral en el origen de la PICA causa una lesión de todos los territorios de la PICA inferior a ese punto, además de la pérdida de territorios vertebrales. De manera alterna, la lesión puede ser medial (**A**, flecha) y causar pérdida de territorios bulbares y corticales con el rango de déficits previstos, un **síndrome de la PICA**. Por otra parte, en caso de una obstrucción más periférica de la **PICA**, la médula oblongada queda a salvo (**B**, **F**) y la lesión está confinada a la corteza cerebelosa medial e inferior. Los déficits resultantes son **dismetría, ataxia, temblor de intención, fenómeno de rebote**, entre otros. El territorio de la **arteria cerebelosa anteroinferior** (**ACAI**) ocupa la porción inferior y más lateral del hemisferio cerebeloso (**C**); respeta la corteza más medial, que es territorio de la **PICA** (**C**, flecha). La **PICA**

y la **ACAI** irrigan sus áreas corticales respectivas, pero no suministran un abasto sanguíneo significativo a los núcleos del cerebelo. La **arteria cerebelosa superior** (**ACS**) irriga la superficie superior de la corteza del cerebelo (**D**, **E**) y también es una fuente importante de sangre arterial para los núcleos cerebelosos. Las lesiones vasculares de la ACS (**D**, flecha; **E**, área oscura grande) afectan los núcleos del cerebelo además de la corteza y causan déficits del mismo lado de la lesión; en **D**, déficits a la izquierda y en **E**, a la derecha. Si se recuerda que la **ACS** se ramifica desde la **arteria basilar** justo antes de que se bifurque en los dos segmentos P1, no es sorprendente que puedan recuperarse algunas ramas de la **ACP** en una lesión grande de la **ACS** (**E**). Las lesiones vasculares que afectan los territorios distales de la **PICA** y la **ACAI** (sólo la corteza dañada) con mucha probabilidad provocarán déficits pasajeros que se resolverán con rapidez, por lo general en cuestión de semanas. Por otro lado, las lesiones vasculares en el territorio de la **ACS** (que afectan la corteza y los núcleos cerebelosos) causan déficits que pueden durar meses o años, o bien, provocar diferentes grados de discapacidad, en especial en los adultos mayores.

Correlaciones anatomoclínicas: angiografía cerebral, angio-RM y fleblo-RM

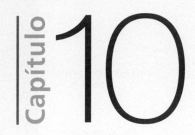

Capítulo 10

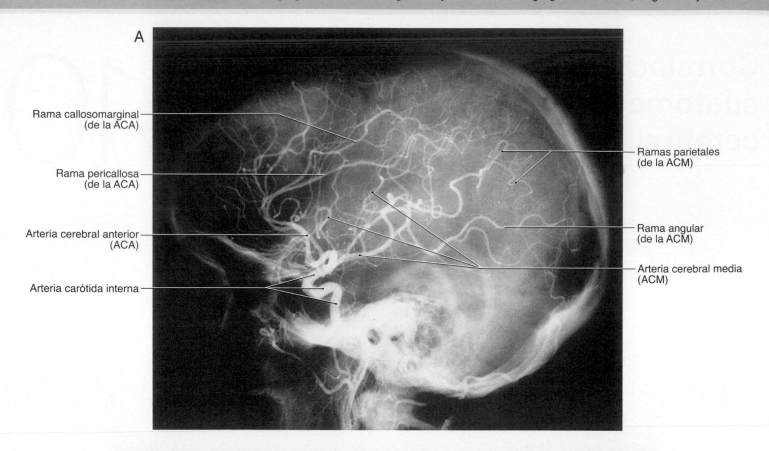

A

Rama callosomarginal
(de la ACA)

Rama pericallosa
(de la ACA)

Arteria cerebral anterior
(ACA)

Arteria carótida interna

Ramas parietales
(de la ACM)

Rama angular
(de la ACM)

Arteria cerebral media
(ACM)

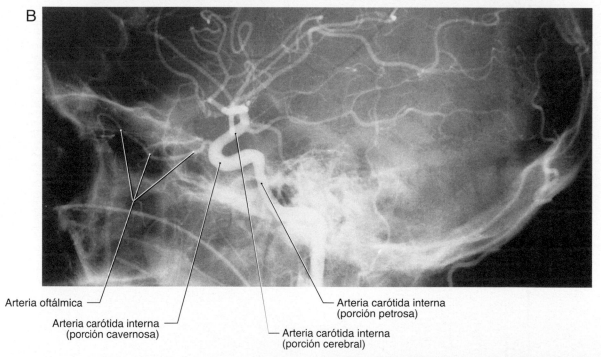

B

Arteria oftálmica

Arteria carótida interna
(porción cavernosa)

Arteria carótida interna
(porción cerebral)

Arteria carótida interna
(porción petrosa)

10-1 Angiografía de la arteria carótida interna (proyección lateral izquierda, fase arterial) que muestra los patrones generales de las arterias carótida interna y cerebrales anterior y media (**A** y **B**), y una imagen con un llenado especialmente bueno de la arteria oftálmica (**B**). La **arteria oftálmica** abandona la porción cerebral de la carótida interna y se introduce en la órbita a través del conducto óptico.

Este vaso da origen a la **arteria central de la retina,** que constituye una fuente importante de irrigación de la retina. La oclusión de la arteria oftálmica puede causar ceguera en el ojo homolateral; la oclusión de las ramas pequeñas de la arteria oftálmica puede causar un **escotoma**

con la correspondiente pérdida de visión en esa parte del campo visual. Las ramas terminales de la arteria oftálmica se anastomosan con vasos superficiales alrededor de la órbita. El drenaje venoso de la órbita generalmente refleja el de las arterias que la irrigan. Las venas orbitarias reciben vasos tributarios de la cara y se unen para formar las **venas oftálmicas superior** e **inferior,** que terminan en el seno cavernoso. Estas venas oftálmicas representan una posible vía de entrada, a través de la cual las infecciones del "triángulo peligroso de la cara" pueden tener acceso al sistema nervioso central. Compárese con las figuras 2-12, 2-21, 2-24 y 2-27.

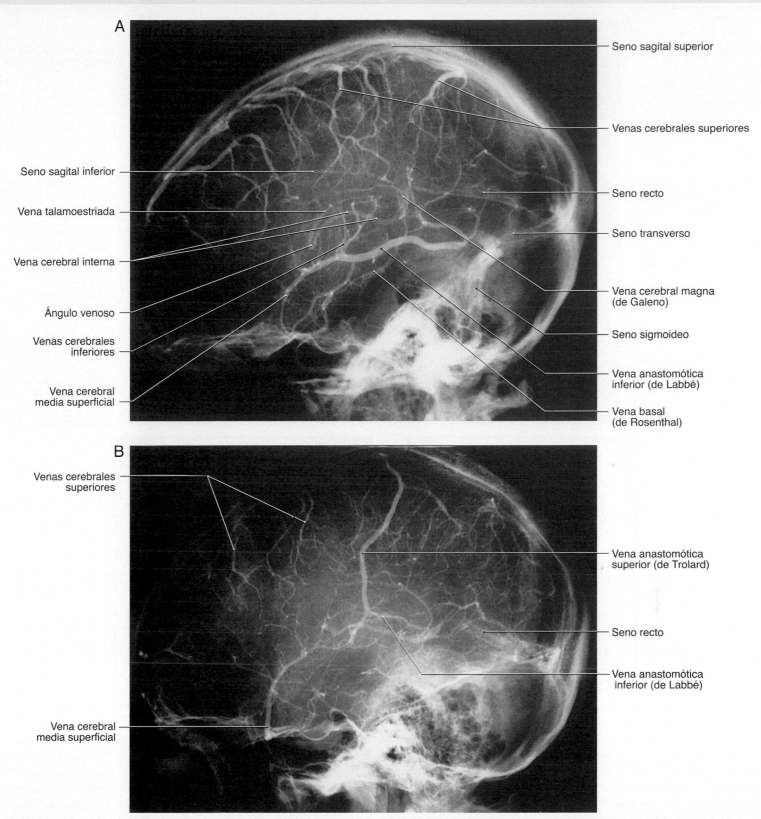

A

Seno sagital superior

Venas cerebrales superiores

Seno sagital inferior

Vena talamoestriada

Vena cerebral interna

Ángulo venoso

Venas cerebrales inferiores

Vena cerebral media superficial

Seno recto

Seno transverso

Vena cerebral magna (de Galeno)

Seno sigmoideo

Vena anastomótica inferior (de Labbé)

Vena basal (de Rosenthal)

B

Venas cerebrales superiores

Vena cerebral media superficial

Vena anastomótica superior (de Trolard)

Seno recto

Vena anastomótica inferior (de Labbé)

10-2 Dos angiografías de la arteria carótida interna (proyección lateral izquierda, fase venosa). Las estructuras venosas superficiales y profundas, como la **vena anastomótica inferior de Labbé**, se ven con claridad en (**A**), pero en (**B**) se observa particularmente clara una **vena anastomótica superior de Trolard**. En esta localización, la **vena talamoestriada (A)** también puede llamarse **vena talamoestriada (terminal) superior**.

La unión de la **vena talamoestriada superior** y la **vena cerebral interna** se denomina **ángulo venoso (A)**. El **foramen interventricular** se localiza inmediatamente rostral a este punto, donde la presencia de tumores pequeños (como un **quiste coloideo** o un pequeño **papiloma del plexo coroideo**) puede bloquear el flujo de líquido cerebroespinal desde uno o ambos ventrículos laterales y dar lugar al aumento de la **presión intracraneal** e **hidrocefalia** (véase el quiste coloidal y el ventrículo agrandado en la fig. 2-26). Compárense estas figuras con las ilustraciones de las venas y los senos de las figuras 2-13, 2-19 y 2-28.

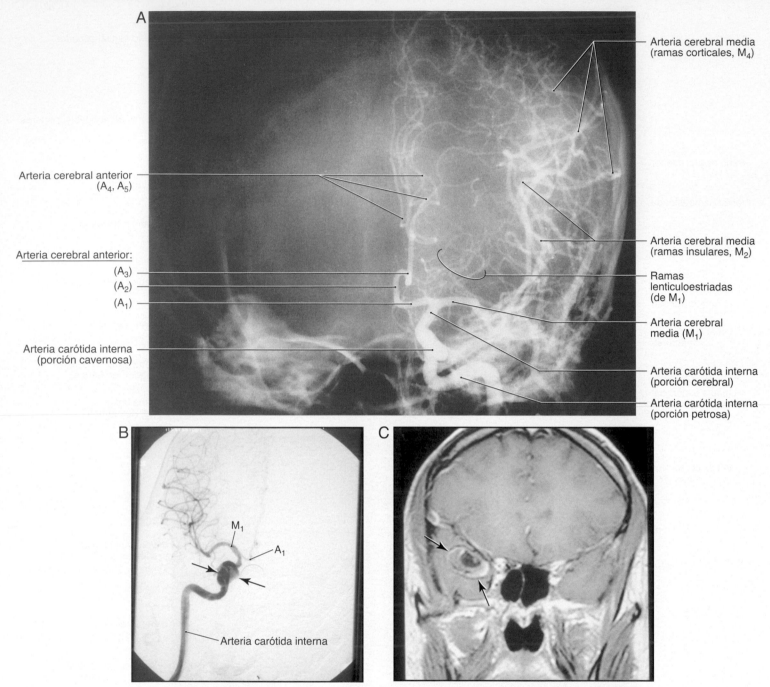

A

Arteria cerebral media
(ramas corticales, M_4)

Arteria cerebral anterior
(A_4, A_5)

Arteria cerebral anterior:
(A_3)
(A_2)
(A_1)

Arteria carótida interna
(porción cavernosa)

Arteria cerebral media
(ramas insulares, M_2)

Ramas
lenticuloestriadas
(de M_1)

Arteria cerebral
media (M_1)

Arteria carótida interna
(porción cerebral)

Arteria carótida interna
(porción petrosa)

B

M_1

A_1

Arteria carótida interna

C

10-3 **Angiografía de la arteria carótida interna** (**A**) en fase arterial de una proyección anteroposterior. Obsérvense los patrones generales de distribución de las **arterias cerebrales anterior** (**ACA**) y **media** (**ACM**), y la localización de las **ramas lenticuloestriadas**. El **segmento A_1** de la **ACA** se localiza entre la bifurcación carotídea interna y la arteria comunicante anterior. La porción distal de la arteria cerebral anterior que se encuentra inmediatamente anterior a la arteria comunicante anterior, e inferior al pico del cuerpo calloso es el **segmento A_2** (**infracalloso**). Las porciones restantes de la ACA incluyen: 1) el **segmento A_3** (**precalloso**) que se arquea alrededor de la rodilla del cuerpo calloso; 2) el **segmento A_4** (**supracalloso**) localizado superior al cuerpo calloso, y 3) el **segmento A_5** (**poscalloso**), que se encuentra posterior al cuerpo calloso.

El **segmento M_1** de la **ACM** se localiza entre la bifurcación carotídea interna y el punto donde este vaso se ramifica en los troncos superior e inferior de la corteza insular. Cuando las ramas de la **ACM** pasan sobre la corteza insular se denominan **segmento M_2**; cuando estas ramas se localizan en la superficie interna de los opérculos frontal, parietal y temporal, se denominan **segmento M_3**, y cuando abandonan el surco lateral y se dispersan sobre la cara lateral del hemisferio cerebral se denominan **segmento M_4**.

Un aneurisma en la porción cavernosa de la **arteria carótida interna** (**B**, flechas) puede poner en riesgo el flujo sanguíneo a través de la **ACA** (bastante estrecha en este paciente) y la **ACM**. El aneurisma (en **C**, flechas) está situado en la porción anterior del lóbulo temporal y surge de M_1; su aspecto laminado parece indicar que puede ser de larga duración. Compárese con las figuras vasculares en el capítulo 2.

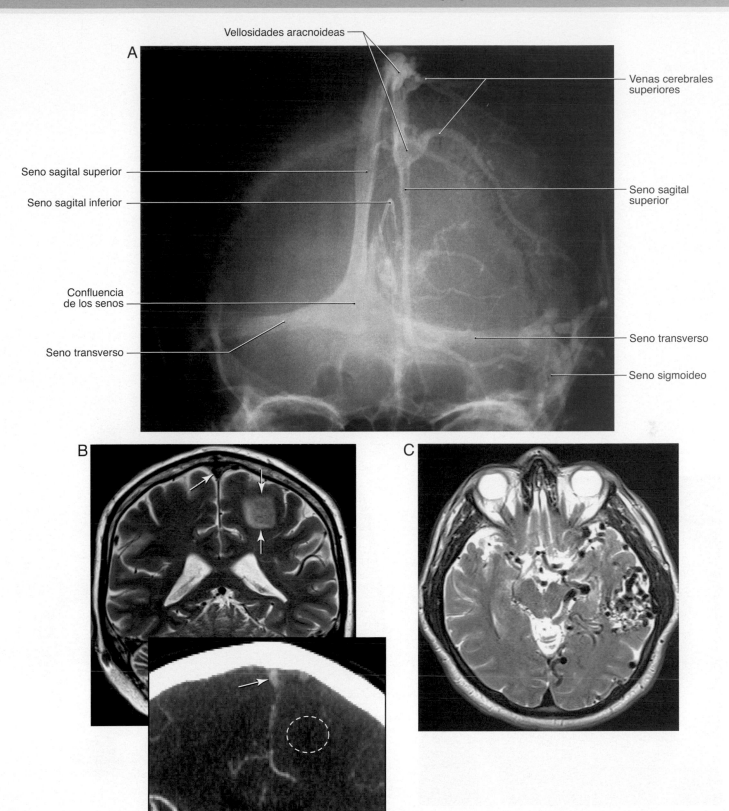

A

Vellosidades aracnoideas

Venas cerebrales superiores

Seno sagital superior

Seno sagital inferior

Seno sagital superior

Confluencia de los senos

Seno transverso

Seno transverso

Seno sigmoideo

B

C

10-4 **Angiografía de la arteria carótida interna** (proyección anteroposterior, fase venosa). La cabeza del paciente está algo inclinada; así se muestra por completo la forma arqueada de los senos sagitales superior e inferior (**A**).

En muchas personas, el **seno sagital superior** (**SSS**) gira predominantemente hacia la derecha en la confluencia para formar el **seno transverso derecho** y el **seno recto** gira sobre todo hacia la izquierda para formar el **seno transverso** (**ST**) **izquierdo**. En algunas personas hay una confluencia real de los senos. La oclusión del seno sagital superior (**B**, flechas) puede causar una **reducción del flujo venoso, edema cerebral**, posible **infarto venoso** (círculo punteado) o hemorragia y, con el tiempo, aumento de la **presión intracraneal**. Los SSS y TS son los sitios más comunes de **trombosis dural del seno venoso** (~70%). Las **malformaciones arteriovenosas** (**MAV**) (**C**, lóbulo temporal izquierdo) pueden pasar desapercibidas en algunos casos hasta que tienen manifestaciones clínicas. Nótense las otras estructuras venosas de esta imagen y compárense con la fase arterial que se muestra en la figura 10-3 (página opuesta) y con las figuras 10-5 y 10-6. Compárese también con la figura 2-28.

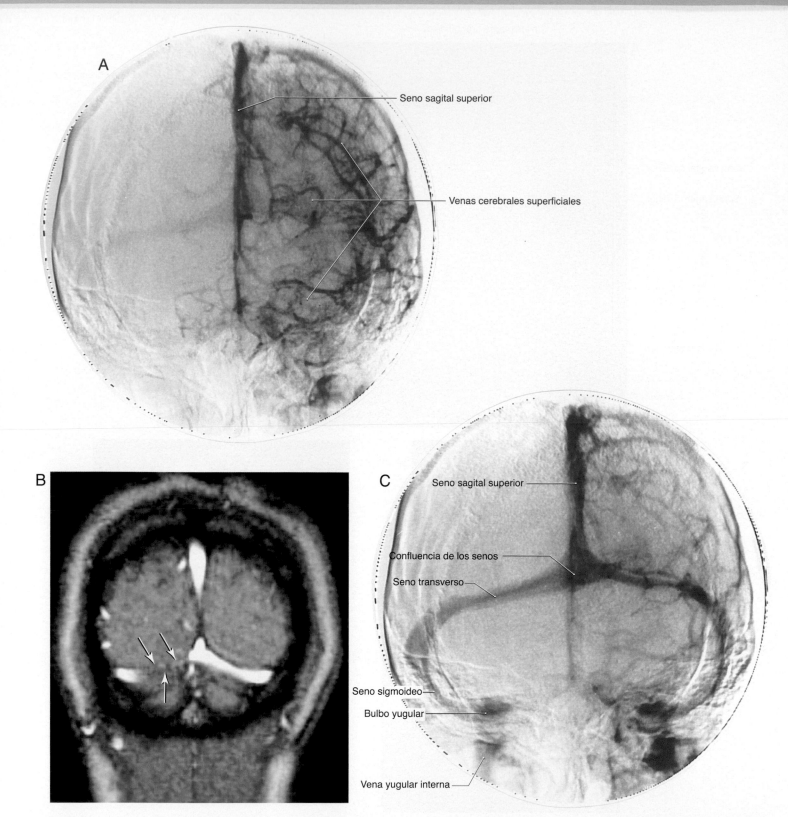

A
Seno sagital superior
Venas cerebrales superficiales

B

C
Seno sagital superior
Confluencia de los senos
Seno transverso
Seno sigmoideo
Bulbo yugular
Vena yugular interna

10-5 Imagen de sustracción digital de una angiografía de la arteria carótida interna (proyección anteroposterior, fase venosa).

La imagen (**A**) corresponde al inicio de la fase venosa (mayor llenado de venas corticales), mientras que la imagen (**C**) corresponde a un momento final en la fase venosa (mayor llenado de los senos venosos durales y la **vena yugular interna**). Ambas imágenes son del mismo paciente.

El paciente en **B** (flechas) tiene un seno transverso (ST) derecho parcialmente ocluido, es decir, estenótico. De la oclusión del ST pueden derivarse pocos déficits o incluso ninguno, a menos que el ST opuesto esté hipoplásico o de algún modo reducido en tamaño u ocluido en forma parcial.

El **bulbo yugular** es una porción dilatada de la **vena yugular interna** (**VYI**) en la fosa yugular, en el punto donde el seno sigmoideo se continúa con la **VYI**; esta continuidad se produce a través del **foramen yugular**. Este foramen también contiene las raíces de los nervios craneales (NC) IX, X y XI, la continuación del seno petroso inferior con la VYI y varias arterias pequeñas. Hay diversos síndromes que demuestran de manera palpable la afectación del contenido del foramen yugular en varias combinaciones de nervios que pasan por el foramen (como los **síndromes de Vernet** o **Jackson**) o de estas estructuras más la raíz del nervio hipogloso (**síndromes de Collet-Sicard** o de **Villaret**). Recuérdese que el foramen yugular y el conducto del nervio hipogloso son contiguos entre sí en la fosa posterior. Compárese con las figuras 2-16 y 2-19.

A

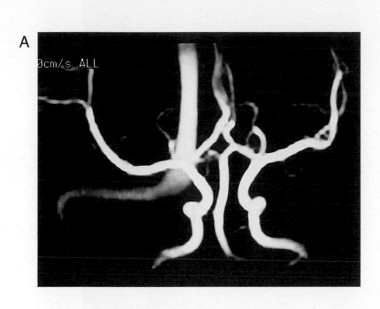

B

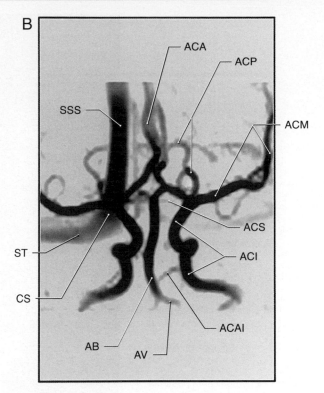

C

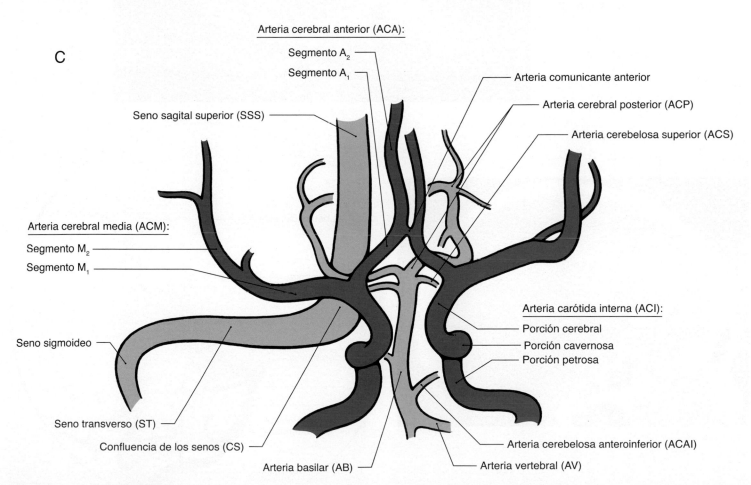

Arteria cerebral anterior (ACA):

Segmento A$_2$

Segmento A$_1$

Seno sagital superior (SSS)

Arteria comunicante anterior

Arteria cerebral posterior (ACP)

Arteria cerebelosa superior (ACS)

Arteria cerebral media (ACM):

Segmento M$_2$

Segmento M$_1$

Arteria carótida interna (ACI):

Porción cerebral

Porción cavernosa

Porción petrosa

Seno sigmoideo

Seno transverso (ST)

Confluencia de los senos (CS)

Arteria cerebelosa anteroinferior (ACAI)

Arteria basilar (AB)

Arteria vertebral (AV)

10-6 La angiografía mediante resonancia magnética (angio-RM) es un método no invasivo para producir imágenes de las arterias, las venas y los senos cerebrales de manera simultánea.

Una angio-RM tridimensional de contraste de fase (**A**) y una imagen de video invertida (**B**) de la misma proyección muestran los vasos y los senos venosos durales principales de anterior a posterior. **C** muestra la posición relativa de los vasos y los senos durales principales tal como aparecen en (**A**) y (**B**). El seno sagital superior, como puede verse en (**A**) y (**B**), suele ser continuo con el seno transverso derecho en la confluencia de los senos.

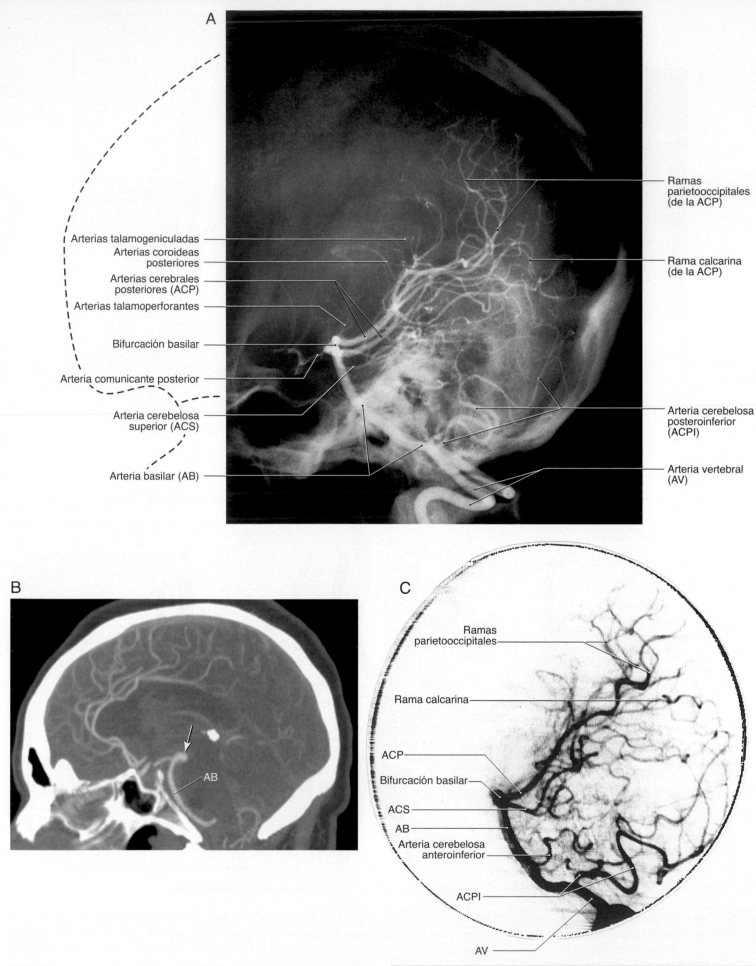

A

Ramas parietooccipitales (de la ACP)

Arterias talamogeniculadas

Arterias coroideas posteriores

Arterias cerebrales posteriores (ACP)

Arterias talamoperforantes

Bifurcación basilar

Rama calcarina (de la ACP)

Arteria comunicante posterior

Arteria cerebelosa superior (ACS)

Arteria cerebelosa posteroinferior (ACPI)

Arteria basilar (AB)

Arteria vertebral (AV)

B

AB

C

Ramas parietooccipitales

Rama calcarina

ACP

Bifurcación basilar

ACS

AB

Arteria cerebelosa anteroinferior

ACPI

AV

10-7   En (**A**) se muestra una angiografía de la arteria vertebral (proyección lateral izquierda, fase arterial) y la misma proyección, pero en un paciente distinto, se muestra en (**C**) con métodos de sustracción digital. Obsérvese la orientación característica de los vasos principales, en particular el bucle de la arteria cerebelosa posteroinferior alrededor de la médula oblongada y a través de la cisterna magna.

El paciente en (**B**) también tiene una proyección lateral izquierda que muestra la arteria basilar y un pequeño aneurisma de punta basilar (**B**, flecha). Este aneurisma está en las inmediaciones del **nervio oculomotor (NC III)**. La estructura blanca y brillante inferior al esplenio del cuerpo calloso es una glándula pineal calcificada (**B**). Compárese con las figuras 2-21 y 2-24.

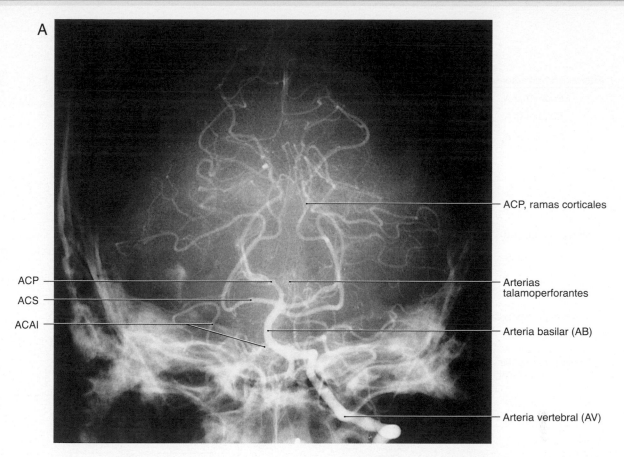

A

ACP, ramas corticales

ACP

ACS

ACAI

Arterias talamoperforantes

Arteria basilar (AB)

Arteria vertebral (AV)

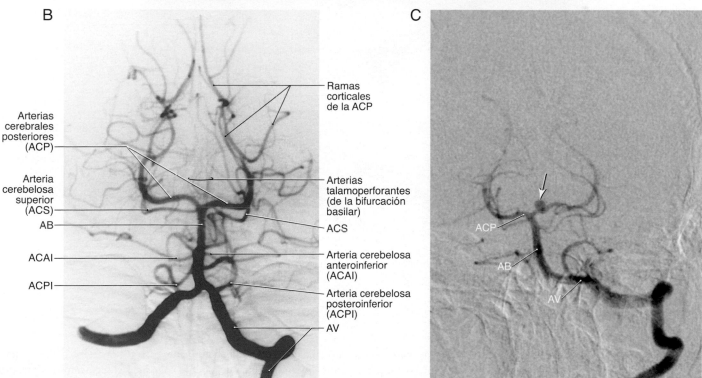

B

Arterias cerebrales posteriores (ACP)

Arteria cerebelosa superior (ACS)

AB

ACAI

ACPI

Ramas corticales de la ACP

Arterias talamoperforantes (de la bifurcación basilar)

ACS

Arteria cerebelosa anteroinferior (ACAI)

Arteria cerebelosa posteroinferior (ACPI)

AV

C

ACP

AB

AV

10-8 En (**A**) se muestra una angiografía de la arteria vertebral (proyección anteroposterior, fase arterial). En (**B**) se muestra la misma proyección, pero en un paciente distinto, con métodos de sustracción digital.

Aunque la inyección de contraste se realiza en la arteria vertebral izquierda, se observa un llenado bilateral de las arterias vertebrales y las ramas de la arteria basilar.

Las **arterias talamoperforantes** son ramas importantes de P_1 que generalmente irrigan las porciones anteriores del diencéfalo que están involucradas en la estimulación de la corteza. La oclusión bilateral de las arterias talamoperforantes, o la oclusión del tallo de una arteria talamoperforante acigótica (sola, sin par) (que se observa en 8% de los pacientes) que irriga ambos tálamos, provoca un estado comatoso.

La raíz del nervio oculomotor (NC III), tras abandonar la cara inferior del mesencéfalo, suele pasar a través de la cisterna interpeduncular y entre las arterias cerebelosa superior y cerebral posterior de camino a su salida del cráneo a través de la fisura orbitaria.

En esta posición, el nervio oculomotor puede ser afectado por aneurismas (**C**) en el extremo superior de la **arteria basilar** (denominado **extremo** o **cabeza basilar**) que lo compriman. A diferencia del daño del NC III por otras causas, la compresión externa de un aneurisma provoca en un principio dilatación de la pupila, seguida de debilidad muscular conforme aumenta la compresión. En este caso, el aneurisma (**C**, flecha) probablemente esté situado en la unión de P_1 con la **arteria comunicante posterior**. Los aneurismas por lo general se localizan en los puntos de ramificación de las arterias cerebrales. Compárese con las figuras 2-21, 3-2 B y 3-3 C.

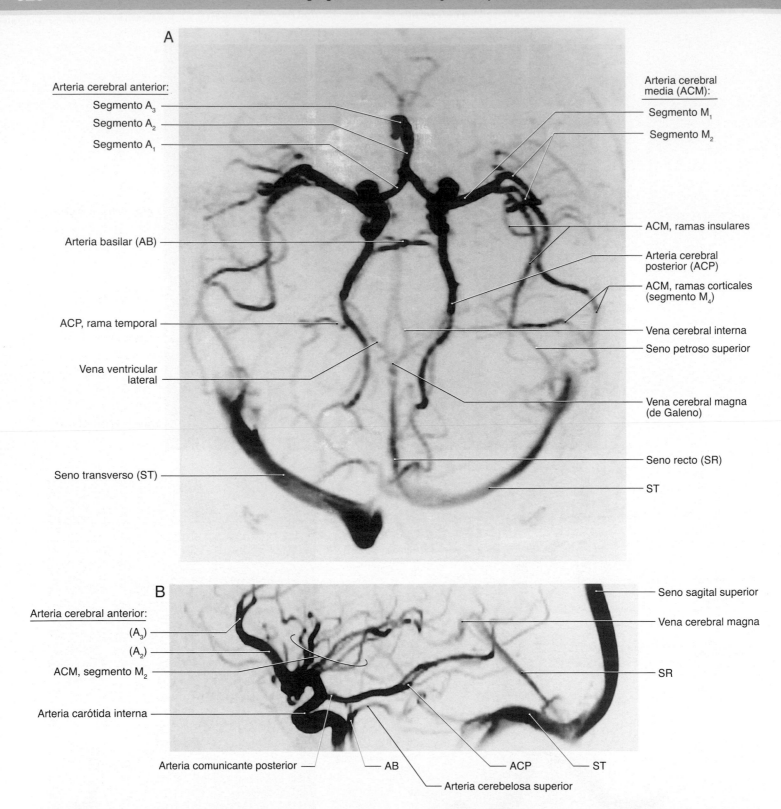

A

Arteria cerebral anterior:
- Segmento A₃
- Segmento A₂
- Segmento A₁

Arteria cerebral media (ACM):
- Segmento M₁
- Segmento M₂

Arteria basilar (AB)

ACM, ramas insulares

Arteria cerebral posterior (ACP)

ACM, ramas corticales (segmento M₄)

ACP, rama temporal

Vena cerebral interna

Seno petroso superior

Vena ventricular lateral

Vena cerebral magna (de Galeno)

Seno recto (SR)

Seno transverso (ST)

ST

B

Arteria cerebral anterior:
- (A₃)
- (A₂)

ACM, segmento M₂

Arteria carótida interna

Arteria comunicante posterior — AB

Arteria cerebelosa superior

Seno sagital superior

Vena cerebral magna

SR

ACP   ST

10-9   **Angio-RM** que muestra las arterias, las venas y los senos venosos durales simultáneamente, según el movimiento del líquido en estas estructuras. Se trata de imágenes de video invertidas de angio-RM tridimensionales en contraste de fase tal como se ven en el plano axial (**A**) y desde la cara lateral, en proyección sagital (**B**). La porción de la arteria cerebral anterior (**ACA**) localizada entre la arteria carótida interna y la arteria comunicante anterior es el **segmento A₁** (precomunicante). La porción de la ACA inmediatamente rostral a la arteria comunicante anterior e inferior al pico del cuerpo calloso es el **segmento A₂** (infracalloso). La porción de la ACA que se arquea alrededor de la rodilla del cuerpo calloso es el **segmento A₃** (precalloso), y los **segmentos A₄** (supracalloso) y **A₅** (poscalloso) se localizan superior y posterior al cuerpo calloso. Compárense estas imágenes con las arterias y las venas tal como se representan en las figuras 2-18, 2-19, 2-21, 2-24, 2-27 y 2-28.

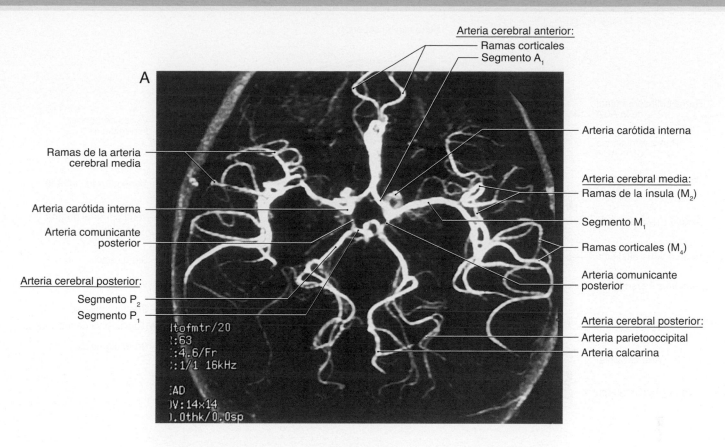

Arteria cerebral anterior:
Ramas corticales
Segmento A₁

A

Ramas de la arteria cerebral media

Arteria carótida interna

Arteria comunicante posterior

Arteria cerebral posterior:
Segmento P₂
Segmento P₁

Arteria carótida interna

Arteria cerebral media:
Ramas de la ínsula (M₂)

Segmento M₁

Ramas corticales (M₄)

Arteria comunicante posterior

Arteria cerebral posterior:
Arteria parietooccipital
Arteria calcarina

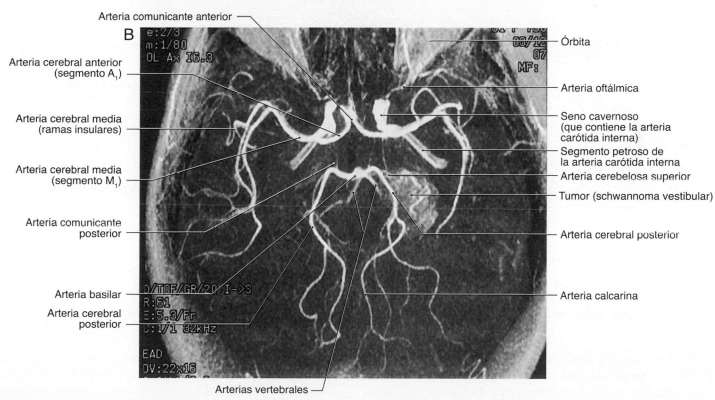

Arteria comunicante anterior

B

Arteria cerebral anterior (segmento A₁)

Arteria cerebral media (ramas insulares)

Arteria cerebral media (segmento M₁)

Arteria comunicante posterior

Arteria basilar

Arteria cerebral posterior

Órbita

Arteria oftálmica

Seno cavernoso (que contiene la arteria carótida interna)
Segmento petroso de la arteria carótida interna
Arteria cerebelosa superior

Tumor (schwannoma vestibular)

Arteria cerebral posterior

Arteria calcarina

Arterias vertebrales

10-10 Angio-RM (**A**, **B**) en el plano axial (transversal) de los vasos en la base del cerebro que forman la mayor parte del **círculo arterial cerebral** (de Willis).

Obsérvense las **arterias cerebrales anterior, media** y **posterior** a medida que se extienden lateralmente desde el círculo arterial.

La imagen superior (**A**) es de un sujeto normal y la inferior (**B**) es de un paciente con **schwannoma vestibular** (**SV**). En general estos tumores son de crecimiento lento, pueden volverse sintomáticos después de los 30 años de edad; normalmente (más de 95% de las veces) se acompañan de **déficits auditivos** (**dificultades para discriminar los sonidos,** hipoacusia) y, sobre todo si son grandes (> 2.5 cm), pueden afectar la **raíz del nervio trigémino** (**NC V**), con la **correspondiente pérdida de sensibilidad en el mismo lado de la cara y la piel cabelluda.** Otros déficits pueden ser **acúfenos, desequilibrio, cefalea, entumecimiento facial** (30% de los casos) y **debilidad facial** (es interesante que sólo ocurre en 10 a 14% de los casos). Un paciente con **SV** bilateral, o con **SV** unilateral, pero de menos de 30 años de edad, debe ser evaluado para ver si tiene neurofibromatosis tipo 2. En este capítulo y en el capítulo 2 se describen los segmentos de las arterias cerebrales anterior, media y posterior.

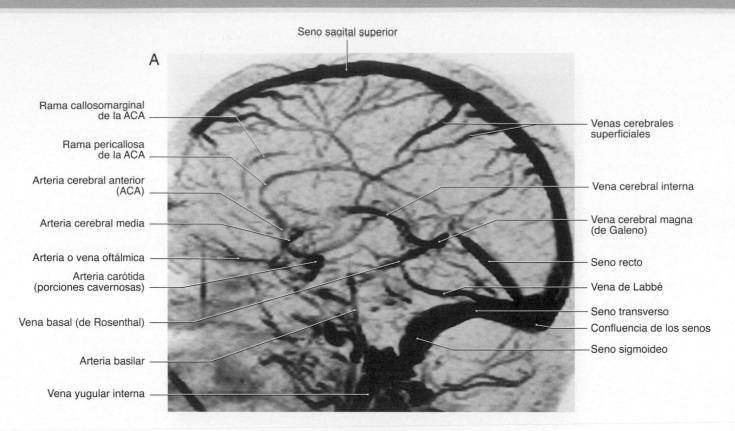

A

Seno sagital superior

Rama callosomarginal de la ACA

Rama pericallosa de la ACA

Arteria cerebral anterior (ACA)

Arteria cerebral media

Arteria o vena oftálmica

Arteria carótida (porciones cavernosas)

Vena basal (de Rosenthal)

Arteria basilar

Vena yugular interna

Venas cerebrales superficiales

Vena cerebral interna

Vena cerebral magna (de Galeno)

Seno recto

Vena de Labbé

Seno transverso

Confluencia de los senos

Seno sigmoideo

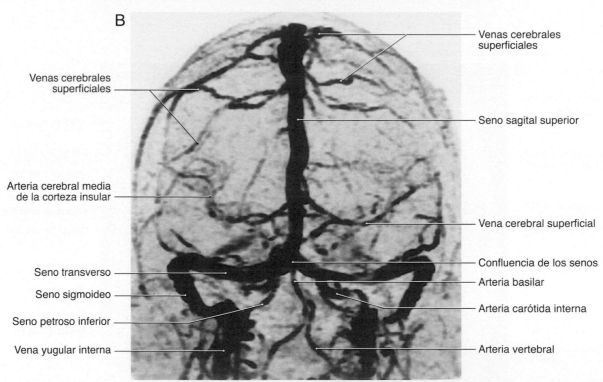

B

Venas cerebrales superficiales

Venas cerebrales superficiales

Arteria cerebral media de la corteza insular

Seno transverso

Seno sigmoideo

Seno petroso inferior

Vena yugular interna

Venas cerebrales superficiales

Seno sagital superior

Vena cerebral superficial

Confluencia de los senos

Arteria basilar

Arteria carótida interna

Arteria vertebral

10-11 La flebografía mediante resonancia magnética (flebo-RM) muestra principalmente venas y senos venosos durales, aunque a veces también se visualizan arterias (**A** y **B**). En esta vista sagital (**A**) y en la vista anteroposterior o coronal (**B**), pueden verse muchas venas y senos venosos.

Las **venas superficiales del cerebro** suministran el flujo venoso desde áreas más externas (corteza, sustancia blanca subcortical) mientras que los canales venosos profundos, como la **vena cerebral interna** (**A**) constituyen la salida de la sangre venosa de estructuras profundas (tálamo, caudado). Los **senos sagital superior** y **transverso** (con más frecuencia el derecho) son los sitios más comunes de **trombosis del seno venoso** (~70%). Puede observarse que la continuación del seno sagital superior es más prominente en el seno transverso derecho (**B**, compárese con la fig. 10-6). Compárese con las figuras 2-13, 2-16, 2-19 y 2-28.

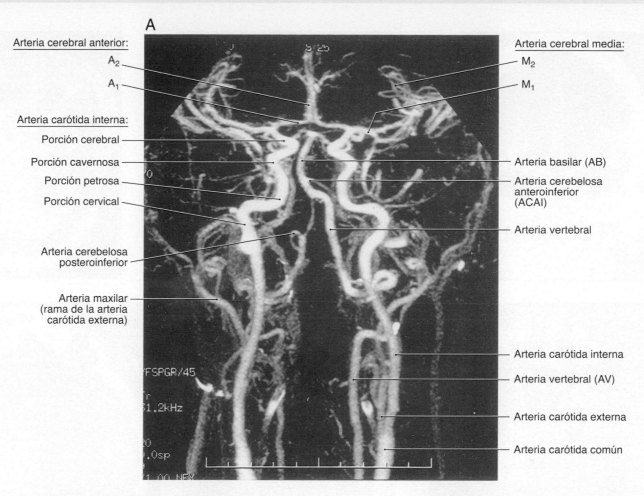

A

Arteria cerebral anterior:
- A_2
- A_1

Arteria carótida interna:
- Porción cerebral
- Porción cavernosa
- Porción petrosa
- Porción cervical

Arteria cerebelosa posteroinferior

Arteria maxilar
(rama de la arteria
carótida externa)

Arteria cerebral media:
- M_2
- M_1

Arteria basilar (AB)

Arteria cerebelosa
anteroinferior
(ACAI)

Arteria vertebral

Arteria carótida interna

Arteria vertebral (AV)

Arteria carótida externa

Arteria carótida común

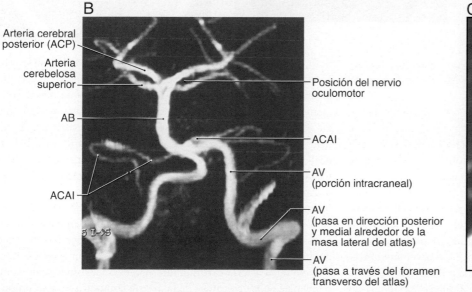

B

Arteria cerebral
posterior (ACP)

Arteria
cerebelosa
superior

AB

ACAI

Posición del nervio
oculomotor

ACAI

AV
(porción intracraneal)

AV
(pasa en dirección posterior
y medial alrededor de la
masa lateral del atlas)

AV
(pasa a través del foramen
transverso del atlas)

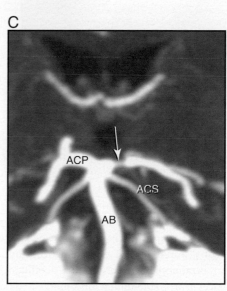

C

ACP

ACS

AB

10-12 Vista general (**A-C**) de las arterias del cuello que irrigan el encéfalo (**carótida interna y vertebral**) y de sus ramas terminales principales (**arteria cerebral anterior** y **arteria cerebral media**, **sistema vertebrobasilar**), tal como se ven en una **angio-RM** (proyección anteroposterior).

En aproximadamente 40 a 45% de las personas la **arteria vertebral** (**AV**) izquierda es más grande, tal como se ve aquí, y en cerca de 4 a 7% de los pacientes una u otra de las **arterias vertebrales puede presentar hipoplasia**, tal como se observa aquí a la derecha del paciente. En esencia, la **AV** derecha termina en el origen de la **ACPI** (**A**) y solo una estrecha porción hipoplásica (que se ve en 6 o 7% de los casos, con más frecuencia a la derecha) se continúa hacia la arteria basilar. La angio-RM en (**B**) es una vista detallada del **sistema vertebrobasilar**, desde el punto donde las arterias vertebrales salen del foramen transverso de las vértebras cervicales hacia donde la arteria basilar se bifurca en arterias cerebrales posteriores. La porción superior de

la arteria basilar (**C**) da origen a la **arteria cerebelosa superior** (**ACS**) para bifurcarse inmediatamente después en los dos **segmentos P_1** de la **arteria cerebral posterior**. Nótese el estrechamiento del segmento P_1 izquierdo (**C**) en este paciente. Compárese esta imagen con la figura 2-21.

Cuando se habla de la arteria vertebral (**AV**) suele decirse que consta de cuatro segmentos, a veces llamados V_1 a V_4. El primer segmento (V_1) se encuentra entre el origen de la AV desde la arteria subclavia y la entrada de la AV hacia el primer foramen transverso de la vértebra cervical (con frecuencia en C6); el segundo segmento (V_2) es la porción de la arteria vertebral que asciende a través del foramen transverso de C6-C2; el tercer segmento (V_3) se localiza entre la salida de la AV desde el foramen transverso del axis y la duramadre en el foramen magno (esto incluye el bucle de la AV que pasa a través del foramen transverso de C1/atlas); el cuarto segmento (V_4) entra en la fosa posterior y se une con su equivalente para formar la arteria basilar.

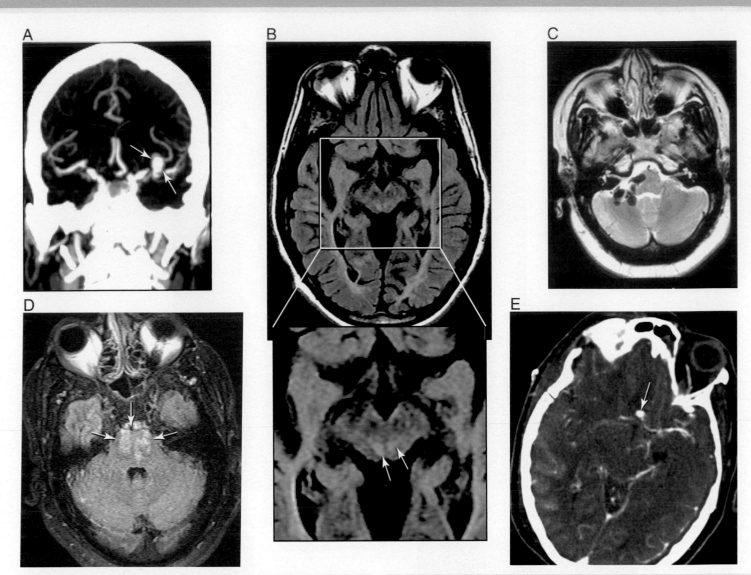

10-13 Angiograma en el plano coronal de un **aneurisma** (**A**, flechas) en el punto donde el **segmento M₁** se ramifica en los segmentos **M₂**.

En aproximadamente 75% de los casos, en esta ubicación existe una auténtica bifurcación; en 25% puede haber ramificación hacia tres, cuatro, cinco o **más segmentos de M₂**. Muchos **aneurismas de la ACM** se presentan en esos puntos de ramificación; los aneurismas se encuentran por lo general en los puntos de ramificación de los vasos o en los puntos donde hay un giro abrupto en la trayectoria del vaso. Lesiones vasculares bilaterales pequeñas en el mesencéfalo (**B**, flechas, vista ampliada abajo) pueden poner en peligro el **fascículo longitudinal medial** y porciones del **complejo oculomotor**. El paciente puede presentar **oftalmoplejía internuclear, debilidad en ciertos movimientos oculares** y probable **dilatación pupilar** debida a daños en el núcleo visceromotor preganglionar parasimpático de Edinger-Westphal. En estos casos prevalecen las fibras posganglionares simpáticas no afectadas que van al ojo. La pequeña **malformación arteriovenosa** (MAV) en el ángulo cerebelopontino derecho (**C**) se caracteriza por vacíos de flujo en los vasos dentro de la estructura. Las MAV son lesiones congénitas que pueden agrandarse con la edad: pueden presentarse con **hemorragia, convulsiones** y posiblemente **efecto de masa**. Son ligeramente más comunes en hombres. La edad culminante de la **hemorragia** es de 15 a 20 años. El aneurisma puede coexistir con la MAV. La oclusión de la arteria basilar, con el consecuente infarto de la porción basilar (más) del puente (**D**, flechas) puede causar **síndrome de enclaustramiento**. En este caso, están ausentes las funciones motoras de los miembros inferior y superior, y de la mayoría de los nervios craneales inferiores (tractos motores descendentes lesionados en la porción basilar del puente), mientras que las vías sensitivas (los tractos sensitivos y los nervios craneales superiores no están lesionados en el tegmento del puente) y algunos movimientos oculares están intactos. Dentro del **sistema de la arteria carótida interna**, los aneurismas se descubren con frecuencia en las **cercanías de la arteria comunicante y su unión con A₁ y A₂** (**E**, flecha). Si se rompe un aneurisma en este lugar podría diseccionarse hacia la corteza orbitofrontal (véase fig. 9-16 B) y tal vez hacia el cuerno anterior del ventrículo lateral.

Preguntas de estudio y repaso con respuestas razonadas

E l estudiante de neurobiología humana, o de cualquier campo médico, tiene dos objetivos fundamentales. El *primero* es adquirir los conocimientos básicos y las habilidades diagnósticas para convertirse en profesional sanitario competente. Para ello es indispensable tratar las necesidades clínicas del paciente con comprensión, habilidad y compasión. El *segundo* es superar satisfactoriamente los exámenes a que se somete en diversas situaciones. Puede tratarse de los exámenes estándar del curso, del *Subject National Board Examination* (actualmente utilizado o exigido en muchos cursos), del *United States Medical Licensing Examination* (USMLE) *Step 1* (exigido a todos los estudiantes de medicina en Estados Unidos), o simplemente del deseo, por parte del alumno, de autoevaluarse.

Las preguntas de este capítulo se han preparado con dos estilos generales. Por un lado, hay **preguntas de estudio** o repaso que evalúan conocimientos generales relacionados con la estructura y función del sistema nervioso central. En segundo lugar, las preguntas tienen una única respuesta correcta siguiendo el **estilo USMLE** y se basan en un **caso clínico**. La precisión y la relevancia clínicas de estas preguntas, tal como se utilizan en los ejemplos, se han revisado meticulosamente. Con el fin de que este ejercicio de aprendizaje sea más provechoso, algunas respuestas pueden contener otra información relevante para ampliar el proceso educativo.

En general, las preguntas se organizan por capítulos, aunque los dos primeros se han combinado. La remisión a la página (o páginas) donde puede encontrarse la respuesta correcta suele referirse al capítulo (o capítulos) de donde procede la pregunta. Sin embargo, si se acepta que la neurociencia es dinámica y tridimensional, algunas preguntas remiten a capítulos distintos de aquellos en que se originó la pregunta. Esto proporciona un mayor grado de integración al aportar información más amplia en una sola pregunta. El diagnóstico correcto de un paciente con una afección neurológica puede requerir también conceptos adquiridos en otros cursos de ciencia básica. En ese sentido, algunas preguntas y sus respuestas pueden incluir estos conceptos adicionales básicos.

Se trata no de una lista de preguntas del todo inclusivas, sino de una muestra que cubre una amplia variedad de aspectos neuroanatómicos y clínicos relevantes. Está claro que a partir de los temas tratados en este atlas puede elaborarse una serie de preguntas mucho mayor. Se espera que esta muestra permita al lector hacerse una idea adecuada de cómo la información sobre neurociencia básica se relaciona con una serie de temas importantes, y cómo pueden elaborarse las preguntas sobre estos temas.

PREGUNTAS Y RESPUESTAS

La siguiente es una muestra de preguntas con sus respuestas planteadas de manera aleatoria, es decir, sin división por capítulos.

1. Una mujer de 69 años de edad es acompañada a urgencias por su hija. Ella explica que su madre ha perdido de manera repentina la capacidad de hablar, pero sí entendía su problema. La exploración revela que la mujer sufre afasia no fluente (de Broca). ¿En cuál de los siguientes giros es más probable que una IRM sagital muestre una lesión?

(A) Angular
(B) Frontal inferior
(C) Lingual
(D) Frontal medio
(E) Supramarginal

2. Un hombre de 71 años de edad con obesidad mórbida acude a urgencias con su hijo, quien explica que su padre se ha quejado de una cefalea repentina insoportable y que luego ha entrado en un estado de estupor (difícil de despertar). Ante sospecha de rotura de un aneurisma, el médico pide una TC. ¿Qué color en la TC describe el aspecto de una hemorragia aguda en el espacio subaracnoideo?

(A) Negro (hipodenso)
(B) Negro a gris
(C) Gris claro
(D) Gris intermedio
(E) Blanco (hiperdenso)

3. ¿Cuál de las siguientes estructuras venosas que se listan en seguida se encuentra en la profundidad del surco lateral en la superficie de la corteza insular?

(A) Vena cerebral anterior
(B) Vena basal (de Rosenthal)
(C) Vena cerebral media profunda
(D) Vena cerebral media superficial
(E) Vena anastomótica inferior (de Labbé)

4. Un hombre de 47 años de edad se presenta con un intenso dolor en la cara que empieza en la comisura de los labios. Se trata de una característica de la neuralgia del trigémino (tic doloroso). La IRM muestra un vaso que comprime la raíz del nervio referido. ¿De qué vasos son las ramas aberrantes con más probabilidad de estar involucradas?

(A) Arteria cerebelosa anteroinferior
(B) Arteria basilar
(C) Arteria cerebral posterior
(D) Arteria cerebelosa posteroinferior
(E) Arteria cerebelosa superior

5. Un hombre de 22 años de edad es llevado a urgencias tras sufrir un accidente de tránsito. La exploración revela laceraciones faciales, dilatación de la pupila derecha y pérdida de la mayor parte del movimiento ocular en el ojo derecho. No sufre ningún otro problema motor ni sensitivo. La TC revela fracturas en la cara y la órbita. ¿Cuál de las siguientes estructuras tendría que estar fracturada, con afectación de su contenido, para explicar mejor sus déficits?

(A) Foramen oval
(B) Foramen redondo
(C) Fisura orbitaria inferior
(D) Fisura orbitaria superior
(E) Foramen estilomastoideo

6. Una mujer de 71 años de edad es diagnosticada con síndrome del uno y medio por una lesión del lado derecho del puente. ¿Cuál de los siguientes músculos de la paciente conserva su movilidad?

(A) Recto lateral izquierdo
(B) Recto medial izquierdo
(C) Recto superior izquierdo
(D) Recto lateral derecho
(E) Recto medial derecho

7. La meningitis bacteriana es una inflamación de las meninges. ¿En cuál de las siguientes localizaciones suele encontrarse?

(A) Espacio epidural
(B) Espacio subaracnoideo
(C) Espacio subdural
(D) Espacio subpial
(E) Espacio ventricular

8. Una mujer de 85 años de edad es llevada a urgencias por su familia tras presentar confusión y letargo repentinos. La exploración reveló hemianopsia homónima izquierda. La TC muestra un suceso hemorrágico en el territorio vascular que irriga los cuerpos geniculados medial y lateral. ¿Cuál de las siguientes estructuras también sería afectada en esta lesión vascular?

(A) Núcleo anterior del tálamo
(B) Núcleo mediodorsal superior
(C) Globo pálido
(D) Núcleo pulvinar
(E) Núcleo subtalámico

9. Un joven de 16 años de edad es llevado a urgencias tras sufrir un accidente al tirarse de cabeza al agua. La exploración inicial revela una pérdida bilateral de la función motora y sensitiva desde aproximadamente T4 hacia inferior, incluidos los miembros inferiores. Después de 36 h el joven puede dorsiflexionar los dedos de los pies, apenas puede mover el miembro inferior derecho a nivel de la rodilla y puede percibir estimulación con pinchazos en la piel perianal (ausencia de afectación sacra). ¿Cuál de las siguientes opciones describe con mayor especificidad la lesión de médula espinal del paciente?

(A) Centro de la médula espinal
(B) Completa
(C) Hemisección

(D) Incompleta
(E) Siringomielia importante

10. Un hombre de 71 años de edad llega a urgencias con su esposa, quien explica que repentinamente se debilitó su pierna izquierda. Le ha llevado de inmediato al hospital (con trayecto cercano a 20 min). La exploración revela que el hombre presenta obesidad y es hipertenso. No presenta déficits de los nervios craneales, el lado izquierdo se encuentra ligeramente debilitado y no muestra déficits sensitivos. Después de 2 h la debilidad ha desaparecido. Una TC y una IRM obtenidas al cabo de 5 h no muestran lesiones. ¿Cuál de los siguientes trastornos describe de manera más específica su situación clínica?

(A) Síndrome medular central
(B) Accidente cerebrovascular embólico pequeño
(C) Accidente cerebrovascular hemorrágico pequeño
(D) Siringobulbia
(E) Accidente isquémico transitorio

11. Una mujer de 81 años de edad llega a urgencias con su nieto, quien explica que durante la comida su abuela se cayó de la silla; no perdió la consciencia, pero tuvo problemas para hablar. La exploración realizada en urgencias reveló debilidad de los miembros inferior y superior izquierdos, desviación de la lengua al protruirla hacia la derecha y pérdida de la sensibilidad vibratoria en el lado izquierdo. ¿Cuál de los siguientes déficits describe de manera más específica el padecimiento de la abuelita?

(A) Hemianestesia alternante (cruzada)
(B) Hemihipoestesia
(C) Hemiplejía alternante (cruzada) inferior
(D) Hemiplejía alternante (cruzada) media
(E) Hemiplejía alternante (cruzada) superior

12. ¿Cuál de las siguientes estructuras se encuentra de inmediato interna al pie del pedúnculo cerebral, aparece con un tono gris oscuro (hipointenso) en una IRM sagital ponderada en T1, y cuando hay pérdida de sus células se observa un temblor de contar monedas?

(A) Brazo del colículo inferior
(B) Sustancia gris periacueductal
(C) Área pretectal
(D) Núcleo rojo
(E) Sustancia negra

13. Un niño de 15 años es llevado a urgencias tras sufrir un accidente en la granja de su padre. La exploración revela debilidad significativa (una hemiparesia) del miembro inferior izquierdo. Se observa pérdida de la sensibilidad a los pinchazos en el lado derecho, con inicio en el dermatoma de T8 (aproximadamente a medio camino entre el pezón y el ombligo), y dorsiflexión del dedo gordo del pie en respuesta a la estimulación plantar. Con base en la exploración, ¿cuál de las siguientes puede ser la localización más probable de la lesión?

(A) T6 en el lado izquierdo
(B) T6 en el lado derecho
(C) T8 en el lado izquierdo
(D) T8 en el lado derecho
(E) T10 en el lado izquierdo

14. Un médico realiza una exploración neurológica habitual en un adolescente de 16 años antes de asistir a un campamento de verano de fútbol americano. Como parte de la exploración, le percute el tendón de la patela y le provoca un reflejo patelar. ¿De cuál de los siguientes niveles espinales se evalúa la integridad funcional con este reflejo?

(A) C5-C6
(B) C7-C8
(C) T8-T10
(D) L2-L4
(E) L5-S1

15. En una jornada laboral intensa en el servicio de urgencias, el residente de neurología atiende a tres pacientes con lesiones del tronco encefálico. El primero es una mujer de 83 años de edad con una lesión en la zona del mesencéfalo irrigada por las arterias cuadrigémina y coroidea posterior lateral. El segundo es un hombre de 68 años de edad con un síndrome de la arteria cerebelosa posteroinferior (síndrome bulbar lateral o de Wallenberg). El tercero es una mujer de 47 años de edad con un presunto glioblastoma multiforme que invade las porciones medial y lateral del tegmento del puente y las porciones contiguas del pedúnculo cerebeloso medio. ¿Cuál de los siguientes déficits es más probable observar en los tres pacientes suponiendo que se lleva a cabo una exploración neurológica completa?

(A) Síndrome de Claude
(B) Hemiplejía contralateral
(C) Hemiplejía facial
(D) Síndrome de Horner
(E) Síndrome bulbar medial

16. Los reflejos somatoviscerales son aquellos en los cuales el ramo aferente se origina en algún tipo de receptor cutáneo (aferente somático) y el ramo eferente está mediado por fibras visceromotoras preganglionares y posganglionares. La presencia de un grano de arena en el ojo causa un aumento de las secreciones de la glándula lagrimal para eliminar el objeto molesto. En el reflejo de lagrimeo o lagrimal, ¿dónde se localizan los cuerpos celulares posganglionares que inervan esta glándula?

(A) Núcleo posterior (motor) del nervio vago
(B) Ganglio geniculado
(C) Ganglio ótico
(D) Ganglio pterigopalatino
(E) Núcleo salivatorio superior

17. Un hombre de 23 años de edad es llevado a urgencias tras sufrir un accidente en una construcción. La TC muestra una fractura del proceso mastoideo izquierdo con lesión total del foramen estilomastoideo. ¿Cuál de los siguientes déficits será más probable observar en este hombre?

(A) Hemianestesia alternante
(B) Hemiplejía alternante
(C) Parálisis central del nervio craneal VII
(D) Hemiplejía facial
(E) Espasmo hemifacial

18. Un hombre de 59 años de edad, médico familiar, confiesa a un colega neurólogo que cree que sufre enfermedad de Parkinson en estadio temprano. La exploración neurológica revela un ligero temblor en reposo de la mano izquierda, marcha lenta y ausencia de la amplitud normal de la expresión facial. ¿Dónde es más probable que se localicen las alteraciones degenerativas en esta fase de la enfermedad?

(A) Sustancia negra bilateral
(B) Globo pálido izquierdo
(C) Sustancia negra izquierda
(D) Globo pálido derecho
(E) Sustancia negra derecha

19. Un trastorno hereditario (autosómico recesivo) puede aparecer al inicio de la adolescencia. Estos pacientes sufren alteraciones degenerativas en los tractos espinocerebelosos, los cordones posteriores, las fibras corticoespinales, la corteza cerebelosa y sitios concretos del tronco encefálico. Los síntomas de estos pacientes pueden ser ataxia, parálisis, disartria y otras manifestaciones clínicas. ¿En cuál de las siguientes situaciones es más característico observar esta serie de déficits?

(A) Ataxia de Friedreich
(B) Enfermedad de Huntington

(C) Degeneración olivopontocerebelosa (atrofia)
(D) Enfermedad de Parkinson
(E) Síndrome de Wallenberg

20. Un hombre de 20 años de edad es llevado a urgencias tras sufrir un accidente de motocicleta. La exploración revela múltiples traumatismos craneoencefálicos, laceraciones faciales y fractura del húmero. La TC muestra una fractura basal del cráneo que se extiende a través del foramen yugular. Bajo el supuesto de que el nervio o nervios que atraviesan este foramen se lesionaron, ¿cuál de los siguientes déficits sería más probable observar?

(A) Desviación de la lengua hacia el lado de la lesión al protruir
(B) Diplopía y ptosis
(C) Caída del hombro y dificultad para elevarlo
(D) Caída de la cara en el lado lesionado
(E) Pérdida del ramo eferente del reflejo corneal

21. ¿Cuál de los siguientes es un núcleo de relevo del tálamo?

(A) Centromediano
(B) Mediodorsal
(C) Geniculado medial
(D) Pulvinar
(E) Reticular del tálamo

22. Una mujer de 39 años de edad presenta contracciones musculares mantenidas y oscilantes que le han causado torsión del tronco y los miembros en posturas raras y anómalas. ¿Cuál de los siguientes trastornos es más probable que sufra?

(A) Disartria
(B) Dismetría
(C) Disfagia
(D) Disnea
(E) Distonía

23. La madre de una adolescente de 16 años de edad la lleva al médico familiar. La adolescente explica que a veces presenta secreción de un líquido blanco en las mamas. La exploración confirma que no tiene relaciones sexuales y que no está embarazada. Una IRM revela un pequeño tumor en el área de la hipófisis y el hipotálamo. A partir de sus signos y síntomas, ¿cuál es su padecimiento más probable?

(A) Hipersecreción de corticotropina
(B) Hipersecreción de hormona del crecimiento
(C) Hipersecreción de hormona luteinizante
(D) Hipersecreción de prolactina
(E) Hipersecreción de vasopresina

24. Un neurólogo atiende a tres pacientes en urgencias. El primero es una mujer de 61 años de edad con hemiplejía alternante superior; el segundo es un niño de 12 años de edad con ependimoma del cuarto ventrículo que afecta al colículo facial, y el tercero es un hombre de 72 años de edad con un infarto vascular en el territorio de las ramas paramedianas de la arteria basilar en la porción inferior del puente. ¿Qué tienen en común los tres?

(A) Afasia
(B) Agnosia
(C) Diplopía
(D) Disartria
(E) Disfagia

25. Una mujer de 44 años de edad acude al médico familiar con cefalea intermitente y se queja de que no ve con el ojo izquierdo. La exploración revela deterioro significativo de la visión del mismo. Cuando se le acerca una luz, no se observa reflejo pupilar directo ni consensual; el ramo aferente está afectado. La angio-RM muestra un gran aneurisma en el origen de la arteria oftálmica. ¿Cuál de los siguientes es el origen más frecuente de este vaso?

    (A) Porción cavernosa de la arteria carótida interna
    (B) Porción cerebral de la arteria carótida interna
    (C) Primer segmento (A_1) de la arteria cerebral anterior
    (D) Primer segmento (M_1) de la arteria cerebral media
    (E) Porción petrosa de la arteria carótida interna

Las preguntas 26 y 27 se refieren al siguiente paciente:
Una mujer de 59 años de edad se queja de cefalea intensa repentina que no respondió a los analgésicos de venta sin receta, pero que desapareció al cabo de varias horas. Durante la visita, el médico averigua que recientemente la mujer ha sufrido episodios parecidos, y solicita una IRM. Las imágenes revelan un gran aneurisma fusiforme en el segmento P_3.

26. En esta localización, ¿cuál de los siguientes giros es más probable que resulte afectado por el aneurisma?

    (A) Cuña
    (B) Lingual
    (C) Orbitario
    (D) Parahipocampal
    (E) Temporal superior

27. Suponiendo que el neurocirujano decida que se trata de una lesión vascular importante que requiere tratamiento, con base en su localización, ¿qué déficit podría presentar la paciente?

    (A) Ceguera en un ojo
    (B) Hipoacusia bilateral parcial
    (C) Pérdida visual bilateral parcial
    (D) Pérdida somatomotora corporal
    (E) Pérdida somatosensitiva corporal

Las preguntas 28 y 29 se refieren al siguiente paciente:
Un hombre de 63 años de edad sufre hipoacusia, acúfenos (zumbidos en el oído), vértigo y marcha inestable; todos estos síntomas han ido apareciendo a lo largo de varios años. La IRM revela un tumor grande (3 cm de diámetro) en el ángulo pontocerebeloso, y lo más probable es que se trate de un schwannoma vestibular (a veces llamado incorrectamente neurinoma del acústico).

28. ¿Qué otro déficit podría presentar este paciente?

    (A) Anosmia
    (B) Hemianopsia
    (C) Entumecimiento facial
    (D) Déficits del campo visual
    (E) Debilidad de la lengua

29. Además del nervio vestibulococlear, ¿cuál de las siguientes estructuras es más probable que sea afectada por el tumor que presenta este hombre?

    (A) Arteria cerebelosa anteroinferior
    (B) Nervio facial
    (C) Nervio glosofaríngeo
    (D) Arteria cerebelosa posteroinferior
    (E) Nervio vago

Las preguntas 30 y 31 se refieren al siguiente paciente:
Un hombre de 23 años de edad es llevado a urgencias tras sufrir un accidente de automóvil. La exploración neurológica revela debilidad del miembro inferior derecho y pérdida de las sensibilidades dolorosa y térmica en el lado izquierdo que empieza a nivel del ombligo. La TC muestra una fractura de la columna vertebral con desplazamiento de fragmentos óseos hacia el conducto vertebral.

30. ¿La afectación de qué tracto tendría correlación con la debilidad del miembro inferior que se observa en este paciente?

    (A) Tracto corticoespinal lateral izquierdo
    (B) Fibras reticuloespinales en el lado derecho
    (C) Tracto corticoespinal lateral derecho
    (D) Tracto rubroespinal derecho
    (E) Fibras vestibuloespinales del lado derecho

31. ¿Cuál de los siguientes niveles de la médula espinal es más probable que sea afectado por la fractura de la columna vertebral que ha sufrido?

    (A) T6 en el lado izquierdo
    (B) T8 en el lado izquierdo
    (C) T8 en el lado derecho
    (D) T10 en el lado izquierdo
    (E) T10 en el lado derecho

Las preguntas 32 y 33 se refieren al siguiente paciente:
Una mujer de 71 años de edad acude al médico de cabecera y le explica que "la comida se me resbala de la boca cuando como". La exploración revela debilidad unilateral de los músculos alrededor del ojo (hendidura palpebral) y de la abertura de la boca (hendidura oral). La mujer también sufre pérdida de las sensibilidades dolorosa y térmica en el lado opuesto del cuerpo, menos en la cabeza. La TC muestra un área infartada en la porción lateral del tegmento del puente.

32. ¿La afectación de qué núcleo explicaría con mayor probabilidad la debilidad muscular experimentada por esta mujer?

    (A) Abducens
    (B) Arqueado
    (C) Motor del nervio facial
    (D) Hipogloso
    (E) Motor del nervio trigémino

33. La pérdida de las sensibilidades dolorosa y térmica experimentada por esta mujer, ¿con qué estructura lesionada es más probable que se relacione?

    (A) Tracto trigeminotalámico anterior (ventral)
    (B) Sistema anterolateral
    (C) Lemnisco lateral
    (D) Lemnisco medial
    (E) Tracto espinal del nervio trigémino

Las preguntas 34 y 35 se refieren al siguiente paciente:
Un hombre de 41 años de edad es llevado a urgencias tras sufrir un accidente en una construcción. La exploración revela debilidad (hemiplejía) y pérdida de la sensibilidad vibratoria y del tacto discriminativo en el miembro inferior izquierdo, así como pérdida de las sensibilidades dolorosa y térmica en el miembro inferior derecho. La TC muestra una fractura de la columna vertebral adyacente al nivel T8 de la médula espinal.

34. ¿La afectación de qué vía es más probable que explique la pérdida de la sensibilidad vibratoria en este hombre?

    (A) Sistema anterolateral en el lado derecho
    (B) Fascículo cuneiforme en el lado izquierdo
    (C) Fascículo cuneiforme en el lado derecho
    (D) Fascículo grácil en el lado izquierdo
    (E) Fascículo grácil en el lado derecho

35. La pérdida de la sensibilidad dolorosa y térmica observada en este hombre, ¿de cuál de las siguientes vías refleja afectación?

    (A) Sistema anterolateral en el lado izquierdo
    (B) Sistema anterolateral en el lado derecho
    (C) Fascículo cuneiforme en el lado izquierdo
    (D) Fascículo grácil en el lado izquierdo
    (E) Tracto espinocerebeloso posterior en el lado izquierdo

Las preguntas 36 a 38 se refieren al siguiente paciente:
Hombre de 88 años de edad que acude a urgencias con su hija, quien explica que su padre se ha quejado de debilidad en el "brazo" y la "pierna" (miembros superior e inferior) del lado derecho, y de "ver doble" (diplopía). La TC muestra un área infartada en el área medial del puente en la unión pontomedular. El área infartada coincide con el territorio irrigado por las ramas paramedianas de la arteria basilar.

36. ¿La afectación de qué estructura puede explicar la debilidad de los miembros del lado derecho?

    (A) Fibras corticoespinales en el lado izquierdo
    (B) Fibras corticoespinales en el lado derecho
    (C) Pedúnculo cerebeloso medio en el lado izquierdo
    (D) Fibras rubroespinales en el lado izquierdo
    (E) Fibras rubroespinales en el lado derecho

37. ¿A la afectación de qué estructura es más probable que se deba la diplopía (visión doble) que sufre este hombre?

    (A) Raíz del nervio abducens
    (B) Raíz del nervio facial
    (C) Raíz del nervio oculomotor
    (D) Nervio óptico
    (E) Nervio troclear o su raíz

38. Si la lesión de este paciente afecta al territorio de las ramas paramedianas de la arteria basilar, ¿cuál de las siguientes estructuras tendrá más probabilidad de estar incluida en el área infartada?

    (A) Sistema anterolateral
    (B) Núcleo motor del nervio facial
    (C) Núcleo del nervio hipogloso
    (D) Lemnisco medial
    (E) Tracto espinal del nervio trigémino

Las preguntas 39 a 42 se refieren al siguiente paciente:
Un hombre de 69 años de edad llega a urgencias con síntomas de pérdida repentina de la sensibilidad en la cara y la boca. La anamnesis y la exploración física indican que el hombre tiene sobrepeso, es hipertenso y no toma su medicación con regularidad. Cuando habla, su voz es áspera y ronca. La exploración revela pérdida de las sensibilidades dolorosa y térmica en el lado derecho del cuerpo y en el lado izquierdo de la cara. La TC muestra un área infartada en la médula oblongada.

39. ¿La afectación de qué núcleo es más probable que explique la voz áspera y ronca del paciente?

    (A) Núcleo del nervio facial
    (B) Núcleo grácil
    (C) Núcleo del nervio hipogloso
    (D) Núcleo ambiguo
    (E) Núcleo espinal del nervio trigémino

40. En este hombre, ¿la lesión de qué vía está más probablemente relacionada con la pérdida de las sensibilidades dolorosa y térmica del cuerpo inferior al cuello?

    (A) Sistema anterolateral
    (B) Fascículo cuneiforme
    (C) Fascículo grácil
    (D) Lemnisco medial
    (E) Tracto espinal del nervio trigémino

41. ¿La afectación de qué vía explicaría de manera más específica la pérdida de las sensibilidades dolorosa y térmica en la cara?

    (A) Sistema anterolateral
    (B) Lemnisco medial
    (C) Fascículo longitudinal medial
    (D) Tracto solitario
    (E) Tracto espinal del nervio trigémino

42. La TC muestra un área infartada en la médula oblongada. A partir de los déficits descritos y de las correspondientes estructuras afectadas, ¿cuál de las siguientes arterias es más probable que esté ocluida?

    (A) Arteria espinal anterior
    (B) Arteria espinal posterior
    (C) Arteria cerebelosa posteroinferior
    (D) Arteria cerebelosa anteroinferior
    (E) Ramas penetrantes de la arteria vertebral

Las preguntas 43 a 45 se refieren al siguiente paciente:
Hombre de 73 años de edad que es llevado a urgencias tras haber perdido el conocimiento en casa. La TC muestra una hemorragia en el hemisferio cerebral derecho. El hombre recupera la consciencia, pero no está del todo alerta. Después de 3 o 4 días sufre un rápido deterioro. Tiene las pupilas grandes (dilatadas) y responde con lentitud a la luz, el movimiento ocular está limitado, se observa debilidad en los miembros del lado izquierdo y entra en un estado comatoso. La TC revela una hernia del uncus.

43. En esta localización, ¿qué parte del tronco encefálico es más probable que esté directamente afectada por la hernia del uncus, sobre todo en las primeras fases?

    (A) Diencéfalo/tálamo
    (B) Mesencéfalo
    (C) Médula oblongada
    (D) Puente y cerebelo
    (E) Puente solamente

44. ¿En cuál de las siguientes localizaciones sería más probable que la afectación de las fibras corticoespinales explicara la debilidad de los miembros?

    (A) Porción basilar del puente izquierda
    (B) Porción izquierda del pie del pedúnculo cerebral
    (C) Porción basilar del puente derecha
    (D) Porción derecha del pie del pedúnculo cerebral
    (E) Brazo posterior derecho de la cápsula interna

45. ¿La afectación de las fibras de qué estructura es más probable que explique las pupilas dilatadas y poco sensibles de este hombre?

    (A) Nervio abducens
    (B) Fibras corticonucleares del pie del pedúnculo cerebral
    (C) Nervio oculomotor
    (D) Nervio óptico
    (E) Fibras simpáticas en los vasos cerebrales

46. Una recién nacida no puede mamar. La exploración revela deficiencia del desarrollo de los músculos de alrededor de la cavidad oral y la mejilla y algunos incluso están ausentes. ¿Cuál de las siguientes estructuras es más probable que sufra un fallo de desarrollo?

    (A) Mesodermo cefálico
    (B) Primer arco faríngeo
    (C) Segundo arco faríngeo
    (D) Tercer arco faríngeo
    (E) Cuarto arco faríngeo

Las preguntas 47 y 48 se refieren al siguiente paciente:
Mujer de 62 años de edad que acude a consulta con temblor y ataxia en el lado derecho del cuerpo, excepto en la cabeza, y con pérdida de la mayor parte del movimiento ocular en el lado izquierdo; en reposo, el ojo está ligeramente desviado hacia inferior y lateral. La pupila izquierda está dilatada. No se observan pérdidas sensitivas en la cara ni en el cuerpo.

47. Con base en los déficits observados en esta mujer, ¿dónde es más probable que se localice la lesión?

    (A) En el lado izquierdo del cerebelo
    (B) En el lado derecho del cerebelo
    (C) En el lado izquierdo de la médula oblongada
    (D) En el lado izquierdo del mesencéfalo
    (E) En lado derecho del mesencéfalo

48. ¿Cuál es la causa más probable de la dilatación pupilar?

    (A) Fibras parasimpáticas intactas del lado izquierdo
    (B) Fibras parasimpáticas intactas del lado derecho
    (C) Fibras simpáticas intactas del lado izquierdo
    (D) Fibras simpáticas intactas del lado derecho
    (E) Interrupción de las fibras hipotalamoespinales en el lado izquierdo

Las preguntas 49 y 50 se refieren al siguiente paciente:
Un hombre de 69 años de edad es diagnosticado con disartria. La anamnesis revela que ha tenido este problema durante varias semanas. La resonancia magnética muestra un área infartada en el lado derecho del tronco encefálico.

49. ¿La afectación de qué estructura es más probable que explique el déficit que presenta este hombre?

    (A) Núcleo cuneiforme
    (B) Núcleo ambiguo
    (C) Tracto y núcleos solitarios
    (D) Tracto espinal del nervio trigémino
    (E) Núcleos vestibulares

50. Bajo el supuesto de que el área infartada en el cerebro sea el resultado de una oclusión vascular, ¿cuál de las siguientes arterias tiene más probabilidades de estar afectada?

    (A) Arteria cerebelosa anteroinferior
    (B) Arteria laberíntica
    (C) Arteria cerebelosa posteroinferior
    (D) Arteria espinal posterior
    (E) Arteria cerebelosa superior

Las preguntas 51 a 53 se refieren a la siguiente paciente:
Una mujer de 80 años de edad es llevada a urgencias desde un centro de atención asistida. Está en silla de ruedas, se queja de que no se encuentra bien, presenta entumecimiento facial y está ronca, aunque afirma no estar resfriada. La exploración revela una pérdida de las sensibilidades dolorosa y térmica en el lado derecho de la cara y en el izquierdo del cuerpo. La TC muestra un área infartada en la porción lateral de la médula oblongada.

51. En esta mujer, ¿qué estructura lesionada explicaría la pérdida de las sensibilidades dolorosa y térmica en su cuerpo, exceptuando la cabeza?

    (A) Sistema anterolateral izquierdo
    (B) Sistema anterolateral derecho
    (C) Lemnisco medial izquierdo
    (D) Núcleo espinal del nervio trigémino del lado izquierdo
    (E) Tracto espinal del nervio trigémino del lado izquierdo

52. La ronquera de esta paciente probablemente se debe a:

    (A) Lesión del núcleo facial
    (B) Lesión del nervio/núcleo hipogloso
    (C) Lesión del núcleo ambiguo
    (D) Lesión del tracto espinal del nervio trigémino
    (E) Lesión del núcleo del nervio trigémino

53. Suponiendo que esta mujer haya sufrido una oclusión vascular, ¿cuál de las siguientes arterias tiene más probabilidad de estar afectada?

    (A) Arteria cerebelosa anteroinferior
    (B) Arteria espinal anterior
    (C) Arteria cerebelosa posteroinferior
    (D) Arteria espinal posterior
    (E) Arteria cerebelosa superior

Las preguntas 54 y 55 se refieren al siguiente paciente:
Hombre de 37 años de edad que es llevado a urgencias tras sufrir un accidente de automóvil. No llevaba el cinturón de seguridad y, como resultado, presenta lesiones extensas en la cara y la cabeza. La TC revela numerosas fracturas de los huesos de la cara y del cráneo, y hemorragia en las áreas superiores de los lóbulos frontales y en los 3 a 4 cm en dirección superior de los lóbulos temporales, bilateralmente. Después de varias semanas de recuperación, es trasladado a un centro de larga estancia. Su comportamiento se caracteriza por: 1) dificultades para identificar sonidos tales como música o palabras; 2) propensión a meterse objetos no apropiados en la boca; 3) tendencia a comer en exceso o ingerir cosas no comestibles, como las hojas de la planta que tiene en la habitación, y 4) tendencia a tocarse los genitales.

54. ¿Qué trastorno describe con mayor precisión la tendencia de este paciente a comer en exceso?

    (A) Afagia
    (B) Disfagia
    (C) Disnea
    (D) Hiperoralidad
    (E) Hiperfagia

55. Con base en el cuadro clínico de este paciente, ¿cuál de los siguientes síndromes tiene más probabilidad de sufrir?

    (A) Síndrome de Klüver-Bucy
    (B) Síndrome de Korsakoff
    (C) Demencia senil
    (D) Síndrome de Wallenberg
    (E) Afasia de Wernicke

Las preguntas 56 y 57 se refieren al siguiente paciente:
Un hombre de 23 años de edad es llevado a urgencias tras sufrir un accidente de automóvil. La TC muestra fracturas de los huesos faciales y evidencia de traumatismo bilateral de los lóbulos temporales, incluida sangre en los giros parahipocampales y el hipocampo.

56. A medida que el paciente se recupera, ¿cuál de los siguientes déficits tiene más probabilidades de mostrar con mayor evidencia?

    (A) Pérdida sensitiva bilateral en la parte inferior del cuerpo
    (B) Pérdida de la memoria inmediata y a corto plazo
    (C) Pérdida de la memoria a largo plazo (remota)
    (D) Demencia
    (E) Disfagia y disartria

57. Suponiendo que también sufra una lesión bilateral mantenida del bucle de Meyer-Archambault, ¿cuál de los siguientes déficits es más probable que presente?

    (A) Hemianopsia bitemporal
    (B) Cuadrantanopsia bilateral inferior
    (C) Cuadrantanopsia bilateral superior
    (D) Cuadrantanopsia superior izquierda
    (E) Cuadrantanopsia superior derecha

Las preguntas 58 a 60 se refieren al siguiente paciente:
Un hombre de 67 años de edad es llevado a urgencias por su esposa, quien explica que su marido se cayó de manera repentina, que no podía levantarse de la cama y refirió que tenía náusea, pero no vomitó. La exploración revela debilidad en los miembros superior e inferior del lado izquierdo, ausencia de movimiento ocular y pupila dilatada en el lado derecho. La IRM muestra un área infartada en el tronco encefálico.

58. ¿En qué región del cerebro se localizan los cuerpos celulares cuyos axones afectados explican la debilidad de los miembros que presenta este paciente?

    (A) Corteza somatomotora izquierda
    (B) Giro paracentral anterior derecho
    (C) Pie del pedúnculo cerebral derecho
    (D) Giro precentral derecho
    (E) Corteza somatomotora derecha

59. ¿A la lesión de cuál de los siguientes grupos de fibras se debe la dilatación pupilar de este paciente?

    (A) Fibras preganglionares del núcleo de Edinger-Westphal
    (B) Fibras preganglionares del núcleo salivatorio inferior
    (C) Fibras posganglionares del ganglio ciliar
    (D) Fibras posganglionares del ganglio geniculado
    (E) Fibras posganglionares del ganglio cervical superior

60. ¿Qué situación describe mejor el conjunto de signos y síntomas observados en este paciente?

    (A) Hemianestesia alternante
    (B) Síndrome de Brown-Séquard
    (C) Hemiplejía alternante (cruzada) inferior
    (D) Hemiplejía alternante (cruzada) media
    (E) Hemiplejía alternante (cruzada) superior

RESPUESTAS

1. Respuesta **B**: el giro frontal inferior consta de la porción orbitaria (área 47 de Brodmann), la porción triangular (área 45) y la porción opercular (área 44). Una lesión localizada principalmente en las áreas 44 y 45 del hemisferio dominante producirá una afasia no fluente (de Broca o motora). Los giros supramarginal (área 40) y angular (área 39) representan lo que se denomina área de Wernicke, y el giro frontal medio contiene las áreas 6 y 8. El giro lingual se localiza inferior al surco calcarino; el cuadrante superior de los campos visuales contrarios se representa en este giro (área 17).

2. Respuesta **E**: la causa más frecuente de presencia de sangre en el espacio subaracnoideo es un traumatismo, y la segunda es la rotura de un aneurisma intracraneal. Los pacientes que sufren la rotura de un aneurisma intracraneal a menudo refieren una cefalea intensa y repentina ("la más horrible que haya tenido"). La hemorragia aguda en el espacio subaracnoideo se ve en la TC de color blanco a muy blanco; esta sangre es hiperdensa. Contrasta con el gris medio

del cerebro y el negro del líquido cerebroespinal (LCE) en los ventrículos. La intensidad del blanco puede variar, según la concentración relativa de sangre, de muy blanco (sangre concentrada) a blanco (principalmente sangre, con algo de LCE), o a gris muy claro (mezcla de sangre y LCE).

3. Respuesta **C**: la vena cerebral media profunda se localiza en la corteza insular y al anastomosarse a la vena cerebral anterior forma la vena basal de Rosenthal. La vena cerebral media superficial se localiza en la cara lateral del hemisferio cerca del surco lateral, se arquea alrededor del lóbulo temporal y se une al seno cavernoso. La vena anastomótica inferior (de Labbé) drena la cara lateral del hemisferio en el seno transverso.

4. Respuesta **E**: las ramas de la arteria cerebelosa superior se ven afectadas sobre todo en casos de neuralgia del trigémino que se presume de origen vascular. La arteria cerebral posterior y sus ramas más gruesas irrigan la unión mesencéfalo-diencéfalo o alcanzan la superficie medial del hemisferio. La arteria basilar irriga la porción basilar del puente, y la arteria cerebelosa anteroinferior irriga la porción inferior del mesencéfalo, el oído interno y la superficie inferior de la superficie del cerebelo. La vena basal drena las porciones mediales del hemisferio y atraviesa la cisterna ambiens para desembocar en la vena cerebral magna (de Galeno).

5. Respuesta **D**: los déficits de este paciente, pérdida de la mayor parte del movimiento ocular (pero no todo) y dilatación de la pupila, están en el lado derecho. Tales pérdidas, sin otros déficits, indican afectación del nervio oculomotor; este nervio sale de la cavidad craneal por la fisura orbitaria superior, la cual también permite el paso del nervio oftálmico. Por el foramen oval pasa la rama mandibular del nervio trigémino (además de fibras de los músculos masticadores) y por el foramen redondo pasa la rama maxilar del trigémino. Después de pasar a través del foramen redondo, el nervio maxilar se desvía y se introduce en la órbita por la fisura orbitaria inferior. El nervio facial pasa a través del foramen estilomastoideo.

6. Respuesta **A**: en este paciente la lesión pontina se encuentra en el lado derecho. Esto produce parálisis del músculo recto lateral derecho (neuronas motoras inferiores del nervio abducens) y de los músculos rectos mediales derecho e izquierdo (afectación de los axones de las interneuronas del fascículo longitudinal medial en ambos lados). El músculo que se mantiene es el recto lateral izquierdo.

7. Respuesta **B**: en la meningitis, la inflamación generalmente ocupa el espacio subaracnoideo y sus minúsculas extensiones a los surcos; la infección puede extenderse a las cisternas. El término clínico leptomeningitis (significa aracnoides + piamadre), de uso habitual, o piaracnitis, refleja el hecho de que esta infección con frecuencia está limitada al espacio subaracnoideo. La meningitis puede afectar a la duramadre (paquimeningitis) y, por extensión, invadir los diminutos espacios que hay entre la piamadre y la superficie del cerebro (espacio subpial). Sin embargo, éstas no son las principales localizaciones de este proceso infeccioso. Los espacios epidural y subdural son resultado de un traumatismo o de algún proceso patológico; no hay espacios naturales alrededor del cerebro.

8. Respuesta **D**: los cuerpos geniculados están recogidos en las caras inferior e inferior del núcleo pulvinar. El surco entre el cuerpo geniculado medial y el pulvinar contiene el brazo del colículo superior. Los cuerpos geniculados y el pulvinar tienen una irrigación común procedente de la arteria talamogeniculada, una rama de P_2. Ninguna de las otras opciones tiene una posición cercana a los cuerpos geniculados.

Los núcleos anteriores del tálamo, mediodorsal superior y subtalámico no comparten la irrigación sanguínea con el pulvinar.

9. **Respuesta D:** aunque inicialmente este paciente acudió a la consulta con pérdidas motoras y sensitivas completas, después de 36 h había recuperado alguna función; en este caso, la lesión se clasifica como lesión incompleta de la médula espinal. Los pacientes sin recuperación funcional después de 24 h o más y con afectación sacra han sufrido una lesión clasificada como completa, y es poco probable que recuperen las funciones neurológicas. En una lesión central de la médula espinal y una siringomielia importante, la sensibilidad del cordón posterior suele estar intacta y en una hemisección la pérdida de la función motora se da en el lado de la lesión y la pérdida de la sensibilidad a los pinchazos se da en el lado opuesto.

10. **Respuesta E:** la pérdida funcional en el corto plazo, que con frecuencia afecta una parte específica del cuerpo, es característica de un accidente isquémico transitorio (AIT). La IRM de seguimiento no muestra ninguna lesión porque no ha habido daño permanente. Los AIT son causados por un breve periodo de perfusión insuficiente en una región localizada del sistema nervioso; la recuperación suele ser rápida y completa. Sin embargo, los AIT, sobre todo si se repiten, pueden indicar un accidente cerebrovascular (ACV) inminente. Los ACV hemorrágicos con frecuencia producen algún tipo de déficit permanente, y el síndrome medular central tiene déficits bilaterales. Un ACV embólico pequeño sería visible en la IRM de seguimiento, y en este paciente habría causado un déficit persistente. La siringobulbia (cavitación dentro de la médula oblongada) puede comprender signos de los tractos largos además de signos de los nervios craneales.

11. **Respuesta C:** la debilidad de los miembros que se acompaña de parálisis de los músculos del lado contrario de la lengua (observada como desviación de la lengua hacia ese lado al protruir) indica una lesión de la médula oblongada que afecta a las fibras corticoespinales de la pirámide y a las raíces eferentes del nervio hipogloso. Se trata de una hemiplejía alternante (cruzada) inferior. La hemiplejía alternante (cruzada) media se debe a una lesión de las fibras corticoespinales pontinas y de la raíz del nervio abducens, y la hemiplejía alternante (cruzada) superior especifica la afectación de la raíz del nervio oculomotor y del pie del pedúnculo cerebral. La hemianestesia y la hemihipoestesia alternantes (alternas o cruzadas) son pérdidas de la sensibilidad.

12. **Respuesta E:** la sustancia negra se localiza dentro del pie del pedúnculo cerebral, y en la IRM ponderada en T1 aparece en un tono de gris más oscuro (hipointensa) que el del pie del pedúnculo cerebral. La pérdida de células de la sustancia negra que contienen dopamina se traduce en déficits motores característicos, entre ellos un temblor en reposo de contar monedas (el dedo índice hace contacto con el pulgar y juntos realizan un movimiento circular). El núcleo rojo y la sustancia gris periacueductal se localizan en el mesencéfalo, pero no delimitan el pie del pedúnculo cerebral. El brazo del colículo inferior se encuentra en la superficie lateral del mesencéfalo, y el área pretectal es contigua al acueducto mesencefálico en la unión del diencéfalo-mesencéfalo.

13. **Respuesta A:** la combinación de debilidad en el lado izquierdo (afectación corticoespinal) y pérdida de la sensibilidad dolorosa en el lado derecho es un componente del síndrome de Brown-Séquard. La pérdida motora es homolateral y la pérdida sensitiva contralateral a la lesión; las fibras de segundo orden que transmiten información dolorosa cruzan la comisura blanca anterior al ascender uno a dos segmentos espinales en el proceso. En este paciente, la lesión está en el lado izquierdo cerca del nivel T6; esto explica la debilidad en el lado izquierdo y la pérdida de la sensibilidad dolorosa en el lado derecho que empiezan a nivel del dermatoma T8. Las lesiones en T8 o T10 producirán una pérdida de la sensibilidad dolorosa de inicio, respectivamente, a nivel de los dermatomas T10 o T12 en el lado contrario.

14. **Respuesta D:** un ligero golpe en el tendón patelar produce la contracción del músculo cuádriceps, y la rodilla se desplaza repentinamente hacia anterior (extensión); en esta acción intervienen los niveles espinales L2-L4. Se trata de un reflejo monosináptico (y un reflejo miotático) con estimulación de los músculos extensores de la pierna y, a través de una interneurona, inhibición de los flexores de la pierna. El reflejo bicipital está mediado por C5-C6, y el del tricipital por C7-C8. En el reflejo abdominal intervienen los niveles espinales T8-T10; el nivel S1, con contribuciones de L5 y S2, participa en el reflejo aquíleo.

15. **Respuesta D:** las lesiones en las porciones laterales del tronco encefálico dañan las proyecciones descendentes del hipotálamo hacia el núcleo intermediolateral homolateral en los niveles espinales T1-T4, que son fibras hipotalámicas. El resultado es un síndrome de Horner (ptosis, miosis y anhidrosis en la cara) en el mismo lado de la lesión. También puede observarse un síndrome de Horner tras lesiones cervicales de la médula espinal. En las lesiones de áreas laterales del tronco encefálico no se observa hemiplejía contralateral. Las otras opciones son síndromes o déficits específicos de áreas mediales del tronco encefálico, o sólo de un nivel particular.

16. **Respuesta D:** el ramo aferente del reflejo de lagrimeo (lagrimal) va a través del nervio trigémino (receptores del dolor en la conjuntiva y la córnea), y el ramo eferente viaja a través del nervio facial; las células parasimpáticas preganglionares se localizan en el núcleo salivatorio superior, y las células posganglionares en el ganglio pterigopalatino. El núcleo posterior (motor) del nervio vago contiene células parasimpáticas preganglionares que se distribuyen hacia los ganglios del tórax y el abdomen. El ganglio geniculado contiene cuerpos celulares de fibras aferentes somáticas (AS) y aferentes viscerales (AV) que entran al encéfalo con el nervio facial; el ganglio ótico contiene cuerpos celulares parasimpáticos posganglionares que inervan la glándula parótida.

17. **Respuesta D:** la parálisis de los músculos faciales en un lado de la cara (en este caso el izquierdo) sin parálisis de los miembros es una hemiplejía facial, que también se conoce como parálisis de Bell o parálisis facial. Los espasmos hemifaciales son contracciones irregulares de los músculos faciales, y una parálisis central del nervio craneal (NC) VII (también llamada parálisis facial supranuclear) se refiere a la parálisis de los músculos de la mitad inferior de la cara en el lado contrario a una lesión en la rodilla de la cápsula interna. La hemiplejía alternante (cruzada) describe una pérdida motora relacionada con un nervio craneal en un lado de la cabeza y déficits motores de los miembros en el lado contrario del cuerpo. Un patrón similar de pérdidas sensitivas se denomina hemianestesia alternante.

18. **Respuesta E:** las alteraciones degenerativas de las células del lado derecho de la porción compacta de la sustancia negra que contienen dopamina se relacionan con temblor en el lado izquierdo. El mensaje anómalo a través del núcleo lenticular y el tálamo, y de la corteza motora del lado de las alteraciones degenerativas, producirá temblor en el lado opuesto (derecho) mediante mensajes anómalos que descienden en el tracto corticoespinal. Los síntomas iniciales de la enfermedad de Parkinson aparecen en un lado en aproximadamente 75 a 80% de los pacientes y se extienden bilateralmente a medida que avanza la enfermedad. Las alteraciones bilaterales en la sustancia negra se relacionan con déficits bilaterales. El globo pálido no recibe información directa procedente de la sustancia negra, sino a través de un circuito nigroestriado-pálido.

19. **Respuesta A:** esta enfermedad hereditaria es la ataxia de Friedrich, que inicialmente aparece en la infancia, entre los 8 y los 15 años de edad, y causa los déficits característicos descritos. La enfermedad de Huntington es hereditaria, pero aparece en adultos (entre 35 y 45 años de edad); la atrofia olivopontocerebelosa es una enfermedad autosómica dominante y da lugar a déficits distintos. No está del todo claro cuál

es la causa de la enfermedad de Parkinson, pero probablemente no es hereditaria y en general se observa en pacientes de 45 años o más. El síndrome de Wallenberg es una lesión del tronco encefálico que aparece como consecuencia de una oclusión vascular y que con mucha frecuencia se caracteriza por una hemianestesia alternante (cruzada).

20. Respuesta C: una fractura a través del foramen yugular podría afectar a los nervios glosofaríngeo (NC IX), vago (NC X) y accesorio (NC XI). El principal déficit observable sería una pérdida del ramo eferente del reflejo faríngeo y parálisis homolateral de los músculos trapecio y esternocleidomastoideo (caída del hombro, dificultades para elevar el hombro, sobre todo contra resistencia, dificultades para girar la cabeza hacia el lado contrario). El paciente también experimentaría dificultad para tragar (disfagia) y hablar (disartria). La afectación de los músculos faciales sugeriría una lesión del poro acústico interno o del foramen estilomastoideo; también sería el caso para el ramo eferente del reflejo corneal. La diplopía y la ptosis indicarían una lesión de la fisura orbitaria superior, ya que los tres nervios que controlan el movimiento ocular atraviesan este espacio. El nervio hipogloso (que inerva los músculos de la lengua) pasa a través del conducto del nervio hipogloso.

21. Respuesta C: un núcleo de relevo es el que recibe un tipo específico de información de una fuente comparativamente específica, y envía esta información a un destino cortical igualmente específico. El núcleo del cuerpo geniculado medial recibe sobre todo información auditiva de los núcleos cocleares y de los núcleos de relevo auditivos del tronco encefálico, y envía proyecciones al giro temporal transverso. Los núcleos mediodorsal, centromediano y pulvinar son núcleos de asociación; reciben información de diversas fuentes y la proyectan a destinos corticales igualmente diversos. El núcleo reticular del tálamo, aunque no se clasifica de manera específica como un núcleo de relevo o un núcleo de asociación, actúa básicamente como un núcleo de asociación.

22. Respuesta E: la distonía es un trastorno del movimiento caracterizado por contracciones anómalas, a veces intermitentes, pero con frecuencia mantenidas, de los músculos del tronco y los miembros que fuerzan el cuerpo en una posición retorcida. Puede observarse distonía en los pacientes con enfermedades de los núcleos basales. La dismetría es la incapacidad de juzgar la distancia y la trayectoria de un movimiento, característica de encefalopatías o lesiones. La disnea es la dificultad respiratoria, que puede deberse tanto a un trastorno cardiaco o pulmonar como a trastornos neurológicos, y puede incluir lesiones centrales o de las raíces nerviosas. La disfagia es la dificultad para tragar, y la disartria es la dificultad para hablar; ambas pueden verse juntas en varias lesiones centrales o periféricas.

23. Respuesta D: un prolactinoma, un tumor que produce una cantidad excesiva de prolactina (tumor hipersecretor), puede causar producción láctea en mujeres que no están embarazadas. En las mujeres, un exceso de hormona luteinizante puede alterar el ciclo ovárico, pero no causa producción de leche. La superproducción de corticotropina causa enfermedad de Cushing; un exceso de hormona de crecimiento causa gigantismo (antes de que se cierren las placas epifisarias) o acromegalia (una vez cerradas las placas epifisarias). La superproducción de vasopresina influye en la excreción de orina.

24. Respuesta C: en los tres pacientes se ven afectadas las raíces de los nervios abducens y oculomotor, y el núcleo del nervio abducens; todos ellos inervan músculos extrínsecos del bulbo ocular. Estos pacientes experimentarán algún tipo de diplopía, y uno de sus síntomas sería ver "doble". La afasia y la agnosia suelen relacionarse con lesiones del prosencéfalo. La disartria y la disfagia son frecuentes en las lesiones de la médula oblongada, lesiones que afectan a los núcleos o las raíces de algunos nervios craneales de la médula oblongada, pero también

pueden observarse en pacientes que han sufrido accidentes cerebrovasculares hemisféricos importantes. Puede haber hemianestesia en pacientes con lesiones a diversos niveles del sistema nervioso central, pero es poco frecuente en las lesiones localizadas medialmente, como ocurre en estos tres pacientes.

25. Respuesta B: en muchos casos (80 a 85%), la arteria oftálmica se origina en la porción cerebral de la arteria carótida interna, justo cuando el vaso progenitor sale del seno cavernoso y atraviesa la duramadre. En un pequeño porcentaje de los pacientes, la arteria oftálmica se origina en otras localizaciones de la arteria carótida interna, incluida la porción cavernosa (cerca de 7%). Este vaso no se origina en la porción petrosa de la arteria carótida interna ni en las arterias cerebrales anterior o media.

26. Respuesta D: el segmento P_3 discurre con la orientación del giro parahipocampal y adyacente a él mientras esta parte de la arteria cerebral posterior pasa alrededor del mesencéfalo. Las ramas del segmento P_3 irrigan la superficie inferior del lóbulo temporal, que incluye buena parte de los giros occipitotemporales adyacentes lateralmente, y las porciones inferiores de las radiaciones ópticas. El giro lingual y la cuña se encuentran en el territorio del segmento P_4, y los giros orbitarios están irrigados por ramas de las arterias cerebrales anterior y media. El giro temporal superior está irrigado por ramas de M_4 del tronco inferior de la arteria cerebral media.

27. Respuesta C: el tratamiento de los aneurismas fusiformes (en este caso en el segmento P_3) presenta consideraciones y complicaciones especiales y puede propiciar el bloqueo de todo el flujo sanguíneo a destinos distales a este punto. Las porciones distales de la arteria cerebral posterior (el segmento P_4) irrigan la corteza visual primaria. Las regiones somatosensitiva, somatomotora y auditiva de la corteza cerebral son irrigadas por ramas terminales de la arteria cerebral media (M_4 en el caso de la región motora y sensitiva, M_3/M_4 en el caso de la auditiva). La ceguera en un ojo sería consecuencia de una lesión superior en el quiasma óptico; si la causa fuera vascular, se relacionaría con una lesión de la rama oftálmica de la arteria carótida interna.

28. Respuesta C: los schwannomas vestibulares mayores de 2 cm de diámetro pueden aumentar de tamaño en dirección superior, comprimir la raíz sensitiva del nervio trigémino y provocar una pérdida de la sensibilidad en el mismo lado de la cara. Aunque los otros déficits enumerados (anosmia, déficits visuales y debilidad de la lengua) no se observan en estos pacientes, puede haber diplopía (afectación de los nervios oculomotor, abducens o troclear, por separado o en conjunto), en menos de 10% de los casos de pacientes con schwannoma vestibular.

29. Respuesta B: el meato acústico interno contiene el nervio vestibulococlear, el nervio facial y la arteria laberíntica, una rama de la arteria cerebelosa anteroinferior. Un schwannoma vestibular localizado en el meato puede afectar al nervio facial y causar debilidad facial. Los schwannomas grandes pueden provocar pérdida de la sensibilidad en la cara (30% o más de las veces), mientras que puede observarse debilidad facial en alrededor de 10% o más de los casos. Los nervios vago y glosofaríngeo salen el cráneo por el foramen yugular (junto con el nervio accesorio). Las arterias cerebelosas se originan dentro del cráneo y se distribuyen en estructuras endocraneales.

30. Respuesta C: en este paciente, la debilidad del miembro inferior derecho se relaciona con una lesión de las fibras del tracto corticoespinal lateral en el lado derecho de la médula espinal. El tracto corticoespinal izquierdo inerva el lado izquierdo de la médula espinal y el miembro inferior izquierdo. Las fibras rubroespinales, reticuloespinales y vestibuloespinales influyen en la actividad de las neuronas motoras espinales; sin embargo, los déficits relacionados con una lesión del

tracto corticoespinal (importante debilidad) predominarán sobre la falta de estimulación de las neuronas motoras flexoras o extensoras de la médula espinal a través de estos tractos. Estos últimos tractos predominan en los casos de posturas de decorticación y descerebración.

31. **Respuesta C:** la ausencia de sensibilidad dolorosa y térmica que empieza a nivel del ombligo (dermatoma T10) en el lado izquierdo se debe a una lesión de las fibras del sistema anterolateral aproximadamente a nivel de T8 en el lado derecho. Estas fibras ascienden uno a dos niveles cuando cruzan la línea media. La afectación a nivel de T6 produciría una pérdida que empezaría a nivel de T8 en el lado contrario, y la lesión a nivel de T10 causaría una pérdida más o menos a nivel de T12.

32. **Respuesta C:** la debilidad de los músculos de la cara, en particular cuando se ven afectadas sus porciones superior e inferior, indica una lesión del núcleo motor del nervio facial o de las fibras eferentes del nervio facial; ambos se localizan en el tegmento del puente lateral a niveles inferiores. El núcleo del nervio hipogloso, que está situado en la médula oblongada medial, inerva los músculos de la lengua. El núcleo del nervio trigémino inerva los músculos masticatorios y está presente en el tegmento del puente medio a más superior. El núcleo del nervio abducens se encuentra dentro del colículo facial e inerva el músculo recto lateral. Estos núcleos inervan músculos en el mismo lado. El núcleo arqueado es un grupo de células localizadas en la superficie de la pirámide.

33. **Respuesta B:** las fibras del sistema anterolateral se localizan en la porción lateral del tegmento del puente anterior (ventral) al núcleo motor del nervio facial; estas fibras transmiten información dolorosa y térmica al lado contralateral del cuerpo. El tracto espinal del nervio trigémino y el tracto trigeminotalámico anterior también transmiten información dolorosa y térmica, pero desde los lados homolateral y contralateral, respectivamente. El lemnisco lateral tiene una función auditiva y el lemnisco medial transmite propiocepción, sensibilidad vibratoria y tacto discriminativo también desde el cuerpo contralateral.

34. **Respuesta D:** la afectación del fascículo grácil en el lado izquierdo (a nivel de T8 es la única parte del cordón posterior presente) explica la pérdida de sensibilidad vibratoria (y de tacto discriminativo). La afectación del fascículo grácil derecho causaría este tipo de déficit en el lado derecho. El nivel de la lesión medular es inferior a los fascículos cuneiformes, y el sistema anterolateral transmite sensibilidad dolorosa y térmica desde el lado contrario, no información propioceptiva.

35. **Respuesta A:** la pérdida de las sensibilidades dolorosa y térmica en el lado derecho del cuerpo se relaciona con una lesión que afecta al sistema anterolateral izquierdo de la médula espinal. Los axones que transmiten esta información sensitiva cruzan la línea media y ascienden alrededor de dos niveles vertebrales al hacerlo. Una lesión del sistema anterolateral derecho produce un déficit en el lado izquierdo. Los fascículos cuneiforme y grácil transmiten el tacto discriminativo, sensibilidad vibratoria y propiocepción del mismo lado del cuerpo. El tracto espinocerebeloso posterior transmite información similar, pero ésta no es reconocida/percibida como tal (conscientemente) por el cerebro.

36. **Respuesta A:** en este caso, la debilidad de los miembros superior e inferior derechos, en relación con la diplopía (lesión del nervio abducens), refleja una lesión de las fibras corticoespinales izquierdas de la porción basilar del puente. Una lesión de estas fibras en el lado derecho del puente produciría debilidad en el lado izquierdo después de cruzar en la decusación motora. Las fibras rubroespinales no se localizan en el territorio de las ramas paramedianas de la arteria basilar. Asimismo, las lesiones de las fibras rubroespinales y del pedúnculo

cerebeloso medio no causan debilidad, pero pueden producir otros tipos de déficits motores, en particular en lesiones que provocan rigidez de decorticación y descerebración.

37. **Respuesta A:** el mejor síntoma localizador en este caso es la diplopía; junto con el déficit corticoespinal y el territorio vascular, especifica una lesión en la unión pontomedular en el lado izquierdo. Las fibras eferentes del nervio abducens (en el lado izquierdo) se encuentran en el territorio de las ramas paramedianas de la arteria basilar y son adyacentes lateralmente a las fibras corticoespinales en la porción basilar del puente. La diplopía puede deberse a lesiones de los nervios oculomotor y troclear, pero estas estructuras no están en el dominio de las ramas basilares paramedianas. Una lesión del nervio óptico causa ceguera en ese ojo, y la lesión de la raíz del nervio facial no afecta al movimiento ocular, pero puede causar una pérdida de visión si la hendidura palpebral se cierra por debilidad de los músculos faciales.

38. **Respuesta D:** a nivel pontino inferior, la mayor parte del lemnisco medial, si no todo, se localiza en el territorio irrigado por ramas paramedianas de la arteria basilar. Las ramas penetrantes de la arteria espinal anterior irrigan el núcleo del nervio hipogloso. Las otras opciones se encuentran en general en territorios de ramas circunferenciales cortas o largas de la arteria basilar. El núcleo del nervio hipogloso y su raíz se encuentran en el territorio de la arteria espinal anterior.

39. **Respuesta D:** el músculo vocal (en realidad es la porción medial del músculo tiroaritenoideo) está inervado, a través del nervio vago, por neuronas motoras localizadas en el núcleo ambiguo. El núcleo grácil transmite la propiocepción y la sensibilidad vibratoria del cuerpo, y el núcleo espinal del nervio trigémino transmite información sobre la sensibilidad dolorosa y térmica de la cara. El núcleo del nervio hipogloso es motor para la lengua y el núcleo del nervio facial es motor para los músculos de la expresión facial.

40. **Respuesta A:** las fibras que comprenden el sistema anterolateral transmiten la sensibilidad dolorosa y térmica del cuerpo, excepto de la cara. Estas fibras se localizan en porciones laterales de la médula oblongada adyacentes al tracto espinal del nervio trigémino; este último tracto transmite la sensibilidad dolorosa y térmica de la cara. Ambos tractos se encuentran en el territorio de la arteria cerebelosa posteroinferior. Los fascículos grácil y cuneiforme transmiten propiocepción, tacto discriminativo y sensibilidad vibratoria en la médula espinal, y el lemnisco medial transmite esta misma información desde la médula oblongada hacia el tálamo dorsal.

41. **Respuesta E:** la pérdida de las sensibilidades dolorosa y térmica en un lado de la cara se relaciona con la lesión del tracto espinal del nervio trigémino; en este caso, la pérdida es homolateral a la lesión. El sistema anterolateral transmite sensibilidad dolorosa y térmica del lado contrario del cuerpo, el tracto solitario transmite información sensitiva visceral (sensación visceral general y gusto), y el lemnisco medial contiene fibras que transmiten información relacionada con la sensibilidad postural y el tacto discriminativo, también desde el lado contrario. El fascículo longitudinal medial no contiene fibras sensitivas.

42. **Respuesta C:** la arteria cerebelosa posteroinferior (por lo general llamada ACPI por los clínicos) irriga la porción posterolateral de la médula oblongada, que comprende el sistema anterolateral, el tracto espinal del nervio trigémino y el núcleo ambiguo y otros núcleos. Esta combinación de déficits se denomina de manera variable síndrome de la ACPI, síndrome bulbar lateral o síndrome de Wallenberg. Las áreas anterior y media de la médula oblongada (que contienen la pirámide, el lemnisco medial y el núcleo/nervio hipogloso) están irrigadas por la arteria espinal anterior, y el área anterolateral (la región de los núcleos olivares) por ramas penetrantes de la arteria vertebral. La arteria

espinal posterior irriga los núcleos del cordón posterior de la médula oblongada, y la arteria cerebelosa anteroinferior (con frecuencia llamada ACAI) irriga las porciones inferiores del puente y el cerebelo.

43. Respuesta B: el uncus se localiza en las caras superior y medial del giro parahipocampal, y en esta posición es directamente adyacente a la cara anterolateral del mesencéfalo. El diencéfalo es superior a este punto, y la médula oblongada, la parte más inferior del tronco encefálico, se localiza en la fosa craneal posterior. Las últimas fases de la hernia del uncus pueden causar, aunque no siempre, una lesión de la parte superior del puente, en especial si el paciente presenta descerebración. El cerebelo no está afectado en la hernia del uncus, pero puede participar en la hernia cerebelosa ascendente o descendente.

44. Respuesta D: la hernia del uncus a través de la incisura del tentorio comprime las porciones laterales del tronco encefálico, en particular el mesencéfalo, lo que con el tiempo produce la compresión de las fibras corticoespinales en el pie del pedúnculo cerebral. La debilidad en el lado izquierdo del paciente indica una lesión de las fibras corticoespinales en la parte derecha del pie del pedúnculo cerebral. En situaciones de desplazamiento importante del mesencéfalo a causa de la hernia, puede lesionarse la parte contralateral del pie del pedúnculo cerebral y producirse debilidad bilateral. Aunque todas las demás opciones contienen fibras corticoespinales, ninguna de ellas es afectada directamente por la hernia del uncus.

45. Respuesta C: la raíz del nervio oculomotor transmite fibras eferentes somáticas generales a cuatro de los seis músculos extrínsecos principales del bulbo ocular, y fibras preganglionares parasimpáticas eferentes viscerales generales al ganglio ciliar, desde el cual las fibras posganglionares viajan hacia el músculo esfínter de la pupila. La presión sobre la raíz del nervio oculomotor, al igual que sucede en la hernia del uncus, con frecuencia comprimirá primero las fibras eferentes viscerales de menor diámetro y situadas más superficialmente (dilatación pupilar) y luego con el tiempo las fibras motoras de mayor diámetro (debilidad muscular). La lesión del nervio óptico causará ceguera en ese ojo, la lesión de las fibras simpáticas del ojo causará contracción de la pupila, y la lesión de la raíz del nervio abducens impedirá la abducción en ese ojo. Una lesión de las fibras corticonucleares en el pie del pedúnculo cerebral producirá principalmente déficits motores relacionados con los nervios facial, hipogloso y accesorio.

46. Respuesta C: la ausencia de musculatura alrededor de la cavidad oral y en las mejillas (músculos de la expresión facial inervados por el nervio facial [NC VII]), o el desarrollo aberrante de esta musculatura, indican un fallo de la adecuada diferenciación del segundo arco faríngeo. El segundo arco también es el origen de los músculos estapedio, buccinador, estilohioideo, platisma y vientre posterior del digástrico. El mesodermo cefálico externo a los arcos faríngeos da lugar a los músculos extrínsecos del bulbo ocular y los músculos de la lengua. Los músculos masticadores (junto con el músculo tensor del tímpano, el tensor del velo del paladar, el milohioideo y el vientre anterior del digástrico) se originan a partir del primer arco, el estilofaríngeo a partir del tercer arco, y los músculos estriados de la faringe, la laringe y la parte superior del esófago a partir del cuarto arco.

47. Respuesta D: el mejor signo de localización en este paciente es la escasez de movimiento ocular y la pupila dilatada del ojo izquierdo; esto indica lesión del lado izquierdo del mesencéfalo a nivel de las fibras oculomotoras eferentes. El núcleo rojo se encuentra en el mismo nivel, y lo que es más importante, justo lateral al núcleo rojo hay un fascículo compacto de fibras cerebelotalámicas. La ataxia y el temblor se relacionan principalmente con la lesión de estas fibras cerebelosas eferentes. El déficit motor es contralateral a la lesión porque las fibras corticoespinales, a través de las cuales se expresa el déficit, cruzan en la decusación motora (piramidal). Las lesiones de las otras opciones no causarían escasez de movimiento ocular o se traducirían en estos déficits en el lado equivocado y, por lo tanto, no pueden ser respuestas válidas.

48. Respuesta C: la lesión en las fibras oculomotoras eferentes (en el lado izquierdo) afecta a las fibras parasimpáticas preganglionares del núcleo preganglionar de Edinger-Westphal. La activación de estas fibras produce contracción pupilar; cuando se elimina su influencia, la pupila se dilata. Por consiguiente, predominan las fibras simpáticas posganglionares intactas del ganglio cervical superior homolateral, y la pupila se dilata. Las opciones que describen déficits del lado derecho no son correctas, las fibras que sobreviven están en el lado izquierdo y al activarse causarán dilatación pupilar en dicho lado. La lesión de las fibras hipotalamoespinales eliminaría la influencia simpática en la columna celular intermediolateral, y la pupila se contraería (dominio parasimpático).

49. Respuesta B: los cuerpos celulares del núcleo ambiguo inervan músculos de la faringe y la laringe, incluido el comúnmente llamado músculo vocal. Un resultado de la lesión de este núcleo es la disartria; otro es la disfagia. Los núcleos y el tracto solitarios se ocupan de la información aferente visceral, incluido el gusto, y el tracto espinal del nervio trigémino consta de las prolongaciones centrales de fibras sensitivas primarias que transmiten información aferente somática general del mismo lado de la cara y la cavidad oral. La información propioceptiva del miembro superior homolateral se transmite a través del núcleo cuneiforme; los núcleos vestibulares se relacionan con la estabilidad, el equilibrio y el control del movimiento ocular.

50. Respuesta C: el área del tronco encefálico que contiene el núcleo ambiguo está irrigada por ramas de la arteria cerebelosa posteroinferior (ACPI o PICA). La oclusión de este vaso suele dar lugar al síndrome de la PICA (síndrome bulbar lateral o de Wallenberg). La arteria cerebelosa anteroinferior (ACAI) irriga la superficie cerebelosa lateral e inferior, y la arteria cerebelosa superior irriga la superficie superior y gran parte de los núcleos cerebelosos. La arteria laberíntica, una rama de la ACAI, irriga el oído interno. La arteria espinal posterior irriga los cordones posteriores y sus núcleos.

51. Respuesta B: en esta mujer, la lesión se localiza en la médula oblongada, y la pérdida sensitiva en el lado izquierdo del cuerpo (menos en la cabeza); una lesión en el lado derecho de la médula oblongada que afecta a las fibras del sistema anterolateral (SAL) es la causa de este déficit sensitivo. Los déficits sensitivos globales en este caso pueden denominarse hemianestesia alternante (o cruzada). Una lesión del SAL en el lado izquierdo de la médula oblongada produciría déficits sensitivos en el lado derecho del cuerpo. El tracto y el núcleo espinal del nervio trigémino transmiten la sensibilidad dolorosa y térmica del mismo lado (en este caso el derecho) de la cara, y el lemnisco medial transmite la sensibilidad vibratoria y el tacto discriminativo del lado contrario del cuerpo.

52. Respuesta C: la mujer tiene ronquera porque la lesión afecta a la región de la médula oblongada que incluye el núcleo ambiguo. Estas neuronas motoras inervan, a través de los nervios glosofaríngeo (NC IX) y vago (NC X), los músculos de la laringe y la faringe, incluida la porción medial del músculo tiroaritenoideo, también llamado músculo vocal. La parálisis del músculo vocal de un lado causará ronquera. Esta paciente también experimentará, probablemente, dificultad para tragar (disfagia). Las lesiones del núcleo o del nervio hipogloso, o del núcleo facial, pueden causar dificultades con el habla (movimientos alterados de la lengua o los músculos de alrededor de la boca), pero no ronquera. El tracto espinal del nervio trigémino transmite información sensitiva del mismo lado de la cara. No hay hallazgos de la anamnesis ni de la exploración que apoyen un diagnóstico de infección vírica de vías respiratorias altas (resfriado o gripe).

53. Respuesta C: la arteria cerebelosa posteroinferior (ACPI) irriga el área lateral de la médula oblongada que contiene el sistema anterolateral, el

tracto espinal del nervio trigémino (pérdida de la sensibilidad dolorosa y térmica del mismo lado de la cara), el núcleo ambiguo y otras estructuras. En muchos de los pacientes que se presentan con un síndrome de la ACPI (síndrome bulbar lateral o de Wallenberg) también puede estar afectada la arteria vertebral del mismo lado. La arteria espinal posterior irriga los núcleos del cordón posterior en la médula oblongada, y la arteria espinal anterior irriga la pirámide, el lemnisco medial y las raíces eferentes del nervio hipogloso. La arteria cerebelosa anteroinferior y la arteria cerebelosa superior se dirigen al puente y al mesencéfalo, respectivamente, además de a amplias porciones del cerebelo.

54. **Respuesta E:** comer en exceso (glotonería), lo cual puede incluir propensión, en el caso de este paciente, a comer cosas que no son comestibles, es hiperfagia. La disfagia es la dificultad para tragar y con frecuencia está relacionada con una lesión de la médula oblongada. La afagia es la incapacidad para comer; puede reflejar la disfunción del aparato masticatorio o la ausencia de ganas de comer. La hiperoralidad es la tendencia a ponerse cosas en la boca o a examinar objetos colocándolos en la cavidad oral. La disnea es dificultad para respirar.

55. **Respuesta A:** el conjunto de déficits experimentados por este hombre es característico del síndrome de Klüver-Bucy, que puede observarse tras una lesión bilateral de los polos temporales en particular que incluye el complejo amigdalino. El síndrome de Korsakoff (psicosis) se observa, por ejemplo, en alcohólicos crónicos, y la demencia senil es una pérdida de la función cognitiva e intelectual relacionada con enfermedades neurodegenerativas de los adultos mayores (p. ej., enfermedad de Alzheimer). Se observa afasia de Wernicke en los pacientes con una lesión en el área del lóbulo parietal inferior, y el síndrome de Wallenberg es causado por una lesión en la médula oblongada caracterizada por pérdidas hemisensitivas alternantes (cruzadas) y, según la extensión de la lesión, otros déficits.

56. **Respuesta B:** la afectación bilateral de los lóbulos temporales, como en este caso, puede dañar el hipocampo por medio de varios mecanismos. Mientras la memoria remota, la capacidad de recordar acontecimientos que han ocurrido hace años o décadas, se mantiene intacta, el hombre tiene dificultades para "recordar" acontecimientos recientes o inmediatos. Esto es, le costará, o le será imposible, convertir una nueva experiencia en un recuerdo a largo plazo (algo que más tarde puede recordarse en un contexto adecuado). La disfagia (dificultad para tragar) y la disartria (dificultad para hablar) son déficits que suelen observarse en las lesiones del tronco encefálico. Puede haber pérdidas sensitivas bilaterales de la parte inferior del cuerpo en caso de lesión bilateral de los giros paracentrales posteriores (meningioma de la falce [hoz]) o de la comisura blanca anterior de la médula espinal. La demencia es un síntoma multirregional que por lo general afecta a varias áreas del encéfalo, corticales y subcorticales.

57. **Respuesta C:** el bucle de Meyer-Archambault (a veces denominado bucle de Meyer) está compuesto por fibras de la radiación óptica a través del lóbulo temporal. Estas fibras, a cada lado, transmiten información visual del cuadrante superior contralateral del campo visual.

En consecuencia, una lesión bilateral de estas fibras producirá cuadrantanopsia superior bilateral. Se observa cuadrantanopsia inferior bilateral en lesiones bilaterales que afectarían a la porción superior de las radiaciones ópticas. Se observa cuadrantanopsia superior derecha o izquierda en casos de afectación unilateral, respectivamente, de la parte izquierda o derecha del bucle de Meyer-Archambault. La hemianopsia bitemporal produce lesión del quiasma óptico.

58. **Respuesta C:** la combinación de trastornos de los movimientos oculares y hemiplejía contralateral lleva a localizar la lesión en el mesencéfalo en el lado de los déficits oculares (lado derecho); los mejores signos localizadores son los déficits del nervio craneal III. Esto también indica que las fibras corticoespinales del lado derecho (en el pie del pedúnculo cerebral) están dañadas, y sitúa las células de origen de estas fibras en el lado derecho de la corteza somatomotora. La parte derecha del pie del pedúnculo cerebral contiene los axones de estas fibras, pero no los cuerpos neuronales. La parte izquierda de la corteza somatomotora influye en los miembros del lado derecho. El giro precentral derecho no contiene células que se proyecten hacia la parte lumbosacra izquierda de la médula espinal (miembro inferior izquierdo), y el giro paracentral anterior derecho no contiene células que se proyecten hacia la parte cervical izquierda de la médula espinal (miembro superior izquierdo).

59. **Respuesta A:** la lesión en este paciente se encuentra en el sistema nervioso central (tronco encefálico/mesencéfalo) y afecta al nervio craneal III y estructuras adyacentes, como el núcleo rojo y las fibras cerebelotalámicas. Por consiguiente, la lesión se encuentra en las fibras parasimpáticas preganglionares de la raíz del nervio oculomotor (NC III); esto elimina la influencia parasimpática (contracción pupilar) que se origina en el núcleo preganglionar de Edinger-Westphal. Las fibras del ganglio cervical superior permanecen intactas, y de ahí la dilatación de la pupila. Las fibras del ganglio geniculado y el núcleo salivatorio inferior se dirigen a los nervios facial (NC VII) y glosofaríngeo (NC IX), respectivamente. Las fibras posganglionares del ganglio ciliar, aunque forman parte de esta vía nerviosa, no están afectadas por esta lesión.

60. **Respuesta E:** la pérdida de la mayor parte del movimiento ocular de un lado (afectación de la raíz del nervio oculomotor), junto con una parálisis de los miembros contralaterales, es una hemiplejía alternante (cruzada) superior (también conocida como síndrome de Weber): superior porque es la más superior de las tres; alternante (cruzada) porque afecta a un nervio craneal en un lado y los miembros en el otro, y hemiplejía porque afecta a la mitad del cuerpo por debajo de la cabeza. Una hemiplejía alternante (cruzada) media afecta la raíz del nervio abducens (NC VI) y fibras corticoespinales adyacentes (síndrome de Raymond), y una hemiplejía alternante (cruzada) inferior afecta la raíz del nervio hipogloso (NC XII) y las fibras corticoespinales de la pirámide (síndrome de Déjèrine). La hemianestesia alternante es una pérdida sensitiva, y el síndrome de Brown-Séquard es una lesión de la médula espinal sin déficits de los nervios craneales.

Índice alfabético de materias